国家卫生健康委员会"十四五"规划教材

全国中等卫生职业教育教材

供口腔修复工艺专业用　　第4版

可摘义齿修复工艺技术

主　编　杜士民　战文吉

副主编　李斯日古楞　韦振飞　董桂霞

编　者（以姓氏笔画为序）

万国民（黄冈职业技术学院）

韦振飞（南宁市卫生学校）

石　娟（河南护理职业学院）

付　力（山东省青岛卫生学校）

牟　星（甘肃卫生职业学院）

杜士民（开封大学医学部）

李斯日古楞（广州医科大学卫生职业技术学院）

宋　歌（吉林省四平卫生学校）

周　璟（上海健康医学院）

战文吉（山东省莱阳卫生学校）

徐　曼（北京卫生职业学院）

徐佳音（黑龙江护理高等专科学校）（兼编写秘书）

董桂霞（呼伦贝尔市卫生学校）

人民卫生出版社

·北京·

图书在版编目（CIP）数据

可摘义齿修复工艺技术 / 杜士民，战文吉主编. —
4 版. —北京：人民卫生出版社，2022.6（2025.4重印）
ISBN 978-7-117-32985-9

Ⅰ. ①可⋯ Ⅱ. ①杜⋯ ②战⋯ Ⅲ. ①义齿学－修复
术－医学院校－教材 Ⅳ. ①R783.6

中国版本图书馆 CIP 数据核字（2022）第 046924 号

人卫智网	www.ipmph.com	医学教育、学术、考试、健康，
		购书智慧智能综合服务平台
人卫官网	www.pmph.com	人卫官方资讯发布平台

可摘义齿修复工艺技术

Kezhai Yichi Xiufu Gongyi Jishu

第 4 版

主　　编：杜士民　战文吉
出版发行：人民卫生出版社（中继线 010-59780011）
地　　址：北京市朝阳区潘家园南里 19 号
邮　　编：100021
E - mail：pmph @ pmph.com
购书热线：010-59787592　010-59787584　010-65264830
印　　刷：人卫印务（北京）有限公司
经　　销：新华书店
开　　本：889×1194　1/16　印张：22
字　　数：468 千字
版　　次：2003 年 2 月第 1 版　2022 年 6 月第 4 版
印　　次：2025 年 4 月第 7 次印刷
标准书号：ISBN 978-7-117-32985-9
定　　价：78.00 元
打击盗版举报电话：010-59787491　E-mail：WQ @ pmph.com
质量问题联系电话：010-59787234　E-mail：zhiliang @ pmph.com
数字融合服务电话：4001118166　E-mail：zengzhi @ pmph.com

出版说明

为全面贯彻党的十九大和十九届历次全会精神，依据中共中央办公厅、国务院办公厅《关于推动现代职业教育高质量发展的意见》的要求，更好地服务于现代卫生职业教育高质量发展的需求，适应党和国家对口腔修复工艺技术职业人才的需求，贯彻《"党的领导"相关内容进大中小学课程教材指南》文件精神，全面贯彻习近平总书记关于学生近视问题的重要指示批示精神，全面落实国家标准《儿童青少年学习用品近视防控卫生要求》（GB 40070—2021）要求，人民卫生出版社在教育部、国家卫生健康委员会的指导和支持下，启动全国中等职业学校口腔修复工艺专业第四轮规划教材修订工作。

本轮教材全面按照新国家标准《儿童青少年学习用品近视防控卫生要求》（GB 40070—2021）进行排版和印刷：正文排版用字从上版的 5 号宋体字调整为小 4 号宋体字，行空从 2.0mm 调整为 3.0mm；内文纸张采用定量 $70.0g/m^2$ 的胶版纸和 $80.0g/m^2$ 的铜版纸，高于新国标要求；其他指标如纸张亮度、印刷实地密度、套印误差均达到新国标要求，更利于学生健康用眼、健康学习。

本轮口腔修复工艺专业规划教材修订工作于 2021 年底启动。全套教材品种、每本教材章节保持不变。人民卫生出版社依照最新学术出版规范，对部分科技名词、表格形式、参考文献著录格式等进行了修正，并且根据主编调研意见进行了其他修改完善。

本次修订时间较短，限于水平，还存在疏漏之处，恳请广大读者多提宝贵意见。

口腔修复工艺专业第三轮规划教材编写说明

2015 年，教育部正式公布《中等职业学校口腔修复工艺专业教学标准》（以下简称《标准》），目标是面向医疗卫生机构口腔科、口腔专科医院（门诊）、义齿加工机构、口腔医疗设备与材料销售企业等，培养从事义齿修复、加工，矫治器制作及相关产品销售与管理等工作，德智体美劳全面发展的高素质劳动者和技能型人才。为了进一步适应卫生职业教育改革，符合人才培养的需要，并与《标准》匹配，推动我国口腔修复工艺职业教育规范、全面、创新性发展，不断汲取各院校教学实践中的成功经验，体现教学改革成果，在国家卫生和计划生育委员会以及全国卫生职业教育教学指导委员会指导下，人民卫生出版社经过一年多广泛的调研论证，规划并启动了全国中等职业学校口腔修复工艺专业第三轮规划教材修订工作。

本轮口腔修复工艺专业规划教材与《标准》课程结构对应，设置专业核心课。专业核心课程教材与《标准》一致，共 10 种，包括《口腔解剖与牙雕刻技术》《口腔生理学基础》《口腔组织及病理学基础》《口腔疾病概要》《口腔工艺材料应用》《口腔工艺设备使用与养护》《口腔医学美学基础》《口腔固定修复工艺技术》《可摘义齿修复工艺技术》《口腔正畸工艺技术》。编写得到了广大口腔专业中高职院校的支持，涵盖了 28 个省、自治区、直辖市，30 所院校及企业，共约 90 位专家、教师参与编写，充分体现了教材覆盖范围的广泛性，以及校企结合、工学结合的理念。

本套教材编写力求贯彻以学生为中心、适应岗位需求、服务于实践的理念，尽可能贴近实际工作流程进行编写，教材中设置了学习目标、病例/案例、小结、练习题、实训/实验指导等模块。同时，为适应教学信息化发展趋势，本套教材增加了网络增值服务。中高职衔接的相关内容列入小知识中，以达到做中学、学以致用的目的。同时为方便学生复习考试，部分教材增加考点提示，以提高学生的复习效率和考试能力。

    《可摘义齿修复工艺技术》(第3版)教材是全国中等卫生职业教育国家卫生计生委"十二五"规划教材之一,是在全国中等卫生职业教育口腔修复工艺专业教材评审委员会的指导下,贯彻"以服务为宗旨,以就业为导向""加快发展现代职业教育"精神,依据《中等职业学校口腔修复工艺专业教学标准》的要求,在《可摘义齿修复工艺技术》(第2版)教材的基础上修订而成的,是全国中等卫生职业院校3年制口腔修复工艺专业的规划教材,也可作为口腔医、技工作者学习的参考用书。

    为使《可摘义齿修复工艺技术》(第3版)教材适应时代要求和新的教学模式需要,根据人民卫生出版社对全国中等卫生职业院校征求第2版教材使用的意见后,完成了编写大纲,力求突出教材的特征、重点,按照口腔修复工艺专业岗位工作的能力要求,体现"以就业为导向,以能力为本位,以发展技能为核心"的职业教育理念。本版教材在结构方面,分为理论和实训两大部分。在编写内容上,紧扣新教学计划和教学大纲,强化理论实践一体化。理论部分以必须够用为度,重点突出了实践技能的培养,同时也介绍了一些与可摘义齿修复有关的新知识、新技术和新成果。

    坚持"贴近学生、贴近社会、贴近岗位"的基本原则。本版教材分为16章,其中前10章为必修课,后6章为选修课。在章节安排方面,基本理论靠前,基本技能靠后,以工艺流程为主线,以知识的难易和教学习惯为顺序,由第2版的11章增加为16章,同时根据中职学生的特点及"三基"要求,大幅度地删减了一些基础知识以外的内容,理论教学内容有所减少。在章节内容的编写上,从学习目标、教学内容和练习题三个方面入手,精选并制作了彩色插图,使得插图表现力更强,易于学生理解。对知识有必要进一步引导和拓展的地方插入了相关的链接——小知识,其目的是使教材内容更具有趣味性、可读性和启发性。同时紧贴《口腔修复工国家职业标准和考试大纲》的要求,力求深入浅出,化繁为简,贴近学生的心理特征和兴趣,达到学生自觉求知的目的。

    为向读者提供优质的教学服务,紧跟教学信息化发展趋势,本版教材增加了与教学同步的多媒体课件,为读者提供更多学习服务方式,体现中职教育的特色。

    本版教材的编者均为从事教学、临床和义齿制作一线的"双师型教师",他们多为当地该专业的学科带头人或优秀人才,具有丰富的教学、临床和义齿制作的工作经验。但由于编者们的水平有限,本书中难免存在诸多缺点和不足,恳请各位同仁和读者给予批评指正,以便于及时修正。

感谢人民卫生出版社及其他参编单位在本教材编写过程中给予的大力支持与通力合作,同时对使用本教材并提出宝贵意见以及为本教材编写提供帮助的院校和同仁表示衷心的感谢!

杜士民　战文吉

2015 年 9 月

目 录

第一章 绪 论

第一节 可摘义齿修复工艺技术的概况

一、可摘义齿修复工艺技术的定义与任务

可摘义齿修复工艺技术是应用符合生理的方法，借助人工材料用人工方法制作出患者可自行摘戴的人工装置，以修复口腔及颌面部各种缺损并恢复其相应生理功能的一门学科。它是口腔修复学的一个重要组成部分，属口腔医学的范畴。用于修复口腔及颌面部各种缺损，由人工制作的装置（如义齿、义颌、义眼等），统称为修复体（图1-1）。

可摘义齿修复工艺技术的任务是以口腔基础医学、口腔修复学、材料学、工艺学、美学、生物力学等为基础，采用人工材料制作各种修复体，以修复口腔及颌面部各种缺损，预防和治疗口颌系统疾病，从而恢复口颌系统的正常形态和生理功能，以促进患者的身心健康。

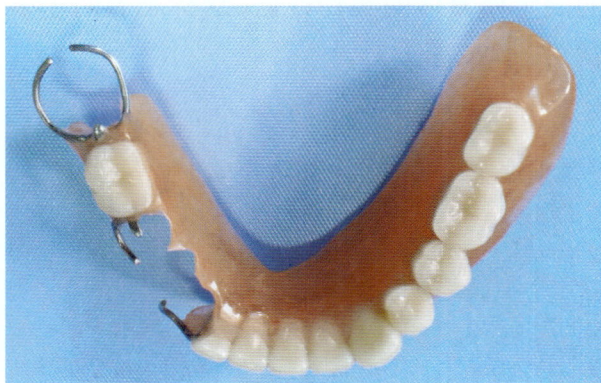

图1-1 可摘局部义齿

二、可摘义齿修复工艺技术工作的内容

可摘义齿修复工艺技术工作的内容是通过对口腔及颌面部各种缺损、缺失患者模型的合理设计，制作出恢复口腔及颌面部因各种缺损、缺失而丧失的形态与功能，患者可自行摘戴的修复体，使修复体尽可能达到或接近正常生理水平。由于修复体要在口颌系统内行使一定的生理功能，修复体应被视为人工器官。从这个意义上讲，可摘义齿修复工

艺技术工作的主要内容是研究如何为口腔及颌面部各种缺损、缺失患者制作可自行摘戴的人工器官来代替已丧失的口颌系统器官。这个器官应与患者的口颌系统和整个机体生理环境、心理状态相适应，能在口腔环境中长期、无害地为患者的身心健康服务。

三、可摘义齿修复工艺技术工作的意义

口颌系统担负着人体重要的咀嚼、吞咽、语言、表情及呼吸等生理功能，并与人类的美观和心理状态有着密切的联系，直接关系着人们的身体健康和心理健康。口腔及颌面部各种缺损除造成咀嚼、吞咽、语言等功能障碍外，还可对消化系统、循环系统等全身多个系统或器官造成直接或间接的损害。因此，口腔修复工作者应积极地进行口腔及颌面部各种缺损的早期修复，终止疾病的发展，恢复丧失的功能，保持口颌系统和整个身心的健康。

第二节　口腔修复工艺技术的起源和发展

一、口腔修复工艺技术的起源

考古学家们在世界各地的古代墓穴中挖掘出来的颌骨上发现有用金属丝结扎在真牙上的假牙，这些假牙是用竹签、木签、兽骨或象牙雕刻而成。在法国巴黎卢浮宫博物馆中存放着一个公元前400—公元前300年腓尼基人的颌骨标本，在这个颌骨上，可看到其用金片将两个去除牙根的自然中切牙结扎于两侧的两个邻牙上，这可能是有据可查的最早的固定修复体的实物证据，这标志着两千多年以前我们的先人已经开始了口腔修复的尝试（图1-2，图1-3）。

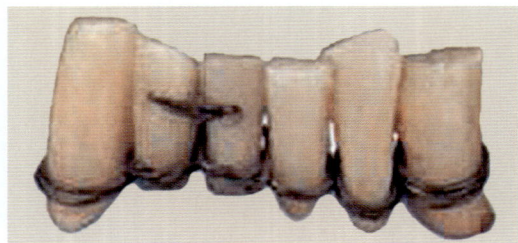

图1-2　古代人将兽骨片用金属丝结扎做固定修复

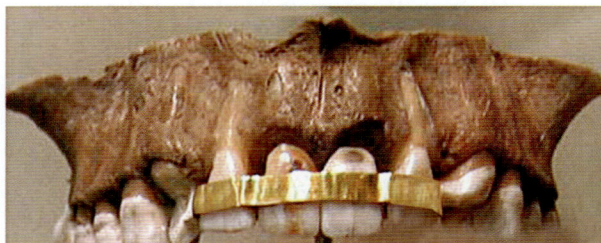

图1-3　古代人将离体牙用金片结扎做固定义齿

我国在口腔修复方面最早的记载始于宋代，从宋代诗人陆游（1125—1210年）所写的《一年老一年》与《岁晚幽兴》为题的两首诗中，谈到了"载堕齿""补堕齿"，并自注谓："近闻有医以补堕齿为业者"的情况。宋代楼钥（1137—1213年）所著《攻媿集》中的"赠种牙陈安上"一文有："陈生术妙天下，凡齿之有疾者，易之一新，才一举手，使人终身保编贝之美"的记载。这些说明，我国宋代已有专门从事补缺牙的镶牙人员。马可·波罗（1254—1324年）到我国西南各省的游记中写道："这个省的男人和女人，都有用金箔包牙

的风俗，并且依照牙的形状包镶得十分巧妙，并还能保持与牙间的一致性。"这说明我国镶牙技术在当时已达到相当高的水平。

二、口腔修复工艺技术的发展

早期的口腔修复工艺技术，由于技术传播困难、所用材料昂贵，只有少数贵族才可享受到，口腔修复常由匠人等完成。欧洲的文艺复兴运动，给自然科学的发展带来了勃勃生机，这一时期口腔修复学也得到了较快的发展。16世纪，已出现了用木头雕刻的全口义齿以及用兽骨、象牙雕刻局部义齿的记载。被称为美国"独立之父"的华盛顿将军在18世纪所镶配的由木头雕刻、采用弹簧辅助固位的全口义齿，就是那一时期口腔修复发展的见证。19世纪中叶，人们开始用陶瓷烧制牙，用橡胶制作义齿的基托，用金、银等金属锤造牙冠和固定桥，使得口腔修复学前进了一大步（图1-4，图1-5）。

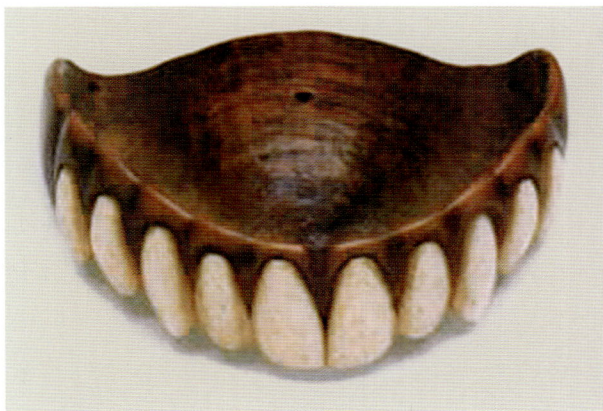

| 图1-4 500年前木制的上半口义齿 | 图1-5 200年前用弹簧片固位的全口义齿 |

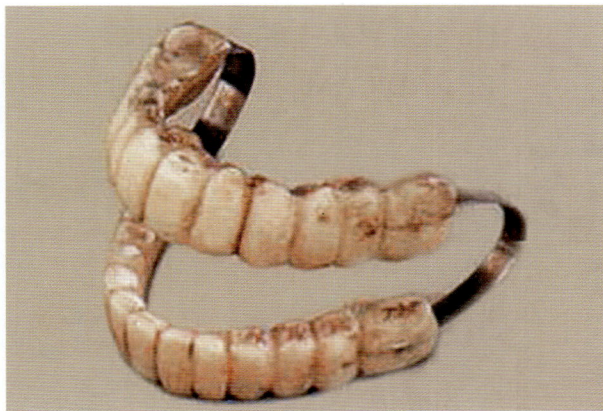

遗憾的是，在近代，我国的牙医学发展未能跟上世界牙医学发展的步伐。最近20多年来，在全体修复学工作者的努力下，口腔修复学在基础理论、临床技术、应用材料、制作工艺技术和器材设备等方面，都显著缩小了与发达国家的差距。

现代口腔医学起源于20世纪初。失蜡铸造技术的广泛应用是现代口腔修复学的第一个里程碑，它将工业铸造技术应用于口腔修复体的制作，并逐步发展为精密铸造技术，成为至今仍被广泛应用的口腔修复常规技术之一。20世纪30年代末问世的丙烯酸树脂给现代口腔修复学带来了革命性的变化，用它制作的人工牙和基托具有诸多优点，一经问世就在短时间内得到了广泛应用。20世纪50年代出现的金属烤瓷修复工艺技术，将金属与陶瓷的优点结合在一起，解决了口腔修复体的功能与美观统一的问题，成为口腔修复学发展的另一项标志性技术。20世纪60—70年代出现的酸蚀-复合树脂粘接技术，诞生了粘接式口腔修复体。20世纪60年代起步的种植义齿，经过几十年的研究和完善，已经发展成为口腔修复的重要手段，被誉为"人类的第三副牙"，也被认为是20世纪口腔医学最重要的进展。20世纪80年代出现的高强度全瓷修复体，更好地满足了患者对美观和功能的要求，正在成为口腔修复的主导性技术。随着计算机的广泛应用，80年代出现了计算机辅助设计与计算机辅助制作（CAD/CAM）技术，其改变了传统口腔修复的理念与方法，给口腔修复学和工艺技术带来了革命性的变化，代表了口腔修复学未来的发展趋势和方向。

练习题

A1 型题

1. 口颌系统担负着人体重要的生理功能，除外

    A. 咀嚼　　　　　　　　B. 语言　　　　　　　　C. 呼吸

    D. 美观　　　　　　　　E. 营养

2. 现代口腔修复学的第一个里程碑是下列哪种技术的应用

    A. 酸蚀 - 复合树脂粘接　　　　B. 失蜡铸造

    C. 金属烤瓷修复　　　　　　　D. 种植

    E. CAD/CAM

（杜士民）

第二章　牙列缺失全口义齿修复的相关理论

1. 掌握：无牙颌的解剖标志及临床意义。
2. 熟悉：全口义齿的固位原理及影响全口义齿固位和稳定的相关因素。
3. 了解：牙列缺失后无牙颌组织结构的改变及无牙颌的分区。

第一节　概　述

一、牙列缺失的病因及影响

牙列缺失是指整个牙弓上不存留任何天然牙或牙根，又称无牙颌（图2-1）。为牙列缺失患者所制作的修复体称为全口义齿，俗称总义齿（图2-2）。如果患者仅上颌或下颌牙列缺失，所制作的口腔修复体为上颌总义齿或下颌总义齿，又称单颌总义齿。

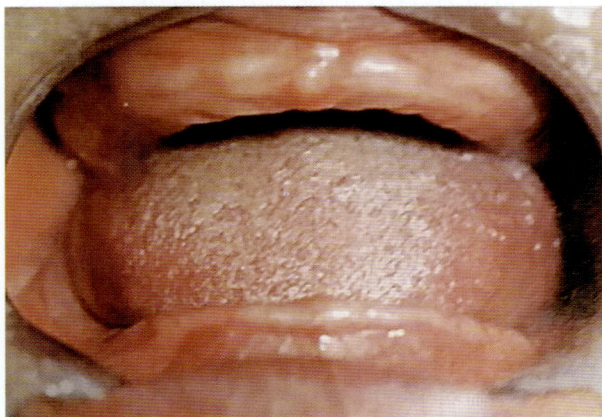

图2-1　无牙颌

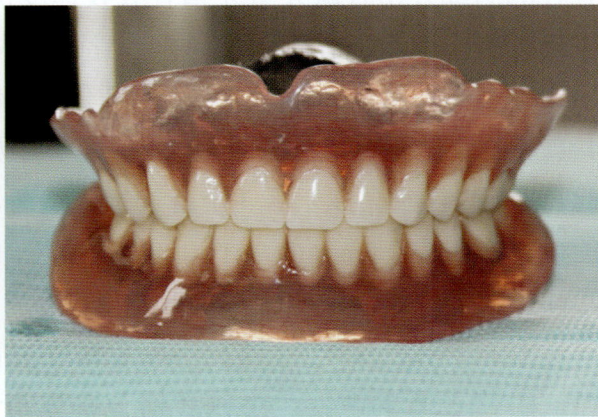

图2-2　全口义齿

小知识

常规全口义齿是依靠基托下的黏膜和牙槽骨支持的义齿。由天然牙根支持的全口义齿称为覆盖义齿。由种植体支持的全口义齿称为种植全口义齿。

牙列缺失是临床的常见病、多发病,多见于老年人。据第三次全国口腔健康流行病学调查报告(2004年)显示,在65~74岁年龄组中,牙列缺失患者占6.8%。然而由于我国已在2002年进入老龄化社会(60岁以上人口占总人口10%),预计60岁以上人口将以每年3.3%的速度增长,随着人民生活状况的改善和人均寿命的延长,到2050年80岁以上人口将预计超过1亿人,故无牙颌患者的求医数量会不断增加。

牙列缺失的主要病因是龋病和牙周病。其次是老年人生理性退行性改变,牙及颌骨的炎症、外伤、肿瘤和不良修复体等,少数亦可见于发育障碍。

牙列缺失后,直接影响患者的咀嚼、吞咽、发音功能和面部美观,尤其对患者的咀嚼功能影响最大。如果久不修复还会导致颞下颌关节的疾病,同时还会影响到患者的社交和心理状况。

二、牙列缺失后无牙颌组织的改变

牙列缺失后,无牙颌口腔内的软、硬组织和毗邻组织的结构都将随之发生改变,这些改变与全口义齿的修复关系密切。

(一)骨组织的改变

牙列缺失后,上下颌骨的改变主要是牙槽嵴的萎缩性变化。由于维持天然牙生存的牙槽骨失去了正常的功能性刺激,逐渐吸收和改建,形成无牙颌牙槽嵴。随着牙槽骨的吸收,牙槽嵴变得低而窄,上下颌骨逐渐失去原有的形状和大小。

牙槽骨吸收的速度和量与骨质的疏密程度、缺失牙的原因、缺失牙时间的长短、患者全身健康状况及所戴义齿的适合情况等有密切关系。骨松质较骨密质吸收快;牙周病患者较龋病或外伤致缺牙者牙槽骨吸收速度快;全身状况差者较健康者牙槽骨吸收快;义齿设计制作不合理者较合理者牙槽骨吸收快。缺失牙时间越长,牙槽骨吸收越明显。上颌牙弓的义齿承托面积是下颌的1.8倍,下颌牙弓的单位受力大,吸收速度比上颌快3~4倍。在缺牙前3个月吸收最快,6个月后吸收逐渐减缓,2年后吸收速度趋于稳定。因此,义齿修复应在拔牙后3个月进行。然而,无牙颌牙槽嵴的吸收将终生持续,每年吸收的量稳定在约0.5mm的水平,所以,一副普通的全口义齿使用3~4年后应进行必要的调殆和重衬处理,使用7~8年后应予以更换。

由于上下颌骨骨质结构不同,牙列缺失后,牙槽骨的改变亦不相同。

1. 上颌骨的改变 上颌牙槽骨唇颊侧骨板较腭侧骨板薄,因此外侧骨板吸收快而多。缺牙后牙槽骨沿牙根方向吸收,表现为颌弓前段向上、向后,颌弓后段向上、向内,结果使上颌弓逐渐变小,牙槽嵴变低、变窄,腭穹窿的高度也相应变浅变平。吸收严重者,切牙乳突、颧突与牙槽嵴顶的距离变小或平齐。

2. 下颌骨的改变 下颌骨舌侧骨板较唇颊侧骨板薄,内侧骨板吸收快而多。缺牙后牙槽骨亦沿牙根方向吸收,在颌弓前段向下、向前,在颌弓后段向下、向外,吸收的结果使下颌弓逐渐变大,牙槽嵴变低、变窄。吸收严重者,下颌舌骨嵴、下颌隆突、颏孔等与牙槽嵴顶的距离变小或平齐。

由于上下颌弓牙槽骨吸收的方向相反,使上颌颌弓变小,下颌颌弓变大,结果造成下颌弓大于上颌弓,上下颌弓间失去了原来的协调关系,增加了修复的难度(图2-3)。

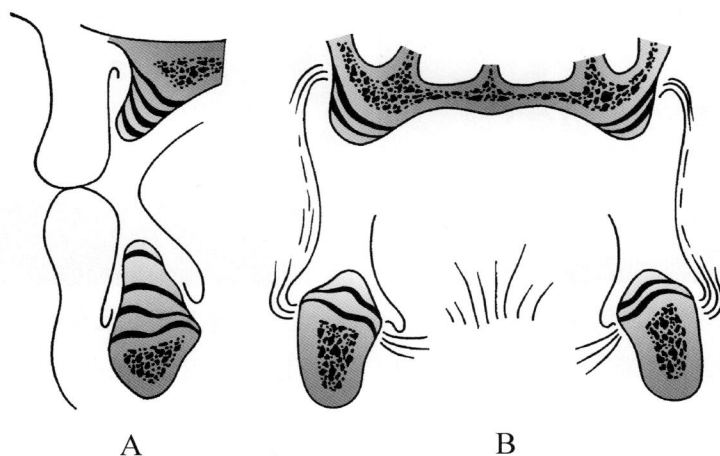

图2-3 上下颌骨的吸收方向

A.前部 B.后部

(二)软组织的改变

1.唇、颊、舌系带 因牙槽嵴不断吸收,变得低而窄,使附着在颌骨上的唇、颊、舌系带的位置也发生了相应改变,即与牙槽嵴顶的距离变短,甚至与之平齐,唇、颊、舌沟变浅。

2.面颊部软组织 由于缺乏牙的支持和功能性刺激,面颊部软组织失去正常的张力和弹性而内陷。面下1/3高度变短,口角下垂,鼻唇沟加深,面部皱纹增多,呈苍老面容。

3.舌 舌失去牙列的限制后,向前向外侧扩张,舌体变大。少数患者还出现味觉异常和口干等。

4.黏膜 口腔黏膜因失去正常的功能性刺激,发生萎缩,变薄,弹性降低,但对疼痛和压力的敏感性增强。

(三)颞下颌关节的改变

无牙颌患者由于上下颌失去了牙齿咬合的支持,咀嚼肌正常张力降低,颌间距离变小,髁突向后上移位,下颌处于不稳定的异常位置。久之造成关节内各结构的关系失调,髁突压迫关节后壁的神经和血管,出现疼痛、弹响、下颌运动障碍、耳鸣等颞下颌关节紊乱病的症状。

第二节 无牙颌的解剖标志及其临床意义

全口义齿的制作与无牙颌解剖标志(图2-4~图2-7)有密切的关系,因此必须熟悉相关的解剖标志。

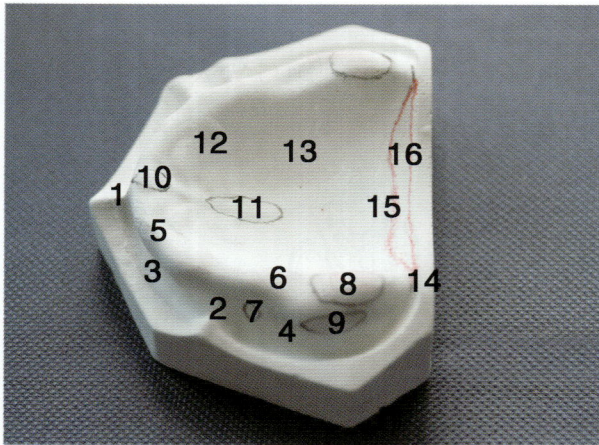

图 2-4　无牙颌上颌侧面观

1. 上唇系带　2. 上颊系带　3. 上颌前弓区
4. 上颌后弓区　5. 上颌前牙牙槽嵴　6. 上颌
后牙牙槽嵴　7. 颧突　8. 上颌结节　9. 上
颌结节颊侧　10. 切牙乳突　11. 上颌硬区
12. 腭皱　13. 腭穹窿　14. 翼上颌切迹
15. 腭小凹　16. 后堤区

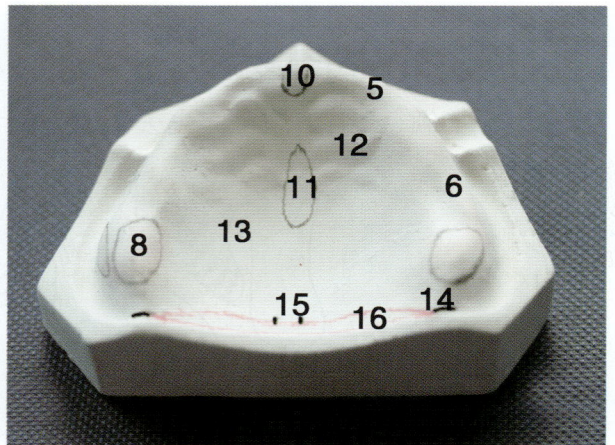

图 2-5　无牙颌上颌𬌗面观

5. 上颌前牙牙槽嵴　6. 上颌后牙牙槽嵴
8. 上颌结节　10. 切牙乳突　11. 上颌硬区
12. 腭皱　13. 腭穹窿　14. 翼上颌切迹
15. 腭小凹　16. 后堤区

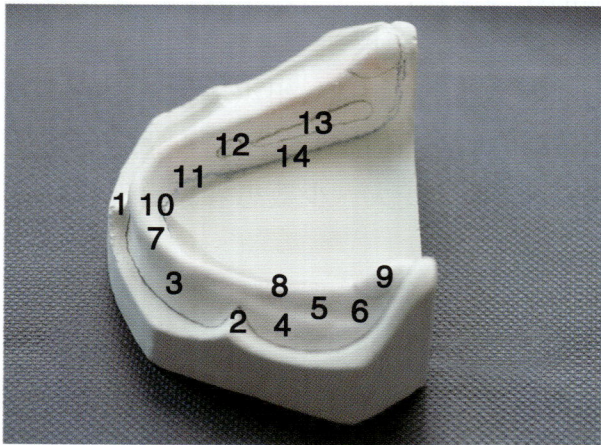

图 2-6　无牙颌下颌侧面观

1. 下唇系带　2. 下颊系带　3. 下颌前弓区
4. 下颌后弓区　5. 颊侧翼缘区　6. 远
中颊角区　7. 下颌前牙牙槽嵴　8. 下颌
后牙牙槽嵴　9. 磨牙后垫　10. 舌系带
11. 舌下腺　12. 下颌隆突　13. 下颌舌骨嵴
14. 舌侧翼缘区

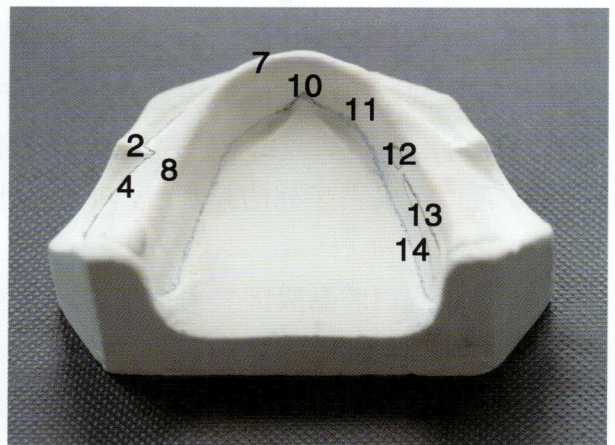

图 2-7　无牙颌下颌𬌗面观

2. 下颊系带　4. 下颌后弓区　7. 下颌前
牙牙槽嵴　8. 下颌后牙牙槽嵴　10. 舌系带
11. 舌下腺　12. 下颌隆突　13. 下颌舌骨嵴
14. 舌侧翼缘区

一、无牙上下颌的解剖标志

（一）牙槽嵴

牙列缺失后，牙槽骨逐渐吸收成为牙槽嵴，呈弓形，其上覆盖着较厚而致密的黏膜。黏膜为高度角化的鳞状上皮，黏膜下方与骨膜紧密相连，能承受较大的咀嚼压力，是全口义齿承受𬌗力的主要部位。上下颌牙槽嵴将整个口腔分为两部分：口腔前庭与口腔本部（固有口腔）（图2-8，图2-9）。

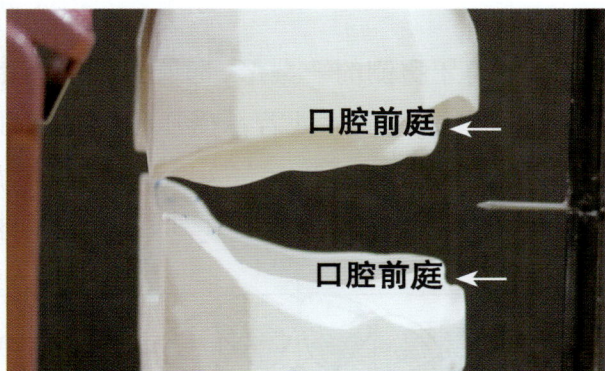

图 2-8　口腔前庭

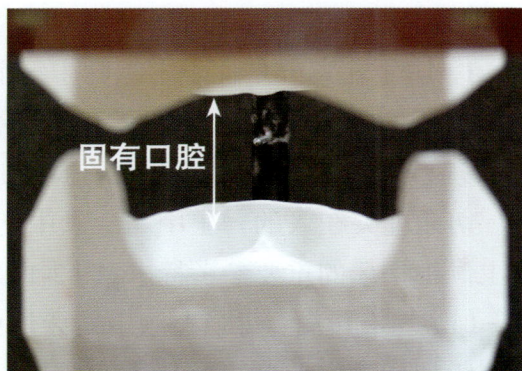

图 2-9　固有口腔

（二）口腔前庭

口腔前庭是位于牙槽嵴与唇、颊侧黏膜之间的一潜在间隙。全口义齿唇、颊侧基托在该区域内，在不妨碍唇、颊肌活动的情况下，应尽量伸展到黏膜皱襞处，以保证基托边缘的封闭。口腔前庭内从前向后的解剖标志有：

1. **唇系带**　是口腔前庭内位于牙槽嵴唇侧相当于原中切牙近中交界线唇侧延长线上的一束扇形或线形的黏膜皱襞，是口轮匝肌在颌骨上的附着部。上下唇系带上下相对，随着唇肌的运动，系带有较大的活动范围，但下唇系带的活动不如上唇系带明显，因此全口义齿基托在此区应形成 V 形切迹，避让唇系带的活动，以免妨碍唇系带的活动而影响义齿的固位。

2. **颊系带**　位于上下颌左右两侧前磨牙根部的一组数目和形状不定的黏膜皱襞，是提口角肌的附丽处。颊系带较唇系带宽而扁，活动度小于唇系带，义齿基托在此处也应制成相应的切迹。

3. **前、后弓区**　位于唇、颊系带之间的区域为前弓区；位于颊系带之后的区域为后弓区。前弓区无肌肉的附丽，义齿基托边缘在此区应伸展到黏膜皱襞处，起到良好的封闭作用，以利于义齿固位。

4. **颧突**　位于上颌后弓区内，相当于左右两侧第一磨牙根部的骨突部分。此区有颊肌附着，表面覆盖的黏膜薄，当义齿承受𬌗力时基托组织面容易压迫黏膜而产生疼痛或形成支点引起义齿前后翘动，故此处应做相应缓冲。

5. **上颌结节**　是上颌牙槽嵴两侧远端的圆形骨突。颊侧多有明显倒凹，与颊黏膜之间形成颊间隙。义齿基托应覆盖上颌结节颊面并充满该间隙，起到良好的边缘封闭作用，可增强义齿固位。颊侧骨突表面覆盖的黏膜较薄，受压易出现疼痛，基托组织面应做相应缓冲。

6. 颊侧翼缘区 位于下颌后弓区，在下颌颊系带和咬肌下段前缘之间。当下颌后部牙槽嵴吸收已平坦时，该区又称颊棚区，外界是下颌骨外缘，内侧是牙槽嵴的颊侧斜坡，前缘是颊系带，后缘是磨牙后垫。此区面积较大，骨质致密，能承受较大的𬌗力。义齿基托在此区内应尽可能伸展，以利于支持和稳定义齿。

7. 远中颊角区 位于颊侧翼缘区后方，咬肌的前份。因受咬肌前份活动影响，义齿基托在此区不能较多伸展，以免引起疼痛以及咬肌活动时使义齿上升活动。

（三）口腔本部

1. 切牙乳突 是位于上颌腭中缝前端，上颌中切牙腭侧的一梨形、卵圆形或不规则的软组织突起。其下方为切牙孔，有鼻腭神经和血管通过。此处若承受压力可出现压痛，覆盖该区的义齿基托组织面在此处应进行适当缓冲。

切牙乳突在人的一生中与上颌中切牙之间有较稳定的位置关系，因此切牙乳突是排列上颌中切牙的重要参考标志（图 2-10）：

（1）左右位置：两个上颌中切牙近中邻接点位于切牙乳突尖端的唇侧延长线上。

（2）唇舌向：上颌中切牙唇面应置于切牙乳突中点前 8～10mm。

图 2-10 切牙乳突与上颌中切牙、尖牙牙尖顶连线的关系

（3）前牙牙弓的大小：年轻人上颌两侧尖牙牙尖顶的连线应通过切牙乳突中点或前后 1mm 范围内；老年人由于上颌骨唇侧骨板吸收较多，上颌两侧尖牙牙尖顶的连线应位于切牙乳突后缘。

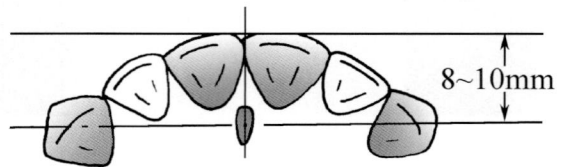

2. 腭皱 位于硬腭前部腭中缝两侧，为不规则的波浪形软组织横嵴，有辅助发音的作用。软组织横嵴随年龄增大而渐趋平缓，义齿基托应尽可能做出腭皱的形状。

3. 上颌硬区及上颌隆突 位于上腭中部的前份，其上覆盖的黏膜薄而缺乏弹性，称为上颌硬区。在硬区前部经常可出现嵴状隆起，称为上颌隆突。此区基托应适当缓冲，以防产生压痛、义齿的左右翘动甚至断裂。

4. 腭小凹 是位于腭中缝后部两侧、软硬腭交界处的稍后方，左右对称的两个或几个小凹，为黏液腺导管的开口。此处常作为上颌全口义齿后界的标志，全口义齿基托的后缘应盖过腭小凹后 2mm 处。

5. 颤动线 其位于硬腭与软腭的交界处。当患者发"啊"音时此区出现颤动现象，故又称"啊"线。颤动线可分为前颤动线和后颤动线（图 2-11）。前颤动线在硬软腭交界处，约在两侧翼上颌切迹与腭小凹的连线上。后颤动线在软腭腱膜和软腭肌的交界处。前后颤动线之间的区域，称为后堤区。此区宽 2～12mm，平均约 8.2mm，该

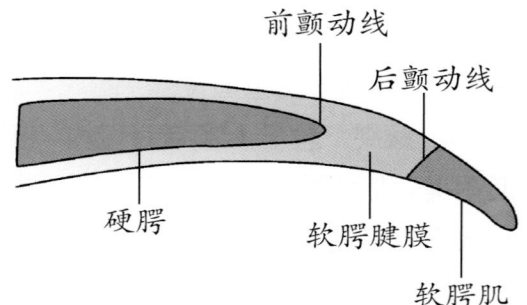

图 2-11 前、后颤动线

区黏膜有一定的弹性,可稍加压力,因此在上颌全口义齿基托后缘的组织面上,应制备成一定形状的微形突起,即形成后堤,对此处黏膜产生轻微压迫下陷,以加强边缘封闭作用。

小知识

后堤区可分为三种类型:①垂直型:后堤区较窄,硬腭高拱,软腭向下弯曲明显,硬软腭近似垂直连接,不利于固位;②弧线型:后堤区宽窄适度,硬软腭成弧线连接,义齿基托可适当向后伸展,对固位较为有利;③水平型:后堤区较宽,多见于硬腭平坦形,硬软腭成水平连接,义齿基托可向后伸展,对固位最为有利(图2-12)。

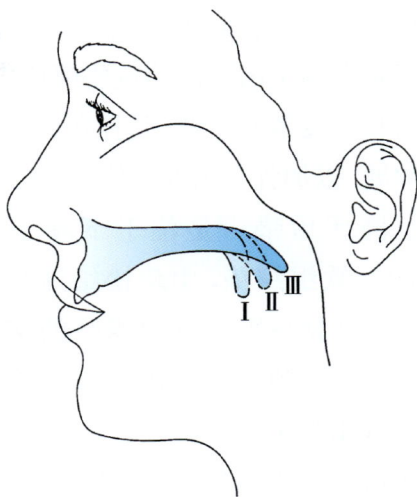

图 2-12 腭部形态与后堤封闭区的关系
Ⅰ.垂直型封闭区窄 Ⅱ.弧线型封闭区适度 Ⅲ.水平型封闭区宽

6. 腭穹窿 呈拱形,由硬腭和软腭组成,硬腭在前部。在硬腭前 1/3 处覆盖着高度角化的复层鳞状上皮,可以承受咀嚼压力。硬腭后 2/3 含有较多的脂肪和腺体,腭中缝区为上颌硬区及上颌隆突。腭穹窿的形态可分为高拱形、中等形和平坦形三种。

7. 翼上颌切迹 位于上颌结节之后,是蝶骨翼突与上颌结节后缘之间的骨间隙,表面覆盖黏膜,形成软组织凹陷,是上颌全口义齿两侧基托后缘的界限。翼上颌切迹也是上颌后部口腔前庭与口腔本部的交界处。

8. 舌系带 位于口底的中线部,是连接口底和舌腹的黏膜皱襞,动度较大。义齿基托边缘在此处应形成切迹,避开舌系带的活动。如果基托压迫舌系带,会影响舌的活动,不仅会压伤舌系带还可使义齿向前部脱位。

9. 舌下腺 位于舌系带两侧,左右各一,在下颌骨舌侧面的舌下腺凹内。其浅面是下颌舌骨肌,舌下腺可随下颌舌骨肌活动而升降。故义齿基托在此处的伸展不应超过其升高的位置,否则当舌运动时会将义齿推起。

10. 下颌隆突 是位于下颌两侧前磨牙区舌侧的骨性隆起。该骨性隆起可见于单侧或双侧,形状和大小不一。其上覆盖的黏膜较薄,受压易产生疼痛。义齿基托组织面在此处应做缓冲。

11. 下颌舌骨嵴 位于下颌骨舌侧,从第三磨牙斜向前磨牙区,是一由宽变窄的骨嵴突起,其上有下颌舌骨肌附着,覆盖的黏膜较薄,覆盖此区的基托组织面应进行适当的缓冲。下颌舌骨嵴下方有不同程度的倒凹，义齿基托边缘必须盖过此嵴。

12. 舌侧翼缘区 是下颌牙槽嵴舌侧黏膜与口底黏膜的移行处，也是下颌全口义齿舌侧基托边缘接触的软组织区。该区从前向后的解剖标志包括舌系带、舌下腺、下颌舌骨肌、舌腭肌、翼内肌、咽上缩肌。舌侧翼缘区后段是下颌义齿固位的重要部位，尤其是牙槽嵴吸收较多的患者，基托在此区应有足够的伸展，以加强义齿的固位（图2-13）。

13. 磨牙后垫 是位于下颌牙槽嵴远端突起的软组织垫，由疏松结缔组织构成，其中含有黏液腺。软组织垫的深层为磨牙后三角，下颌全口义齿后缘应盖过磨牙后垫的前1/2或全部。

磨牙后垫位置稳定，很少有吸收现象，因此可作为排列后牙的指导标志：

（1）垂直向：下颌第一磨牙的𬌗面应与磨牙后垫的1/2等高（图2-14）。

（2）前后向：下颌第二磨牙的远中面应位于磨牙后垫的前缘（图2-15A）。

（3）颊舌向：磨牙后垫颊面、舌面最凸点向前与下颌尖牙的近中面形成一个三角形，一般情况下，下颌后牙的舌尖应位于此三角形内（图2-15B）。

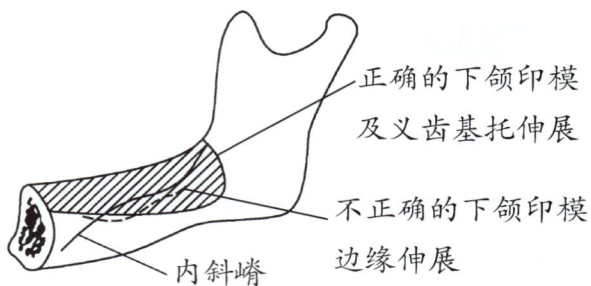

正确的下颌印模及义齿基托伸展
不正确的下颌印模边缘伸展
内斜嵴

图 2-13 舌侧翼缘区后段基托伸展范围

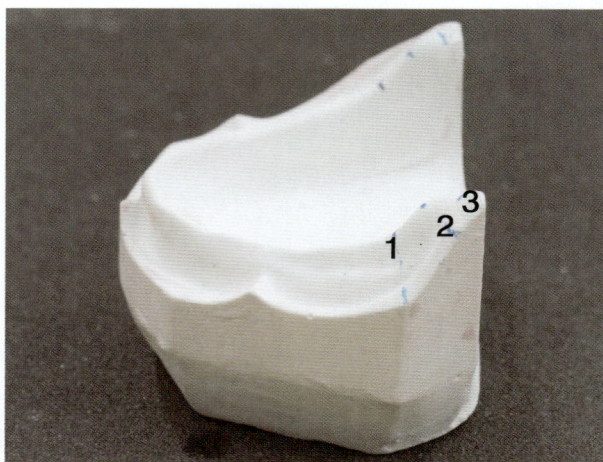

图 2-14 磨牙后垫标志点

1. 磨牙后垫前端（最低点） 2. 磨牙后垫1/2高点线 3. 磨牙后垫后端（最高点）

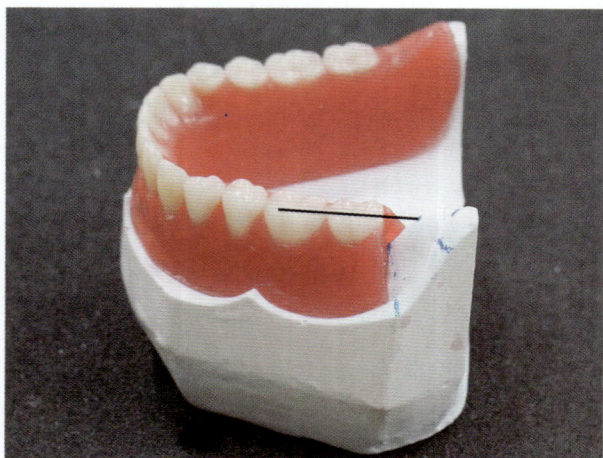

A

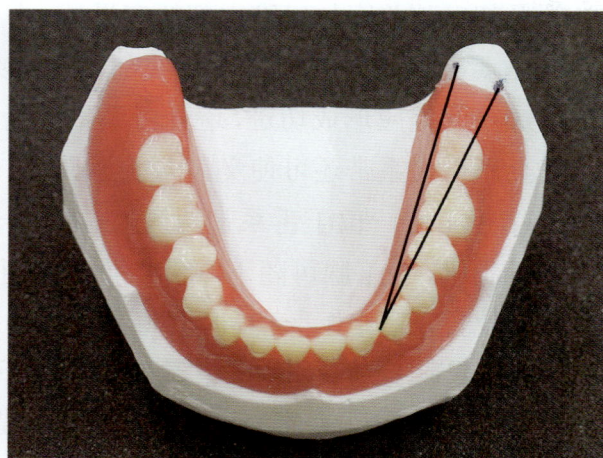

B

图 2-15 磨牙后垫作为排列后牙的指导标志

A. 前后向 B. 颊舌向

二、无牙颌组织结构的特点与全口义齿修复的关系

（一）无牙颌的分区

根据无牙颌的组织结构特点及与全口义齿修复的关系，将无牙颌分为主承托区、副承托区、边缘封闭区和缓冲区四个功能区（图2-16，图2-17）。

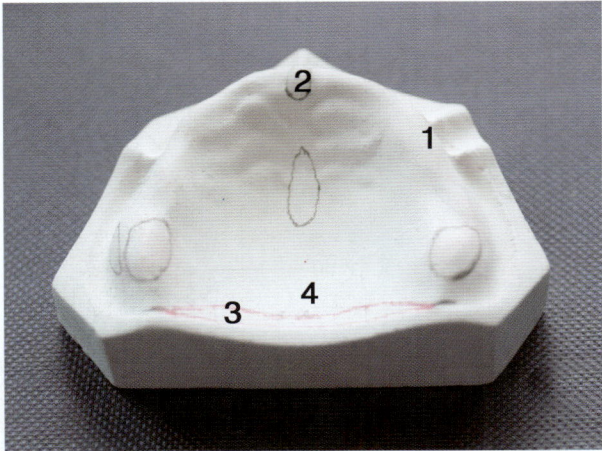

图2-16 无牙颌上颌功能分区
1. 主承托区 2. 缓冲区 3. 边缘封闭区
4. 副承托区

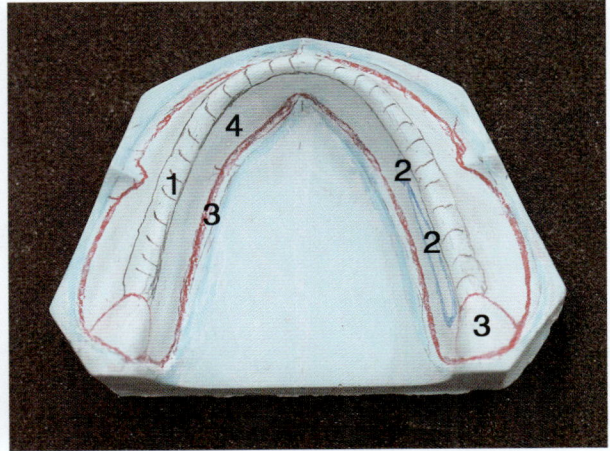

图2-17 无牙颌下颌功能分区
1. 主承托区 2. 缓冲区 3. 边缘封闭区
4. 副承托区

1. 主承托区 是指垂直于𬌗力受力方向的区域。包括牙槽嵴顶、腭穹窿区、颊棚区等区域。此区的骨组织表面覆盖着高度角化的鳞状上皮，下方有致密的黏膜下层，坚韧而有弹性，是承受𬌗力的主要部位。义齿基托与主承托区黏膜应紧密贴合，以利于义齿的支持。

2. 副承托区 是指与𬌗力受力方向成角度的区域。包括上下牙槽嵴的唇、颊、舌侧及腭侧，但不包括硬区。此区有疏松的黏膜组织、腺体、脂肪组织及肌附着点，此区不能承受较大的压力，只能辅助主承托区承担部分𬌗力。主承托区与副承托区之间无明显的界限。义齿基托与副承托区黏膜也应紧密贴合。

3. 边缘封闭区 是指与义齿基托边缘接触的软组织区域。包括黏膜皱襞、系带附着部、上颌后堤区和下颌磨牙后垫。此区黏膜下有大量的疏松结缔组织，虽不能承受压力，但可紧密贴合、包裹基托边缘，防止空气进入基托和黏膜之间，形成负压，产生良好的边缘封闭作用，增强义齿固位。

为了增加上颌义齿后缘的封闭作用，可借助组织的可让性，在义齿基托后缘制作后堤，使其对软组织稍加压力，起到完整的边缘封闭作用。

4. 缓冲区 是指无牙颌口腔不能承受𬌗力，需要缓冲咀嚼压力的区域。该区域表面覆盖薄层黏膜，受压产生疼痛。主要指上颌隆突、上颌结节的颊侧、切牙乳突、颧突、下颌隆突、下颌舌骨嵴及牙槽嵴上残存的骨尖、骨棱等。应将上述各部分与义齿基托的组织面之间做缓冲处理，以免该部组织受压产生疼痛或形成支点，引起义齿翘动。

（二）义齿间隙和义齿表面

1. 义齿间隙　是指在口腔内容纳义齿的潜在空间，相当于天然牙列所占据的空间（图 2-18），又称其为中性区，指义齿和周围软组织处于平衡的区域。天然牙缺失后，周围的软硬组织发生了位置改变和吸收，义齿间隙的大小在同一个体也会随缺牙时间的长短不同而变化。通过调整人工牙列的位置和基托厚度及范围，使全口义齿位于这个间隙内，既不影响唇颊舌肌的正常活动，又可恢复患者由于牙列缺失造成的面容改变。

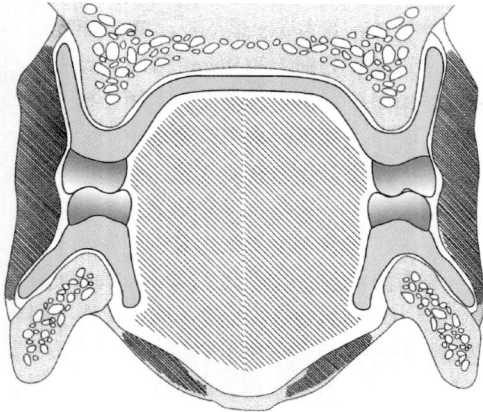

图 2-18　义齿间隙

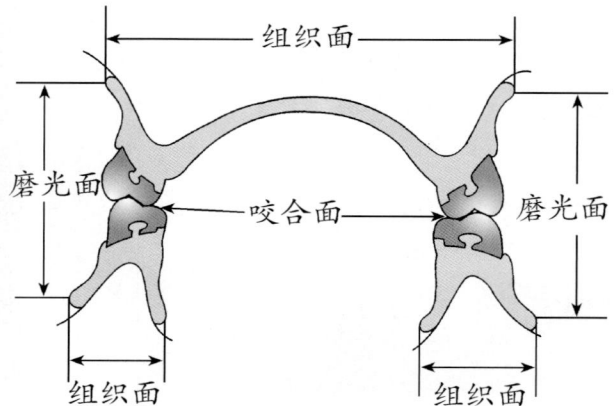

图 2-19　全口义齿的三个表面

2. 义齿表面　义齿有三个表面（图 2-19），与义齿的固位、稳定和功能关系密切。

（1）组织面：是义齿基托与相应牙槽嵴黏膜接触的面，两者之间必须紧密贴合才能形成负压，使义齿在口腔中获得固位。

（2）咬合面：是全口义齿上下颌人工牙的咬合接触面。咬合接触面在上下颌做正中咬合时，𬌗面应均匀广泛地接触，前伸𬌗及侧方𬌗时达到𬌗平衡，才能保证义齿的稳定，利于义齿功能的恢复。

（3）磨光面：义齿基托与唇、颊、舌黏膜接触的面为磨光面，一般应略呈凹形（图 2-20）。义齿磨光面与水平力量有关，理想的磨光面有利于义齿的稳定。

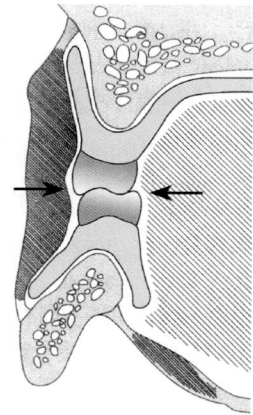

图 2-20　义齿磨光面与颊舌的关系
↑ 表示颊舌作用力的方向。

第三节　全口义齿的固位和稳定

全口义齿要获得良好的修复效果，必须保证义齿有良好的固位和稳定。固位是指义齿抵抗从口内垂直向脱位的能力。如果全口义齿固位不好，患者在张口时即容易脱落。稳定是指义齿对抗水平和转动的力量，防止义齿侧向和前后向脱位。如果义齿不稳定，义齿在行使功能时则会侧向移位或翘动，不仅造成义齿脱位，还会对牙槽嵴产生创伤。

义齿的稳定是在固位的前提下产生的，没有固位谈不上稳定，当然，良好的稳定可以加强义齿的固位。

一、全口义齿的固位原理

全口义齿由基托和人工牙两部分组成，支持形式为黏膜支持式。全口义齿的固位是靠基托与口腔黏膜紧密贴合产生吸附力和大气压力等物理作用而获得固位和稳定的。

（一）吸附力

吸附力是指两种物体分子间的吸引力（图 2-21），包括附着力和内聚力（黏着力）。附着力是指不同分子间的吸引力。内聚力是指相同分子间的凝聚力。全口义齿基托组织面与其所覆盖的黏膜紧密贴合，其间有一薄层唾液膜存在。基托组织面与唾液、唾液与口腔黏膜间均可产生附着力，唾液本身分子间可产生内聚力。附着力与内聚力构成了基托与黏膜之间的吸附力，使基托紧密地吸附在黏膜上而获得固位。吸附力的大小与基托和黏膜间的接触面积及密贴程度成正比，接触面积越大，越密贴，则吸附力越大，固位效果也就越好。

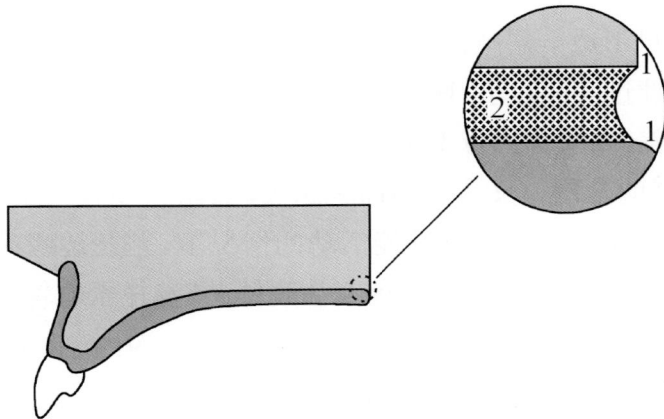

图 2-21　基托与黏膜间吸附力示意图
1. 附着力　2. 黏着力

（二）大气压力

根据物理学的原理，当两个物体之间产生负压而周围空气又不能进入时，大气压力则将两个物体紧紧地压在一起。只有当负压破坏后，两个物体才能分开。全口义齿基托与口腔黏膜紧密贴合，基托边缘与周围的黏膜组织形成良好的边缘封闭，使空气不能进入。当上下颌牙咬合时，基托与黏膜间的空气被排出而形成负压，大气压力作用在基托的磨光面上，可使义齿获得足够的固位力。在临床上常嘱患者戴入全口义齿后或感觉义齿松动时，将上下颌牙咬紧并用力吸吮，使基托和黏膜间的空气被挤出而产生负压，义齿便紧密地固位在牙槽嵴上，这就是利用大气压力的作用使义齿获得固位。实验表明：有边缘封闭的义齿固位力约是无边缘封闭的义齿固位力的 10 倍，因此，在全口义齿制作中应在义齿基托边缘区形成良好的边缘封闭，以加强大气压力对义齿的固位作用。另外，大气压力作用的大小与基托和黏膜间的接触面积及密贴程度成正比,接触面积越大,越密贴,大气压力的作用则越大,固位效果就越好。

二、影响全口义齿固位的相关因素

1. 颌骨的解剖形态　颌弓宽大、牙槽嵴高而宽,基托覆盖的面积较大,吸附力和大气压力相应就大,义齿固位效果好;反之,颌弓较小,牙槽嵴低而窄,腭穹窿低平,系带附着距牙槽嵴顶近者,基托覆盖的面积较小,吸附力和大气压力相应就小,义齿固位效果差。

2. 口腔黏膜的性质　口腔黏膜的厚度适宜,有一定的弹性,使义齿基托的组织面易与之密贴,基托边缘也易于形成良好的封闭,利于义齿固位。若黏膜过薄,缺乏弹性,基托组织面不易与之密贴,基托边缘的封闭作用也差,义齿受力时黏膜易产生疼痛,固位也差。若黏膜过厚,活动度大,受压时黏膜变形移位,使基托移动影响固位。唇、颊及舌沟黏膜移行皱襞处,组织比较疏松,当基托边缘伸展适宜,可获得良好的边缘封闭作用,有利于义齿的固位。

3. 唾液的性质　唾液的质和量可影响义齿的固位。唾液的黏稠度、流动性和量的适中,在基托和黏膜间可形成一层唾液薄膜者,吸附力强,对义齿固位有利。反之,唾液过于黏稠或稀薄,流动性过大或过小,唾液量过多或过少,在基托和黏膜间不能形成一层唾液薄膜者,其吸附力差,对义齿固位不利。

4. 基托边缘伸展的范围　义齿基托面积越大,吸附力和大气压力越大,固位作用越强。所以,在不影响周围软组织正常功能活动的情况下,基托边缘应尽量伸展。但若基托伸展过度,影响周围软组织活动时,可使义齿脱位,或基托压迫软组织而产生疼痛。

基托伸展的范围是:上颌唇颊侧基托边缘伸展到前庭沟内,并做切迹让开唇、颊系带的活动。在上颌结节的颊侧,基托边缘应伸展到颊间隙内。基托后缘止于软硬腭交界处的软腭处,即后堤封闭区;下颌唇颊侧基托边缘伸展到前庭沟内,舌侧边缘应伸展到口底,并做切迹让开唇、颊系带及舌系带。基托后缘应盖过磨牙后垫的1/2或全部。

基托边缘应稍厚,呈圆钝外形充满黏膜皱襞,形成良好的边缘封闭,加强义齿固位。

三、影响全口义齿稳定的相关因素

1. 良好的咬合关系　天然牙列在正中咬合时,上下颌牙列的𬌗面尖窝交错,广泛接触,下颌对上颌的位置关系恒定,且很容易重复。全口义齿戴入无牙颌患者口内时,上下颌人工牙列的尖窝交错关系也应符合该患者上下颌的位置关系。而且在正中咬合时,上下颌牙列间要有均匀广泛的接触;前伸、侧向𬌗运动时,应达到平衡𬌗,才有利于义齿的稳定。如果义齿的咬合关系与患者的颌位关系不一致,或上下颌人工牙列间的咬合有早接触,患者在咬合时,不但不会加强义齿的固位,还会出现义齿翘动,甚至造成义齿脱位。因此,在全口义齿的制作时,确定正确的颌位关系,并建立良好的咬合关系对修复的成功极为重要。

2. 合理的排牙位置　自然牙列的位置处于唇颊肌向内的力与舌肌向外的力大体相

当的部位。如果全口义齿的人工牙列也排在原自然牙列的位置，人工牙列也处于唇颊肌向内的力与舌肌向外的力大体相当的部位，有利于义齿固位。如果排列的人工牙列明显偏向唇颊侧或舌侧，唇、颊肌或舌运动时，人工牙列就受到唇颊肌或舌肌的侧向推力，破坏义齿的稳定。

全口义齿人工牙应尽可能排在牙槽嵴顶上，咬合力沿牙槽嵴顶传递，义齿稳定性好（图2-22）。如果过于偏向唇、颊侧（图2-23），在行使功能时产生不利的杠杆作用，使义齿发生前后或左右翘动，破坏义齿基托的边缘封闭和基托与黏膜之间的密贴，致使义齿脱位。若人工牙过于排在牙槽嵴顶的舌侧，将会妨碍舌运动，也不利于义齿稳定。

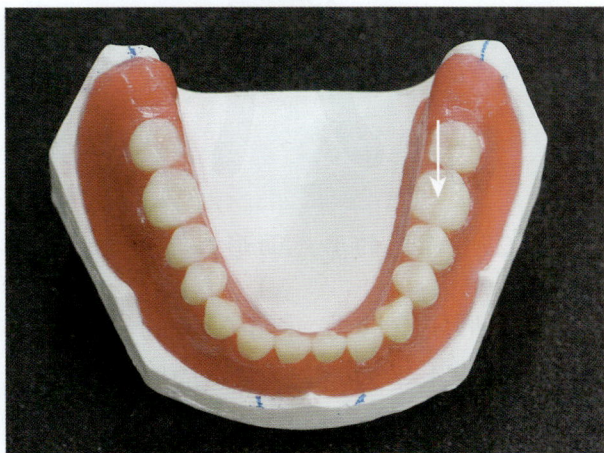

图2-22 人工牙排列在牙槽嵴上的位置与稳定的关系

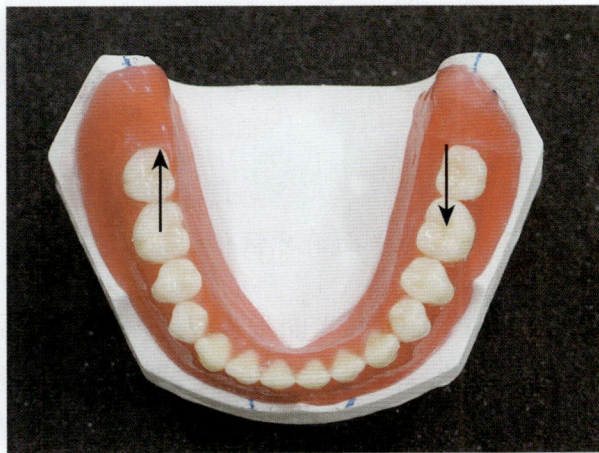

图2-23 人工牙位于牙嵴顶颊侧𬌗力作用下的结果

全口义齿人工牙的排列应形成合适的补偿曲线、横𬌗曲线，𬌗平面应平行于牙槽嵴（图2-24），如果𬌗平面在前牙区高，磨牙区低（图2-25），则会使上颌义齿向远中、下颌义齿向近中移位；反之，如果𬌗平面在前牙区低，磨牙区高则会使上颌义齿向近中、下颌义齿向远中移位（图2-26）。

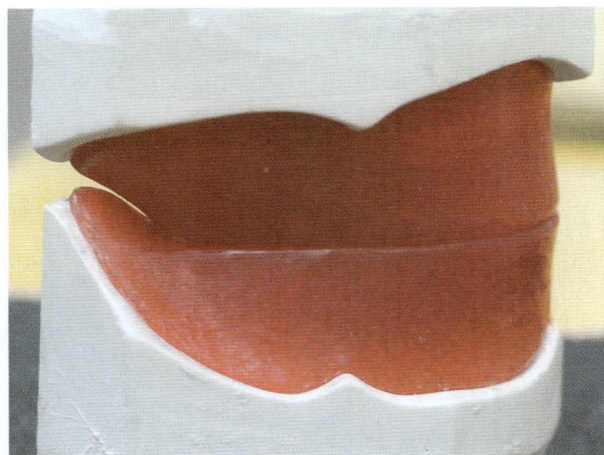

图2-24 𬌗平面平行于牙槽嵴

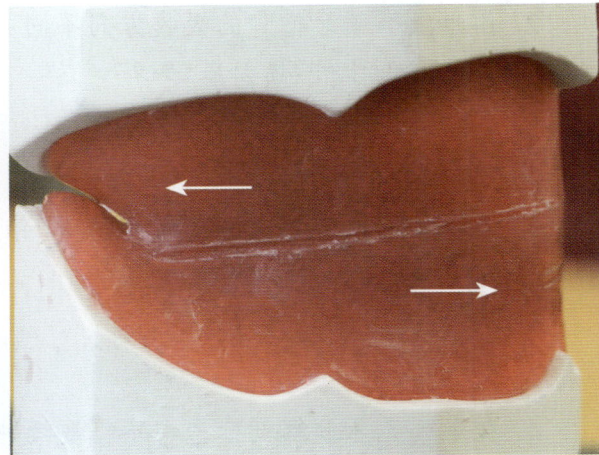

图2-25 𬌗平面前牙区高、后牙区低

3．理想的基托磨光面形态　基托磨光面是指义齿与唇、颊和舌组织接触的一面。磨光面一般应制成凹斜面，即上颌义齿颊侧的磨光面呈向上向外的凹面，腭侧是向上向内的凹面。下颌义齿颊侧磨光面应呈向下向外的凹面，舌侧为向下向内的凹面（图 2-27）。

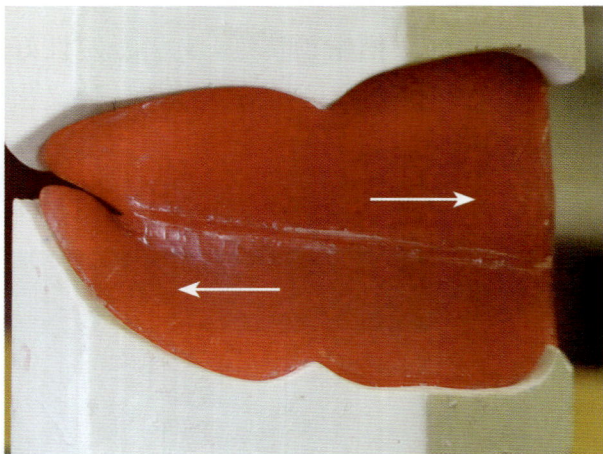

图 2-26　殆平面前牙区低、后牙区高

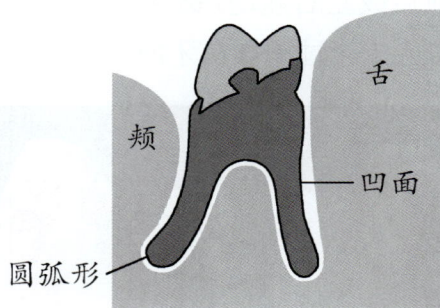

图 2-27　理想的磨光面形态与义齿稳定

　　理想的基托磨光面形态便于唇、颊和舌肌对义齿形成挟持力，利于义齿的稳定。如果磨光面呈凸形，唇、颊肌和舌肌运动时，将对义齿造成水平力，破坏义齿的固位。同时磨光面要高度抛光，以适应唇、颊和舌的形态及其功能运动的需要，同时给予患者舒适的感觉。

练习题

A1 型题

1．上颌后部牙槽嵴骨吸收的方向为
　　A．向上、向后　　　　　B．向上、向外　　　　　C．向上、向内
　　D．向后、向外　　　　　E．向上、向前

2．由于上下颌牙槽骨的吸收方向不同并持续进行，其结果是
　　A．上颌向前下颌向后　　　　　B．下颌向前上颌向后
　　C．上颌弓大于下颌弓　　　　　D．下颌弓大于上颌弓
　　E．上颌弓变窄而下颌弓变大、变高

3．关于牙列缺失导致的软组织改变，错误的是
　　A．肌肉张力平衡破坏　　　　　B．肌肉失去正常弹性
　　C．软组织萎缩　　　　　　　　D．黏膜感觉迟钝
　　E．黏膜变平

4．在下列无牙颌解剖标志中不需要缓冲的是
　　A．下颌隆突　　　　　　B．颧突　　　　　　C．舌侧翼缘区

D. 切牙乳头　　　　　　　　E. 牙槽骨骨尖

5. 颊侧翼缘区的前缘是

　　A. 下颌骨外缘　　　　　B. 牙槽嵴的颊侧斜坡　　　C. 唇系带

　　D. 颊系带　　　　　　　E. 磨牙后垫

6. 全口义齿基托在下列哪个结构应充分伸展

　　A. 舌下腺区　　　　　　B. 下颌隆突　　　　　　　C. 磨牙后垫区

　　D. 远中颊角区　　　　　E. 下颌舌侧翼缘区

7. 上颌全口义齿的后缘应位于

　　A. 腭小凹稍前　　　　　B. 腭小凹处　　　　　　　C. 腭小凹后 1mm

　　D. 腭小凹后 2mm　　　　E. 腭小凹后 3mm

8. 不属于缓冲区的是

　　A. 上颌隆突　　　　　　B. 颧突　　　　　　　　　C. 切牙乳突

　　D. 下颌舌骨嵴　　　　　E. 上颌后堤区

9. 上颌全口义齿基托后堤主要的作用是

　　A. 避免患者恶心　　　　B. 增加基托厚度　　　　　C. 增加基托强度

　　D. 减小基托强度　　　　E. 增强后缘封闭

10. 全口义齿的哪一面与唇颊肌作用关系最密切

　　A. 组织面　　　　　　　B. 磨光面　　　　　　　　C. 咬合面

　　D. 𬌗平面　　　　　　　E. 吸附面

11. 与全口义齿固位无关的是

　　A. 基托面积　　　　　　B. 牙槽嵴形态　　　　　　C. 黏膜性质

　　D. 唾液性质　　　　　　E. 𬌗平衡

12. 全口义齿的固位力不包括

　　A. 吸附力　　　　　　　B. 附着力　　　　　　　　C. 黏着力

　　D. 摩擦力　　　　　　　E. 大气压力

B 型题

（1～3 题共用备选答案）

　　A. 上颌前后颤动线之间　　　　　B. 上颌牙槽嵴

　　C. 远中颊角区　　　　　　　　　D. 下颌牙槽嵴

　　E. 下颌舌骨嵴

1. 全口义齿基托需缓冲的区域是

2. 全口义齿基托边缘不能过度伸展的区域是

3. 全口义齿基托的边缘封闭区是

（杜士民）

第三章 牙列缺损可摘局部义齿修复的相关理论

第一节 概 述

可摘局部义齿是牙列缺损的修复方式之一。可摘局部义齿是利用天然牙、黏膜、骨组织作为支持，利用固位体和基托取得固位，用以修复牙列和相邻组织的缺损，且患者能自行取戴的一种修复体。

天然牙在牙弓内相互支持，保持牙弓的稳定。若由于各种原因致使牙列缺损且又未及时修复者，则对颌牙可能伸长，或邻牙向缺损处倾斜，造成局部牙槽骨萎缩、吸收，食物嵌塞和创伤殆，最后导致再次拔牙，形成恶性循环。因此，当牙列缺损后应及时进行修复，以重建患者正常的咬合关系，恢复其功能；维护牙槽嵴及余留牙的健康；阻止邻牙移位、对颌牙伸长；支持周围软组织，恢复唇、颊部的丰满度；预防和治疗颞下颌关节病变，使修复体最终达到既能促进患者的消化功能、增强患者的健康，又具有美观、舒适、耐用的特点目的。

一、可摘局部义齿的优点和缺点

（一）可摘局部义齿的优点

1. 适应证广，可用于各类牙列缺损的修复，尤其是游离端缺牙者。
2. 基牙预备时对牙体组织的磨除少。

3. 能自行摘戴，易于清洁、卫生。

4. 不锈钢、钴铬合金等金属用于口腔修复后，克服了单一使用树脂基托及人工牙的不足，增加了可摘局部义齿的应用范围，尤其是用金属连接体取代了部分树脂基托，不但义齿坚固耐用，而且体积小，增加了舒适感。

5. 易于修理。如衬垫、基托折断的修理，添加卡环及人工牙等。

（二）可摘局部义齿的缺点

1. 义齿体积较大，患者初戴义齿时常感不适、语言不清，甚至恶心，但经较短时间的适应后便可逐渐习惯。

2. 若义齿设计不合理，制作质量差或患者口腔卫生习惯差等情况，还可能对患者基牙带来损伤，如黏膜溃疡、菌斑形成和牙石堆积、龋病及牙周炎、牙槽骨的加速吸收、颞下颌关节疾病等不良后果。

二、可摘局部义齿的类型及支持方式

（一）按义齿对所承受力的支持方式分类（图3-1）

1. 牙支持式义齿　这类义齿的𬌗力主要由基牙承担。适用于缺牙少，缺隙的近中和远中均有健康天然牙的患者。这类义齿受咀嚼力后，由于有𬌗支托作支持，故义齿不下沉，修复效果好（图3-2）。

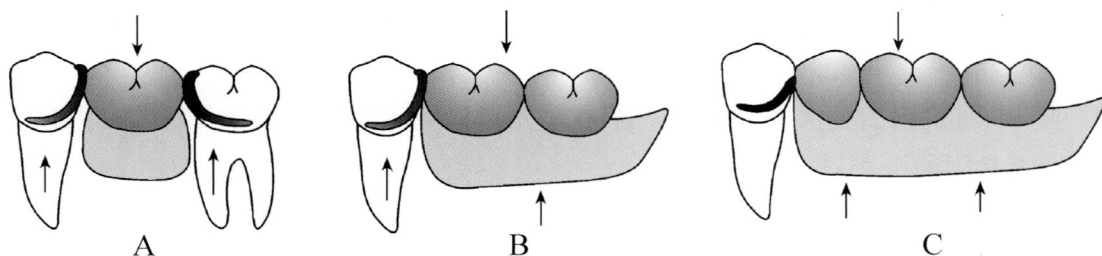

图 3-1　可摘局部义齿的支持方式

A. 牙支持式　B. 混合支持式　C. 黏膜支持式

2. 黏膜支持式义齿　这类可摘局部义齿主要由基托、人工牙及无支持作用的单臂卡环或双臂卡环组成，或仅由基托和人工牙组成。此类义齿承受的𬌗力直接由基托传递到其下方覆盖的黏膜和牙槽骨上，因而咀嚼效率低，在长期𬌗力的作用下，可加速牙槽骨的吸收，因此，戴用一定时间后需作衬垫处理，甚至需重做义齿。主要适用于缺失牙多、余留牙松动或咬合紧、𬌗面牙本质过敏不能获得𬌗支托间隙

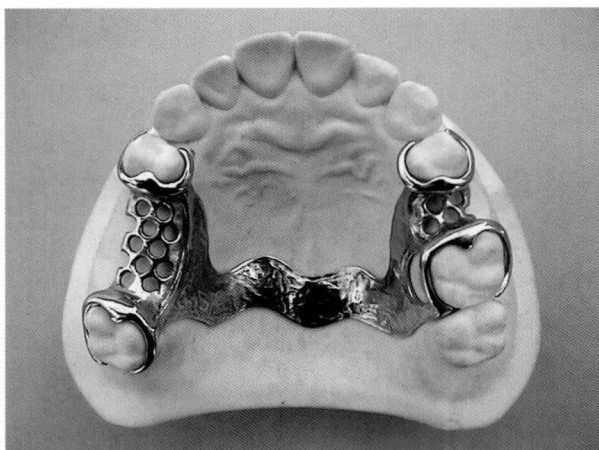

图 3-2　牙支持式义齿

或卡环位置的患者。

3．混合支持式义齿　这类义齿承受的殆力由黏膜、天然牙和牙槽嵴共同承担。基牙上设计支托，基托适当伸展，修复效果介于前两者之间。适用于各类牙列缺损，尤其是游离端缺失的病例，是目前临床上最常用的方式（图3-3）。

（二）按义齿制作方法和材料分类

1．树脂胶连式可摘局部义齿　义齿主要由甲基丙烯酸树脂制作，以弯制钢丝卡环固位。制作工艺简单，价格低廉，修改方便，但体积较大，异物感强。适用于各种支持方式的可摘局部义齿，多用作暂时性、过渡性义齿。

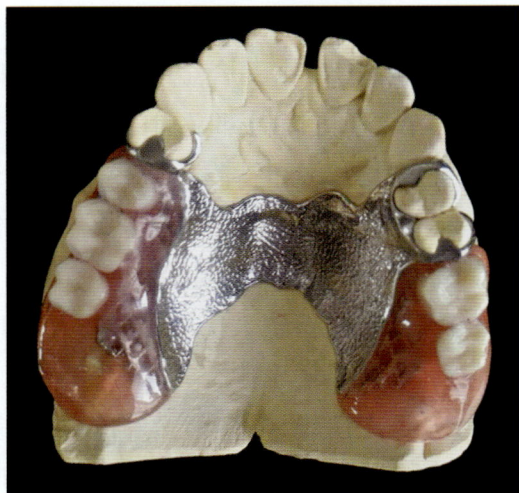

图3-3　混合支持式义齿

2．金属铸造支架式可摘局部义齿　一般由金属整体铸造支架和少量树脂构成。支架式可摘局部义齿用金属连接体取代了部分树脂基托，义齿不仅坚固耐用，而且体积小，增加了美观性和舒适感。但铸造支架式可摘局部义齿需采用精密铸造工艺，费用较高，制作复杂，修改困难，适应证也相对较严格，如余留牙健康条件差，软、硬组织倒凹较大者不宜选用。

第二节　牙列缺损及可摘局部义齿的分类

目前，牙列缺损的分类方法较多，各种分类都只能体现部分要求，尚需改进和完善，现介绍临床常用的分类法。

一、Kennedy 牙列缺损分类

Kennedy 分类（1925年）又称肯氏分类法，是临床上普遍使用的牙列缺损分类法。它依据缺隙所在部位，结合可摘局部义齿鞍基与基牙之间的关系，将牙列缺损分为四类（图3-4）。

第一类：牙弓两侧后部牙缺失，远中无天然牙存在，即双侧游离端缺牙。

第二类：牙弓一侧后部牙缺失，远中无天然牙存在，即单侧游离端缺牙。

第三类：牙弓的一侧牙缺失，且缺隙两端均有天然牙存在。

第四类：牙弓前部牙连续缺失并跨过中线，天然牙在缺隙的远中。

其中第四类为单缺隙、无亚类，其余三类均按照除主要缺隙外的缺牙间隙的数目作为亚类（图3-5）。即除主要缺隙外，如还有一个缺隙则为第一亚类，有两个缺隙则为第二亚类，依次类推。若前后都有缺牙，则以最后部的缺牙间隙决定分类。若牙弓两侧后牙都有缺失，且一侧为远中游离端缺牙，另一侧为非游离端缺牙者，则以远中游离端缺牙间隙为基准，纳入第二类，另外缺隙数以亚类区别。若牙弓的最远端牙（如第三磨牙或第二磨牙）缺失但不修复，则不在分类之列。

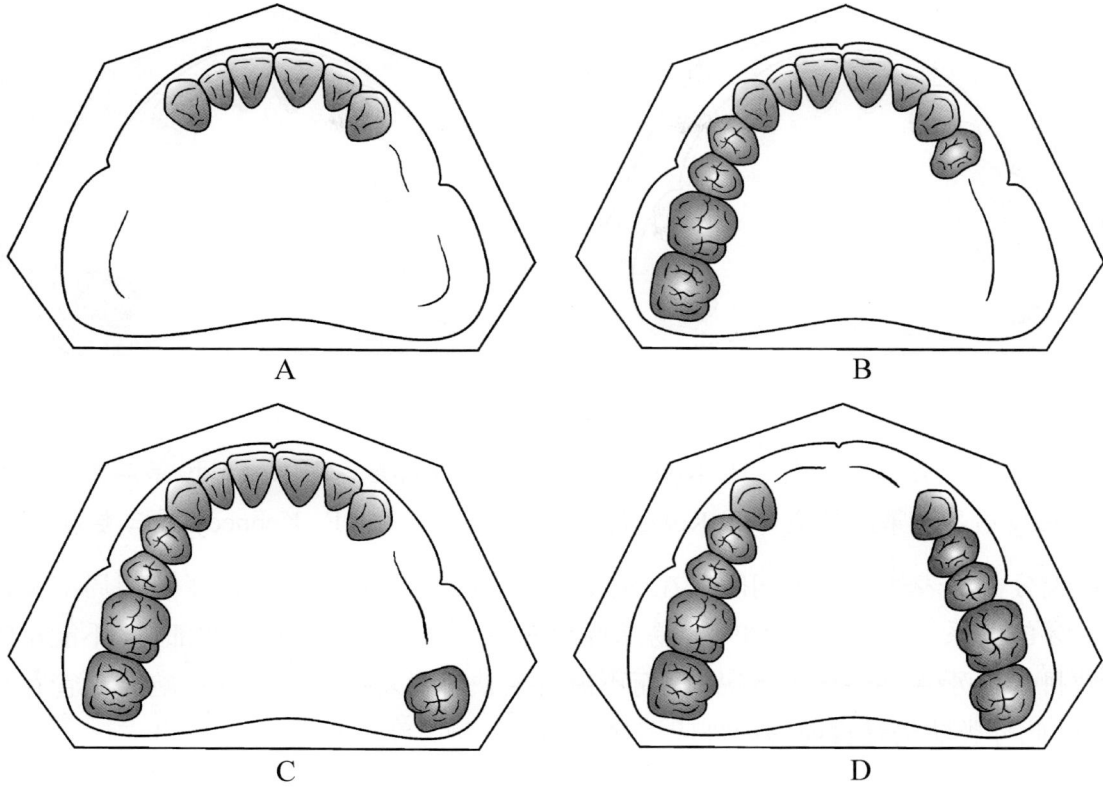

图 3-4 Kennedy 分类法

A. Kennedy 第一类　B. Kennedy 第二类　C. Kennedy 第三类　D. Kennedy 第四类

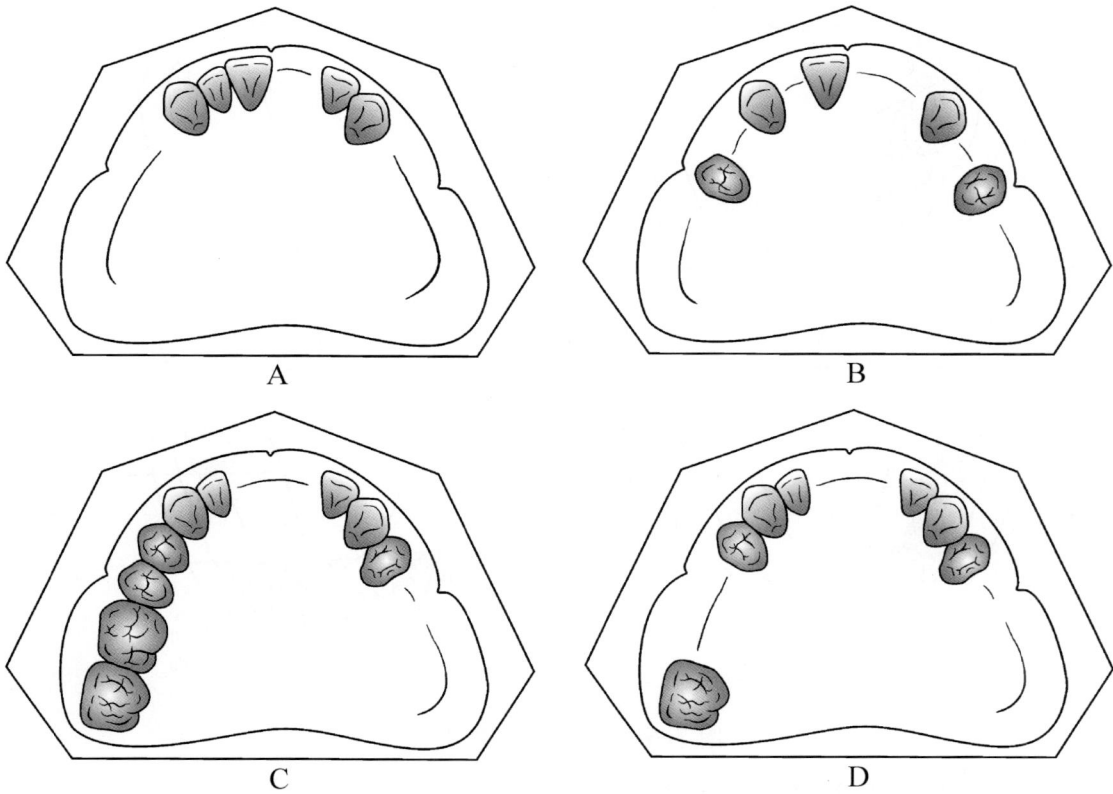

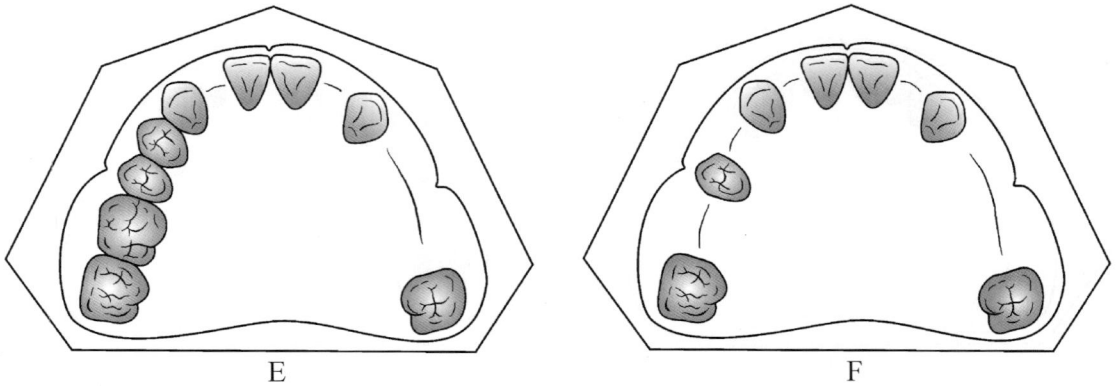

图 3-5 Kennedy 分类的亚类

A. Kennedy 第一类第一亚类　B. Kennedy 第一类第四亚类　C. Kennedy 第二类第一亚类
D. Kennedy 第二类第二亚类　E. Kennedy 第三类第二亚类　F. Kennedy 第三类第四亚类

肯氏分类法表达了缺牙间隙所在的部位和缺牙间隙的数目,体现了可摘局部义齿鞍基与基牙的关系,方法比较简单,容易掌握和理解。但无法标明亚类的部位,不能反映缺牙的数目和前牙复杂的缺失情况,因而不能反映缺牙对功能和美观的影响。尽管存在上述缺憾,此分类法仍是目前国内外应用最普遍的一种方法。

二、可摘局部义齿的 Cummer 分类

Cummer 分类是根据可摘局部义齿直接固位体(主要是起支点作用的支托)的连线与牙弓的位置关系分为四类(图 3-6)。固位体的连线称为支点线或卡环线(支托线)。

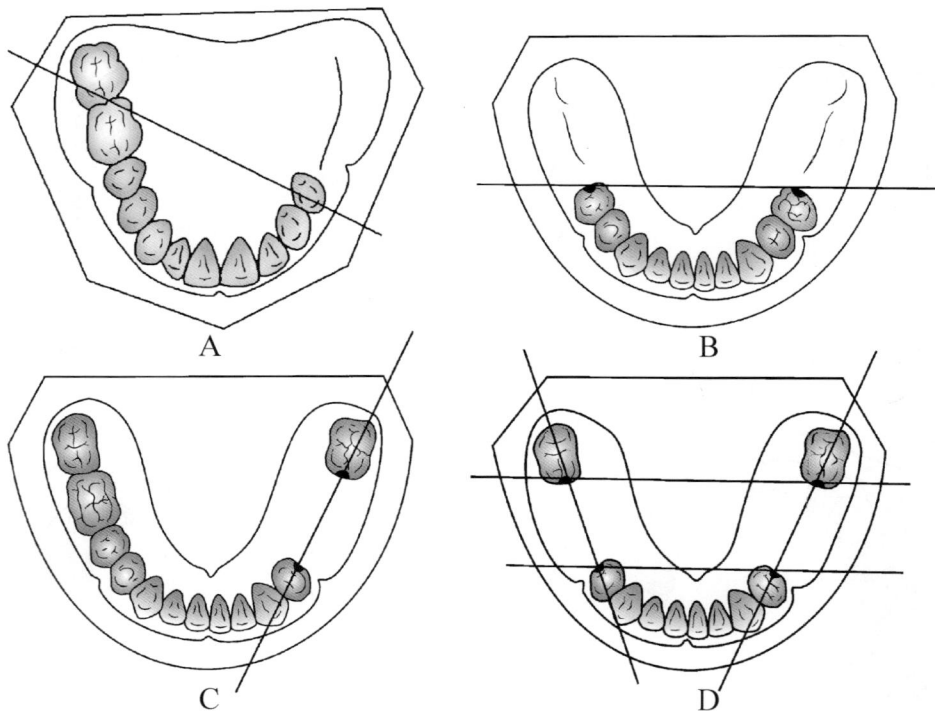

图 3-6 Cummer 分类法

A. 斜线式　B. 横线式　C. 纵线式　D. 平面式

第一类：斜线式，即支点线斜割牙弓。

第二类：横线式，即支点线横割牙弓。

第三类：纵线式，即支点线位于牙弓的一侧而成前后方向者。

第四类：平面式，即支点线构成多边形。

第三节　可摘局部义齿的组成及其作用

可摘局部义齿由人工牙、基托、支托、固位体和连接体五部分组成（图3-7）。

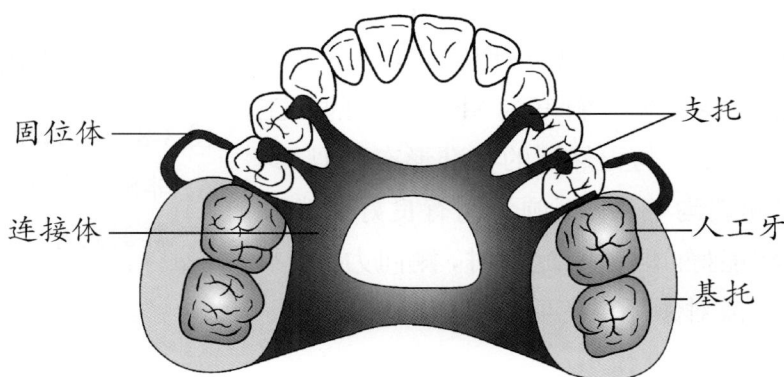

图 3-7　可摘局部义齿的组成

一、人工牙

人工牙是义齿代替缺失天然牙，以恢复牙冠形态和咀嚼功能的部分。人工牙的种类较多，可根据患者具体情况进行选择。

1. 根据人工牙制作材料的不同，将人工牙分为树脂牙、瓷牙和金属牙三类。

（1）树脂牙：其主要成分为甲基丙烯酸甲酯。树脂牙与基托为同种树脂制成，两者结合力好，具有质轻、韧性好、易磨改、不易折断等优点，但也有硬度差，易磨耗，易污染变色，咀嚼效能稍差等缺点。但是，近年来随着硬质树脂牙的开发，弥补了这些缺点。

（2）瓷牙：其主要成分为陶瓷材料。瓷牙具有色泽好，不易污染变色，硬度大，不易磨损，咀嚼效率高等优点。但其质重、脆性大，易折裂，不易磨改，与树脂基托连接靠机械式结合，因此结合力差。前牙瓷牙舌面有固位钉，后牙瓷牙底面和邻面有固位孔，以加强与树脂基托的机械结合。

（3）金属牙：人工牙的𬌗（舌）面或整个牙由金属制成，通过下方的固位装置与树脂牙或基托机械连接。具有硬度大、强度高等优点。适用于缺隙区𬌗龈距离及近远中距离较小、𬌗力大以及咬合紧的患者。

2. 按𬌗面形态不同，人工牙可分为解剖式牙、非解剖式牙和半解剖式牙三种（图3-8）。

（1）非解剖式人工牙：无牙尖或牙尖斜面，即牙尖斜度为0°，故又称为无尖牙或零度牙，其颊舌轴面形态与解剖式牙类似，其𬌗面具有溢出沟。上下颌牙齿𬌗面不发生尖窝扣锁关系，咀嚼运动时，侧向力小，对牙槽骨的损害小。适用于义齿固位差、对颌天然牙已显著磨损或为人工牙者。对颌牙无磨损或磨损不显著者，因咬合接触过少，影响功能，不宜选用。

（2）半解剖式人工牙：牙尖斜度一般为20°左右，上下颌牙齿间有一定尖窝扣锁关系，咀嚼效能较好，比解剖式人工牙的侧向𬌗力小，临床应用较广。

（3）解剖式人工牙：牙尖斜度为30°～33°的人工牙，称为解剖式人工牙。与天然牙的标准形态相似，具有解剖式的牙尖和裂沟等，上下颌牙间有良好的尖窝扣锁关系，咀嚼效能好，但咀嚼运动时，侧向力大，不适用于义齿固位差或对颌牙已有明显磨损的患者。

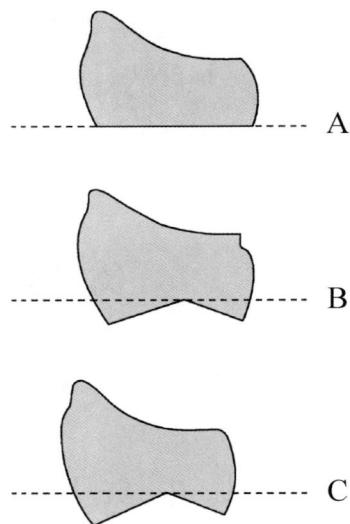

图 3-8 人工牙的三种𬌗面形态
A. 非解剖式牙 B. 半解剖式牙
C. 解剖式牙

二、基托

基托又称基板，位于缺隙部位的基托称为鞍基。它覆盖在缺牙区牙槽嵴及相关牙槽嵴唇颊舌侧及硬腭区上，具有供人工牙排列和附着、传导和分散𬌗力、连接义齿各部件成一整体、修复缺损的软硬组织以及固位等作用。

（一）基托的种类

1. 树脂基托 颜色近似黏膜，较美观，易于制作，便于修理和重衬。但强度相对较低，需有一定厚度，材料易老化和磨损，是非良导体，传导温度的作用差，色素、牙垢容易沉积，不易清除。

2. 金属基托 由金属铸造而成，精度高，强度大，不易折断，薄而舒适耐用，自洁和传导温度作用好，患者感觉舒适。适用于有一定的舒适和强度要求、经济条件尚可者，或修复空间受限、树脂基托修复强度不足的患者。操作复杂、需要一定的设备、修理困难，无法重衬，对口腔条件差的患者应慎用。

3. 金属网加强树脂基托 兼具树脂基托和金属基托优点，可用金属网对树脂基托易发生折裂的应力集中区和薄弱区进行加强，但网状加强设计要合理。

（二）基托的功能

1. 连接作用 排列人工牙，连接义齿各部件成一整体。

2. 修复缺损 修复牙槽嵴、颌骨和软组织的缺损。

3. 传递𬌗力 承担、传递和分散人工牙的咬合力。

4. 固位及稳定作用 主要借助基托和黏膜间的吸附力、表面张力和大气压力，以及基托和基牙及相关牙之间的摩擦和制锁作用,来增加义齿的固位和稳定,防止义齿旋转和翘动。

(三)基托制作的要求

1. **基托伸展的范围** 其取决于缺失牙的数目和部位、基牙的健康状况、牙槽嵴吸收的程度、𬌗力的大小以及义齿的支持形式等。牙支持式义齿的基托面积可设计小些;黏膜支持式义齿的基托面积应尽量伸展;混合支持式义齿的基托面积则介于两者之间。如:上颌游离端义齿基托应盖过上颌结节、伸展至翼上颌切迹;下颌游离端义齿的后缘应覆盖磨牙后垫的 1/3～1/2,并在颊棚区充分伸展。

2. **基托的厚度** 应有一定厚度保持其强度,过薄易折裂,过厚不舒适。一般情况下,树脂基托不少于 2mm,边缘及硬区部位可稍厚,腭侧基托可稍薄,以免影响发音;铸造金属基托的厚度约为 0.5mm,边缘可加厚至 1mm 左右,并且圆钝。

3. **基托与基牙及相关牙的关系** 缺牙区基托不应进入基牙邻面倒凹区,腭(舌)侧基托边缘应与基牙及相关牙非倒凹区接触,位于导线处,边缘与牙密合,但无压力,基托龈缘区应做缓冲,以免损伤基牙、邻牙及游离龈,且利于义齿的摘戴(图3-9)。

4. **基托与黏膜的关系** 基托与黏膜密合而无压力。上颌结节颊侧、上颌硬区、下颌隆突、下颌舌骨嵴、骨尖等部位的基托,其组织面应做缓冲,以免压迫组织产生疼痛。

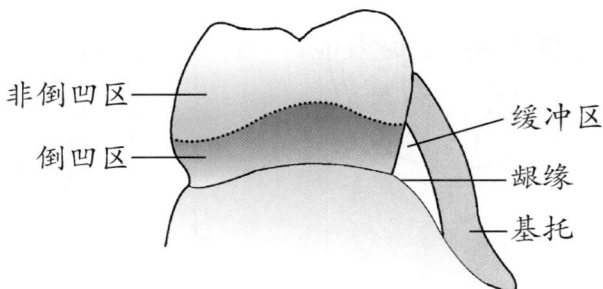

图3-9 基托与余留牙的位置关系

5. **基托的形态和美学要求** 基托组织面应与其下方的组织外形一致,密合而无压痛,无小瘤、毛刺等缺陷,除局部缓冲外,一般不打磨或抛光。基托磨光面需高度磨光,边缘曲线匀整、圆钝;在颊、舌(腭)侧形成凹形磨光面以利于义齿的稳定;在牙冠颈缘下显出根部的形态,增强立体感,自然逼真;在腭面形成腭隆突及腭皱形态。对牙槽嵴丰满的前牙区可不放基托;前牙区牙槽骨缺损、唇裂术后等原因致上唇塌陷者可适当加厚上颌唇侧基托,以利美观。

三、支托

可摘局部义齿的支托由金属制作,放置于天然牙上,用以支持义齿,传递𬌗力,防止义齿龈向移位。若支托放置于天然牙𬌗面,则称为𬌗支托;放置于前牙舌面称为舌支托或舌隆突支托;放置于前牙切缘则称为切支托。其中,𬌗支托为最常见的一种,常作为支托的总称。

(一)支托的作用

1. **支承、传递𬌗力** 支托可将义齿承受的咀嚼压力传递到天然牙上,而基牙对义齿的支持力(反作用力),也通过支托而起作用,使义齿受力时不会向龈向下沉。

2．稳定义齿 与卡环整铸连用时，可保持卡环在基牙上的位置，除防止义齿下沉外，还可阻止义齿游离端翘起或摆动，起稳定义齿的作用。

3．防止食物嵌塞和恢复𬌗关系 余留牙齿之间有间隙，放置支托可防止食物嵌塞。若基牙有倾斜或低位，与对颌牙无咬合或接触不良者，还可以加大支托，以恢复𬌗关系。

（二）后牙𬌗支托的要求

1．𬌗支托的形态 铸造金属𬌗支托呈圆三角形或匙形，边缘嵴处较宽，向𬌗面中心变窄。通常宽度为磨牙颊舌径的 1/3 或前磨牙的 1/2。厚度为 1.0～1.5mm（图 3-10），𬌗支托的长度为磨牙近远中径的 1/4 或前磨牙近远中径的 1/3。长度超过基牙近远中径 1/2 的𬌗支托称为延伸支托；贯穿整个基牙近远中径的𬌗支托称为跨𬌗支托。𬌗支托底面应与𬌗支托凹相密合，呈球凹接触关系，轴线角圆钝。

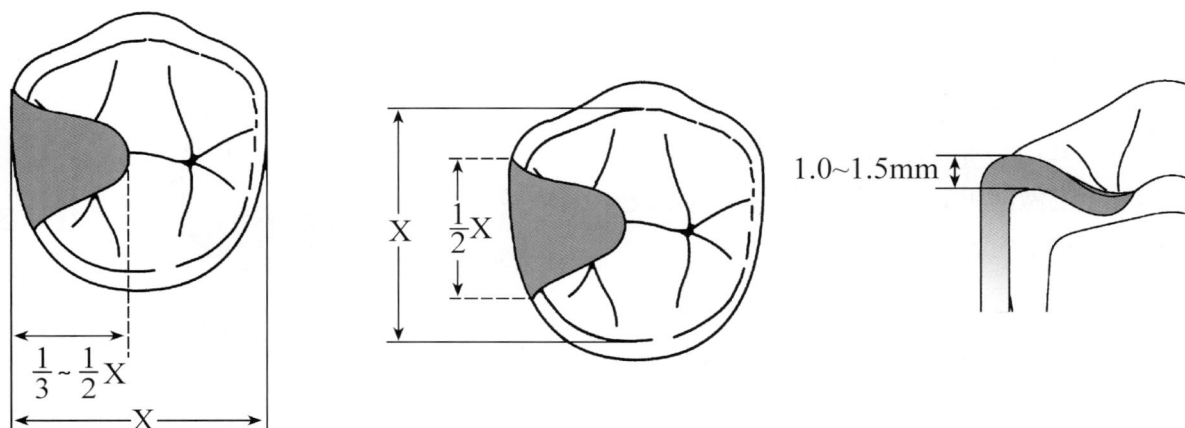

图 3-10 𬌗支托

2．𬌗支托的位置 𬌗支托一般位于天然牙的𬌗面，尤其是近缺牙区基牙𬌗面近远中边缘嵴处。如果因咬合过紧而不易获得支托间隙时，也可放在上颌磨牙颊沟或下颌磨牙舌沟内；𬌗支托连接体不应置于基牙倒凹区，以免影响义齿就位，且与牙龈保持一定距离，以免压迫牙龈，且便于清洁。

3．𬌗支托的材料 应具有足够的刚性，支持和传力性能良好，不易变形和折断，一般采用牙科铸造合金制作。

4．𬌗支托与基牙关系 𬌗支托或支托凹底应与基牙长轴形成略大于 90° 的夹角（前磨牙 100°、磨牙 110° 左右的夹角）（图 3-11），或支托凹底与基牙长轴的垂线呈正向 20° 夹角，此时基牙牙周应力分布最均匀（图 3-12）。

（三）前牙舌隆突支托和切支托的要求

1．舌隆突支托 又称舌支托，设置在前牙舌隆突上，多用于上下颌尖牙，偶用于上颌切牙。形态有圆环形、钩形等（图 3-13）。

2．切支托 放置于尖牙或切牙的近中切缘上（图 3-14）。切支托外露金属不美观，且容易干扰对𬌗牙的咬合运动，一般不用于上颌前牙。

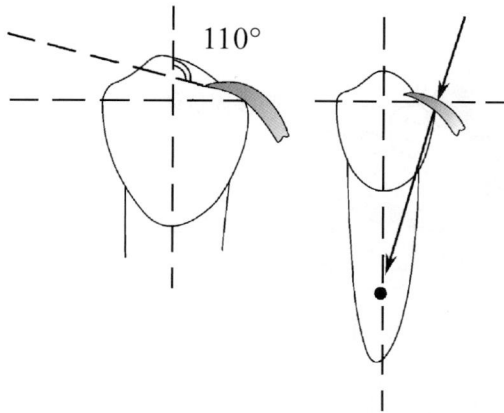

图 3-11 支托与基牙长轴方向夹角为 100°～110°

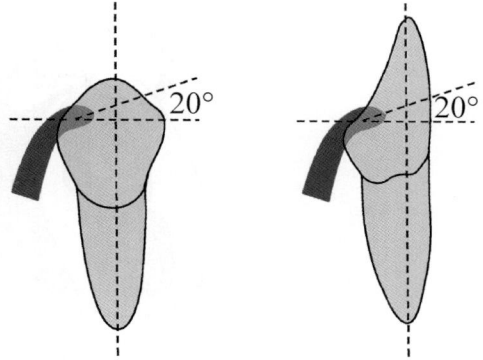

图 3-12 支托凹底的角度与基牙长轴的垂线呈正向 20° 夹角

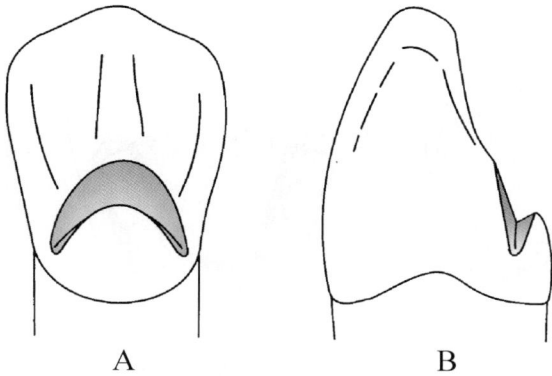

图 3-13 舌隆突支托
A. 舌面观 B. 侧面观

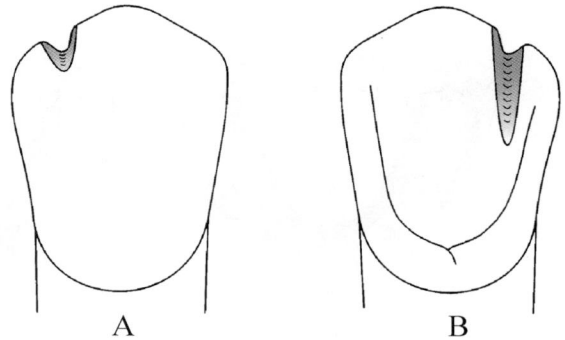

图 3-14 切支托
A. 唇面观 B. 舌面观

四、固位体

固位体是可摘局部义齿用以抵抗脱位力的作用,获得固位、支持和稳定的重要部件。

(一)固位体的功能

具有固位、支持和稳定三种作用。

(二)固位体的种类

按固位体作用不同,将其分为直接固位体和间接固位体两种(图 3-15)。

1. 直接固位体 是防止义齿𬌗向脱位,起主要固位作用的固位部件。按固位形式不同分为冠内固位体和冠外固位体两类。

2. 间接固位体 是用以辅助直接固位体固位的部件,主要作用是增强义齿的稳定,防止其翘起、摆动、旋转、下沉,常用于游离端义齿。

(1)间接固位体的作用

1)主要是防止游离端义齿𬌗向脱位(翘动),减少因义齿转动而造成的对基牙的损伤。

2)对抗侧向力,防止义齿旋转和摆动。

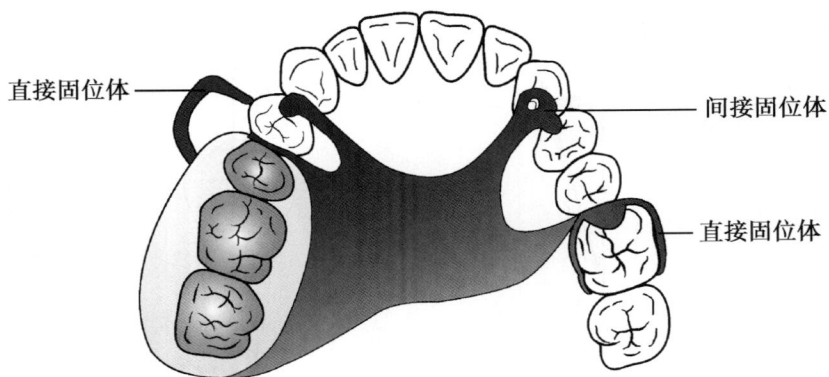

图 3-15　可摘局部义齿固位体

3）分散𬌗力，减轻基牙及基托下组织承受的力。

（2）间接固位体的种类：常用的有𬌗支托、舌支托、连续卡环。另外，金属舌／腭板、附加卡环、邻间钩及延伸基托等（图 3-16）。

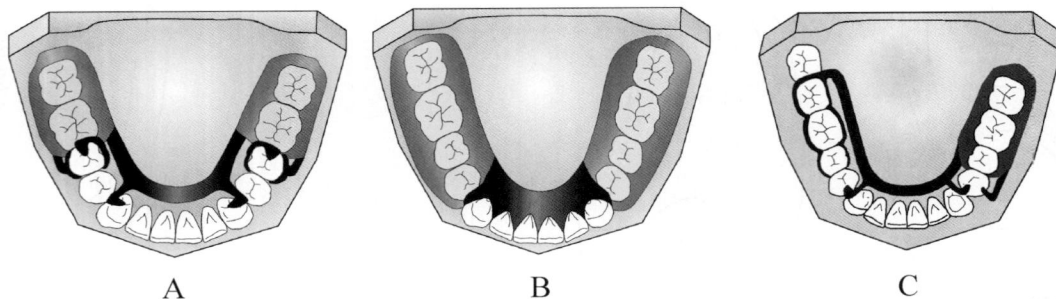

图 3-16　间接固位体的不同形式

A. 舌支托　B. 金属舌面板　C. 连续卡环

（3）间接固位体的设计：间接固位体作用力大小与其位置有关。而它的设计位置又与支点线（主要起支点作用的支托连线）密切相关。

一般来说，远中游离端义齿的间接固位体多放置于第一前磨牙的近中𬌗面窝、尖牙的舌隆突或近中切端，间接固位体距支点线越远，则平衡矩越大，对抗转动的力越强。一般间接固位体到支点线的垂直距离最好大于或等于人工牙列远端到支点线的垂直距离（图 3-17）。

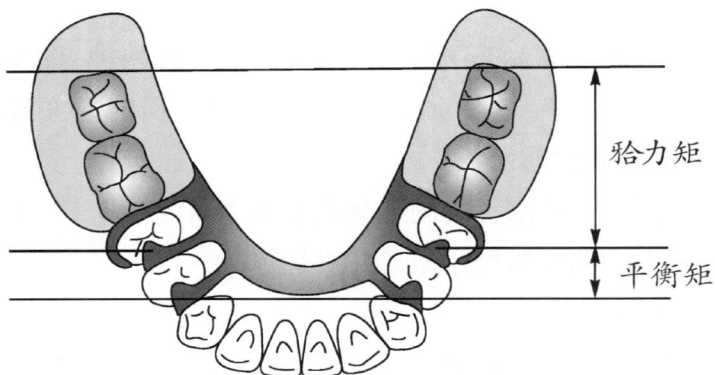

图 3-17　间接固位体与支点线的关系

（三）卡环型直接固位体的组成、作用及要求

直接固位体主要是卡环，它是直接卡抱在基牙上的金属部分。

1. 卡环的结构、作用和要求　　以典型铸造三臂卡环为例，由卡环臂、卡环体、𬌗支托和连接体组成（图 3-18）。

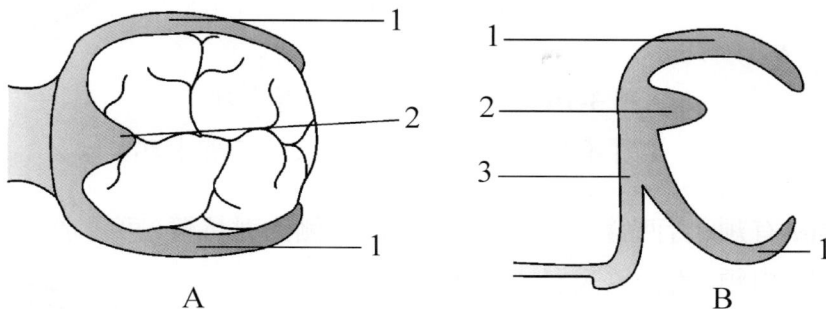

图 3-18　卡环的位置、结构

A. 𬌗面观　B. 颊/舌面观

1. 卡环臂　2. 𬌗支托　3. 连接体

（1）卡环臂：是卡环体伸出的游离部分，环绕基牙的牙冠。卡环臂由比较坚硬的起始部分和富于弹性的尖端部分组成。分为固位臂和抗力臂。

卡环臂为卡环的游离部分，富有弹性，卡抱基牙牙冠部分起固位作用。卡环臂尖位于倒凹区，是卡环产生固位作用的主要部分。卡环臂起始部分较坚硬，位于非倒凹区，具有稳定作用，防止义齿侧向移位。

（2）卡环体：又称卡环肩，为连接卡环臂、支托和小连接体的坚硬部分，无弹性，环抱基牙的非倒凹区，从邻面包过颊舌轴面角，阻止义齿的侧向和龈向移位。有稳定和支持义齿的作用，同时支撑卡环臂，因而要求卡环体要有较高的强度。

（3）小连接体：为卡环、支托等与大连接体或基托相连的部分，主要起连接作用。连接体不能进入基牙或软组织倒凹区，以免影响就位。

（4）𬌗支托：常与卡环铸造成一个整体。所谓三臂卡环，是把𬌗支托也当做臂的笼统称呼。

2. 卡环的种类　　卡环的种类较多，分类的方法也多，可按照制作方法、卡环臂的数目、卡环形态以及卡环与导线的关系进行分类。

（1）按照制作方法的不同分类：可以分为铸造卡环和弯制卡环。

1）铸造卡环：常用钴铬合金、镍铬合金、纯钛、钛合金、金合金等通过铸造而成。

2）锻丝弯制卡环：用圆形不锈钢丝弯制而成。弯制磨牙卡环用直径 0.9～1.0mm 卡环丝，前磨牙卡环用直径 0.8～0.9mm 卡环丝。弯制卡环弹性较大，可调改，制作设备简单，操作方便，经济。

（2）按照卡环臂数目分类：可以分为单臂卡环、双臂卡环、三臂卡环等（图 3-19）。

1）单臂卡环：只有一个弹性卡环臂，位于基牙颊侧，其舌侧用高基托起对抗臂的作用，可铸造或弯制而成。

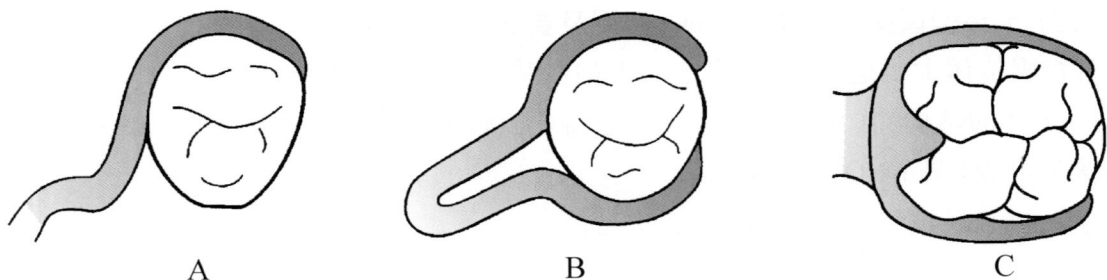

图 3-19 单臂、双臂及三臂卡环

A. 单臂卡环 B. 双臂卡环 C. 三臂卡环

2）双臂卡环：有颊、舌两臂。颊侧为固位臂，舌侧为对抗臂，可铸造或弯制而成。

3）三臂卡环：由颊、舌两臂及𬌗支托组成。

（3）按照形态结构分类：可分为圆环形卡环和杆形卡环。

1）圆环形卡环：卡环包绕基牙 3 个面和 4 个轴面角，环绕基牙牙冠周围的 3/4 以上，形似圆环，故名圆环形卡环。

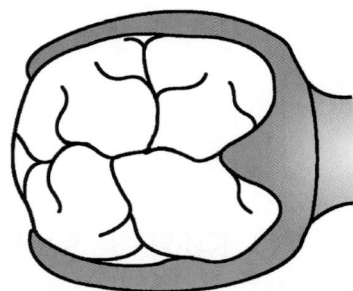

三臂卡环由 Aker 首先应用，故又称 Aker 卡环（图 3-20）。适用于牙体健康、牙冠外形好的基牙，有良好的固位、支持和稳定作用，是牙支持式可摘局部义齿最常用的卡环。

图 3-20 圆环形卡环

常见的圆环形卡环的种类有：

圈形卡环：多用于远中孤立的、向近中颊侧倾斜的上颌磨牙和向近中舌侧倾斜的下颌磨牙（图 3-21A）。该基牙最大的特点是倒凹区集中于一侧，卡环臂经基牙的非倒凹区通过远中面进入倒凹区，游离的卡环臂进入基牙的倒凹区起固位作用，位于非倒凹区的卡环臂起对抗作用。因卡环臂长，弹性较大，常在卡环颊侧增加一辅助卡臂，防止变形。在卡环的近中和远中分别安置𬌗支托，增强支持作用，并防止基牙向近中倾斜（图 3-21B）。

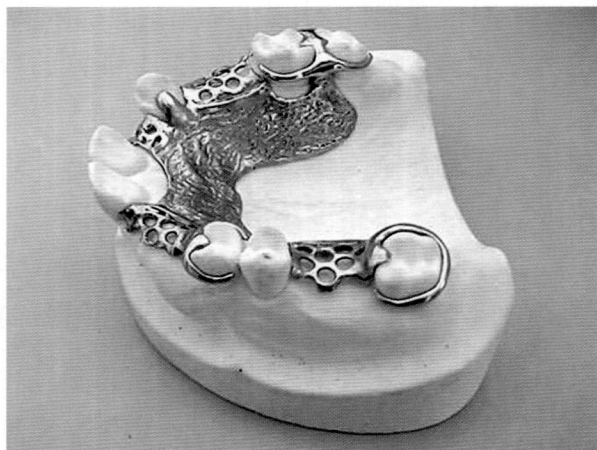

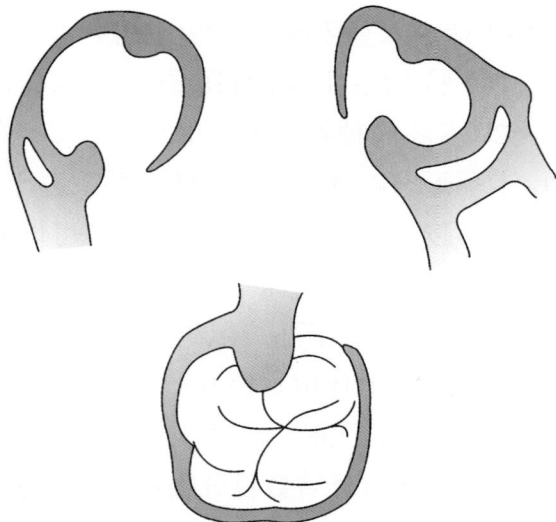

图 3-21 圈形卡环

　　对半卡环：常用于前后均有缺隙的孤立的前磨牙和磨牙，由颊侧和舌侧两个独立的卡环臂分别与近、远中殆支托及两个小连接体组成。有良好的支持、固位作用（图3-22）。

　　长臂卡环：亦称延伸卡环。用于近缺隙侧基牙松动或基牙颊侧缺乏倒凹，无法获得足够的固位者，卡环固位臂向前延伸至相邻基牙颊面倒凹区，以获得固位，并有保护松动基牙的夹板作用（图3-23）。

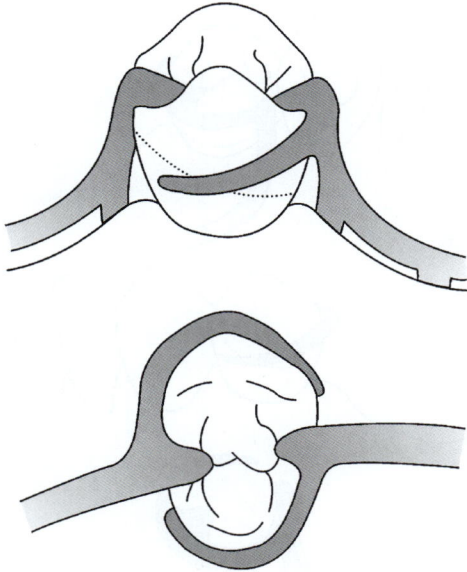

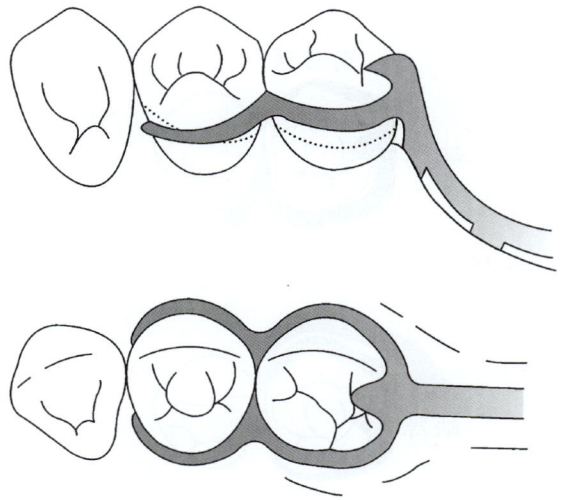

图3-22　对半卡环　　　　　　　　　　　　　　图3-23　长臂卡环

　　联合卡环：常用于单侧多牙缺失，或者基牙牙冠短而稳固，需增加固位力者（图3-24）。而相邻的两个基牙邻面有间隙也可用联合卡环，两个卡环通过共同的卡环体相连，卡环体位于相邻两基牙的殆外展隙，并与殆支托相连接。此类卡环的固位及支持作用较好，还有防止食物嵌塞的作用。

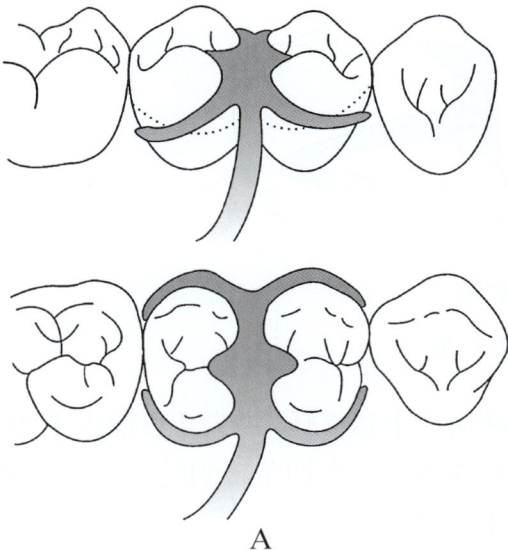

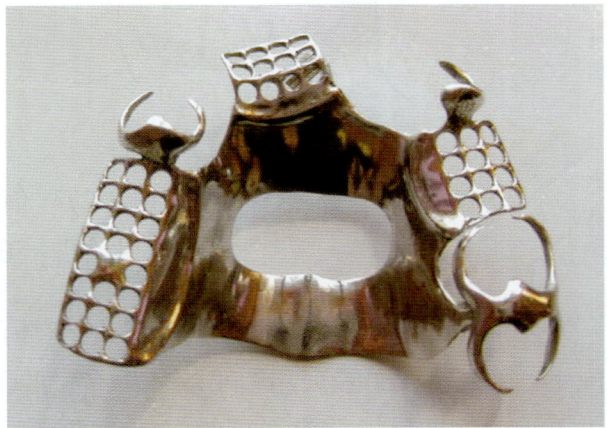

A　　　　　　　　　　　　　　　　　　　　B

图3-24　联合卡环

A. 示意图　B. 照片图

回力卡环和反回力卡环：用于远中游离端缺失，基牙为前磨牙或尖牙（图3-25）。回力卡环的固位部位卡环臂尖位于基牙颊（唇）面的倒凹区，绕过基牙的远中面并与𬌗支托相连，再转向基牙舌面非倒凹区形成对抗臂，在基牙舌侧近中通过小连接体与支架相连（图3-26）；而反回力卡环的固位方式则与其相反，卡环臂尖于基牙舌面的倒凹区，绕过基牙非倒凹区与远中𬌗支托相连，再转向近中颊侧非倒凹区，通过小连接体与支架相连。

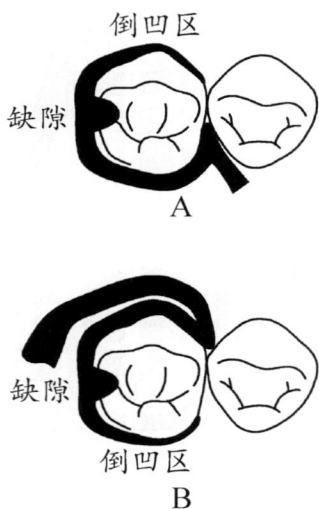

图3-25　回力卡环与反回力卡环
A. 回力卡环　B.反回力卡环

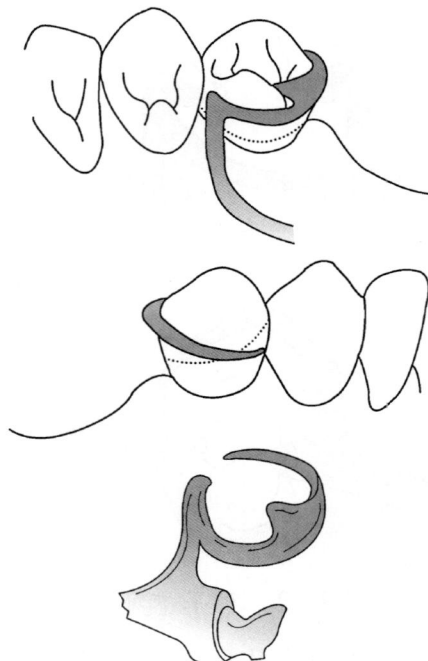

图3-26　回力卡环

倒钩卡环：常用于倒凹区在支托同侧下方的基牙颊面近龈方，又称下返卡环。当有较大的组织倒凹而无法设计杆形卡环时选用（图3-27）。

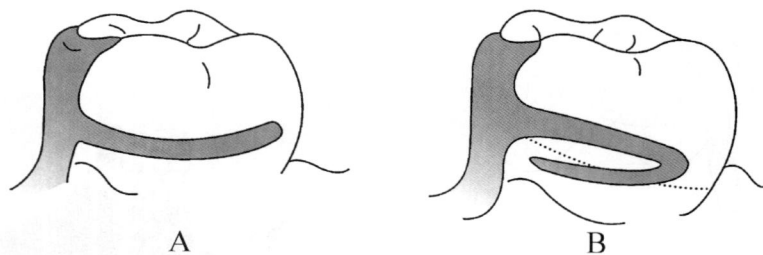

图3-27　倒钩卡环
A. 对抗臂　B. 固位臂

尖牙卡环：用于尖牙或锥形牙冠上的卡环，卡环由近中切支托，沿尖牙舌面近中边缘嵴向下，到尖牙舌面隆突，再向上经尖牙舌面远中边缘嵴到远中切角转到唇面，卡臂在唇面进入近中倒凹区。此类卡环的支持、固位作用均好（图3-28）。

2）杆形卡环：其卡环臂是从义齿基托中的金属支架、鞍基的固位网或连接杆伸出，沿牙龈向上伸向基牙的倒凹区获得固位。固位臂与基牙的接触面积小，暴露金属少，利于美观。该型卡环固位作用好，但稳定作用较差。常用于游离缺失的末端基牙上。杆形卡环常为金属铸造（图3-29）。

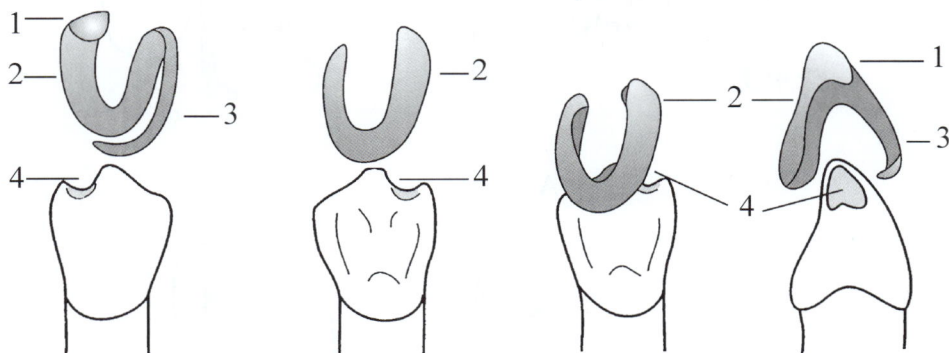

图3-28 尖牙卡环

1. 切支托 2. 舌臂 3. 唇臂 4. 切支托凹

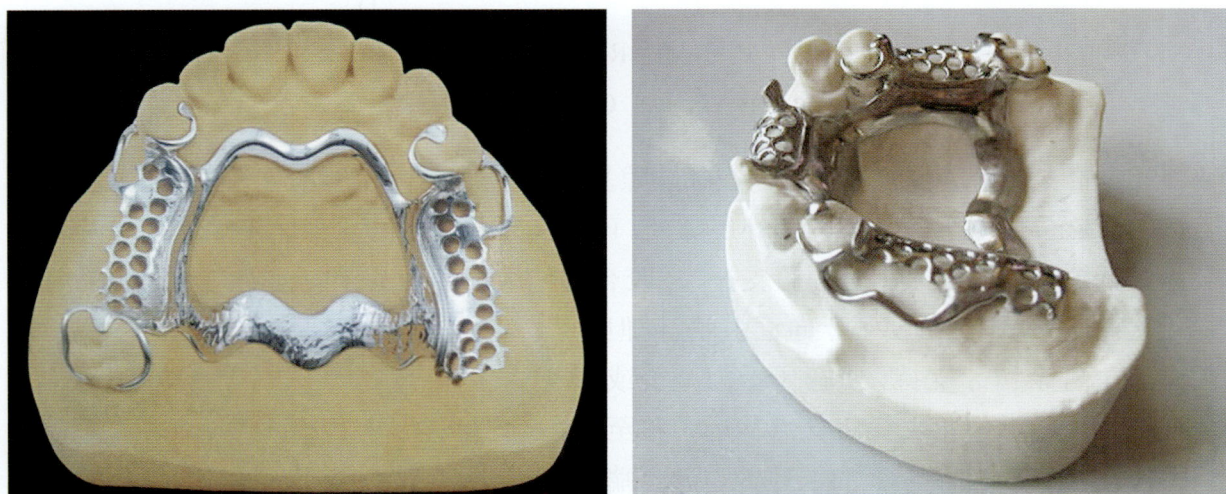

图3-29 杆形卡环

杆形卡环有很多变异型，根据基牙的外形、倒凹位置和大小，设计成不同形状（图3-30），如I型、T型、U型、L型和C型等。

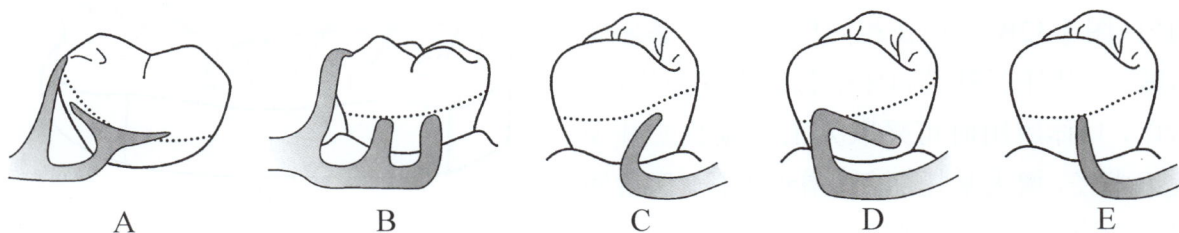

图3-30 杆形卡环及其变体

A. T型 B. U型 C. L型 D. C型 E. I型

RPI卡环组：由近中𬌗支托、远中邻面板和颊面I型杆三部分组成（图3-31），是用于远中游离缺失末端基牙上的固位装置。

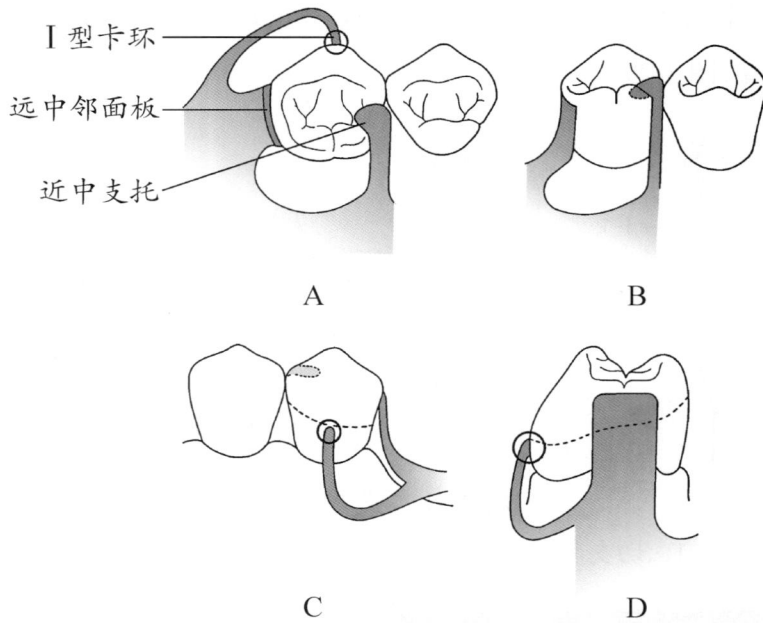

图 3-31 RPI 卡环组

A. 𬌗面 B. 舌面 C. 颊面 D. 远中面

　　近中𬌗支托指远中游离端义齿在邻缺隙基牙的𬌗面近中边缘嵴放置的支托。近中𬌗支托的小连接体位于两邻牙的舌外展隙处，可与基牙形成小的导平面接触。远中游离端义齿的近缺隙基牙若采用远中𬌗支托，在咬合力作用下会使基牙向远中倾斜。而采用近中𬌗支托受力后，虽可使基牙向近中倾斜，但由于近中有余留牙支持，使基牙受力减少或被抵消。由于近中𬌗支托将支点从远中移至近中，位置前移，使基牙上的卡环臂与游离端位于支点同侧，𬌗力作用下，卡环臂与基托同时下沉、卡环与基牙脱离接触、对基牙无扭力作用（图 3-32A）。另外，支点前移加大了转动半径，使基托下组织的受力方向接近垂直，较均匀（图 3-32B）。但在相同作用力下，基牙受力减少，基托下黏膜和牙槽骨组织受力增加。所以，具体应用时可采取人工牙减数或减少近远中径、增大基托面积、增设支托、保留残根等措施，来降低牙槽嵴受力。

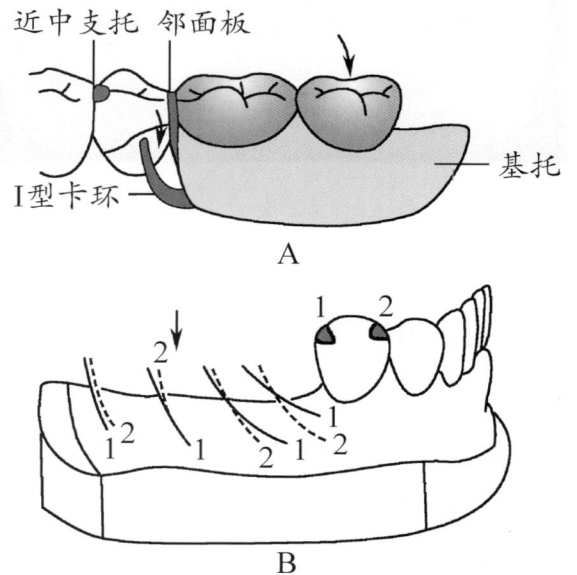

图 3-32 游离端义齿应用近中𬌗支托的优点

A. 支托前移，基牙上不形成杠杆式扭力

B. 支托由远中 1 移至近中 2，由于加大转动半径，使基托下组织受力均匀

　　邻面板是在基牙远中面预备导平面，使与义齿就位道平行。邻面板是与导平面紧密贴合的金属板。邻面板与导平面接触的作用在于控制义齿的就位道方向、防止义齿脱位；可向舌

侧伸展至远舌轴面角,对颊侧卡环臂起对抗作用,确保卡环的稳定和卡抱作用。另外,预备导平面可减少基牙邻面倒凹,防止食物滞留及利于美观等。邻面板在𬌗面方向不能越过基牙远中邻面的外形高点,并且在咬合运动时,邻面板应与导平面脱离接触,以免远中邻面形成类似远中支托的支点,损伤基牙。RPI卡环是游离缺失的末端基牙最好的固位体之一。

I型杆放置于基牙颊面倒凹区,与基牙接触面积小,对基牙的损伤小,固位作用好,且美观。

RPI卡环组的优点:①垂直向𬌗力加在基托上时,游离鞍基下沉,I型杆臂离开牙面,邻面板也移向倒凹区,可以减少对基牙的扭力;②I型杆与基牙的接触面小、美观且患龋率小;③近中𬌗支托小连接体和邻面板,能起到舌侧对抗作用和防止食物嵌塞,患者感觉舒适;④近中𬌗支托对基牙远中黏膜组织减少了挤压。也可在RPI卡环的基础上,改变卡环固位臂的设计,用L型卡环、T型卡环替代I型卡环,形成RPI卡环的变形体RPL、RPT、RPU、RPC等。如设置圆环形卡环,则为RPA卡环。

RPA卡环组:由近中𬌗支托、邻面板和圆环形卡环三部分组成。适用于远中游离缺失的末端基牙。当患者口腔前庭深度不足或基牙下有组织倒凹时,不宜使用RPI卡环,可选用RPA型卡环。使用RPA型卡环要求基牙排列正常,观测线位于牙冠中部,基牙颊面近远中区均有倒凹。卡环固位臂的坚硬部分下缘刚好位于观测线的上缘,其弹性部分能进入颊面近中倒凹区(图3-33)。

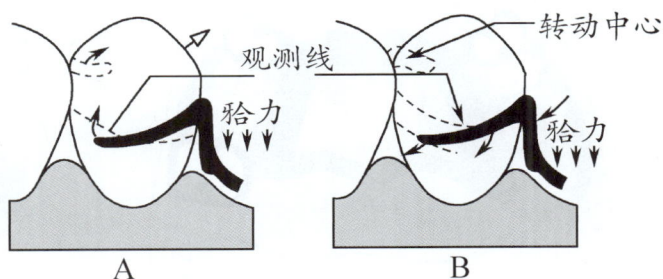

图 3-33　RPA 卡环组
A. 错误　B. 正确

五、连接体

连接体是可摘局部义齿的组成部分之一,埋于基托内,能将卡环与基托或金属网连接起来并有增强义齿基托强度的作用(图3-34)。

连接体的分类

连接体分为大连接体和小连接体两类(图3-35)。

1. 大连接体　亦称连接杆,主要有腭杆、腭板、舌杆、舌板、唇(颊)杆等。

(1)腭杆:分为前腭杆、后腭杆和侧腭杆(图3-36)。

1)前腭杆:位于腭皱襞之后,上颌硬区之前,大约位于双侧第一前磨牙之间。形态薄而宽,厚约1mm,宽约6～8mm,离开龈缘4～6mm,与黏膜组织密合而无压

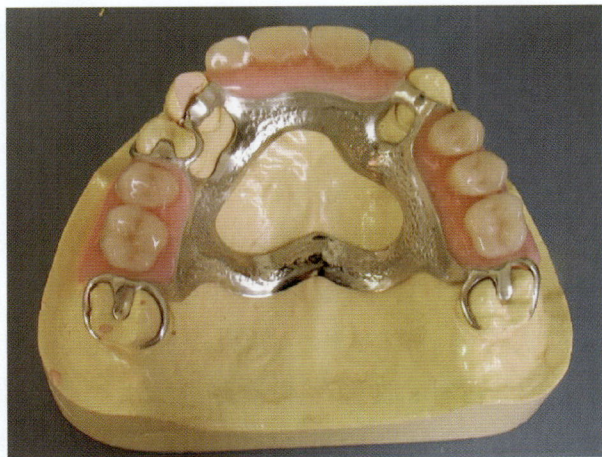

图 3-34　连接体

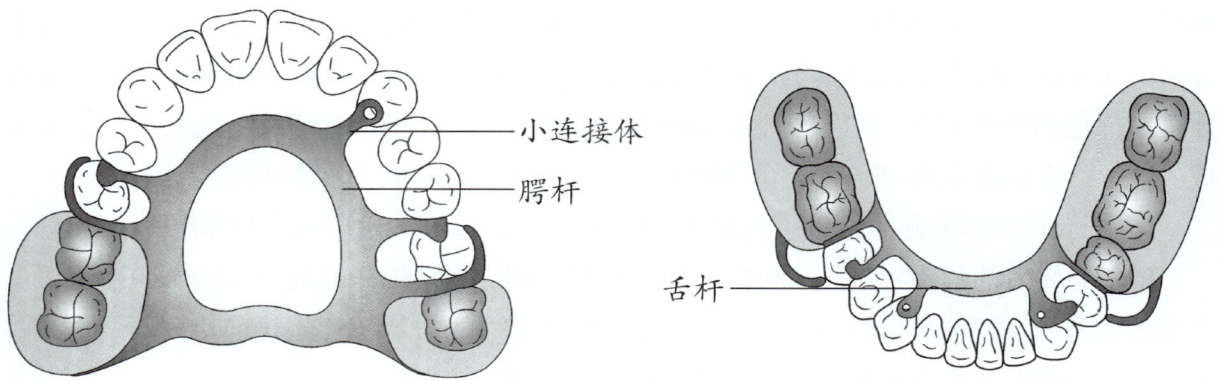

图 3-35 连接体的类型及其结构

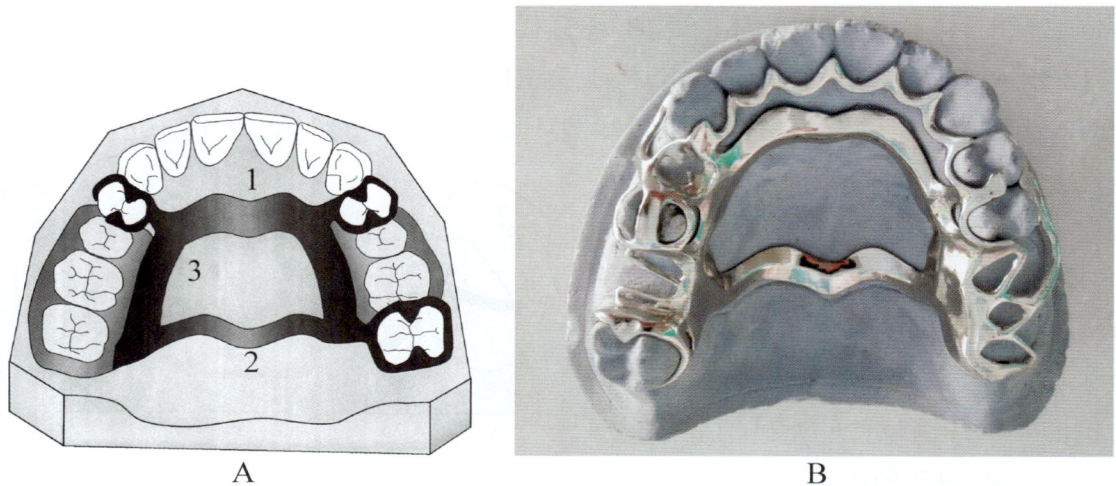

图 3-36 腭杆

A. 腭杆示意图 1. 前腭杆 2. 后腭杆 3. 侧腭杆 B. 腭杆照片图

力。为了保证不妨碍舌的功能和发音，且感觉舒适，可将其位置适当后移至第二前磨牙的位置，又称中腭杆。

2）后腭杆：位于上颌硬区后部，软腭颤动线之前，其两端稍弯向前至第一、第二磨牙之间，宽约 3.5mm，厚约 1.5～2mm。后腭杆应与黏膜轻轻接触，表面扁圆光滑。义齿若设计为牙支持式，则腭杆应与黏膜接触；若为混合支持式设计时，在杆和黏膜之间应留一定的间隙，以防止义齿受殆力下沉时，压迫黏膜造成损伤。

3）侧腭杆：位于上腭硬区两侧，离开龈缘 4～6mm，与牙弓平行，宽约 3～3.5mm，厚约 1～1.5mm，用于连接前后腭杆。

（2）腭板：前腭杆向前伸展至前牙舌隆突之上则形成前腭板，并向左右两侧远中延伸成马蹄状（U 型）腭板（图 3-37A）；如再与后腭杆连接，则称开"天窗"式腭板或称关闭型马蹄状腭板（图 3-37B）；如果覆盖全腭区，则称全腭板（图 3-37C）。

（3）舌杆：放置在下颌舌侧龈缘与舌系带和口底黏膜皱襞之间，厚约 2～3mm，宽约 3～4mm，剖面呈半梨形，边缘薄而圆钝，距龈缘约 3～4mm。为防止义齿受力下沉后舌杆压迫软组织，舌杆与黏膜间应预留适当的缓冲间隙，缓冲量根据下颌舌侧牙槽骨的形态而定（图 3-38）。垂直型舌杆应与黏膜平行接触，缓冲量较小；斜坡型舌杆与黏膜略微分离，缓冲量一般为 0.3～0.5mm；倒凹型者，杆应放置在倒凹之上或在倒凹区留出空隙，并在骨突区充分缓冲。

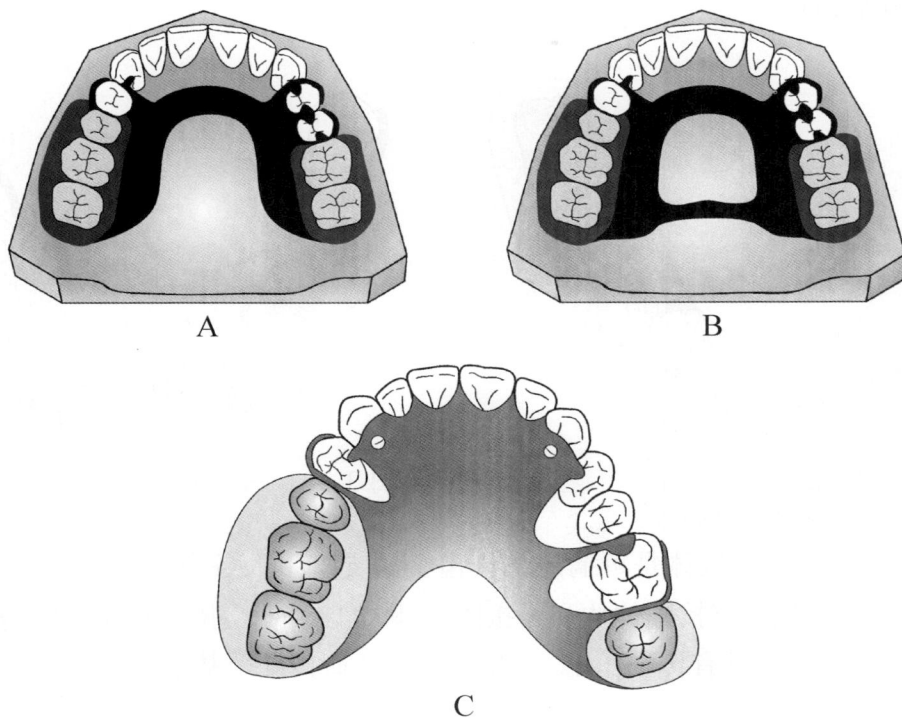

图 3-37　腭板

A. 马蹄状（U 型）腭板　B. 开"天窗"式腭板或称关闭型马蹄状腭板　C. 全腭板

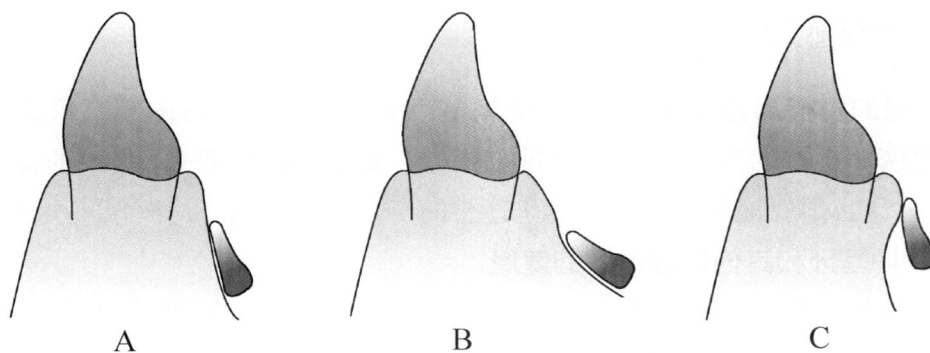

图 3-38　下前牙舌侧牙槽骨的形态与舌杆的关系

A. 垂直型　B. 斜坡型　C. 倒凹型

（4）舌板：是覆盖于下颌前牙舌侧的板形大连接体，其上缘位于舌隆突之上，并进入下颌前牙舌侧外展隙，上缘呈波浪状，其下缘位于口底黏膜皱襞和舌系带之上。舌板常用于口底浅、舌侧软组织附着过高、舌隆突明显者；特别适用于前牙松动需用牙周夹板固定者。舌板（或舌杆）可与下前牙连续舌支托（舌面隆突杆）联合应用，即双舌杆连接体设计（图 3-39），以增加间接固位作用并使多个前牙共同分担殆力。双舌杆的支持力强，稳定性好,但舒适度稍差。

(5)唇(颊)杆:余留牙舌向严重倾斜、腭(舌)侧不宜安置其他大连接体时,可用唇(颊)杆连接,其宽、厚度与舌杆相似,杆应离开龈缘3~4mm。唇(颊)杆影响美观,设计时应慎用(图3-40)。

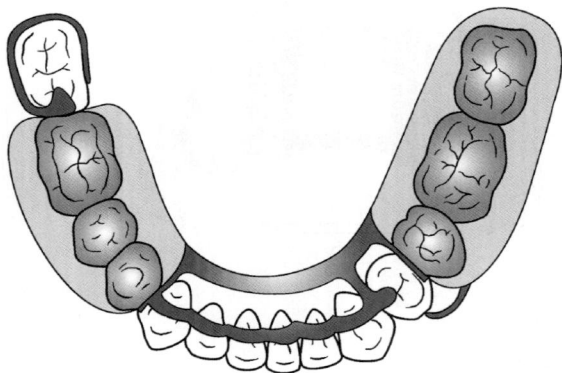

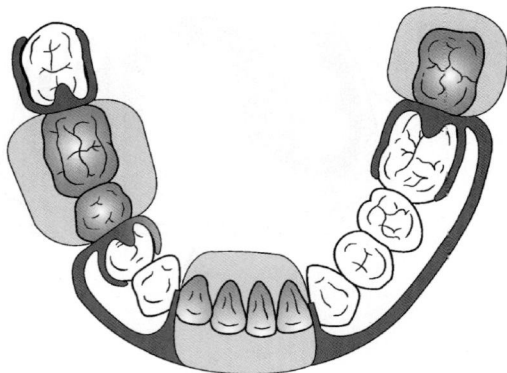

图 3-39　双舌杆　　　　　　图 3-40　用颊杆的下颌可摘局部义齿

2.小连接体　小连接体是可摘局部义齿金属支架上的各个部件与大连接体相连接的部分。这些部件包括直接固位体和间接固位体,如卡环、支托、增力网等。小连接体不仅起连接作用,而且还具有传导作用,可将功能性负荷传导至基牙和支持组织。

第四节　可摘局部义齿的设计

一、可摘局部义齿设计的基本要求

一个理想的可摘局部义齿,要求既能恢复患者缺失牙的正常的解剖形态与结构,又能够有效地恢复良好的生理功能和美观的外形。要达到这些要求,义齿的设计是关键,所以,修复设计必须要遵循一定的原则。理想的可摘局部义齿应达到以下要求:

(一)保护基牙和其他口腔组织的健康

可摘局部义齿的支持组织包括基牙、缺牙区牙槽嵴的黏膜、颌骨等。为了避免这些组织的损害,牙体预备时应少磨除或不磨除牙体组织,除必要的牙体制备外,应尽量利用基牙及余留牙之间的自然间隙放置固位体。义齿应不妨碍口腔的自洁作用,并正确地恢复咬合关系和牙体外形。义齿的设计应尽量选择牙支持式或混合支持式。

(二)良好的固位和稳定

良好的固位和稳定是可摘局部义齿行使功能的先决条件,如固位和稳定不好,则义齿不但不能很好地恢复咀嚼、语言等功能,而且有可能造成基牙及基托下支持组织的损伤和其他口腔疾病。良好的固位和稳定与卡环的选择与分布、间接固位体的设计、基托的大小和边缘封闭等密切相关。

（三）恢复功能

恢复功能是义齿修复的主要目的。前牙主要恢复发音、美观和切割食物的功能；后牙主要恢复咀嚼食物的功能，并恢复面下 1/3 的高度。功能的恢复与缺牙的部位和数目，基牙的情况，咬合关系，黏膜和牙槽骨吸收的程度以及制作的材料等有密切的关系。

（四）坚固耐用

义齿必须坚固才能抵抗所承受的殆力，否则容易变形，甚至折断。在设计时要力求结构合理，选用材料合适，使义齿不因受力而变形或折断。前牙深覆殆患者，可在上颌前牙区设计金属基托。为增强基托的抗挠屈力，也可在树脂基托内合理分布连接体，或在基托的薄弱处埋设增力钢丝或设计金属网状结构。

（五）恢复美观

前牙的修复对美观的设计甚为重要。人工牙的大小、形态、颜色以及排列都应与余留牙协调；颈缘线也应与邻牙相一致；卡环等金属固位体尽量不暴露；基托的设计应尽量恢复面部丰满度。

（六）容易摘戴

患者应能自行摘戴可摘局部义齿，以便清洁义齿、保持口腔卫生。可摘局部义齿在设计时，既要求有足够的固位力，以确保义齿在行使咀嚼功能时的固位与稳定，又要便于摘戴。如果摘戴需要用很大的力量，往往会使余留牙牙周膜受到创伤。而义齿长期戴用不能摘下，又会导致口腔卫生差，易造成基牙和余留牙的龋坏。

二、可摘局部义齿的固位与稳定

可摘局部义齿的固位是指义齿在口腔内就位后行使功能时，不会受生理运动的外力而发生向殆方或与就位道相反方向脱位的现象。稳定是指义齿在行使功能过程中无翘动、下沉、摆动及旋转等现象。可摘局部义齿必须有良好的固位和稳定，才能发挥其应有的作用。

（一）可摘局部义齿的固位

可摘局部义齿抵抗其殆向脱位的力称为固位力，主要由直接固位体提供。其固位力的组成包括：

1. 摩擦力 卡环等固位体及部分基托与天然牙间接触所形成的力。摩擦力的大小与基牙倒凹的坡度、深度、卡臂的粗细长短和形状，卡环材料的性能等因素密切相关。

2. 吸附力 基托与唾液、唾液与黏膜间的附着力，以及唾液分子间的内聚力。

3. 大气压力 在大气压力作用下，基托与黏膜间形成功能性负压使得义齿获得固位。

义齿的固位力过大，容易损伤基牙，摘戴困难。固位力过小，义齿又容易脱位。因此，调节固位力可以使义齿符合生理要求和功能需要。可通过增减直接固位体的数目、选择和修整基牙的固位形、调整基牙间的分散程度、调整就位道、调节卡环臂进入倒凹区的深度和部位、选用合适刚度及弹性限度的固位体材料、选用不同制作方法的卡环、利用制锁作用及充分利用吸附力、大气压力来协同固位等措施调节固位力。

（二）可摘局部义齿的稳定

可摘局部义齿的固位与稳定是使义齿发挥功能作用的两个重要因素。稳定是针对义齿在行使功能过程中有无翘动、下沉、摆动及旋转而言。良好的稳定作用有利于义齿的固位，义齿的稳定又有利于咀嚼功能的发挥，义齿不稳定不仅会造成义齿的功能下降，还会造成基牙及黏膜组织的损伤。义齿不稳定的表现有下沉、翘动、摆动、旋转等现象（图3-41）。

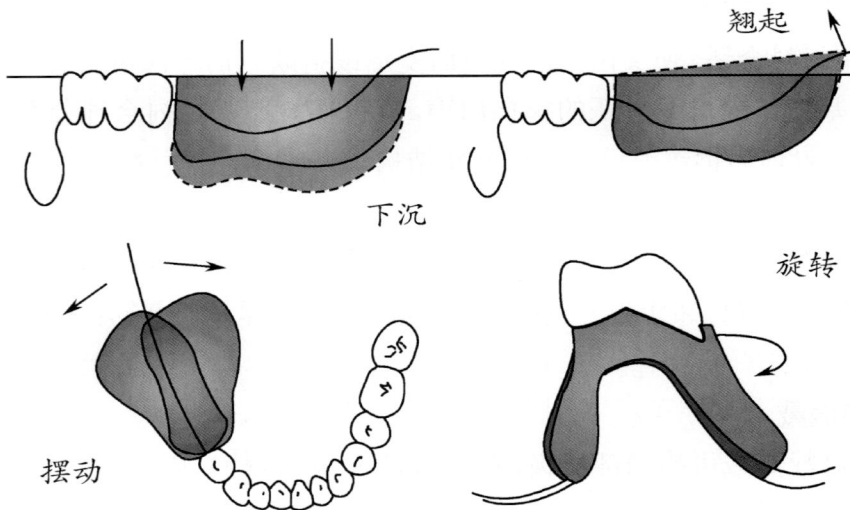

图 3-41　义齿不稳定的临床表现

1．下沉　指义齿受𬌗力作用时向黏膜组织下压，混合支持式及黏膜支持式义齿易出现此现象。

2．翘动　指受食物黏着力、重力的作用游离端基托向𬌗向旋转移位，但未脱落。

3．摆动　指义齿游离端受侧向𬌗力作用而造成的向唇（颊）、舌向的摆动。

4．旋转　指义齿围绕纵支点线轴的转动。

义齿的翘动、摆动及旋转均属转动性不稳定现象。消除转动性不稳定的方法常采用力矩平衡法及消除支点法。

三、人工牙的设计

（一）人工牙牙冠形态设计

人工牙牙冠形态的恢复应符合固位、稳定的需要。游离端义齿的咬合设计，应减小人工牙颊舌径、近远中径，使𬌗力减小。这样既能减轻基牙负担，又能减轻义齿游离端下沉。

（二）人工牙𬌗面形态的设计

根据义齿的𬌗力支持形式设计人工牙的𬌗面形态。牙支持式，在缺牙少、基牙健康的情况下，其人工牙𬌗面的大小可接近天然牙；黏膜及混合支持式义齿，人工牙的设计应减轻𬌗力，减小人工牙颊舌径和近远中径，甚至采取减数方法，以减轻𬌗力。

（三）恢复或适当增加垂直距离

𬌗面严重磨损而使垂直距离变低时，应当恢复垂直距离。上颌前牙缺失的重度深覆殆患者，或缺牙区对颌牙伸长造成基牙锁结的患者，在修复时应适当增高垂直距离，以取得基托间隙和殆支托间隙的距离，但所增加高度不能超过患者的面下 1/3 高度。

（四）选择合适的人工牙

对于缺牙间隙的近远中径和殆龈距离正常或稍小者，宜采用成品树脂牙；对于缺牙间隙小，殆龈距离较低或咬合关系差的患者，可选用个别制作成型的树脂牙或金属殆面牙，甚至铸造金属牙。瓷牙在可摘局部义齿中较少应用。

（五）合理排列人工牙

排列后牙应将人工牙的功能尖排在牙槽嵴顶，避免排在牙槽嵴外，形成支点而产生翘动。前牙避免排成深覆殆。

四、固位体的设计

固位体（卡环）的设计应考虑以下要求：

1. 固位体的设计不能损伤基牙及余留牙。

2. 固位体的数目、分布和基牙的位置、数目相同。

3. 按导线设计卡环，并根据义齿固位和稳定的需要，调整导线和卡环的类型。

4. 固位体的安放应尽可能利用自然间隙。故基牙制备时，应尽可能少地磨除牙体组织。

5. 卡环臂进入基牙倒凹不宜过深，以免影响义齿摘戴。

6. 避免卡环臂对基牙产生侧向力和扭力。

7. 卡环与基牙表面要密贴，接触面积尽可能小，以减少基牙发生龋坏。

8. 基牙牙周健康情况差、固位形态不良或缺牙多，尤其是游离端缺牙，应增加基牙。

9. 增加基牙应靠近弱小基牙侧，尽量设计成面支持式。

10. 兼顾美观、舒适、自洁、摘戴方便。

五、连接体的设计

连接体的设计要求有以下几点：

1. 应有一定强度，质地坚韧、不变形、不易折断，能承担及传递殆力。

2. 不影响唇、颊、舌等组织的功能活动。

3. 根据缺隙位置、受力因素和软硬组织情况等，可设计成不同的大小、外形和厚度。

4. 不能进入软组织倒凹，以免影响义齿就位。

5. 根据缺牙及基牙情况选择合适连接体类型。缺牙少，基牙健康可采用金属基托、金属连接杆；缺牙多，基牙健康差，可采用弹性连接体。

6. 连接设计应尽量减小义齿异物感，尽量减小义齿体积，在连接形式上应尽量采用连接杆。如下颌义齿尽可能设计为舌杆或铸造金属基托连接，这样可以减少口腔不适，并有利于口腔卫生。

六、基托的设计

基托将义齿各部分连成一整体，承担、传递和分散殆力，增加义齿固位与稳定，并修复缺损口腔软硬组织的功能。

牙支持式义齿在能保证固位的情况下，应尽量缩小基托的范围；黏膜支持式义齿应尽量扩大基托的范围；混合支持式义齿基托大小介于两者之间。

七、就位道的设计

可摘局部义齿一般设计有两个以上的基牙或固位体，而义齿上的固位体必须在同一个方向上戴入，并且不受阻挡才能顺利就位。可摘局部义齿在口腔内戴入的方向和角度即就位道。义齿摘下时则方向相反，但角度相同，可称为摘出道。由于缺牙的部位、数目不同，各基牙的位置、形态、倾斜度、倒凹及健康状况不同，缺牙间隙情况各异，因此每一副可摘局部义齿戴入缺牙间隙的方向和角度也不同。

确定共同就位道的方法主要有（图 3-42）：

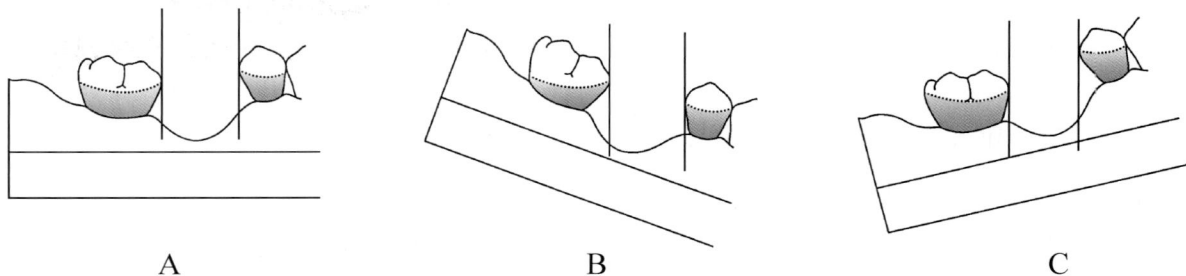

图 3-42　就位道的方向

A. 垂直戴入　B. 由后向前戴入　C. 由前向后戴入

1. 平均倒凹法（均凹法）　将位于缺隙侧两端基牙的倒凹平均分配，使缺隙两端基牙都有一定倒凹。义齿的共同就位道即为缺隙两端基牙牙体长轴交角的平分线（图 3-43）。此法适用于缺牙间隙多，或基牙倒凹大的情况。

2. 调节倒凹法（调凹法）　调凹就是使倒凹适当地集中于某些基牙或基牙的某个侧面上，使义齿斜向就位或摘出。此法适用于基牙牙冠短小，牙体长轴彼此平行，垂直就位时固位力太差者。义齿斜向就位与义齿的殆向脱位道形成一定的制锁状态，增强义齿的固位（图 3-44）。

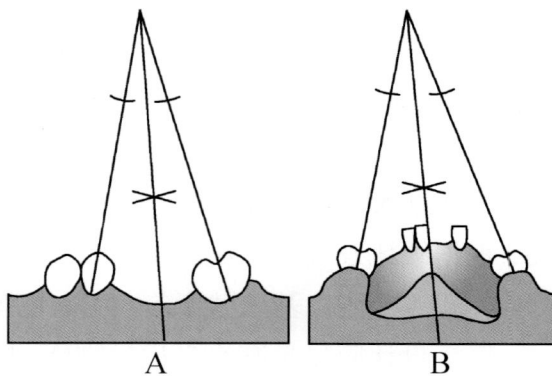

图 3-43　均凹法就位道的确定

A. 前后就位道的确定　B. 左右就位道的确定

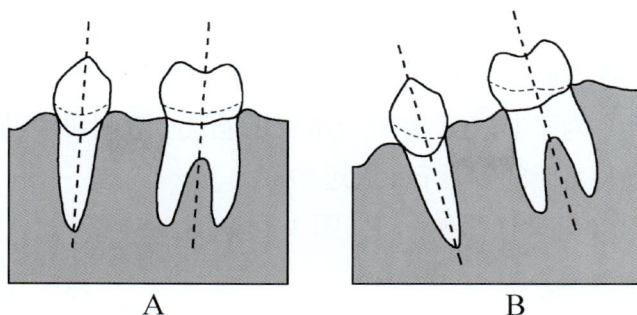

图 3-44 调节倒凹

A. 基牙长轴彼此平行 B. 模型向近中倾斜

第五节 可摘局部义齿的分类设计

一、Kennedy 第一类牙列缺损的设计

Kennedy 第一类牙列缺损为牙弓双侧后牙游离端缺失（图 3-45），此类牙列缺损最为常见，此类缺损修复常设计为基牙和黏膜共同支持的混合支持式，多为 Cummer 分类的横线式或斜线式。

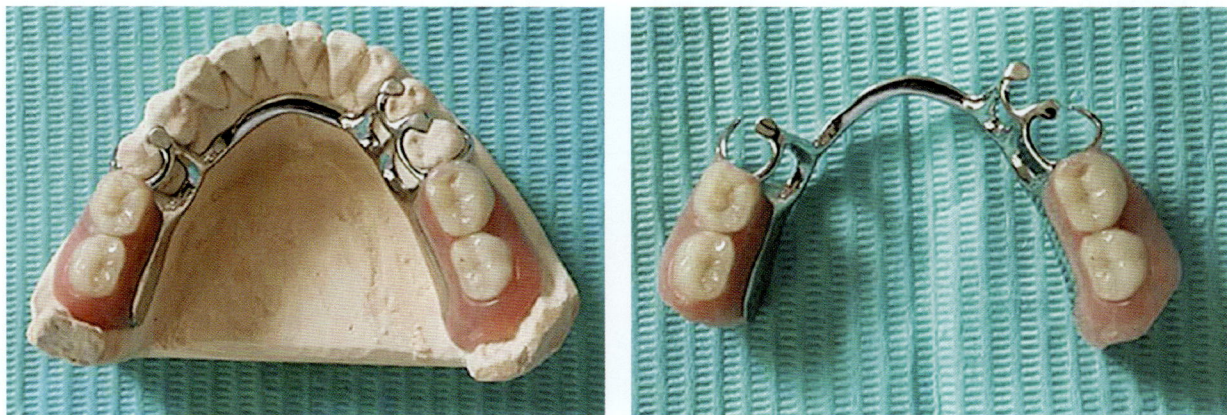

图 3-45 Kennedy 第一类牙列缺损的设计

（一）直接固位体的选择

为保护末端基牙，常采用双侧近缺隙基牙的 RPI 或 RPA 设计，以及使用联合𬌗支托等设计。

（二）间接固位体的设置

在支点线的对侧设置间接固位体，如前牙切沟、尖牙舌隆突支托、第一前磨牙近中支托等，以防止游离端义齿翘起等不稳定现象发生。

（三）连接体的设计

用腭杆、舌杆或基托将两侧义齿部件相连，双侧后牙游离缺失较多或兼有前部缺牙间隙者，可用前后腭杆、前基板后腭杆、双舌杆或舌板等连接。

（四）游离端缺牙间隙的修复

制取功能印模时，适当地扩大基托面积，并将基托向前伸展到前牙舌隆突上，代替连续杆，起间接固位作用。为了减轻牙槽嵴所承受的殆力，两侧可少排一个前磨牙或磨牙，使牙列变短；适当减小人工牙的颊舌径、近远中径。

第一类牙列缺损的义齿设计举例如下（图3-46～图3-51）：

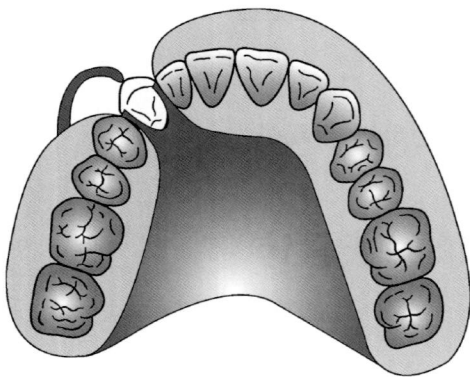

图 3-46　上颌 Kennedy 第一类牙列缺损的义齿设计

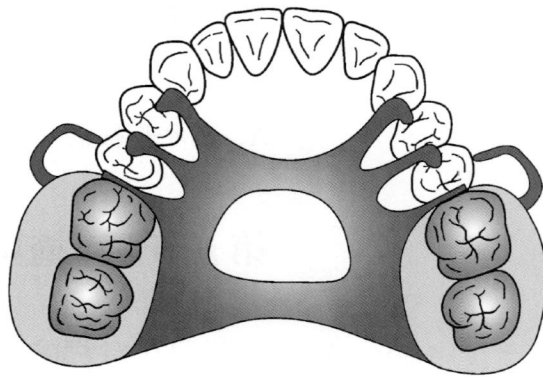

图 3-47　上颌 Kennedy 第一类牙列缺损的义齿设计

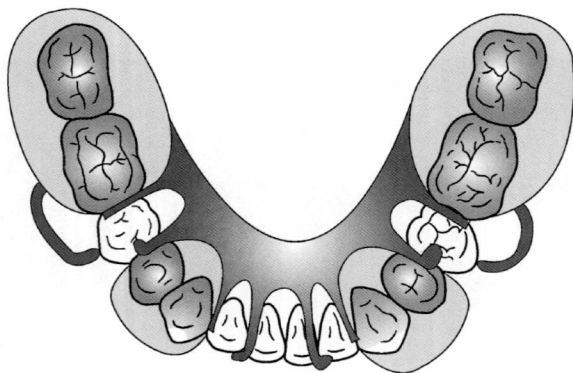

图 3-48　下颌 Kennedy 第一类牙列缺损的义齿设计

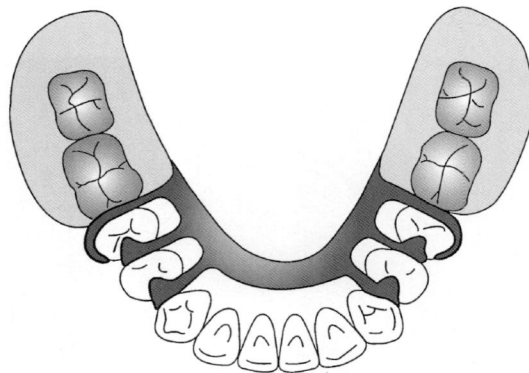

图 3-49　下颌 Kennedy 第一类牙列缺损的义齿设计

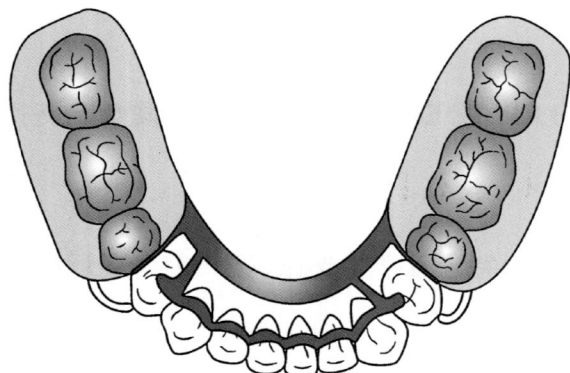

图 3-50　下颌 Kennedy 第一类牙列缺损的义齿设计

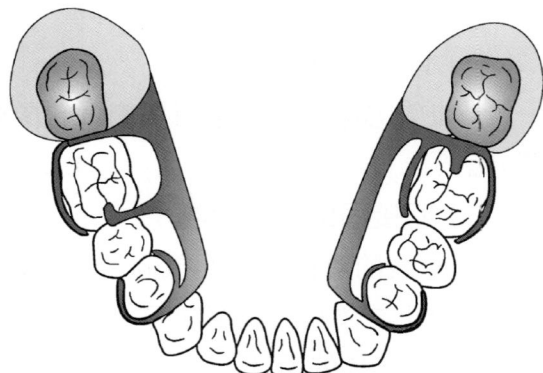

图 3-51　下颌 Kennedy 第一类牙列缺损的义齿设计

二、Kennedy 第二类牙列缺损的设计

Kennedy 第二类牙列缺损为牙弓单侧后牙游离端缺失，此类缺损修复常设计为天然牙和黏膜共同支持的混合支持式，多个后牙缺失的修复常设计成 Cummer 分类的斜线式，单个后牙缺失修复则多为纵线式。

（一）直接固位体的选择

游离端缺牙两个以上者，为双侧设计，在游离端基牙上放置卡环，用大连接体连到牙弓的对侧，在对侧牙弓上选两个基牙放置卡环。如对侧牙弓有缺牙，则可在缺隙两侧的基牙上放置卡环，形成平面式线，以避免游离端的摆动、旋转或翘起。后牙缺失 3 个以上者，为了保护基牙，游离端基牙常设计近中𬌗支托或 RPA 型卡环组（图 3-52），若是单个后牙缺失，除了游离端基牙设计近中𬌗支托或 RPA 型卡环组修复外，另一个固位卡环则多设置成近缺隙基牙牙弓同侧前部牙，如第一前磨牙的近中间隙卡环。

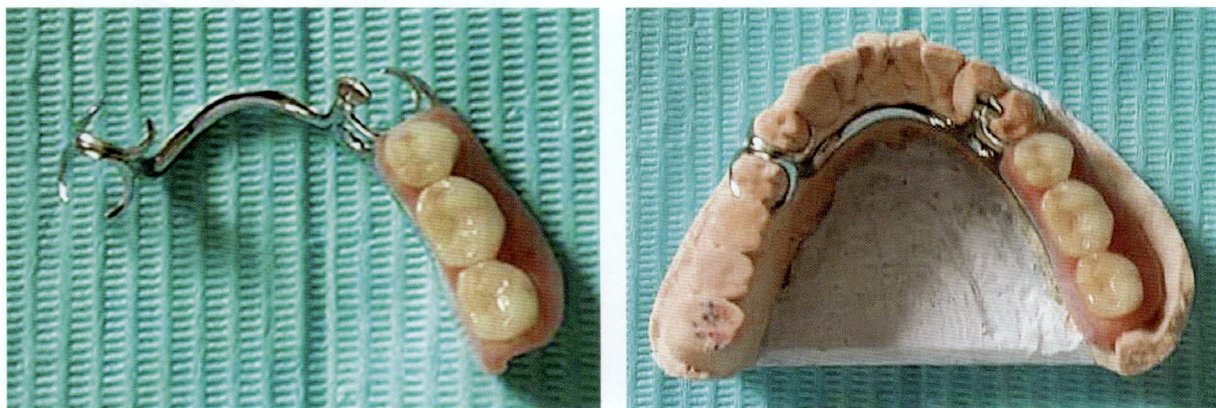

图 3-52　Kennedy 第二类牙列缺损的设计

（二）间接固位体的设置

跨牙弓的义齿在支点线的对侧设置间接固位体，如第一前磨牙近中支托、尖牙舌隆突支托等，以防止游离端义齿翘起等不稳定现象的发生。

（三）游离端缺牙间隙的修复

制取功能印模时，基托面积尽量伸展，人工牙减径减数，必要时不排第二磨牙。不跨牙弓的义齿可以通过设计舌腭侧高基板，或调整就位道方向来获得基板与基牙间的制锁状态，减少游离端义齿翘起、摆动、旋转等不稳定现象的发生。

第二类牙列缺损的义齿设计举例见图 3-53～图 3-58。

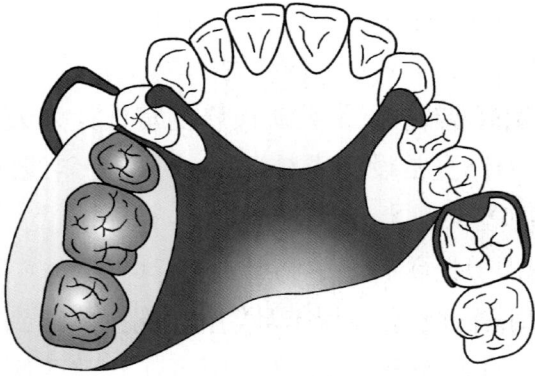

图 3-53 上颌 Kennedy 第二类牙列缺损的
义齿设计

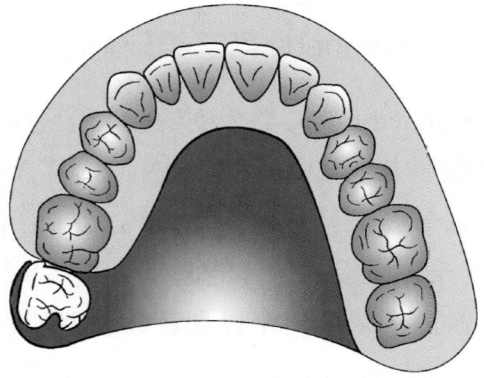

图 3-54 上颌 Kennedy 第二类牙列缺损的
义齿设计

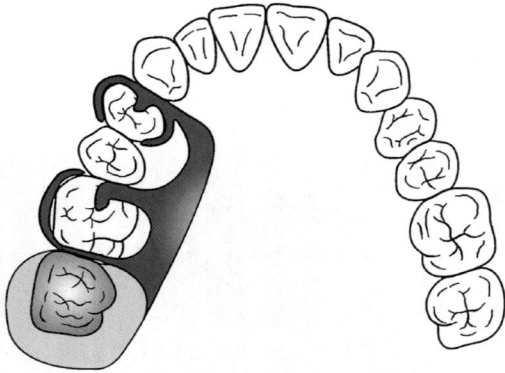

图 3-55 上颌 Kennedy 第二类牙列缺损的
义齿设计

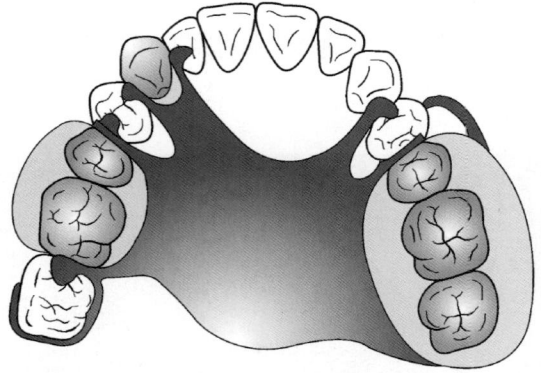

图 3-56 上颌 Kennedy 第二类牙列缺损的
义齿设计

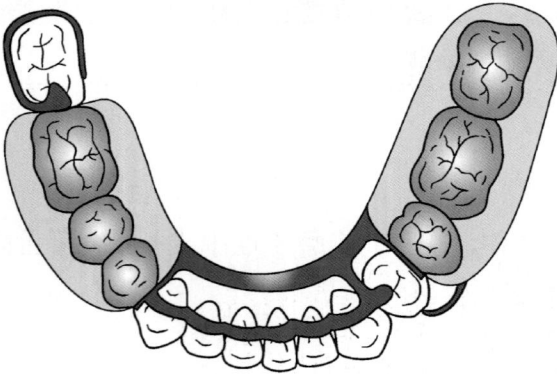

图 3-57 下颌 Kennedy 第二类牙列缺损的
义齿设计

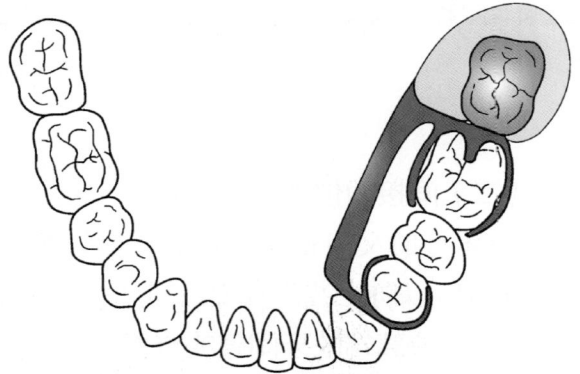

图 3-58 下颌 Kennedy 第二类牙列缺损的
义齿设计

三、Kennedy 第三类牙列缺损的设计

牙弓的一侧牙缺失，缺隙两端均有天然牙存在。此类缺损修复常为牙支持式。缺牙少而义齿又不跨过中线者采用线支承型；缺牙多而义齿跨牙弓者采用平面支承型（图 3-59）。

A   B

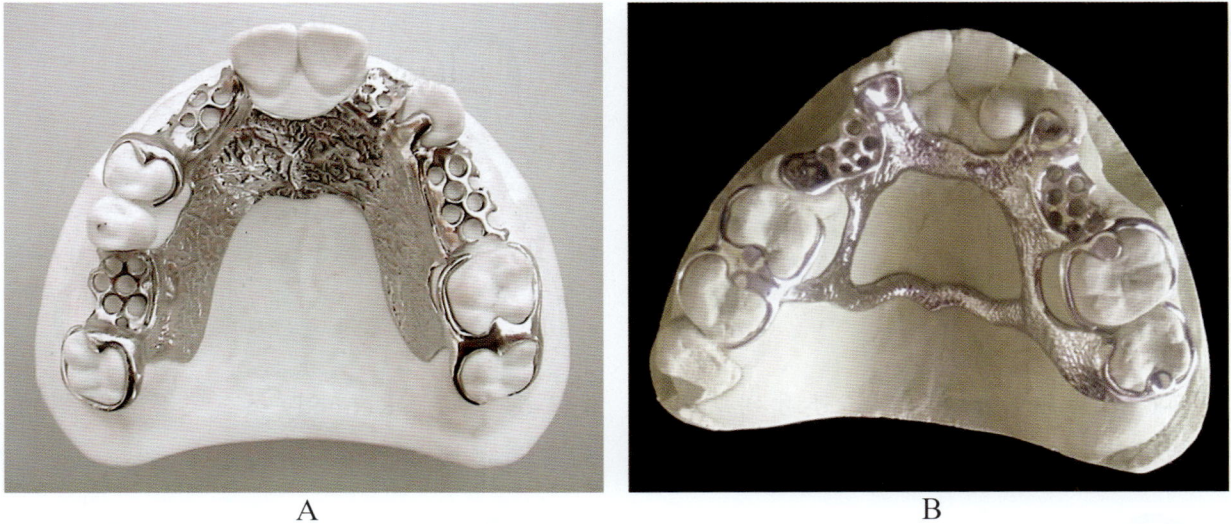

图 3-59 Kennedy 第三类牙列缺损的设计

（一）基牙固位体的选择

常规采用双侧近缺隙基牙设置固位卡环，卡环的类型根据导线的类型确定，通常用圆环形卡环。当牙弓双侧后牙非游离端缺损由大连接体连接修复时，直接固位体数目不宜超过 4 个，以免摘戴困难、损伤基牙。

（二）间接固位体的设置

牙弓的一侧多个牙缺失时，义齿要在牙弓的对侧设置间接固位体，一般为间隙卡环，防止旋转等不稳定现象的发生。缺牙少、不跨牙弓的纵线式义齿在支点线的对侧设置间接固位体，可以设计舌腭侧高基板或调整就位道方向来获得基板与基牙间的制锁状态，防止旋转等不稳定现象的发生。

（三）连接体的设计

因为是牙支持式义齿，义齿的基托和大连接体在保证强度、良好传力的前提下，可以设计得小巧些，以增加舒适性和美观性。

第三类牙列缺损的义齿设计举例如下（图 3-60～图 3-65）：

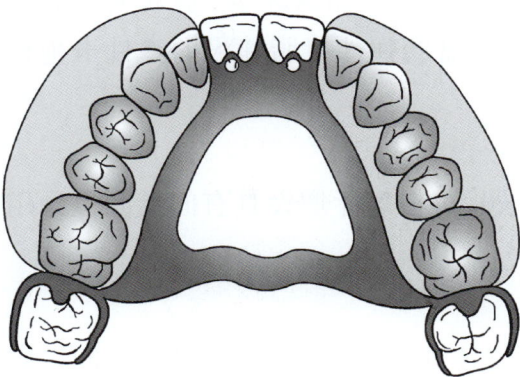

图 3-60 上颌 Kennedy 第三类牙列缺损的义齿设计

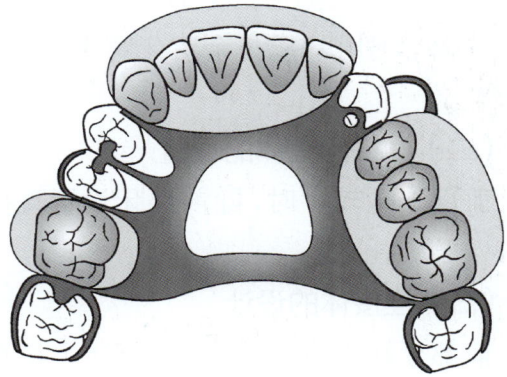

图 3-61 上颌 Kennedy 第三类牙列缺损的义齿设计

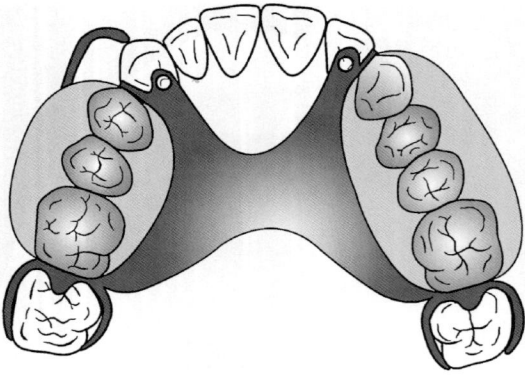

图 3-62　上颌 Kennedy 第三类牙列缺损的义齿设计

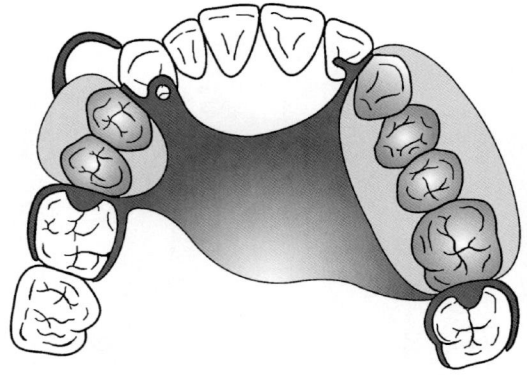

图 3-63　上颌 Kennedy 第三类牙列缺损的义齿设计

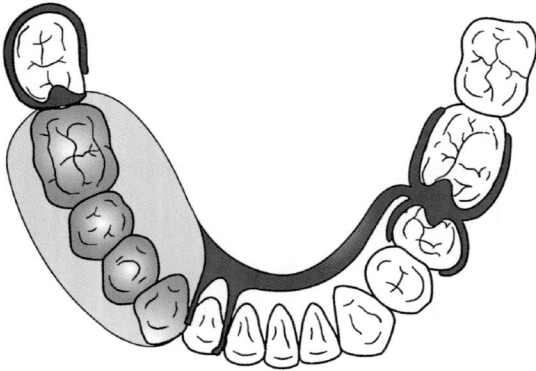

图 3-64　下颌 Kennedy 第三类牙列缺损的义齿设计

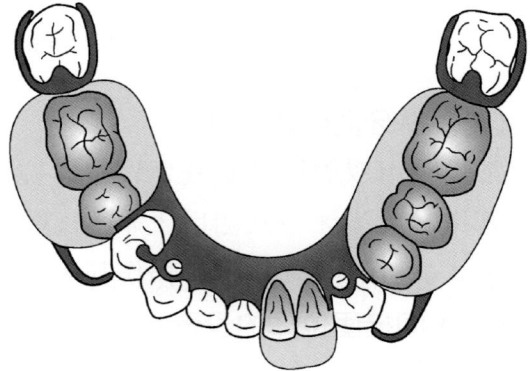

图 3-65　下颌 Kennedy 第三类牙列缺损的义齿设计

四、Kennedy 第四类牙列缺损的设计

第四类牙列缺损为牙弓的前部牙跨中线连续缺失者。常设计为基牙和黏膜共同支持式义齿（线支承型）。

（一）基牙固位体的选择

常规采用双侧前磨牙设置固位间隙卡环。特殊情况下如缺牙少、美观要求高者可不设卡环，利用基托与余留牙腭舌面的制锁作用或借助弹性树脂基板的弹性卡抱作用来固位。

（二）间接固位体的设置

前部缺牙较多时，除前磨牙设置直接固位体外，可在磨牙增设具有间接固位作用的卡环及𬌗支托。

（三）连接体的设计

前部牙缺失较多时，除前磨牙上设置直接固位体外，可在磨牙上增设具有间接固位作用的卡环及𬌗支托，通过大基板或前基板后腭杆、双舌杆或舌板等连接。

可摘局部义齿的第四类牙列缺损的修复设计举例如下（图 3-66～图 3-69）：

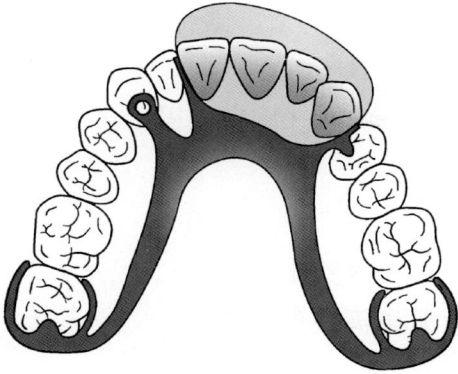

图 3-66　上颌 Kennedy 第四类牙列缺损的义齿设计

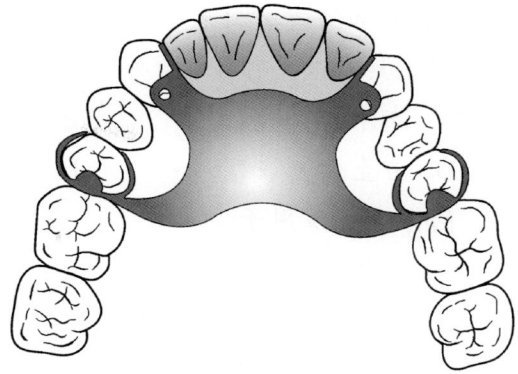

图 3-67　上颌 Kennedy 第四类牙列缺损的义齿设计

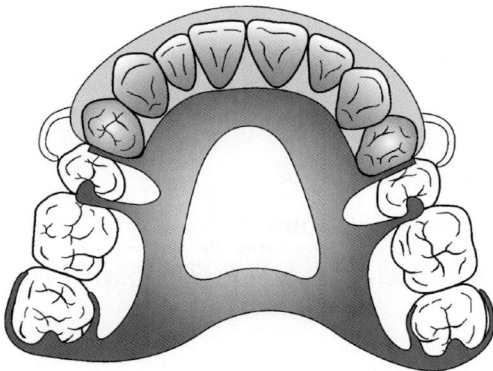

图 3-68　上颌 Kennedy 第四类牙列缺损的义齿设计

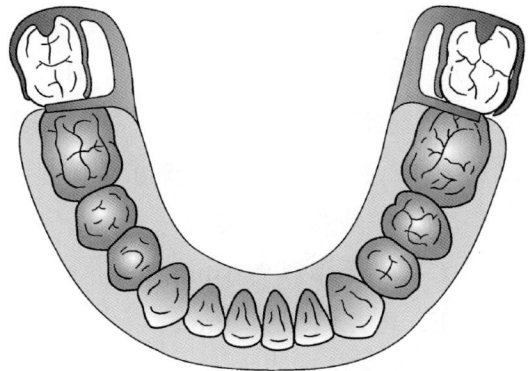

图 3-69　下颌 Kennedy 第四类牙列缺损的义齿设计

练习题

A1 型题

1. 可摘局部义齿的组成中不包括
   A. 人工牙　　　B. 基托　　　　C. 固位体　　　　D. 桥体　　　　E. 连接体

2. 可摘局部义齿中哪个部件没有传导𬌗力的作用
   A. 卡环体　　　B. 卡臂尖　　　C. 支托　　　　D. 基托　　　　E. 连接体

3. 可摘局部义齿解剖式人工牙的牙尖斜度是
   A. 0°　　　　　B. 10°　　　　C. 20°　　　　D. 30°～33°　　E. 40°

4. 可摘局部义齿半解剖式人工牙的牙尖斜度是
   A. 0°　　　　　B. 10°　　　　C. 20°　　　　D. 30°　　　　E. 40°

5. 对牙槽嵴损伤最大的人工牙是
   A. 解剖式瓷牙　　　　　B. 半解剖式瓷牙　　　　　C. 解剖式塑料牙

D. 半解剖式塑料牙　　　　E. 非解剖式塑料牙

6. 支托具有以下作用,除外
    A. 支承、传递殆力　　　　B. 稳定义齿　　　　C. 直接固位作用
    D. 防止食物嵌塞　　　　E. 恢复咬合接触

7. 回力卡环适用于
    A. 缺隙前部的基牙　　　　　　　　B. 间隔缺失的基牙
    C. 后牙游离缺失的末端基牙　　　　D. 后牙非游离缺失的基牙
    E. 孤立并向近中颊(舌)侧倾斜的最后磨牙

8. 可摘局部义齿人工后牙颊舌向宽度小于天然牙的目的是
    A. 提高咀嚼效率　　　　B. 获得咬合平衡　　　　C. 防止咬颊
    D. 减小支持组织负荷　　　　E. 增强固位

9. 可摘局部义齿固位体不具备的作用是
    A. 固位作用　　　　B. 支持作用　　　　C. 连接作用
    D. 稳定作用　　　　E. 间接固位作用

10. 下颌舌侧牙槽骨形态为垂直型,舌杆与黏膜的关系应该是
    A. 与黏膜平行接触　　　　　　　　B. 离开黏膜约 0.3mm
    C. 离开黏膜约 1mm　　　　　　　　D. 与黏膜密贴,模型相应处应事先刮除约 0.3mm
    E. 离开黏膜约 2mm

11. 可摘局部义齿基托组织面不需做缓冲的部位是
    A. 上颌结节颊侧　　　　B. 磨牙后垫　　　　C. 下颌隆突
    D. 上颌硬区　　　　E. 内斜嵴

12. 延伸卡环适用于
    A. 孤立牙　　　　　　　　　　　　B. 远中孤立且有颊或舌向倾斜的磨牙
    C. 相邻两牙之间有间隙者　　　　　D. 松动或牙冠外形差的基牙
    E. 伸长牙

13. Kennedy 第一类牙列缺失
    A. 为单侧游离缺失　　　　B. 为双侧游离缺失　　　　C. 为非游离缺失
    D. 为间隔缺失　　　　E. 为前牙缺失

14. RPI 卡环近中支托的主要优点是
    A. 减少基牙所受的扭力　　　　B. 防止基托下沉
    C. 减少牙槽嵴受力　　　　D. 防止义齿翘起
    E. 防止食物嵌塞

15. 用于孤立的并向近中舌侧或颊侧倾斜磨牙上的卡环是
    A. 隙卡　　B. 对半卡环　　C. 圈形卡环　　D. 回力卡环　　E. 三臂卡环

(董桂霞)

第四章　技师与医师的合作交流

第一节　概　　述

口腔技师和口腔医师在为患者进行口腔修复的过程中起着重要的作用。尽管他们的分工不同，但他们的工作目的是一致的，即相互合作将修复工作做好。为了达到这个目的，他们需要在工作过程中了解对方的工作程序，交流各自的想法和要求，这个过程，即口腔技师与医师的合作交流，简称医技交流。

技师与医师的合作交流几乎存在于整个修复过程的始末，没有医技的良好沟通交流，就不可能很好地为患者进行修复治疗，特别是当患者的情况异常复杂的时候更加如此。所以说，医技交流对口腔修复的完成是非常重要的。

一、技师与医师交流的意义

为了提高修复体质量，技师和医师必须建立良好的协作关系，共同对修复的治疗计划负责，共同协调完成某一修复体的制作。

（一）技师与医师交流"一体化"

要做到"一体化"，就要求技师与医师应具备全面的理论知识、精湛的工艺技能、高尚的职业道德和修养。一位优秀医师不仅要在自身领域中精益求精，还要能洞察工艺技术领域，并对其每一个流程、每一步操作，甚至每一个细节都能正确理解，同时还要积极参与，和技师共同完成整个制作过程。一位优秀技师不仅能在制作过程中努力达到尽善尽美，而且还能将一些问题和疑问及时地反馈给医师，并对医师的设计意向和风格了如指掌。技师与医师之间的默契，可使双方的智慧得以充分的展示和发挥，将失误率降到最低，为患者提供满意的医疗服务。

（二）技工室与诊室合作"一体化"

良好的技工室与诊室之间的合作，可以使之在诚实守信、科学管理和专业化发展方面做到"一体化"。随着科学技术的发展，会不断涌现出新技术、新材料、新方法和新设备，它要求技工室与诊室要在良好的沟通和真诚合作的氛围下，相互帮助和协作，只有这样，才能促使各自行业向规范化管理的方向发展，才能保证具有竞争力，才能促进修复水平的提高、更新和完善。

二、口腔技师应具备的素质

口腔技师的工作对象是各种工作模型，根据口腔修复医师的设计要求，准确地在模型上完成符合美观和功能要求的修复体是口腔技师应具备的素质。而口腔技师工作的好坏，对修复体的制作有直接的影响，是决定修复体成败的另一关键因素。所以，口腔技师应具有高度的责任心、团结协作的精神以及精湛的制作技能。

1. 遵守职业道德，有高度的责任心，具备团队合作精神。

2. 口腔技师必须具有口腔医学、工艺学、材料学和美学等理论基础知识。从理论上掌握制作各类义齿、口腔颌面修复体和矫治器的专门技术及各种技术的工艺原理和生理意义。

3. 严格执行工作程序、工作规范。必须掌握技工室的全部操作流程，并在某一领域或某些疑难工艺上有所侧重，精通口腔工艺流程中的每一个步骤。

4. 加强与临床修复医师的沟通交流与合作，能够充分领会临床医师的设计意图，准确无误地完成修复体的制作，医技互相促进，共同保证修复体符合口腔解剖生理功能的需要。

5. 技师应适应口腔修复医学快速发展的需要，不断学习先进技术，参加最新工艺流程培训，掌握新材料、新设备的使用方法，促进口腔工艺技术的快速发展。

6. 技师在掌握基本理论知识的基础上，应培养创新意识，使修复体更加符合人体的生理功能，并体现个性美。

三、技师与医师交流的方式

1. 面对面的交流方式　这是技师和医师最有效的交流方式，这种交流方式最直接、最充分、最有效率。虽然设计单能行使大部分医技交流的功能，但仍不能完全取代医技双方面对面的交流。

2. 通过设计单的交流方式　这一交流形式简单、有效，是口腔修复行业广泛应用的方式。现在，随着修复体种类和使用的修复材料的不断增加，设计单变得越来越详细，涵盖的内容也越来越多，但仍不能满足医技交流的需要。例如有些美容修复的病例，有些医师甚至还要与设计单一起附上患者的牙齿照片，用来辅助设计单上标注的患者的比色信息等。

3. 电话交流方式　为了弥补设计单的不足和面对面交流所受的空间限制，在工作中，很多技师和医师使用了电话交流方式，技师和医师比照着设计单和模型，医师详述自己的设计方案，技师咨询自己不清楚的地方，直接有效地进行医技间的交流。

4. 现代网络的交流方式 技师和医师可以通过视频、电子邮件等网络手段进行交流。由于网络交流的便利，还带来了修复临床工作方法的改变，如瓷修复的比色在临床可以使用比色仪，比色仪的比色数据可以通过网络传给技师，可以为患者制作出更逼真的瓷修复体；现代的计算机辅助设计和辅助制作技术，可以使用口内扫描仪获取患者的口腔信息而无需制取印模，然后将这些信息通过网络传递给义齿加工部门，义齿加工部门即可用3D打印技术打印出患者的模型，技师在模型上便可制作修复体而无需模型传递。

第二节 技师与医师之间的信息传递

在为患者提供修复治疗的整个过程中，技师和医师的沟通交流都是非常重要的，在许多种沟通手段中，最普遍和最传统的手段是通过模型和义齿制作设计单来传递信息。

一、模型

模型是技师和医师信息传递最直接的方式，一般来说，技师和医师间传递的模型有两种。

（一）工作模型

工作模型是医师在临床对患者的情况进行详细检查，制订出设计方案，按照设计方案进行牙体预备后为患者制取的模型，技师将在此模型上按照医师的设计为患者制作修复体。

对工作模型的要求如下：

1. 模型要坚固规范 工作模型要用正确的石膏灌制，制作可摘修复体的模型要用硬石膏灌注，除特殊制作方法的模型以外，制作修复体都要灌制全牙列模型，模型要有合适的大小，适宜的底座厚度，磨削到规范的形状，上下颌模型咬合应稳定、无障碍，咬合不稳定的模型应有合适的咬合记录。

2. 模型要清晰准确 工作模型的各个部位要清晰，能准确反映患者的口腔情况。对于可摘修复体的模型，基牙应清晰、无折断，模型上反映的解剖标志应清晰，制作基托的部位应大小合适，表面光洁、无压痕，黏膜转折处应有足够的厚度等。对于可摘义齿制作，咬合记录尤其重要，一定要准确、规范。

（二）研究模型

有些患者的口腔情况较复杂，医师不能即刻为患者制订出修复方案，需先为患者制取一副全口模型，在此模型上医师会更清楚地观察患者的牙齿等情况，通过和技师交流讨论，请技师在研究模型上制作诊断蜡型，供医师参考，以做出适合患者口腔状况的设计。对研究模型的要求与对工作模型的要求一样。

二、义齿制作设计单

（一）设计单的概念

义齿制作设计单（又称修复体设计单、义齿加工授权书等）（图4-1）是医师给技师的书面指示，体现了医师为患者制作的修复体的设计方案；它也是医师给义齿加工部门的工作授权书和订单。在一定程度上，义齿制作设计单还具有法律文件的性质，需要医师认真和规范地填写，技师认真核对、严格执行和妥善保存，并随完成的修复体返回医师处，且在相应位置上规范填写制作记录。

×××口腔医院义齿加工中心修复体设计单

科室名称：

患者姓名		性别		年龄		电话		取模时间		年	月	日
医生姓名		联系电话						接模时间		年	月	日

项目：
烤瓷冠□ 铸造冠□ 全瓷冠□ 嵌体□ 桩核□ 聚合瓷冠□
局部义齿□ 总义齿□ 种植□ 磁性附着体□ 其他附着体□
固定桥□ 甲冠□ 贴面□ 诊断蜡型□ 赝复体□
其他□

复诊日期：
试内冠 年 月 日
试支架 年 月 日
试排牙 年 月 日
完成 年 月 日

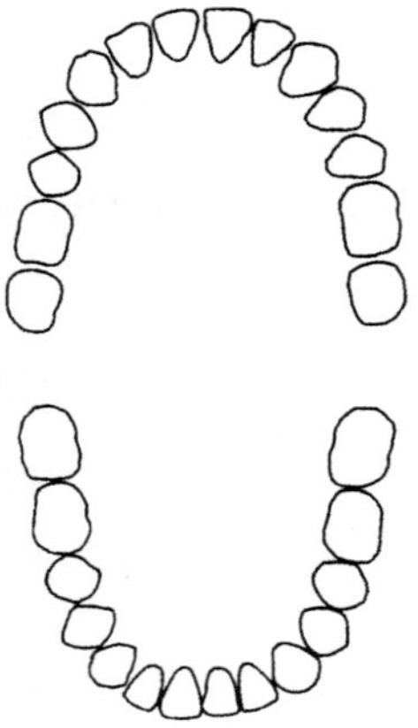

制作费_____ 用金量_____克

设计说明及要求：

特殊比色

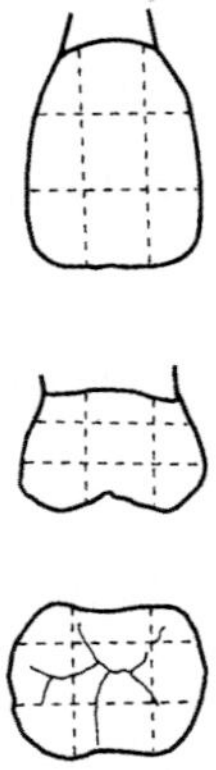

比色

基牙边缘： 清楚□ 不清楚□
咬合： 稳□ 不稳□
牙体预备： 够□ 不够□
颌位记录 有□ 无□
参考模型 对𬌗□ 𬌗架□
其他财产□ 旧义齿□

原模型检验＼制作单评审

发现问题 处理方法

修复材料：

固定：
镍铬合金□ 钴铬合金□ 金钯合金□ 金铂合金□
铸瓷□ 氧化铝□ CAD/CAM氧化锆□ Procera氧化锆□

活动：
人工牙：拜耳牙□ 四色牙□ 五色牙□ 型号_____
支架： 钴铬□ 纯钛□ Vitallium2000□ Vitallium2000⁺□
基托： 胶连□ 注塑□ 隐形义齿□

初检签字：
时间：

质检签字：
时间：

加工制作工序检验记录

固定组 工序检验	模型组	蜡型组	打磨组	烤瓷组
	制作人：	制作人：	制作人：	制作人：

活动组 工序检验	蜡型组	打磨组	排牙组
	制作人：	制作人：	制作人：

图 4-1 义齿制作设计单（样例）

（二）义齿制作设计单的内容

1. 义齿加工部门的信息 包括义齿加工部门的名称、地址、联系电话等基本信息。另外，现在的设计单上还要注明义齿加工单位的电子邮箱等网络联络信息，以便于医师将修复患者的牙色等信息传达给义齿加工部门。

2. 义齿加工委托单位和委托人的信息 包括口腔修复门诊或医院的名称、电话及医师的姓名及联络方式，以方便义齿加工单位和技师在必要时能够方便地与口腔修复门诊（或医院）或医师进行联系。

3. 患者的一般信息 这些信息包括患者的姓名、性别、年龄、联系电话及患者的脸型、牙型等，这些信息可以为技师在给患者选择牙色、牙型时提供参考，也可以方便义齿加工单位在必要时（如联系患者进行特殊比色和改约时）与患者联系。

4. 患者口腔内牙齿的确实情况及医师的设计 这一部分是设计单的核心内容。医师需要将患者的缺失牙情况画在设计单的牙列图上，并同时在牙列图上画出医师的修复体设计方案。当医师为患者进行一些特殊的设计时，还需要在设计图旁附以文字说明。此外，设计单还有修复体种类、选择使用的材料等内容，以供医师勾画和填写。

5. 修复体完成的时间及费用 设计单上还留有注明修复体完成时间及试戴时间的位置，医师将修复体预计完成的时间记录在这里来提醒和约定技师完成修复体的时间。另外，医师也要在设计单上的特定位置清楚地填写修复体的制作费用，以便体现委托加工修复体的合理劳动报酬。

6. 列明随模型附带的其他物品的清单 有时，医师及门诊（或医院）在将模型送到义齿加工部门时还会附上患者的咬合记录、照片、附着体部件、种植基台及部件、患者的旧义齿等，设计单上专门保留有位置以方便医师记录附带物品，利于模型及修复体的交接人员逐一核对，避免发生差错，并分清责任。

7. 技师的建议及提醒 当义齿加工部门收到转来的模型并进行消毒后，会检查模型是否规范、清晰、核对附带的咬合记录是否准确、附带品是否无误等。接受工作指派进行修复体制作的技师也会再次检查这些内容。技师有义务就制作过程中发现的疑问或问题提出自己的建议或意见，并记录在设计单的指定位置，以供医师在临床上为患者戴入修复体时进行参考。

8. 修复体制作的技师姓名 为便于义齿加工委托单位和委托人（口腔修复门诊或医院及医师）与技师沟通，也便于将修复体制作责任落实到具体技师，并控制修复体质量，修复体制作的技师姓名也要标注在设计单上。设计单上还有义齿加工单位质检盖章的位置，以体现义齿加工单位的质量控制。

9. 设计单一般为一式两份的复写形式 在修复体制作完成后，一份设计单保存在义齿加工部门留底备查；一份设计单与修复体一起转回口腔修复门诊或医院，这种模式体现了设计单的证据文件属性，有利于对医技双方的约束，保证修复体的质量。

总之，义齿加工设计单不仅具有工作指示功能，还具有医技交流的功能。医技双方要充分使用好设计单的这些功能，共同制作出适合于患者口腔情况，让患者满意的修复体。

第三节　技师与医师信息交流与合作

在修复治疗过程中,技师与医师间的沟通与合作是修复体完成的必由之路,也是修复质量保证的条件。无论医师选择哪种修复方法,确定哪种设计计划,采用哪种修复材料,都与技师存在不可分割的联系。高品质的修复体都凝结了技师与医师的辛勤与汗水。

一、临床环节

临床环节是指包括设计、牙体预备、印模与模型、颌位关系记录、试戴、戴牙和定期反馈等环节,所有的这些环节,都存在技师与医师信息交流的问题。

(一)技师对设计信息的反馈

技师通过仔细核查义齿设计单和模型后,如发现医师的设计有问题,应及时与医师取得联系。对于修复设计不合理、不规范的情况,可征求医师意见后取得合理修改;对于有严重设计缺陷的情况,技师可要求医师重新设计。技师无权自行设计或擅自改变医师的设计,技师应有良好的职业道德素养和责任心,在发现问题时应及时将信息反馈给医师,不要因设计有问题是医师的责任而置之不理。技师应将能开展的项目、所选用的材料信息及时地报告给医师,以便让医师能够及时了解技术动态,调整设计方案。在进行信息反馈时,技师通过"语言交流"的形式,能更好地了解医师的设计意图,创造"默契"环境,帮助医师把好修复体的第一道质量关,同医师一起以"组"工作方式完成修复的整个过程。

(二)技师对备牙信息的反馈

1. 技师通过仔细核查模型后,如果发现模型牙体预备不足,可建议医师重新备牙。

2. 对共同就位道出现的问题,技师应做原因分析:①如果是医师在备牙时因视线或角度引起的偏差,技师可在观测仪上对需要修改的基牙模型作标记,反馈给医师作参考;②如果牙体颈部较小而突度较大,或因基牙有倾斜,医师为避免磨除过多的牙体组织而形成基牙倒凹,技师则应考虑在制作时填补不利的倒凹。

3. 对于模型任何形式的边缘不清晰或不完整,技师应请医师重新备牙后取模。

4. 如果是因未对伸长的对颌牙和异常的邻牙做处理的模型,技师可根据具体情况与医师取得联系。

5. 对于邻牙有损伤的情况,技师应向医师及时反馈。

(三)技师对模型信息的反馈

1. 对于模型变形、模型强度低、模型表面清晰度较差,模型边缘不全,已影响修复体制作要求时,原则上应重新制取。

2. 对于模型出现气泡的处理原则　工作区如果出现大气泡而破坏了组织解剖形态,应重新取模;只有在不影响义齿制作质量的前提下,工作区中个别的小气泡可以通过填补的方法给予解决,无需重取模型。对于模型出现的小石膏瘤与小气泡的处理原则是一样的,可通过刮除的方法进行处理。

3.对于模型的损伤,应视具体情况处理 对于工作模型的工作区及其对颌模型的工作区的损害,应重新取模。非工作区的损害应视损伤范围大小而定,如果妨碍了颌位关系的确定,也应重新取模。其他情况的损伤,可以将损害处补好,不必重新取模。

4.模型中隐藏信息的揭示 医师除填写设计单外,还可直接在模型上标识重要信息,如中线、口角线、基托边缘封闭区、颈缘线等。技师除仔细对照模型与设计单外,还应对模型中所隐藏的信息进行揭示和处理。

(四)颌位关系记录环节

颌位关系是指下颌对上颌的位置关系,包括上下、前后、左右三个方面。颌位关系记录是指将颌位关系转移到𬌗架上的过程(具体见第五章第五节)。临床上主要借助于𬌗托来确定并记录垂直颌位关系和水平颌位关系。确定垂直颌位关系即确定垂直距离。保证了垂直距离与面型的协调、自然,义齿就会符合该患者的生理特点。垂直距离恢复不正确,义齿就很难发挥作用,甚至带来并发症。确定水平颌位关系即确定正中关系位。正中关系位即下颌的水平位置。记录垂直距离的同时实际上也记录着正中关系位,有时患者常因习惯而做下颌前伸或侧向的咬合动作,易造成错误的水平关系记录。因此,医师应反复检查正中关系后,才能将颌位记录传递给技师,否则义齿会出现开𬌗、咬合接触不全等问题。

二、技术工艺环节

随着人们对口腔修复体的功能和审美要求的不断提高,修复体的质量和管理问题引起了修复医师和管理部门的高度重视。而制作技术的不断改进,新材料、新设备替代了旧材料、旧设备,更要求技师与医师要有良好的合作,相互学习对方的理论知识,使口腔修复事业更上一层楼。

修复工艺技术种类繁多,技术工艺复杂,设备要求精良,人员分工不同。要制作一个理想的修复体,应在整个制作过程中建立一套质量监控管理体制。在这种质量监控管理体制运作下,人员分工更加合理,协作更加紧密,有利于材料和设备的管理,有利于修复体的标准制作、质检和验收,有利于修复体制作的时间 - 性能比值的提高。

技师与医师沟通的内容:

1.介绍技工室的技术力量、产品质量、加工项目、收费标准、管理和质检体系、器械设备、比色系、材料、提供设计单、服务承诺和费用等。

2.查看模型的准确性,查对设计单的每个项目,对遗漏项目应联系医师。

3.了解患者的复诊时间和次数,明确修复体试戴和戴牙的时间。

4.检查咬合关系和颌位记录的准确性,了解诊断或治疗蜡型试戴情况。

5.出现技术问题或在制作过程中有疑问应及时向医师征询。

6.及时将符合设计要求和质量标准的修复体交给医师。

7.征求试戴和戴牙意见,检验修复体是否存在问题以及问题的原因分析和对策,使修复体能及时地修改或返工，以免造成修复失败或更多材料的浪费。如有需要还可直接与患者沟通。

8．了解患者戴牙后的反馈信息，欢迎医师提供指导和监督，以便改进工作效益和提高质量。

9．与医师沟通和交流口腔修复新技术、新方法的使用，相互配合，共同研究。

第四节　定制式可摘义齿的基本要求

一、常规要求

1．缺失牙位、设计种类、数量与设计单要求相符。

2．模型的附件齐全。

3．流程卡填写规范。

二、质量要求

（一）支架

1．适合性　支架能顺利取戴，就位后基托、卡环与模型完全贴合，不翘动。

2．𬌗支托　与𬌗支托凹相吻合。

3．固位体　与基牙贴合，卡环臂进入基牙倒凹区的长度和深度合适，固位体有足够的强度。

4．连接体　接触性好，宽度和厚度合适。

5．支架与树脂结合牢固，交界线清楚、形态自然。

6．支架表面光滑、圆钝、无锐角、毛边或缺损。

（二）基托和人工牙

1．基托的伸展范围合适，厚度适当，边缘封闭作用好。

2．基托无气泡或异物。

3．义齿磨光面平滑、光亮，色泽均匀自然，形态合理。

4．人工牙排列合理，形态自然、美观。

练习题

A1 型题

1．关于技师对医师设计信息的反馈，错误的是

　　A．技师通过仔细核查义齿设计单和模型后，如发现医师的设计有问题，应及时与医师取得联系

　　B．对于修复设计不合理、不规范的情况，可征求医师意见后取得合理修改

C. 对于有严重设计缺陷的情况,技师可要求医师重新设计

D. 技师有权自行设计和改变医师的设计

E. 技师应有良好的职业道德素养和责任心

2. 关于技师对模型信息的反馈,错误的是

A. 对于模型变形、模型强度低、模型表面清晰度较差,模型边缘不全,已影响修复体制作要求时,原则上应重新制取

B. 工作区如果出现大气泡而破坏了组织解剖形态,应重新取模

C. 只有在不影响义齿制作质量的前提下,工作区中个别的小气泡可以通过填补的方法给予解决,无需重取模型

D. 对于模型出现的小石膏瘤与小气泡的处理原则是重新取模

E. 非工作区的损害应视损伤范围大小而定,如果妨碍了颌位关系的确定,也应重新取模

3. 关于定制式可摘义齿的要求,说法错误的是

A. 缺失牙位、设计种类、数量与设计单要求相符;模型的附件齐全;流程卡填写规范

B. 支架能顺利取戴,就位后基托、卡环与模型不完全贴合,有翘动

C. 固位体与基牙贴合,卡环臂进入基牙倒凹区的长度和深度合适,边缘和卡环尖必须圆顺,无刺手感;固位体有足够的强度

D. 基托的伸展范围合适,厚度适当,边缘封闭作用好;基托无气泡或异物

E. 支架表面光滑、圆钝、无锐角、毛边或缺损,固位网离开组织面约 0.5mm,固位网、固位钉的设计形式未造成排牙障碍

4. 关于技师与医师交流的方式,错误的是

A. 面对面交流   B. 义齿制作设计单交流

C. 电话交流   D. 现代网络交流

E. 模型交流

5. 关于设计加工单内容,错误的是

A. 能清晰、准确地体现出医师的修复体设计方案,为技师制作提供明确的指示和指导

B. 无需注明修复体的制作过程和制作者姓名

C. 设计单能为医技交流提供平台,有利于通过设计单的交流提高修复体的质量

D. 设计单利于清晰划分技师和医师的责任,可用于保护医技双方的利益,在医技双方发生纠纷时,可作为证据文件

E. 设计单有利于修复体的质量追踪,保护患者利益,防止非法医疗行为

(徐 曼)

第五章 口腔印模及模型技术

印模是指物体的阴模，口腔印模是指口腔有关组织的阴模。临床印模技术是指通过印模材料和印模托盘来获得口腔有关组织的阴模。将模型材料灌注于预备的印模内，即可得到与口腔牙颌形态一致的模型。绝大多数口腔修复体都是在模型上制作完成，因此，印模和模型是否能准确反映口腔组织情况与修复体的精确程度密切相关，高质量的印模和模型是制作高质量修复体的首要前提。

第一节 印 模 技 术

一、印模的制取

制取印模时必不可少的两样物品是托盘和印模材料。

1. 托盘　　是承载印模材料在口内制取印模的一种工具。要制取一个高质量的印模，选择一副与患者口腔情况合适的托盘非常重要。

2. 托盘的分类

（1）按材质分类：①金属托盘，金属托盘可高温灭菌处理，能反复使用，使用最普遍，又可分为不锈钢托盘和铝合金托盘；②树脂托盘，由树脂制成，作为一次性托盘，使用方便，可防止交叉感染，但材质偏软，容易产生形变而影响印模的精确性；③金属-树脂联合托盘，由金属网状托盘表面喷涂树脂而成，稳定性好，美观舒适，但较难消毒，且不易修改。

（2）按托盘覆盖牙列范围分类：分为全牙列托盘和部分牙列托盘（图5-1，图5-2）。

无牙颌托盘可分为成品托盘和个别托盘两种（图5-3）。

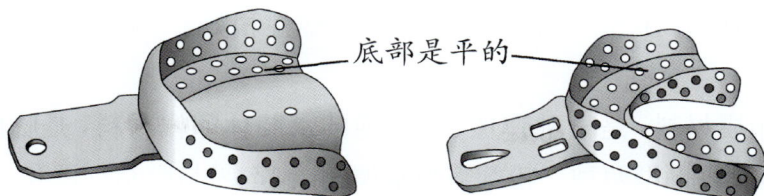

图 5-1　全牙列托盘

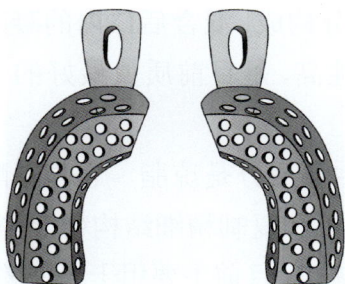

图 5-2　部分牙列托盘

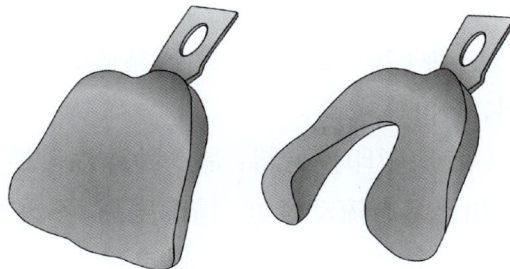

图 5-3　无牙颌托盘

3. 托盘的选择　托盘要略大于牙弓,其内面与牙弓内外侧有 3~4mm 的间隙以容纳印模材料。托盘翼缘一般止于距黏膜皱襞约 2mm 处,不能妨碍唇、颊、舌及口底软组织的功能活动,在其唇、颊系带部位亦应有相应切迹。上颌托盘后缘应盖过上颌结节和颤动线;下颌托盘后缘应盖过最后一个磨牙或磨牙后垫区。如果成品托盘某部与口腔情况不太合适,可用技工钳加以调改,或用蜡、印模膏增加托盘边缘长度及高度(图 5-4)。

若双侧后牙游离缺失,且缺隙处牙槽嵴明显吸收,则应选择一种前牙区底平而深,后牙区底浅而为椭圆形,且适合牙弓外形的托盘(图 5-5)。

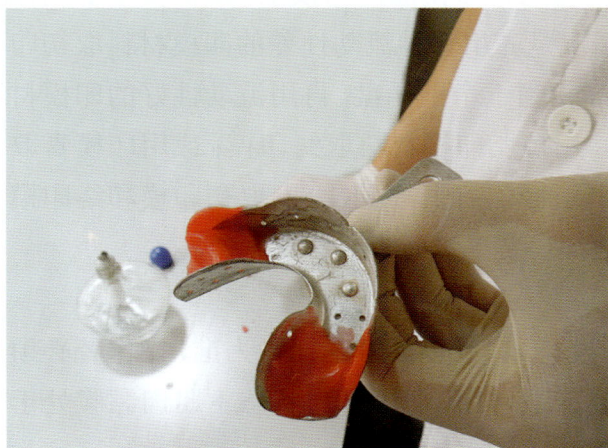

图 5-4　修整成品托盘

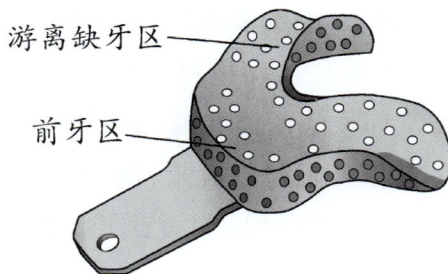

图 5-5　后牙游离缺失牙槽嵴吸收严重时所用托盘

4. 印模材料　印模的精确程度除了与临床医师操作技术的熟练程度有关外,还与印模材料的选择有关。常用于可摘义齿取印模的材料有印模膏、藻酸盐印模材料、硅橡胶印模材料、琼脂印模材料等。

(1)印模膏:是一种非弹性、可逆性印模材料,加热至 70℃ 左右软化,用手整塑后放入托盘取印模。印模膏在 50℃ 左右流动性和可塑性稍好，一般用于个别托盘初印模的制取。

（2）藻酸盐印模材料：是一种弹性、不可逆的水胶体印模材料，是临床上最常用的印模材料，分粉剂型和糊剂型两种。粉剂需与水调和，糊剂需与胶结剂调和，此种材料的优点是操作简便、精确度高、弹性好，因而从倒凹取出时不变形，但缺点是失水收缩，吸水膨胀，凝结时间受环境温度影响大，体积不太稳定，要求印模从口中取出后，应及时灌注模型。

（3）硅橡胶印模材料：由硅橡胶及交联催化剂两组分构成，混合后口内的凝固时间是 3～5 分钟（20～25℃）。印模精确、弹性好、尺寸稳定性高，是目前质量最好的一种印模材料，但价格较高。

（4）琼脂印模材料：是一种弹性可逆的印模材料，主要成分是琼脂。它与藻酸盐印模材料相比具有流动性好、精确度高、不易变形、表面再现性和复制精细结构精准等优点，但因为是水胶体印模材料，所以也存在失水后体积收缩等缺点，目前主要用于模型的复制。

二、印模的分类

1. 按取印模的次数分类

（1）一次印模法：是指用成品托盘和相应的印模材料一次完成工作印模。一次印模法操作简便，节省时间，但在某些特殊情况下，可能因成品托盘不合适，印模制取不完全而影响印模质量。因此，一次印模法制取印模必须有合适的成品托盘，还要求操作者技术熟练，能在有限的时间内完成功能性整塑。

（2）二次印模法：又称联合印模法，是指通过初印模和终印模两次印模完成工作印模。二次印模法分两种情况，一种是用成品托盘取初印模灌注初模型，在初模型上制作个别托盘，再用个别托盘取终印模。另一种情况是先用一种流动性差的印模材料取初印模，将初印模组织面均匀刮除 0.5～1.0mm 后，相当于个别托盘，再用流动性好的印模材料取终印模。如用藻酸盐印模材料取初印模，用琼脂印模材料取终印模；或用印模膏取初印模，用藻酸盐印模材料取终印模；或用不同流动性的硅橡胶分别取初印模和终印模等。二次印模法印模准确，容易掌握，但操作繁琐，费工费时。

2. 按取印模时患者张、闭口状态分类

（1）开口式印模：患者在开口状态下取印模，开口度以能容纳托盘为准，操作者必须一手固定托盘，一手进行肌功能整塑。此法临床最常用，但因开口状态下肌肉黏膜处于张力状态，故印模边缘的伸展可能有一定误差。

（2）闭口式印模：患者在闭口状态下取印模，一般用旧义齿或过渡性义齿作为个别托盘。患者在闭口状态下口腔无外界干扰，此时所取的印模更能反映组织功能状态下的真实情况。

3. 按取印模时是否进行肌功能整塑分类

（1）解剖式印模：取印模时不进行肌功能整塑。多用于非工作印模的制取。

（2）功能性印模：取印模时进行软组织功能整塑，这样可以部分或完全反映组织在功能状态下的情况。工作印模均要求取功能性印模。

光学印模或数字化印模

随着口腔 CAD/CAM 技术的不断发展，出现了一种区别于传统印模的新型印模类型，即光学印模或数字化印模。它将关于口腔组织的情况，通过光学扫描的方法，转变成数据信息保存在计算机里，是一种虚拟的印模。采集方法可分直接法（口内法）和间接法（口外法）。①直接光学印模：在预备好的基牙及周围区域表面均匀喷涂料（如二氧化钛粉末），以形成牙体预备统一反射面，采集基牙预备体的光学模型。然后将对𬌗牙吹干、喷粉，让患者做正中咬合，采集光学印模，建立患者的数据资料。②间接光学印模：制取硅橡胶印模，灌注超硬石膏模型后按上述方法进行扫描建立患者的数据资料。口内扫描方式是扫描设备伸入患者的口内直接对牙体和相关软硬组织进行扫描测量，实时获取数字化印模。与口外方式相比，其优点是省却了大量繁琐的传统步骤，降低了材料和人工的消耗，更重要的是，它将口腔修复数字化诊疗推向了一个更高的水平，做到了真正意义上的无模化、数字化。

三、全口义齿印模

无牙颌印模的准确度不仅会影响全口义齿的固位，还会影响义齿的平衡和稳定。因此，要求印模能准确和完整地反映无牙颌牙槽嵴的形态和周围组织的生理运动状态，以便使基托与口腔黏膜高度密合，获得良好的边缘封闭。

由于无牙𬌗牙槽嵴吸收的不均匀，故全口义齿的印模需采用二次印模法。二次印模法又叫联合印模法，由初印模和终印模组成。

（一）全口义齿印模要求

1. 精确的组织解剖形态　印模应获得精确的义齿承托部位的组织解剖形态，以保证义齿基托与支持组织密合，具有良好的固位力。由于不同患者口腔的各部分组织各有其不同的解剖特点，缺牙时间不一致，且牙槽嵴各部位吸收不均匀而高低不平。故制取印模时，要用正确的材料和方法，并应注意压力要均匀，否则影响印模的准确性。

2. 适度的伸展范围　印模范围的大小决定全口义齿基托的大小。在不妨碍黏膜皱襞、系带以及软腭等功能活动的前提下，应充分伸展印模边缘，以便充分扩大基托的接触面积。义齿固位力与基托接触面积成正比，即接触面积越大，固位力也越大。此外，无牙颌单位面积上所承受的咀嚼压力与接触面积成反比，即接触面积越大，单位面积上所承受的咀嚼压力越小。

3. 反映周围组织的功能形态　要制取功能性印模，应进行肌功能整塑，由患者自行或在医师的帮助下，唇、颊、舌做各种运动，使印模边缘与功能状态下的黏膜皱襞和系带相吻合。

（二）个别托盘

个别托盘是根据患者的口腔情况和修复的需要制作的。制作个别托盘主要有三种方法：①印模膏制作个别托盘；②利用旧义齿制作个别托盘；③用自凝树脂制作个别托盘。临床上常用自凝树脂制作个别托盘。

1. 制作个别托盘的方法 自凝树脂制作个别托盘，方法如下：

（1）个别托盘的边缘线：个别托盘的边缘是确定义齿基托边缘的标准。若需要采集解剖式印模时，要求个别托盘的边缘线应与基托伸展的边缘位置一致；若需要采集功能性印模时，则要求个别托盘的边缘线应画在比基托伸展的边缘位置短 2～3mm 处（图 5-6）。为保证义齿后缘印模的完整，需要个别托盘的上颌后缘与下颌磨牙后垫区边缘线向后伸展。

（2）模型的处理

1）缓冲：对需要进行缓冲的部位，如骨隆突、软组织增生和倒凹区等，通过贴蜡片或橡皮膏等来缓冲。

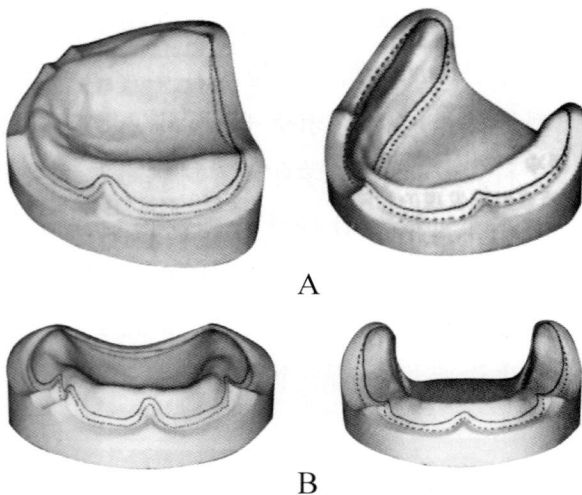

图 5-6 个别托盘的边缘线

2）预留空间：由于第二次印模需要在个别托盘与黏膜之间能容纳一定厚度的印模材料，因此，需要在处理过的模型上按照画出的边缘线均匀贴一层厚度约 1mm 的薄蜡片。为了二次印模的定位和压力的均匀，可以在贴好薄蜡片后，在上下颌两侧的第一前磨牙区和磨牙区牙槽嵴顶处（注意避开缓冲区），用蜡刀去除直径 5～7mm 的圆蜡片，形成的 4 个圆孔作为个别托盘的支撑点（图 5-7）。

（3）自凝树脂的调拌与压制：模型涂布分离剂，调拌自凝树脂至面团期，将捏制成上下颌初步形状的树脂置于一块玻璃板上，用另一块玻璃板加压形成厚约 2mm 的平面状，铺在模型上，按照边缘线位置裁切。随后，在形成的个别托盘前部中线牙槽嵴顶区，用剩余的

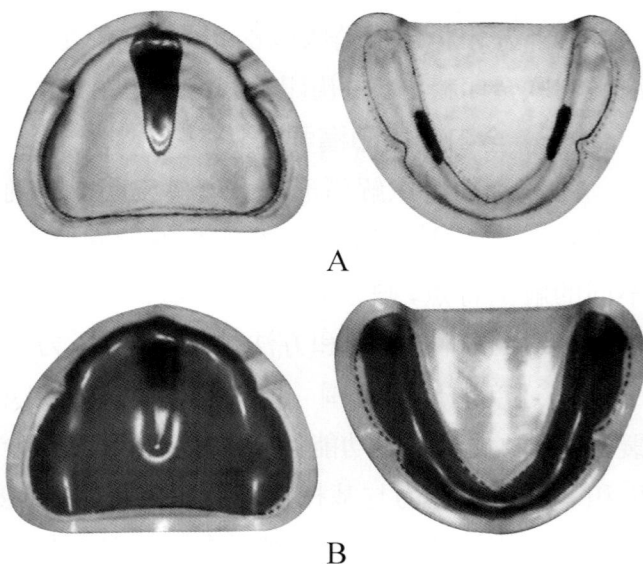

图 5-7 模型处理

A. 缓冲 B. 铺薄蜡片

树脂形成手柄，注意不能妨碍唇、颊、舌的运动。另外，还可以在上颌的腭中央部，下颌的第二前磨牙附近设置固定印模的手支托（图5-8）。

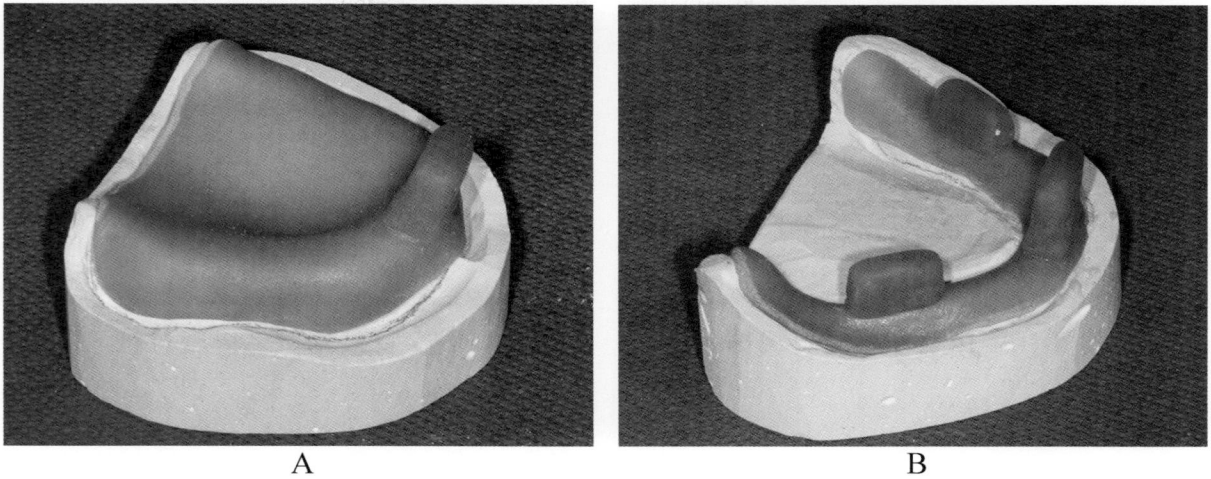

图 5-8 自凝树脂压制成型

A. 上颌个别托盘　B. 下颌个别托盘

（4）打磨与完成：树脂固化后，按照划定的边缘线打磨抛光托盘。

（5）制取终印模：用个别托盘盛印模材料，利用口镜牵引一侧口角，将托盘旋转放入口腔，牵开唇部，以轻微压力和颤动手法让托盘就位，做肌功能整塑后，稳住托盘待材料硬固成形（图5-9）。

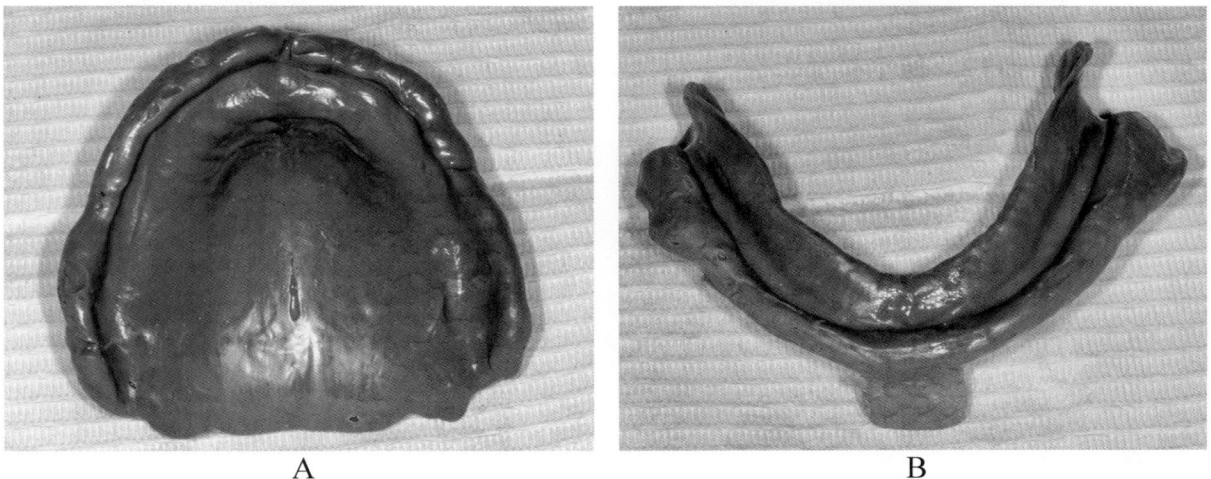

图 5-9 终印模

A. 上颌终印模　B. 下颌终印模

2. 可摘局部义齿个别托盘制作　操作步骤如下（图5-10~图5-18）。可摘局部义齿个别托盘制作与全口义齿个别托盘的制作方法类似。

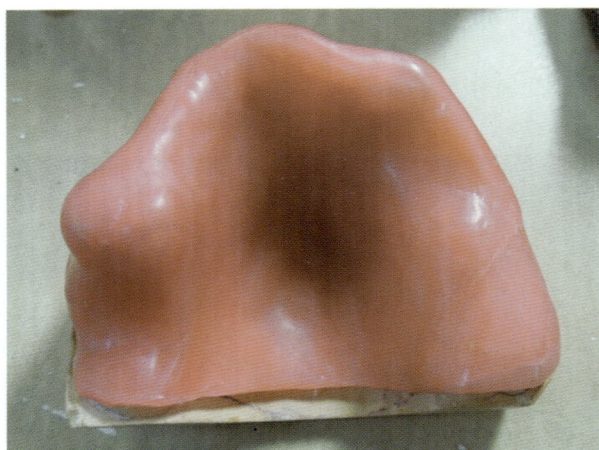

图 5-10　保留印模材料间隙

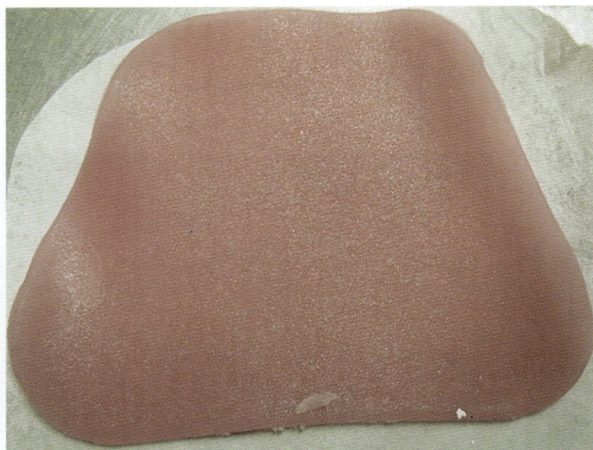

图 5-11　光固化树脂材料

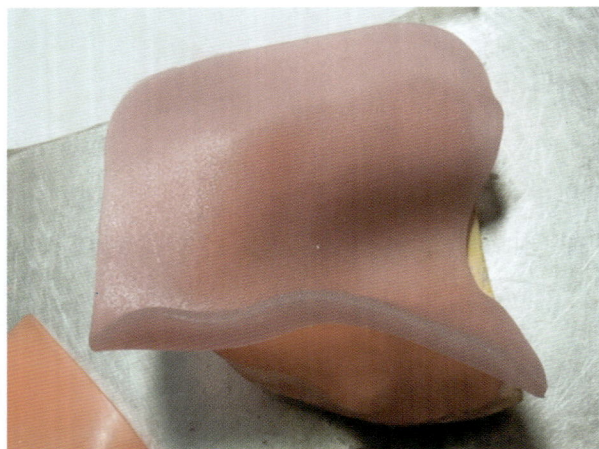

图 5-12　铺于模型上

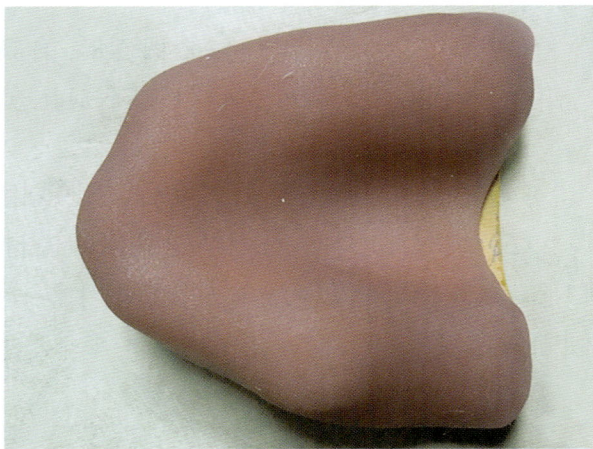

图 5-13　压制成型

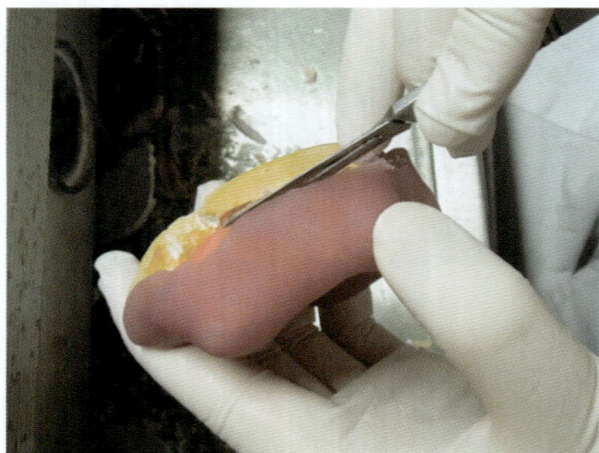

图 5-14　修整边缘

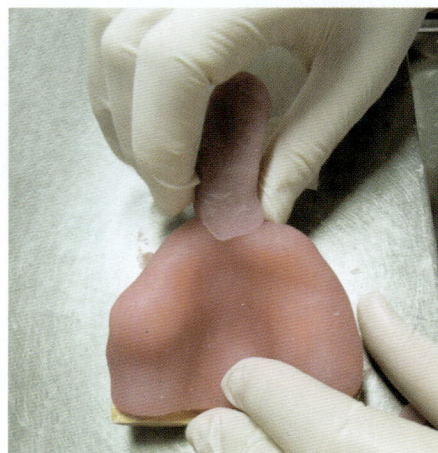

图 5-15　制作托盘柄

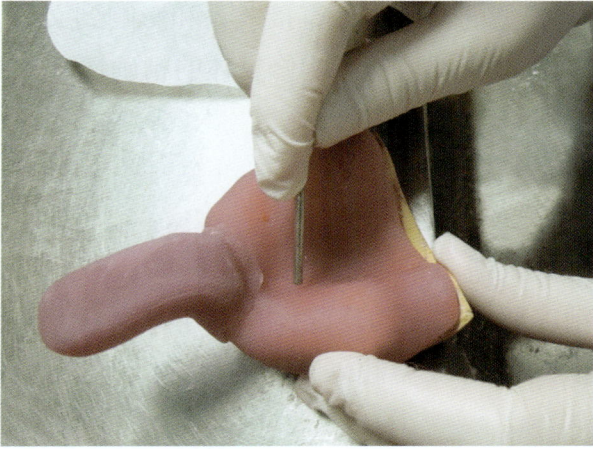

图 5-16 制作孔

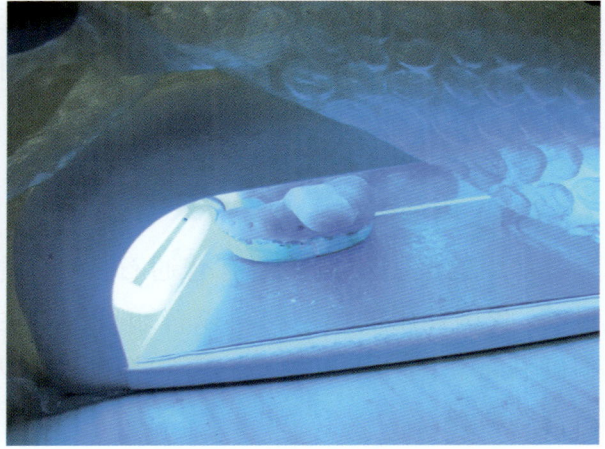

图 5-17 光固化处理

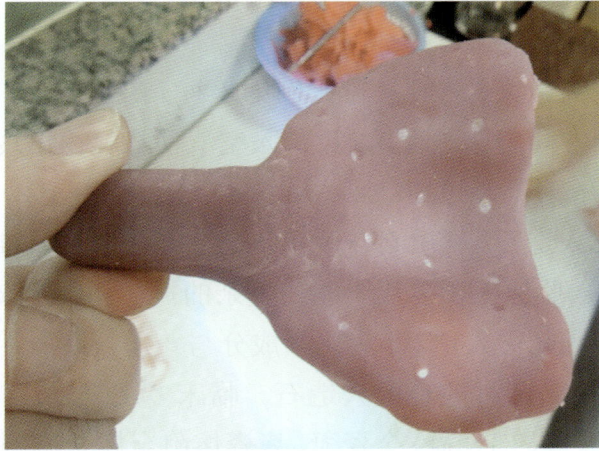

图 5-18 制作完成

四、印模的检查

印模取出后要仔细检查。主要注意以下几个方面的问题：

1. 印模不能与托盘分离　出现印模与托盘分离现象，应该重新制取印模。

2. 印模的覆盖范围必须符合制作要求　上颌后缘的伸展与后颤动线一致。下颌后缘盖过磨牙后垫，远中舌侧边缘延展到下颌舌骨后间隙，下缘应跨过下颌舌骨嵴。

3. 印模必须边缘清晰，黏膜面光滑。二次印模材料分布均匀，主要解剖标志明晰，整体完整。如有微小气泡或缺损发生在非关键部位，应用弹性印模材料或蜡予以填补，大的气泡则应重新制取印模。高质量的印模边缘应圆润，厚度可达 2～3mm。

第二节　模型技术

模型即物体的阳模。口腔医学中的模型是指在口腔印模内用某种模型材料灌注而成的，脱模后能够完整再现与修复相关的口内余留牙及相应软、硬组织形态结构的阳模。全口义齿和可摘局部义齿的制作均在模型上进行。模型的精确与否直接关系和影响到义齿的修复效果，在义齿制作过程中，模型的任何破损和磨损都可能影响修复体的精确性。

一、模型材料及灌注方法

（一）模型材料的选择

常用的模型材料主要有普通石膏、硬质石膏（人造石）、超硬石膏（超硬人造石）等。目前，我国使用的模型材料以普通石膏为主，精度要求较高的修复体可采用硬质石膏和超硬石膏。国外则以硬质石膏和超硬石膏为主。另外，还有超硬精密石膏、木质纤维素石膏等材料。

1. 普通石膏　普通石膏的调拌与灌注模型的应用，是口腔修复科简单而常见的操作。普通石膏与硬质石膏相比较，其材料结构疏松，硬度和强度也较低。普通石膏常用于树脂类基托可摘义齿的模型制作。

普通石膏的水粉比例最大，一般水粉比例为水:石膏粉 =（40～50）mL:100g（大约1:2）。调拌方式取一个方向匀速进行，以免带入空气使材料内出现大量气泡。调和时间控制在 40～60 秒为宜，一般不超过 60 秒。

2. 硬质石膏　又称人造石，硬质石膏脱水均匀、纯度高、结晶致密，故其硬度和强度方面均比普通石膏优越。临床上主要用于制作复杂的托牙和固定义齿时的模型灌注。

3. 超硬石膏　又称为超硬人造石，其化学成分与普通人造石相同，也为半水硫酸钙，但其晶体排列更加规则，是一种改良的人造石。临床多用于灌注需要精密铸造的模型，如体积较大的固定桥、嵌体、部分冠、全瓷冠、烤瓷熔附金属全冠、精密附着体义齿、可摘局部义齿铸造金属支架等。

使用时，应注意严格控制混水率（水粉比例最小），最好能在真空调拌器内进行，调拌时间不超过 50 秒。若需要分步灌模，应在超硬石膏未完全凝固前灌注普通石膏，以防两种模型材料分离。

（二）灌注模型的方法

取得准确印模后，应及时用石膏或人造石等模型材料灌注印模。

1. 一般灌注法　首先将印模用细流水冲洗干净，并甩干水分，然后用橡皮碗调拌石膏或人造石，水粉比例要合适，以保证模型有足够的强度。石膏调拌均匀后，先将少量石膏放在印模的最高处，手持托盘柄，将其放在模型振荡器上或轻轻振动托盘底，使石膏缓慢流至印模的牙冠处，并逐渐添加材料，灌满整个印模，注意排出气泡，然后把剩余石膏堆放在玻璃板上，将印模倒置于其上，要求托盘底与玻璃板平行，并保持一定厚度，修去印模边缘过多的石膏（图 5-19）。对于孤立的牙齿，灌注模型时应在已灌注部分石膏的该牙处，插一小竹签以加强石膏牙的坚固性，以免在分离模型时将石膏牙折断。灌注模型时不要对印模托盘施加压力，以免印模变形影响模型的准确性。模型应有适当的厚度，最薄处不小于 10mm（图 5-20）。

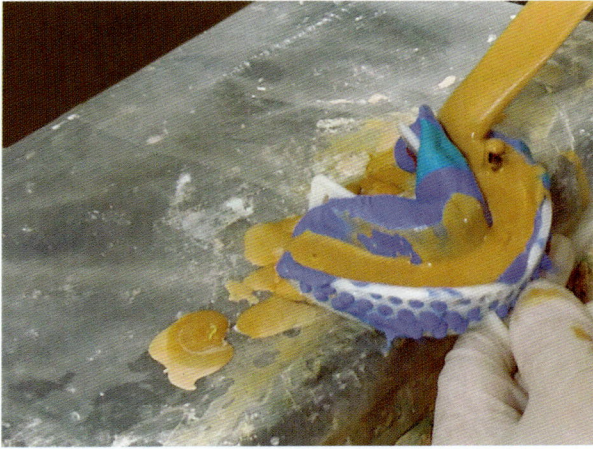

图 5-19　灌注模型

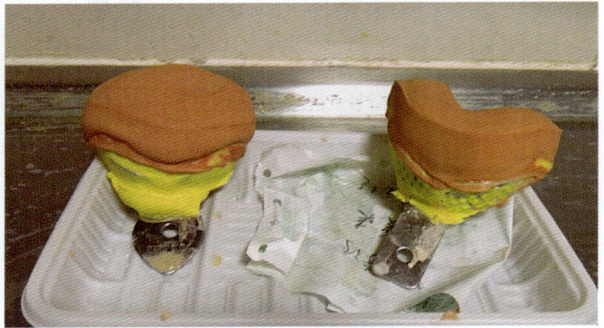

图 5-20　上下颌模型

　　石膏模型材料半小时可初步凝固变硬。分离模型，取下托盘和印模，修整模型，按正确𬌗关系对位上下颌模型，然后画出标记线。

　　2．围模灌注法　此法形成的模型厚度适宜，外观整齐，方便义齿制作，但操作复杂，耗费时间，全口义齿模型常采用此种方法灌注。

　　（1）围模：首先在制取印模的周缘下约 5mm 处，用直径 5mm 的软性粘接蜡条将印模包绕，如果是下颌印模则需在下颌舌侧口底部用蜡片封闭空隙。然后用蜡片沿蜡条外缘围绕印模一周，并使蜡片高于印模最高点以上 13mm。用蜡封闭蜡片与软性蜡条间的间隙（图 5-21）。

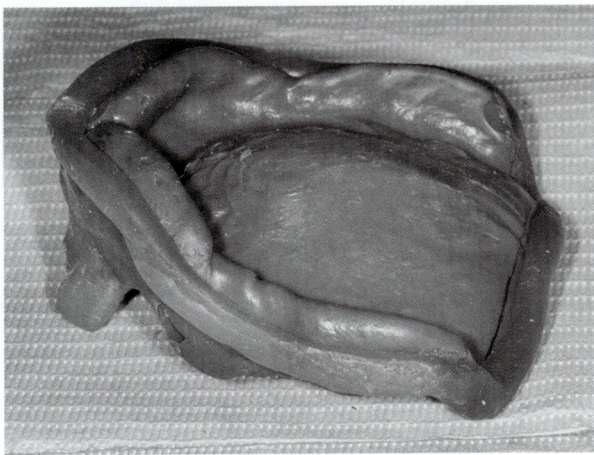

A

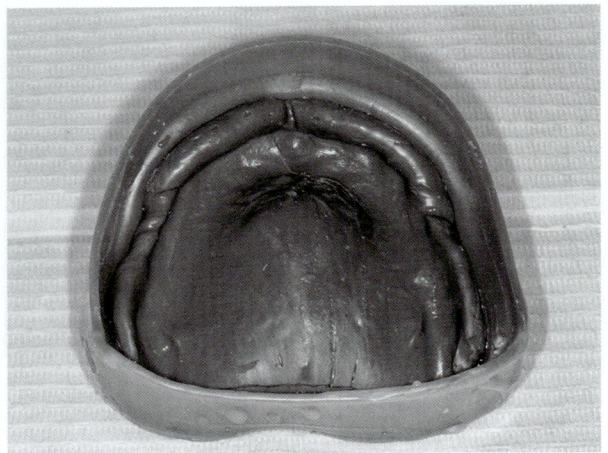

B

图 5-21　围模

A．围模前沿印模边缘粘接蜡条　B．围模后

　　（2）灌模：将模型置于振荡器上，将调和好的模型材料堆放少量于印模最高处，让模型材料从一侧振荡流动到另一侧，边加材料边振动，直到灌满为止。

　　（3）模型修整：用模型修整机修整，使模型底面与牙槽嵴顶平行，侧面与底面垂直，模型外围呈圆形，模型边缘的外侧要保留 2～3mm 的宽度，并与模型底面形成 10°

夹角（图 5-22）。

3．分段灌注法　指仅在印模组织面灌注硬质石膏或超硬石膏，而其他部分用普通石膏灌注的方法。此方法既可保证模型工作面的强度和硬度，又可节省材料，降低成本。但需注意应在超硬石膏未完全凝固前灌注普通石膏，以免分离模型时两者分开。

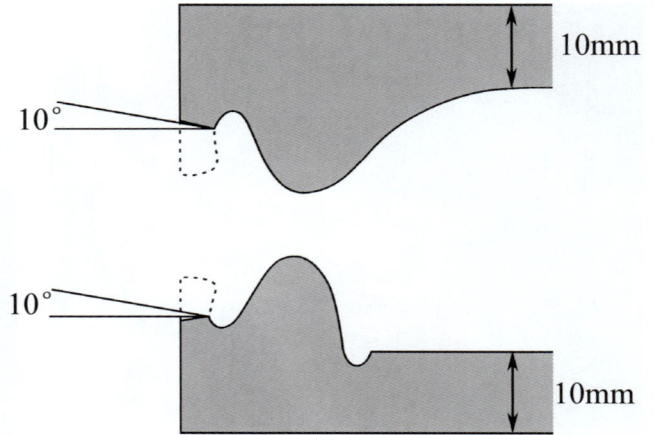

图 5-22　模型边缘要求

二、模型的要求

（一）全口义齿模型要求

1．显示无牙颌所有解剖标志及黏膜皱襞的形态　工作模型要能准确反映与义齿制作有关的解剖标志、口腔组织的细微纹路，印模边缘上显露出肌功能整塑的痕迹。

2．具有一定的强度　模型边缘厚度 3～5mm，模型最薄处不小于 10mm。上颌模型后缘应至腭小凹后至少 2mm，下颌模型后缘应在磨牙后垫前缘向后至少 10mm（图 5-23）。

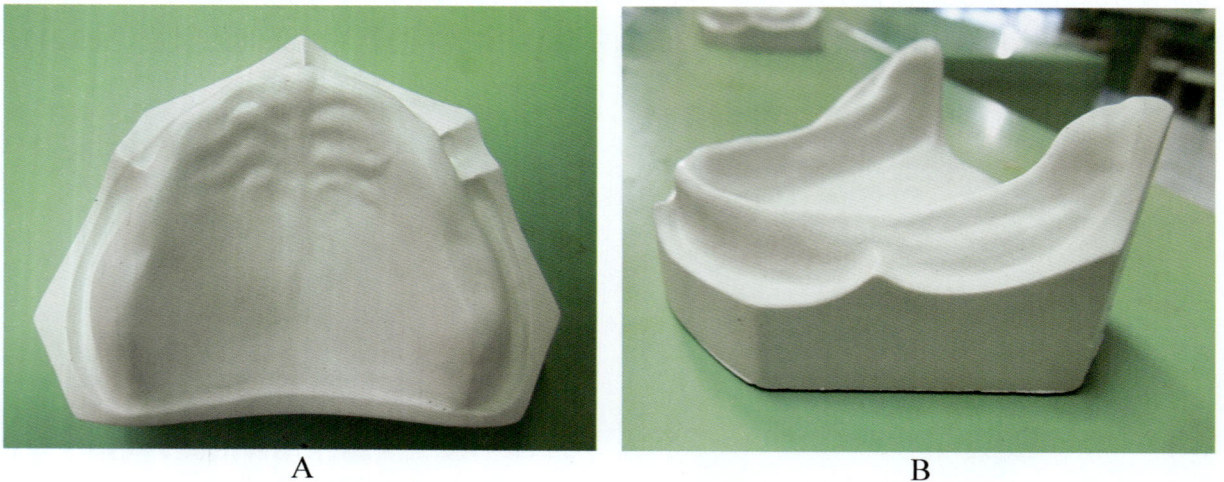

A　　　　　　　　　　　　　　　　B

图 5-23　全口义齿模型

（二）可摘局部义齿模型要求

1．模型应能精确地反映出口腔各部分的解剖形态、组织结构以及牙颌的关系。模型应无缺陷、表面清晰、体积稳定、精确度高。

2．模型应包括牙颌的一定范围，符合修复体的制作要求，以保证修复体的顺利完成。

3．模型的底座，应具有一定的厚度，一般以不少于 10mm 为宜。

4．模型应具有一定的形状，要求使其底面与牙弓的𬌗平面平行，模型底座的前壁、侧壁及后壁应与模型的底面垂直。

5．模型边缘的宽度，其唇、颊侧黏膜皱襞至底座边缘应有 5mm 左右的距离（图 5-24）。

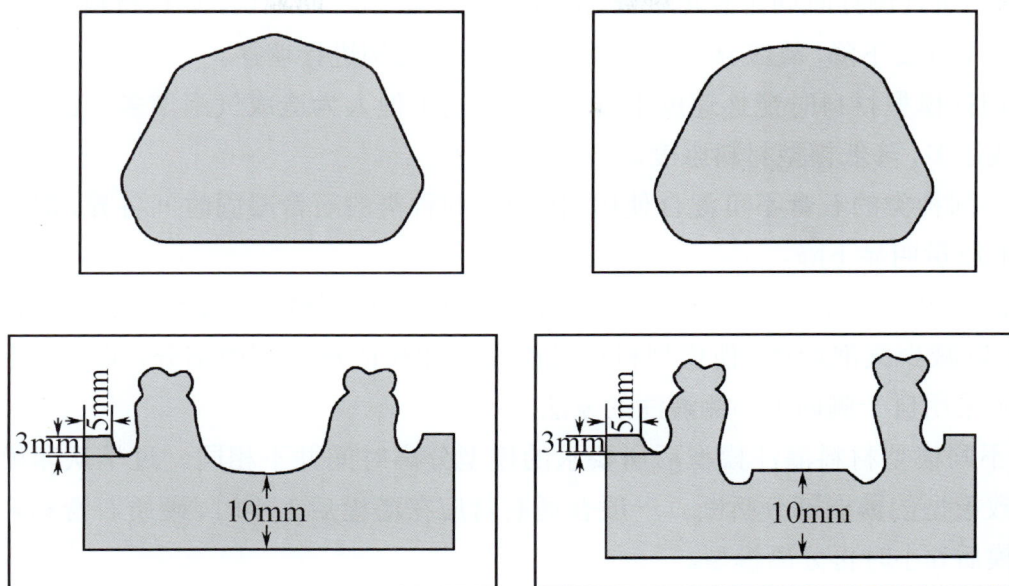

图 5-24　模型的外形要求

6．模型表面的硬度要高，制作修复体时不易磨损，且具有较大的抗压强度。

7．模型的表面应光滑，以便于蜡模的顺利脱出。

三、模型的修整

用石膏打磨机对模型进行切割或修整。修整时，必须握紧模型靠近砂轮进行加工，以防因抖动而损坏模型，也防止伤到自己。修整后的模型基底面与𬌗平面平行，基底面至上颌腭部或下颌口底的厚度约 10mm，模型侧壁与基底面垂直，并确保在黏膜皱襞外有 3～5mm 的宽度，以保护模型的边缘。基底面的后缘与中线呈直角，上颌模型的后缘应达翼上颌切迹的后方，下颌应处于磨牙后垫的后方（图 5-25）。

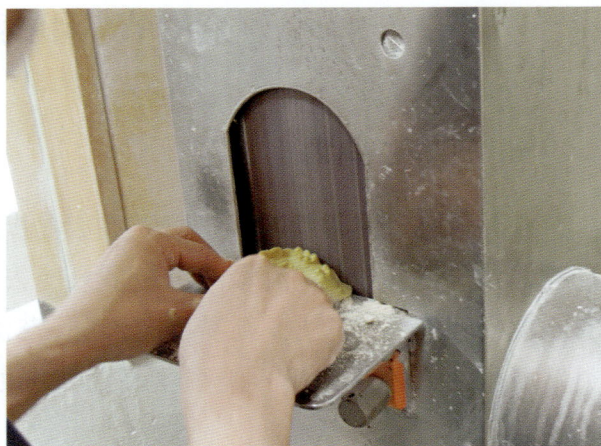

图 5-25　模型修整

四、制备模型时注意事项

1．在灌注模型之前，必须对印模进行消毒。

2．用于调拌模型材料的一切工具和装置都必须清洁。调拌模型材料时，如有石膏残渣等杂质混入，将影响材料的凝固时间和膨胀率。

3. 严格按模型材料的产品使用说明进行调拌。在调拌过程中若发现水粉比例不合适，不可再加水或粉继续调拌，因为此操作不仅会在模型内形成不规则块状物，使凝固时间不同步，而且调拌时间延长可使结晶中心增多，凝固时间加快，导致材料膨胀率变大，均导致模型强度下降，故应弃之重新按正确的水粉比例进行调拌。

4. 调拌模型材料时搅拌速度不宜过快，否则不但人为造成气泡增多，还会引起结晶中心形成过多，降低模型材料强度。

5. 不同种类的石膏不可混合使用，因为不同种类的石膏凝固时间各异，混合使用会使模型的质量明显下降。

6. 灌注模型时应从印模的最高点处开始灌注，使模型材料一小份一小份地自高处流向四周，以减少气泡形成，使模型材料既能充满印模的每个细微部分，又可防止形成空腔。也可采用自一侧向另一侧灌注的方法。

7. 不同模型材料灌注模型后所要求的模型分离时间并不相同。过早从印模中分离模型可致模型的薄弱部分折断。一般普通石膏应在灌模后 1 小时，硬质石膏和超硬石膏应在灌模后 6 小时再分离模型。

8. 先去除托盘周围多余的石膏，按先前设置的就位道的大致方向小心地把印模自模型上取下来。

9. 为防止孤立牙折断，可在灌模时事先在印模中该牙的部位插入小竹签或金属钉类物品以加强该石膏牙的强度，也可在脱模时先锯开托盘或用小火焰软化个别托盘的边缘，取下托盘后再去除印模材料。

第三节 印模与模型的消毒

一、印模的消毒

由于制取口腔印模时，需要直接接触患者唾液甚至是血液，印模表面带有细菌、病毒及其他致病微生物等，流水冲洗最多只能去除 40%～90% 的细菌，若未经特殊消毒处理的印模立即灌注成模型，则易引起乙肝、艾滋病、结核等传染性疾病的交叉感染，危害人类健康生活。由于印模不能耐受高温高压处理，故常用的消毒方法是化学消毒法，主要有浸泡法和喷雾法等。

常用的消毒方法

1. 浸泡消毒　是目前最常用的印模消毒方法，常用消毒液主要有戊二醛、次氯酸钠、碘伏、酚液等，推荐使用 2% 的戊二醛溶液或有效氯达 10 000mg/L 的次氯酸盐溶液。将印模取出后，用流水冲洗 10 秒，尽量去除表面残留的唾液、血液以及碎屑，然后在消毒液中浸泡 1 小时以上，但对聚硫橡胶、缩合型硅橡胶、聚醚橡胶以及琼脂类材料，浸泡时间不应该超过 30 分钟，再用流水冲洗，拭干水分后灌注石膏模型。浸泡消毒可以通过改变消毒剂的浓度或浸泡时间达到完全灭菌的效果，但其过程也会破坏印模表面的细微结构而引起印模变形，在众多印模材料中，加成型硅橡胶印模材料的性质最稳定。采用戊二醛或次氯酸钠浸泡的金属托盘易受腐蚀，可能出现托盘与印模材料分离现象。

2. 喷雾消毒　喷雾消毒作为一种改良的方法，对印模尺寸的影响较小，主要用于浸泡后易变形的材料消毒。其方法是：在用流水冲洗 10 秒后拭干的印模上均匀喷上一层消毒剂后，放入相对湿度为 100% 的密闭容器中达到规定的消毒时间，取出后再用流水冲洗、拭干，最后灌模。在使用中，应注意避免因口腔结构的特殊性而使消毒液积聚在印模某一部位，造成其他位置消毒不全的现象，尤其是对含水量较高的印模材料，因材料溢水会降低表面消毒剂的浓度而影响消毒效果；同时还应注意消毒剂的挥发，所造成的对人体健康潜在性的损害。常用的喷雾消毒剂有：10% 次氯酸钠溶液、戊二醛溶液。

二、模型的消毒

目前模型的消毒方法很多，包括浸泡法、喷雾法、熏蒸法、微波或紫外线消毒法，以及臭氧消毒法和模型材料添加消毒剂的方法等。由于对石膏模型的准确度和强度的要求较高，因而对工作模型的消毒方法的选择就要求不但要考虑消毒的效果，还要考虑对模型的强度和表面性能的影响等。

1. 浸泡、喷雾消毒法　浸泡、喷雾消毒法已广泛地应用于印模和模型的消毒，但是，浸泡消毒有可能会使模型变形，或导致模型的表面腐蚀、强度降低等，最终会影响修复体的制作。喷雾消毒较浸泡消毒对模型材料表面的影响较小，但存在消毒不完全的情况。

2. 熏蒸消毒法　常用的熏蒸消毒剂是甲醛和戊二醛，这类消毒剂的消毒效果好，对芽孢有一定的杀灭作用，效率高，而且对模型表面影响极小，但由于毒性和刺激性较大，在消毒过程中注意操作者的个人防护。

3. 微波消毒法　微波消毒的特点是快速而均匀的升温，瞬间达到高温，从而达到消毒灭菌的作用，是简便、实用的石膏模型的消毒方法，同时可以加快石膏模型的凝固和干燥，对石膏模型表面没有影响，是一种高效的石膏模型的消毒方法。

4. 臭氧消毒法　臭氧是一种广谱杀菌剂，杀菌效果好，采用臭氧消毒杀菌机对石膏模型消毒必须有足够的消毒时间，一般 30 分钟可达到理想的消毒效果，而且在消毒过程中对石膏模型的表面精确度和强度没有影响。

5. 紫外线消毒法　紫外线消毒法是临床常用的消毒方法，具有广谱、便捷、有效的杀菌作用，对石膏模型的表面精确度和强度没有影响。但由于模型外形不规则，表面结构较复杂，会引起消毒不彻底，影响消毒效果，同时由于时间较长，工作效率较低。

上述是石膏模型消毒常用的几种方法，在实际操作中，为了达到更好的消毒效果又不影响石膏各方面的性能，常常几种方法联合应用，以达到高效、彻底、理想的消毒效果。

第四节　模型的设计

一、全口义齿模型处理及𬌗堤的制作

1. 描记基托边缘线　在工作模型上描记的表示基托边缘伸展位置的线，称为基托边缘线，原则上由医师来记录。

2. 记录标志线

（1）牙槽嵴顶线：牙槽嵴的最高部分称为牙槽嵴顶。可参考牙槽嵴上的解剖标志（上颌结节、磨牙后垫）和牙槽嵴顶上的正中点、左右尖牙大致位置等，在模型后部牙槽嵴顶区画磨牙线（M），前部牙槽嵴顶区画前牙线（I）称为牙槽嵴顶线（图5-26）。

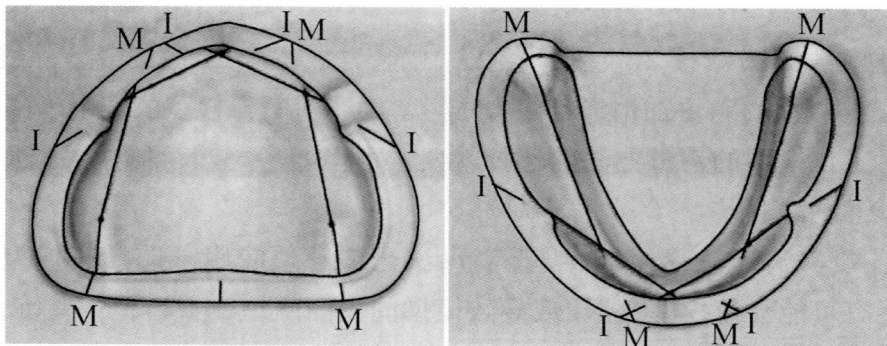

图 5-26　牙槽嵴顶线

（2）磨牙后垫的标志线：在磨牙后垫的前缘记录标志线，表示人工牙列排列的最后缘；在前、后缘落差高度的 1/2 处记录标志线，作为确定𬌗托高度的标志（图5-27）。

3. 缓冲区处理　基托下的牙槽嵴及腭黏膜，由于黏膜厚薄和弹性不同，在受咬合压力后出现下沉不均匀的现象，有些部位压力过于集中，会使义齿产生翘动、黏膜损伤、骨吸收异常和基托折断等现象。为了防止上述现象的发生，应在制作前对模型进行缓冲处理。需缓冲的区域主要有：①上颌硬区、下颌隆突；②下颌舌骨嵴部；③牙槽嵴尖锐的骨尖、骨突；④切牙乳突；⑤增生的组织等。

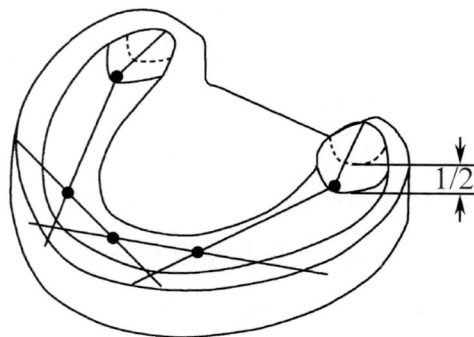

图 5-27　磨牙后垫的标志线
在前、后缘落差高度的 1/2 处记录标志线，作为确定𬌗托高度的标志

4. 后堤区的处理　为了提高基托边缘的封闭性，需要对模型后堤区进行适当的处理，削除在前颤动线略后方模型表面上的部分石膏。这样就可在义齿基托的相应部位形成隆起，使上颌义齿基托后缘的封闭更加可靠，义齿的吸附力更好（图5-28）。

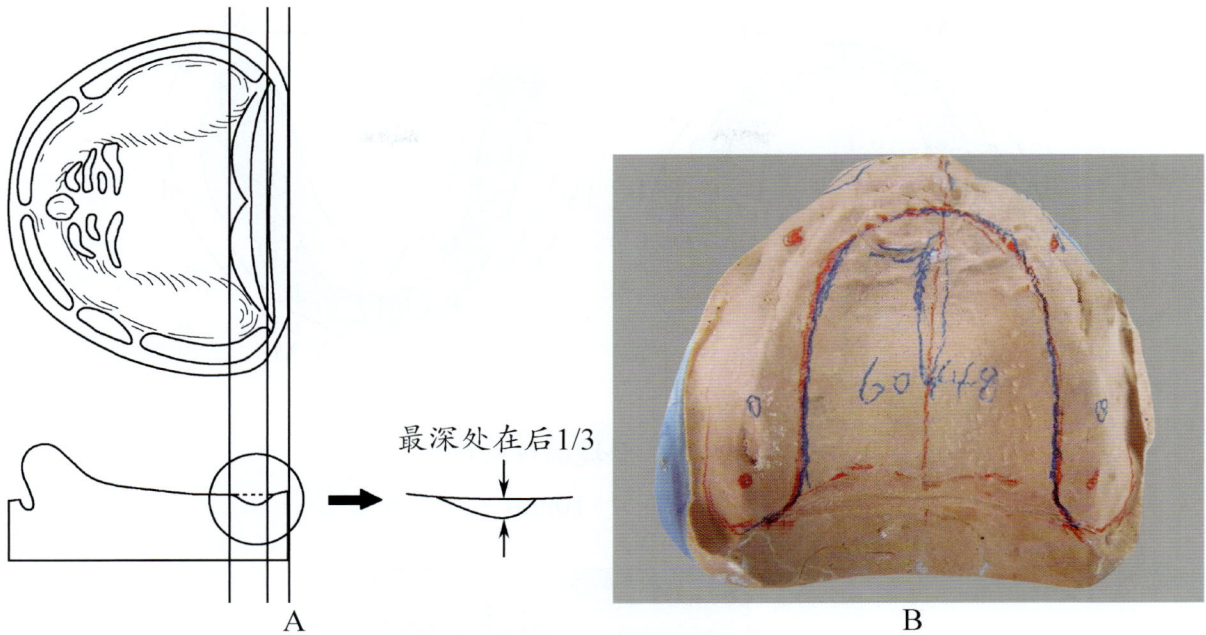

图 5-28 后堤区的处理

"M"形，宽 3～5mm；最宽处较深，中间和两侧移行处较浅，深 1～1.5mm

5. 粭托的制作 粭托由暂基托和粭堤两部分组成，用于记录颌位关系。

（1）暂基托的制作：暂基托必须选用坚硬稳定且易于密贴的材料。常用的基托材料有基托蜡片、自凝树脂和光固化基托树脂。由于蜡片易变形，固位差，复位准确度不高，最好不选用。

在制作暂基托前，通常使用烤软的蜡片对模型进行填倒凹处理，目的是防止基托树脂摘戴时损伤模型。对处理过的模型涂布分离剂，调拌自凝树脂至黏丝期，将树脂均匀涂布在模型上，形成约 1.5mm 的薄片，在自凝树脂未硬固前，用雕刻刀蘸单体去除多余材料。待固化后取下基托，打磨后备用。为不妨碍人工牙的排列，基托顶部要打磨稍薄一些。

（2）粭堤的制作：粭堤的作用是占据患者失牙前天然牙所处的空间，并依照设计在其上排列人工牙。

常规使用红蜡片烤软卷成直径约 8～10mm 的蜡条，弯成与牙弓相应的形状，置于牙槽嵴顶，用烫热的蜡刀将其与基托连接，趁蜡条尚软时用平面板或玻璃板按压表面，形成前牙区略高于后牙区的粭平面。粭堤前缘约位于切牙乳突的中央往前 8～10mm 位置。上颌粭堤的后缘相当于第二磨牙的远中修整成斜坡状。下颌粭堤的高度与磨牙后垫高度的 1/2 处相当（图 5-29，图 5-30）。在临床上，粭堤的最终高度和位置必须由医师按照牙槽嵴的吸收程度通过颌位关系记录来确定。

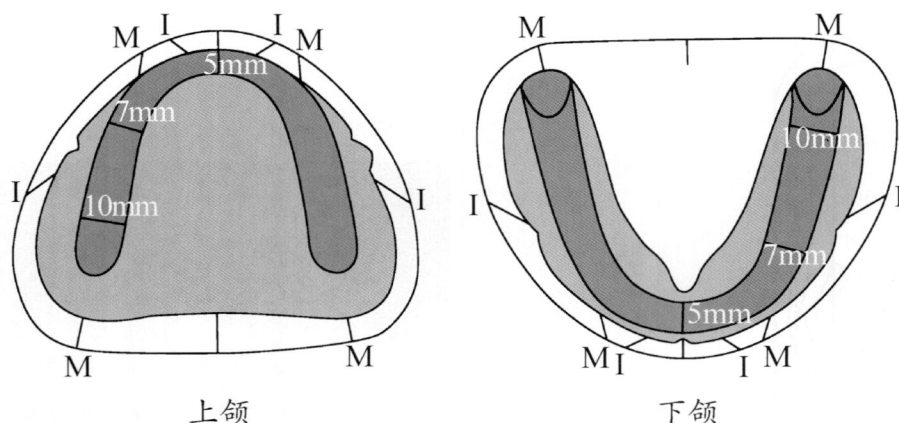

上颌   下颌

图 5-29 **船堤的船面观**

宽约 5～10mm

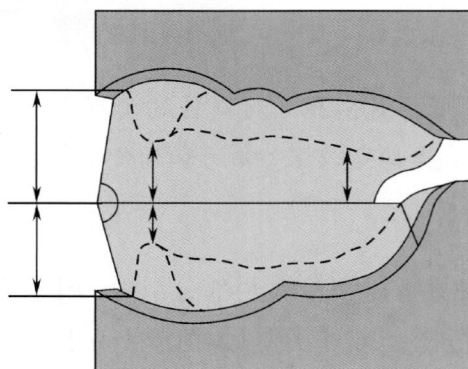

图 5-30 **船堤侧面观**

上下颌船堤间紧密接触，高度适宜，平分颌间距离；

上颌第二磨牙远中形成近中斜向远中的斜面

二、可摘局部义齿模型观测及填倒凹

在制作可摘局部义齿的支架和蜡型之前，先对工作模型上的基牙、余留牙的倾斜程度和倒凹大小以及相邻组织的形态等进行全面的观测分析，再确定可摘局部义齿的最终设计。

（一）模型观测

模型观测是指使用观测仪对牙列缺损的模型进行观测分析，通过检查各基牙及软组织的倒凹情况，确定可摘局部义齿的就位道，并用分析杆上的描记铅笔芯画出基牙和软组织导线的过程。

1. 模型观测的目的

（1）确定可摘局部义齿的共同就位道。

（2）画出各基牙的观测线，根据观测线的种类确定卡环的类型和分布位置。

（3）确定模型上不利的倒凹和基托的伸展范围。

（4）便于完成后的义齿既能顺利戴入和摘出，又不至于损伤口腔组织。

（5）能保证义齿在口内的固位和稳定，以便发挥应有的生理功能。

（6）义齿戴入后，有利于患者的美观。

2．观测仪的结构　观测仪是用来分析和检查各基牙、余留牙、缺牙区牙槽嵴及口腔黏膜组织的情况，判断各部位倒凹的大小，确定义齿共同就位道的一种仪器。不同的观测仪具有不同的结构，但都有共同的构件。观测仪一般由分析杆、支架和观测台（图 5-31）以及附件（图 5-32）组成。

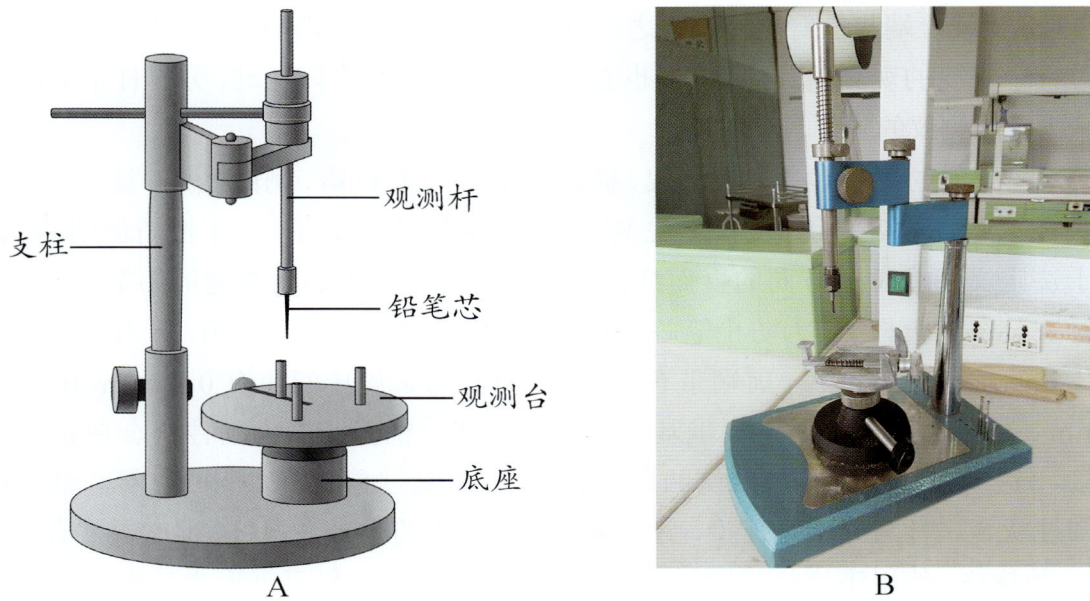

图 5-31　观测仪的结构

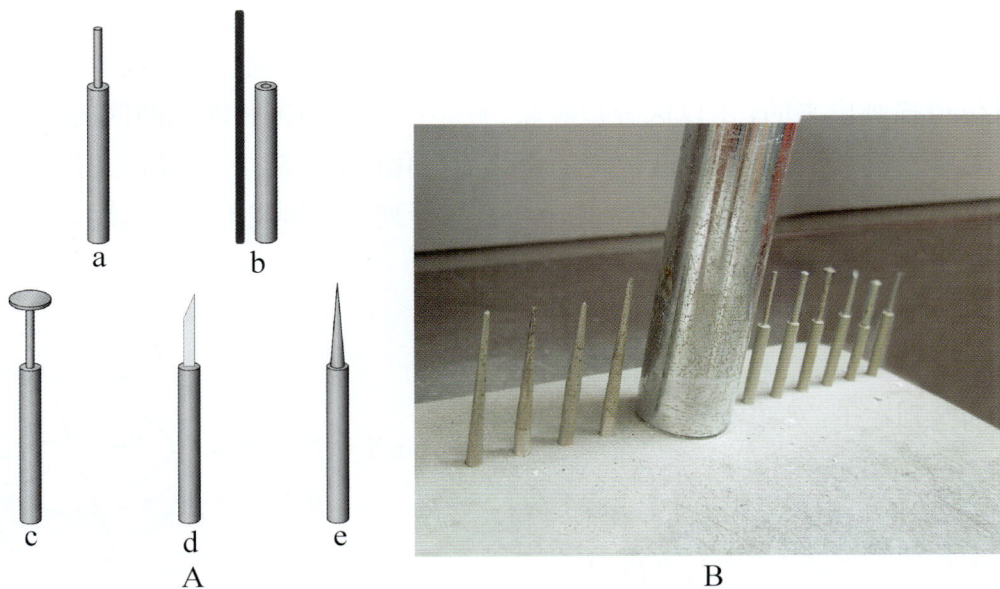

图 5-32　观测仪的附件

A．测量规（a）、描记铅笔芯与笔芯鞘（b）、倒凹量规（c）、铣刀（d）、锥度规（e）　B．实物照片图

（1）支架包括基座、支柱、横臂。基座又称为平台，表面光滑有利于观测台在其上自由滑动，其上可放置观测台，并在一侧边缘与支柱相连。支柱又称为垂直支柱，位于基座的一侧，垂直于基座，并与横臂相连。横臂又称为水平杆，与支柱相连，与基座平行，横臂的一端上有多个活动关节，便于观测臂在水平方向灵活移动。

（2）观测台放置在基座上，用来安放和固定模型，有一活动关节能做旋转，可使台面做前后左右不同方向和角度的倾斜，从而使模型可向需要的方向倾斜，倾斜度确定后可用台面下的旋钮固定。

（3）分析杆上端与横臂连接且与之垂直，可垂直升降，下端附有一夹持器，可固定在观测过程中需要的观测用具，分析杆也必须能流畅地进行升降运动，分析杆下面的工具夹用来固定观测仪的附件。

（4）观测仪的附件包括：测量规、描记铅笔芯与笔芯鞘、倒凹量规、铣刀、锥度规等。测量规是使用观测仪操作时，先测量余留牙（特别是基牙）及牙槽嵴倒凹的状况，并用于决定义齿就位道方向的直而细的金属棒。描记铅笔芯为普通的铅笔芯，描记观测线时安装在分析杆上，为防止笔芯的折断，增加了套管状的金属鞘，称为笔芯鞘。倒凹量规是直而细的金属棒，前端带有金属盘，盘缘与金属棒间距有 0.25mm、0.50mm、0.75mm 三种常用规格，用来测量基牙倒凹的深度。铣刀一端为圆柱状金属杆与分析杆连接，另一端为刀刃状，填塞倒凹后，使用铣刀消除过剩的填塞倒凹材料。锥度规一端为圆柱状金属杆与分析杆连接，另一端为下细上粗的锥形金属杆，锥度通常有 2°、4° 与 6° 三种规格，使用锥度规消除过剩的填塞倒凹材料，切削面可形成与锥度规相同的角度。

3. 观测线及牙冠外形高点线

（1）观测线：将口腔模型放在观测仪的观测台上，选好就位道后，将分析杆沿牙冠轴面转动一周，描记笔芯在牙冠轴面描画出的一条线，称为观测线。观测线又叫导线，是依据义齿就位道描画出来的，用以区分口腔软、硬组织的倒凹区和非倒凹区的分界线。观测线并不是唯一的，而是随义齿就位道的变化而变化的（图 5-33）。设计义齿时，将模型放在观测仪的观测台上，调节观测台，使分析杆与牙列平面呈现不同的角度，则可描绘出不同的基牙观测线。观测仪分析杆的方向代表义齿的就位道方向。

（2）观测线与外形高点线之间的区别与联系。它们的区别在于：外形高点线是一个解剖学概念，它是牙齿的解剖外形高点线，不随模型位置、倾斜度、义齿就位道等的变化而变化；而观测线不是解剖学概念，它与义齿就位道有关，随义齿就位道的变化而变化。但观测线与外形高点线之间又有一定的联系：当牙体长轴

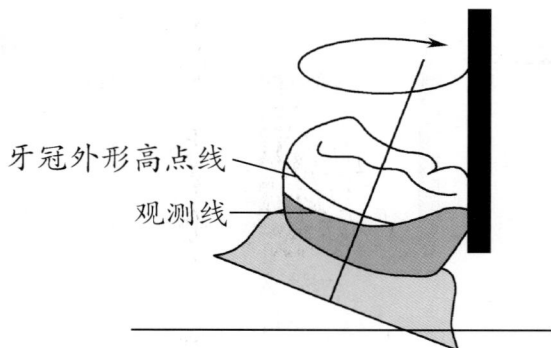

图 5-33 观测线

（图中标注：牙冠外形高点线；观测线）

与水平面垂直时，也就是当就位道方向与牙体长轴一致时，分析杆围绕牙冠轴面转动一周所画出的观测线与外形高点线一致，此时，外形高点线就是观测线（图 5-34）。

（3）倒凹：物体在光源投照方向下的阴影部分，称为倒凹。口腔修复专业所谓的倒凹用来描述口腔软、硬组织的情况，依据观测线来定义，观测线以上𬌗向部分为非倒凹区，观测线以下龈向部分为倒凹区（图 5-35）。观测模型时，观测仪分析杆、基牙牙面及牙龈组织三者构成的三角形区域即为倒凹区。

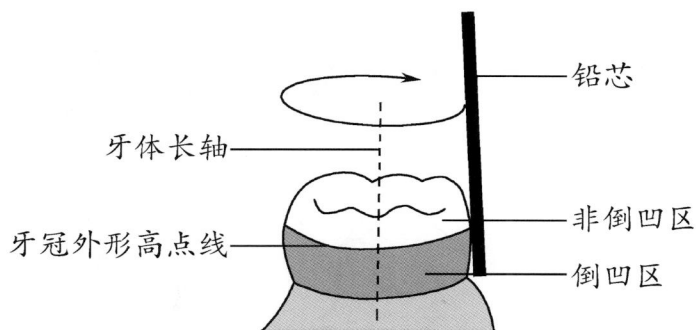

图 5-34　牙冠外形高点线

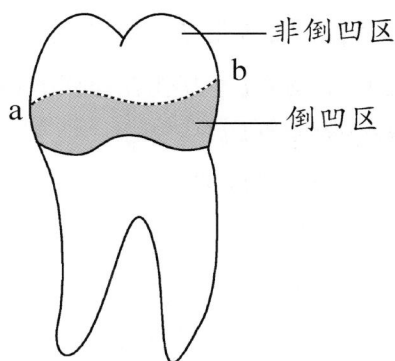

图 5-35　基牙倒凹区与非倒凹区
ab 为观测线

4. 观测线的类型　由于各个基牙倾斜的方向和程度不同，画出的观测线也不同。根据基牙的倾斜方向和倒凹位置，观测线可分为三种不同类型（图 5-36）。

（1）Ⅰ型观测线：为基牙向缺隙相反方向倾斜时所画出的观测线。此线在基牙的近缺隙侧距𬌗面远，远缺隙侧距𬌗近，其倒凹区主要位于基牙的远缺隙侧，而近缺隙侧倒凹区小。

（2）Ⅱ型观测线：为基牙向缺隙方向倾斜时所画出的观测线。此线在基牙的近缺隙侧距𬌗面近，远缺隙侧距𬌗面远，其倒凹区主要位于基牙的近缺隙侧，而远缺隙侧倒凹区小。

（3）Ⅲ型观测线：为基牙向颊侧或舌侧倾斜时所画出的观测线。此线在近缺隙侧和远缺隙侧距𬌗面都近，倒凹区都较大，非倒凹区都较小。

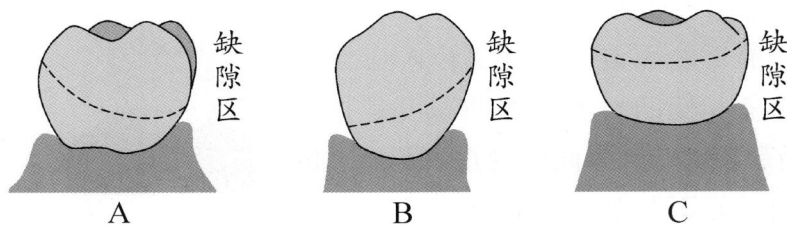

图 5-36　三种类型观测线
A. Ⅰ型观测线　B. Ⅱ型观测线　C. Ⅲ型观测线

小知识

Ⅳ型及Ⅴ型观测线

除上述三种基本类型外，也有学者提出Ⅳ型观测线和Ⅴ型观测线的概念。Ⅳ型观测线是基牙向颊侧或舌侧倾斜，基牙的近、远中缺隙侧均没有明显的倒凹，倒凹区小而非倒凹区大。Ⅴ型观测线是基牙向缺隙方向或者反缺隙方向极度倾斜，观测线形似对角斜线式。

---

5. 观测线与卡环　观测线是设计卡环的依据，在描绘观测线时应考虑合理利用倒凹，以便选择合理的卡环类型，使卡环更好地发挥固位和稳定作用。每类观测线，可以设计出相应的卡环类型。根据观测线确定卡环各部分在基牙上安放的正确位置，即卡环臂位于基牙导线以下的倒凹区，卡环体位于基牙缺隙侧轴面角导线以上的非倒凹区，小连接体不能进入倒凹区。目前根据三种基本类型的观测线可选择与之相应的卡环，以发挥卡环的固位作用（图5-37）。

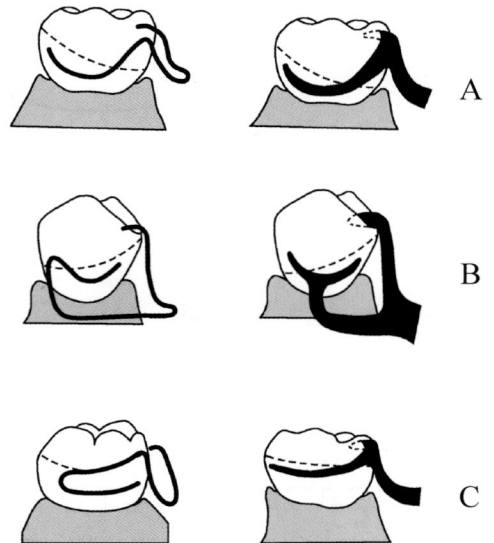

图 5-37　三种基本类型的观测线与相应的卡环
A. Ⅰ型卡环臂　B. Ⅱ型卡环臂
C. Ⅲ型卡环臂

Ⅰ型观测线适用于Ⅰ型卡环，该卡环常为铸造而成，亦可用直径0.9mm或1.0mm的不锈钢丝弯制而成。Ⅰ型卡环臂具有良好的固位、稳定和支持作用。

Ⅱ型观测线适用于Ⅱ型卡环，常为铸造的杆型卡环，此型卡环的固位和支持作用好，但稳定作用较差。

Ⅲ型观测线适用于Ⅲ型卡环，由于基牙的倒凹较大，非倒凹区较小，应注意卡环体部不能影响咬合。Ⅲ型卡环臂也可使用铸造卡环，但由于其弹性较差，应避免卡环臂较深地进入倒凹区，此类卡环固位和支持作用较好，但稳定作用较差。

6. 倒凹深度与倒凹坡度　临床上，基牙倒凹是控制卡环固位力的重要因素。设计义齿时应该考虑基牙的倒凹深度和倒凹坡度。倒凹深度是指观测器的分析杆至基牙倒凹区牙面间的垂直距离。倒凹坡度是指倒凹区牙面与基牙长轴间构成的角度（图5-38）。在卡环臂的弹性限度内，倒凹深度越大，则产生的正压力越大，固位力越强。但对义齿的固

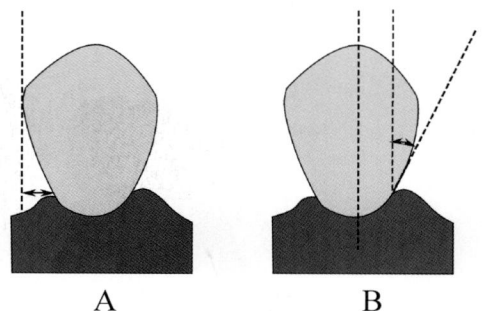

图 5-38　基牙倒凹深度和坡度
A. 倒凹深度　B. 倒凹坡度

位来说,同样深度的倒凹,由于其坡度不同,固位力亦有所不同。在倒凹深度相同情况下,坡度越大,固位力越大,一般倒凹的深度应小于1mm,倒凹的坡度应大于20°。

(二)观测仪的使用方法

对于可摘局部义齿,模型观测仪主要应用于两个方面:①观测诊断模型:主要是为了确定最佳就位道,制订一个准确的口腔预备计划;②观测工作模型:主要是为了科学地设计义齿。

1. 诊断模型的观测 口腔预备之前,先取诊断模型,并进行观测。将石膏模型平放并固定于观测仪的观测台上,分析杆末端装上测量规,把观测台向各个方向倾斜,分析杆与模型呈现不同的角度,代表着不同的就位道,分析杆方向即义齿就位道方向。在不同的就位道方向,分别用测量规测量各个基牙及组织倒凹情况,并根据义齿固位、美观、就位等的要求以及基牙的位置、形态、倾斜度、倒凹大小、缺牙部位、组织倒凹大小等情况,选择一个最合适的角度作为义齿就位道方向(图5-39)。选择就位道时主要考虑以下几个因素:

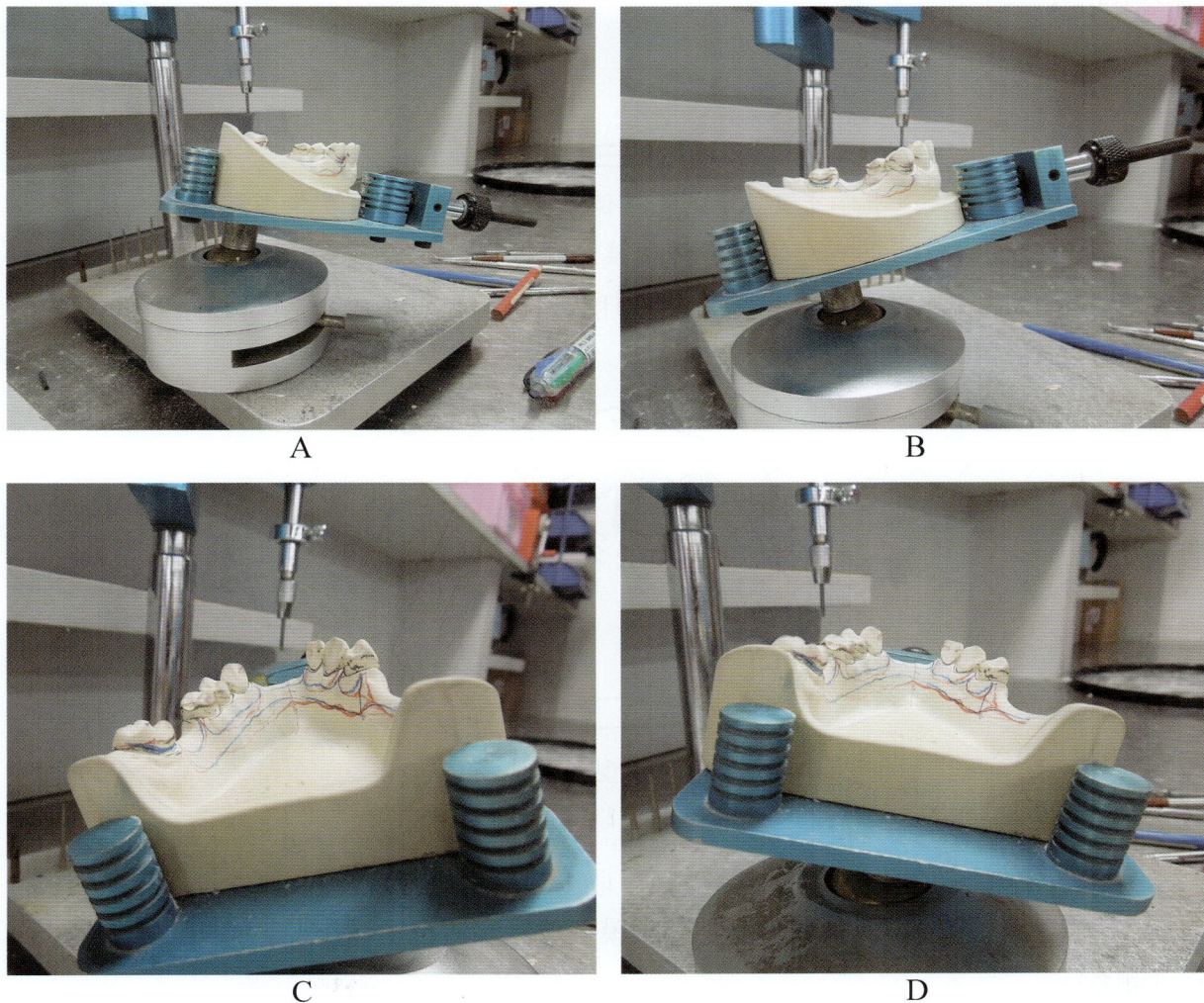

图 5-39 就位道的选择

A. 模型向前倾斜　B. 模型向后倾斜　C. 模型向左倾斜　D. 模型向右倾斜

（1）余留牙是否适合选作基牙，是否需要磨改。

（2）对影响义齿就位的余留牙或组织如何进行处理。

（3）放置卡环的位置是否符合美观的要求。

（4）是否需要预备导平面，若需要，则要考虑其部位及范围。

（5）判断义齿是否易摘戴。

就位道确定后，把观测台台面下的旋钮拧紧固定，用红笔在诊断模型上标记需要磨改的区域，再用倒凹测量尺测量能够去除的牙体组织量，以不暴露牙本质为准，然后用测量仪上的铣刀切削石膏模型上标记的区域，确定需要磨牙的角度和量。

取下诊断模型，注意记录模型与所选择就位道的位置关系，记录观测仪上观测台的位置坐标，以确定共同就位道的方向，为以后观测工作模型作参考；也可以在模型上确定三个点或平行线，由此建立一个相对于观测仪垂直臂的水平面。然后，根据诊断模型观测的结果进行口腔预备。基牙颊侧应保留一定的倒凹；舌腭侧应尽量消除倒凹，远中游离缺失者，缺失近中应尽量消除倒凹。

💡 **小知识**

模型的三点标记

模型上标记三个十字交叉点，交叉点位于余留牙的舌侧，在模型上尽量分散，并都能与已经被固定的垂直向的分析杆相接触。这样，这三点就位于同一水平上。重复这三点与已经被固定的垂直向的分析杆相接触，就能精确复位模型倾斜位置，从而能重复就位道方向（图5-40）。

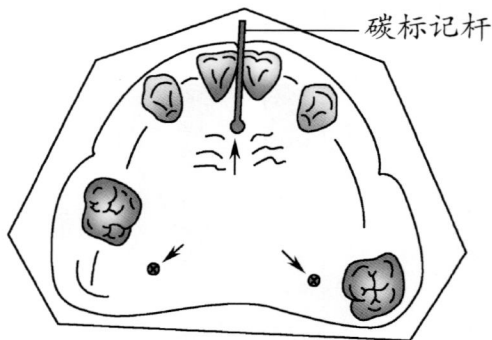

图 5-40 模型的三点标记

2. 工作模型的观测 口腔预备完成后，取工作模型进行观测。

（1）确定就位道：参考诊断模型把工作模型放到观测台上，按照选好的就位道方向固定观测台。

若未进行诊断模型观测，因可摘局部义齿至少有 2 个或 2 个以上的基牙，而且各基牙的位置、形态、倾斜度、倒凹大小、缺牙部位、组织倒凹大小等情况均不相同，所以此时需要借助观测仪采用平均倒凹法(均凹法)和调节倒凹法(调凹法)进行就位道的确定。

(2)绘制观测线:在分析杆上安装描记铅笔芯,水平移动分析杆或观测台,使分析杆铅笔芯在基牙邻牙的所有轴面上画出观测线。为把观测线延伸到牙龈上,可在笔芯中部触及牙冠轴面时,笔芯的尖端也同时触及牙龈后描绘,明确倒凹标记,利于填塞倒凹。

(3)测量倒凹并确定卡环位置:绘制观测线后,基牙的倒凹区和非倒凹区已经明确。卡环臂尖进入倒凹的深度需根据具体情况而决定。不同材料的卡环臂需要不同的倒凹深度:钴铬合金铸造的卡环臂一般需要 0.25mm 的倒凹深度;圈形卡环臂的固位臂较长,需要的倒凹深度可稍大些;若前磨牙较短者,卡环的固位臂只要 0.25mm 的倒凹深度;不锈钢锻丝卡环臂需要的倒凹深度可达 0.75mm;金合金铸造的卡环臂常需要 0.5mm 的倒凹深度。

(4)描记边缘线:填塞倒凹之前要在模型上描记基托、连接杆、卡环等边缘线。义齿基托的伸展范围决定了义齿边缘线的位置,基托的伸展范围应根据缺牙的数目,缺牙的部位及义齿的支持形式来决定。

1)观测线与卡环边缘线的关系:弯制卡环常因钢丝的弹性大,需把卡环臂靠体部 1/3 的上臂放置在非倒凹区,其余 2/3 应进入基牙倒凹区。而铸造卡环卡环臂的 1/3 应进入倒凹区(图 5-41)。

2)观测线与连接杆、舌杆的关系:原则上使舌杆的上缘与舌侧牙槽黏膜的观测线相一致(图 5-42),防止舌杆进入倒凹,需用填塞倒凹蜡或石膏等填塞倒凹。

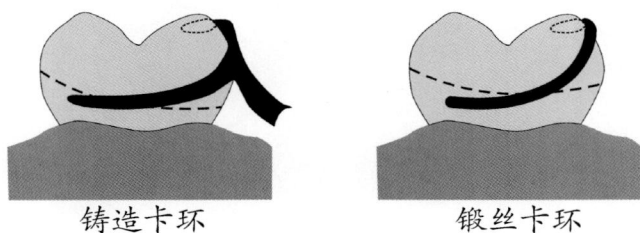

铸造卡环　　　　　锻丝卡环

图 5-41　观测线与卡环边缘线的关系

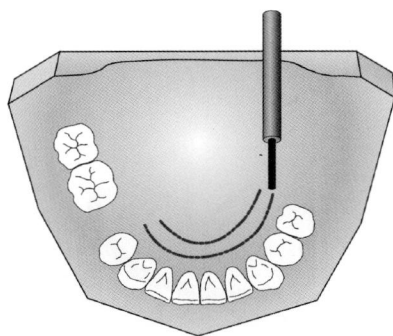

图 5-42　在模型上描记连接杆

3)观测线与基托的关系:原则上沿观测线描记基托边缘线,同时还要兼顾美观性、基托固位的稳定性。

最后,在模型上画出大连接体、小连接体、网状支架、卡环的位置、基托范围和形态等的边缘线(图 5-43)。

(三)填塞倒凹

填塞倒凹,是用石膏或倒凹蜡填补余留牙颈部附近及黏膜组织上妨碍义齿就位的倒凹。模型设计完成后,应对基牙和口腔其他组织上的不利倒凹进行处理,以防义齿的坚硬部分进入倒凹区,影响义齿的摘戴。

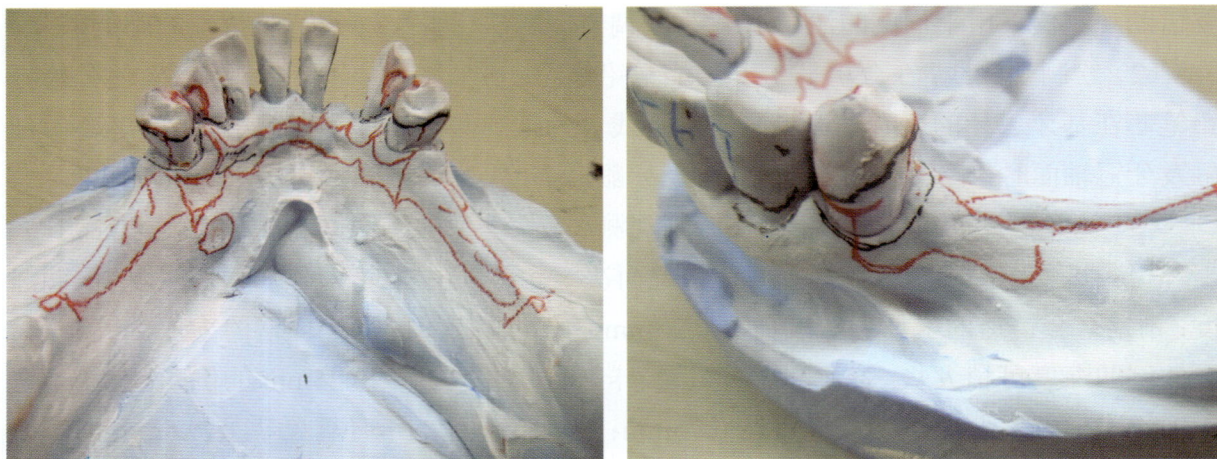

图 5-43 描记边缘线

1. 填塞倒凹的目的

（1）消除妨碍义齿就位的倒凹，确保义齿顺利就位，提高戴牙效率。

（2）消除基托对龈乳头，软、硬组织突起的压迫。

（3）避免基牙与基托之间形成过大的间隙。

2. 填塞倒凹的部位

（1）靠近缺隙的基牙、邻牙邻面的倒凹（图 5-44），颊侧不应超出颊轴面角。

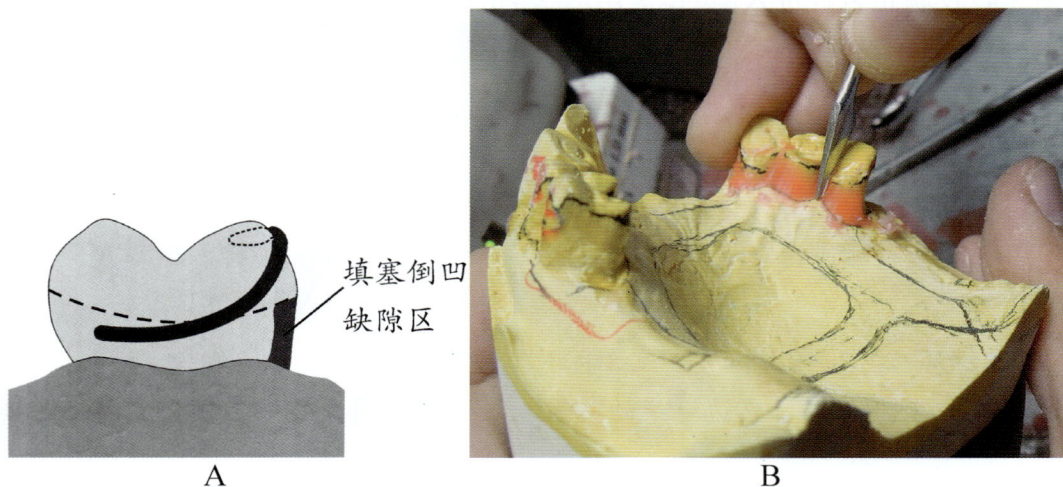

图 5-44 填塞靠近缺隙的基牙邻面的倒凹

（2）基牙覆盖区内所有余留牙舌（腭）侧的倒凹及龈缘区（图 5-45）。

（3）妨碍义齿就位的软组织倒凹。

（4）基托覆盖区的骨尖处、硬区及未愈合的伤口。

（5）义齿设计范围内小气泡造成的模型缺损处。

（6）高拱的腭皱襞。

（7）必要时还可填补基牙颊侧部分倒凹，如杆形卡环接触点下方的倒凹（图 5-46）。

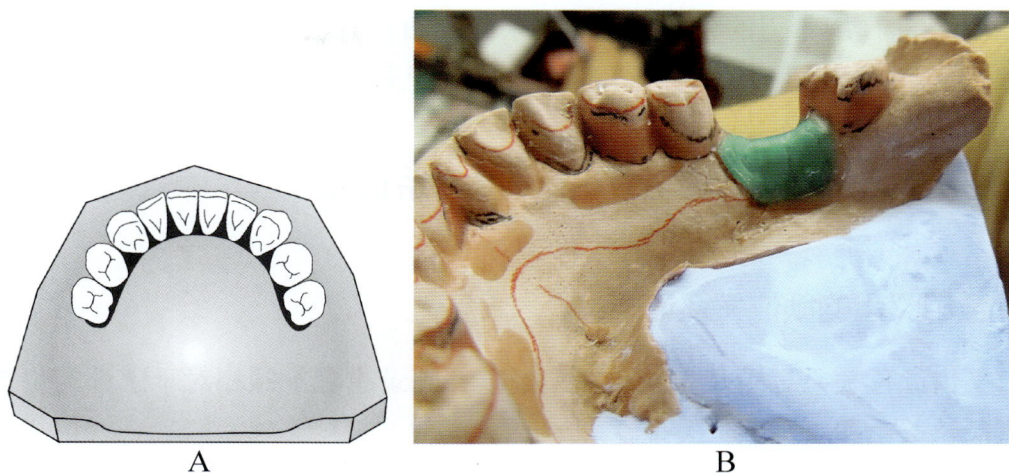

图 5-45　填塞余留牙舌侧的倒凹及龈缘区

3. **填塞倒凹的材料**　填塞倒凹常用的材料有熔蜡，也有将蜡和黏土混合，还可用磷酸锌粘固粉、石膏、人造石或其他填凹的材料。若用石膏或人造石进行填凹，最好加入少许色素，以便与石膏模型区别，且工作模型需浸湿。若用蜡填凹，工作模型需干燥。

4. **填塞方法**

（1）器材准备：填补倒凹的器材有粘固粉调拌刀、小橡皮碗、毛笔、清水盆、毛巾、着色的人造石粉和蜡等。

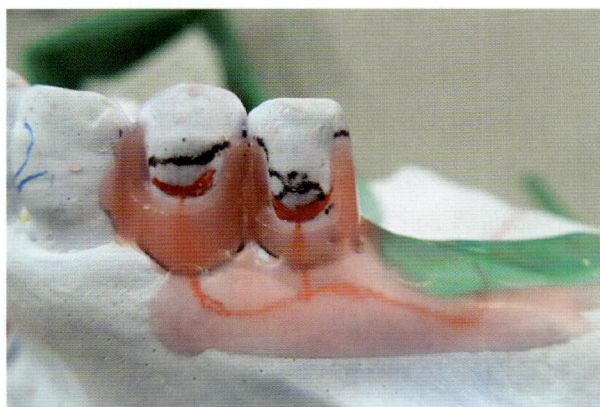

图 5-46　杆形卡环接触点下方颊侧倒凹

（2）模型准备：先将工作模型浸泡于清洁的水盆中，一般浸泡 10 分钟左右。浸泡时间的长短视模型的干燥情况而定。模型取出后要用毛巾擦干，以利于填补的人造石与模型结合牢固。

（3）填塞过程

1）先在模型上对要填塞的倒凹区用雕刻刀或车针刻纹。

2）用粘固粉调拌刀在小橡皮碗内调拌着色的人造石粉，调拌均匀后，用调拌刀挑起适量人造石糊剂填入牙冠轴面与牙龈的两条观测线之间，从龈缘向𬌗方进行填补。填塞牙冠轴面倒凹时，应注意刀面与就位道保持一致。

3）在人造石固化前用雕刻刀和铣蜡刀刮除多余的人造石粉。不足处再添加，使之完全合适。

4）用小排笔沿就位道方向，从龈方向冠方将人造石刷平。

5）观测线以上的非倒凹区，尤其是𬌗支托凹内若有填塞的人造石粉，需清除干净。

6）人造石初步凝固后进行精修。将模型放回到观测仪的观测台上，按模型的设计原则，顺就位道方向，用带刃的分析杆去除多余的填凹材料，但要求适量、适度。也可使用锥度规修整填塞处，牙冠长的基牙采用2°锥度规；牙冠短的基牙采用6°锥度规。

第五节　颌位关系记录

一、全口义齿的颌位关系记录

全口义齿颌位关系记录是指用𬌗托来确定并记录患者下颌相对于上颌的位置关系，包括垂直颌位关系和水平颌位关系。

1．垂直颌位关系　确定垂直颌位关系即确定垂直距离。垂直距离为天然牙列呈牙尖交错位（过去也称正中𬌗）时，鼻底到颏底的距离，也就是面部下1/3的高度。牙列缺失后，上下无牙颌牙槽嵴顶间的距离即为颌间距离。确定垂直距离是借助上下𬌗托来实现的，方法主要有以下几种：

（1）利用下颌姿势位和息止𬌗间隙法：当患者处于下颌姿势位时，上下颌牙或𬌗托不接触，上下颌牙或𬌗托间有一前大后小约2～3mm的楔形间隙，此间隙称为息止𬌗间隙。就个体而言，此间隙一生中基本上恒定不变，是重要的生理参数。临床上可以利用这一特点来确定无牙颌患者的垂直距离：先观察和确定下颌姿势位，测量鼻底至颏底的距离，此为下颌姿势位时的垂直距离，减去2～3mm的息止𬌗间隙，即为所要确定的牙尖交错位的垂直距离（图5-47）。

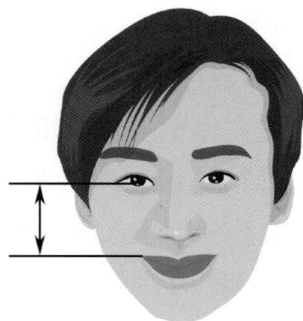

（2）面部比例测定法：即瞳孔至口裂距离等于垂直距离的方法，两眼平视，测量瞳孔至口裂距离作为确定垂直距离的参考数据（图5-48）。

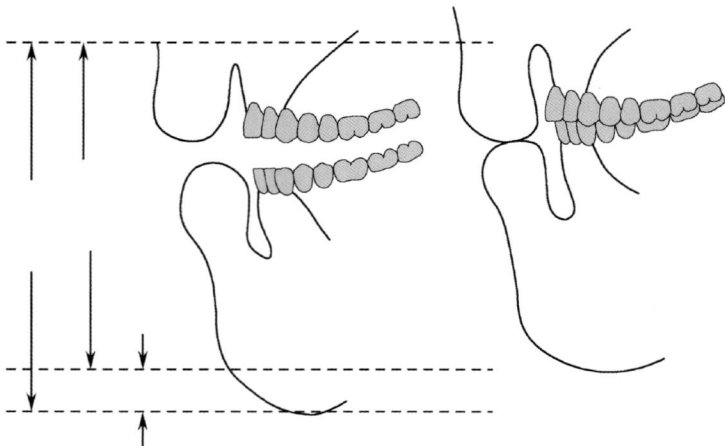

图 5-47　利用下颌姿势位确定的垂直距离　　　图 5-48　瞳孔至口裂距离等于垂直距离

（3）面部外形观察法：一般天然牙列存在并且正中咬合时，上下唇呈自然接触闭合，口裂平直，口角不下垂，鼻唇沟和颏唇沟深度适宜，面部比例协调。

若垂直距离确定不正确,则可造成以下影响:

1)垂直距离恢复过大:表现为面部下 1/3 距离增大,上下唇张开,勉强闭合上下唇,颏唇沟变浅,颏部皮肤呈皱缩状,肌张力增加,容易出现肌疲劳。若制成全口义齿,则义齿的高度偏大,肌张力增大可使牙槽嵴经常处于受压状态,加速其吸收。由于息止𬌗间隙过小,在说话和进食时可出现后牙碰撞声,常需大张口进食,义齿容易脱位,而且咀嚼效率有所下降。

2)垂直距离恢复过小:表现为面部下 1/3 的距离减小,唇红部变窄,口角下垂,鼻唇沟变深,颏部前突,呈苍老面容。咀嚼肌张力减低,咀嚼无力,咀嚼效率低。

2.水平颌位关系 水平颌位是指下颌对上颌的水平位置关系。全口义齿通过人工牙排列与咬合调整,可以达到上下牙尖窝交错、广泛地咬合接触,形成良好的牙尖交错𬌗。确定水平关系的方法主要有以下几种:

(1)吞咽咬合法:嘱患者吞咽唾液的同时咬合至合适的垂直距离。也可在吞咽过程中,医师以手轻推患者颏部向后,帮助下颌退回生理后位。

(2)卷舌后舔法:在上颌基托后缘中央做一蜡球,嘱患者卷舌向后,用舌尖舔蜡球时咬合,以此引导下颌后退到正中关系位。

(3)后牙咬合法:将上颌𬌗托就位,置两示指于下颌牙槽嵴第二前磨牙和第一磨牙处,嘱患者轻咬几下,直到患者觉得咬合时能用上力量时,将粘有烤软蜡卷的下颌𬌗托就位于口中,仍旧先试咬医师的示指,示指滑向蜡𬌗堤的颊侧,上下颌𬌗托就可接触于下颌生理后位。

(4)哥特式弓描记法:确定颌位关系时于上下颌𬌗托前方各装一约 2mm 长的柄,上颌的柄端有一与之垂直的描记针,下颌柄上有一与针相对的描记板。下颌前伸、侧向运动时,固定在上颌的描记针在下颌的描记板上描绘出近似"Λ"形的图形,也就是当描记针指向该图形顶点时下颌恰好处于正中关系位。

(5)肌监控仪法:对于长期全口无牙并有不良咬合习惯者,经过肌监控仪治疗,再用直接咬合法,可使下颌自然地退至生理后位。

3.检查正中关系位的方法

(1)扪测颞肌法:医师双手放在患者的两侧颞部,让患者做咬合动作。如果两侧颞肌收缩有力,且左右肌力一致,说明下颌没有前伸,也没有偏向一侧。如果收缩无力,表明下颌有前伸,若左右肌力不一致,说明下颌有偏斜,一般偏向有力的一侧。

(2)扪测髁突动度法:医师双手小拇指放在患者两侧外耳道中,指腹紧贴外耳道前壁,让患者做咬合动作。如果能感觉到髁突向后的冲击力,且左右大小一致,说明下颌无前伸、无偏斜。若冲击力不明显或左右不一致,说明下颌有前伸或有偏斜,一般偏向冲击力强的一侧。

(3)面形观察法:如果从患者的侧面看,下颌的前后位置无变化,说明下颌无前伸。若发现下颌较自然状态时偏前了,表明下颌前伸。

4．固定颌位关系和记录标志线

（1）固定颌位关系的方法

1）蜡固定法：用蜡将上下颌𬌗托固定在一起的方法，是临床上应用最广泛而又最简单的方法。可采用在上下颌𬌗堤的第一磨牙区刻一"V"形槽，槽内放入软蜡，嘱患者于正中咬合，通过槽内蜡的嵌合作用固定颌间关系。或用热蜡勺直接在第一前磨牙区将上、下颌蜡𬌗堤熔化、黏着在一起。

2）支架固定法：是指将金属支架插入𬌗堤内固定颌位关系的方法。金属支架为"⌒"形，可以弯制，也可以用钉书钉代替。将两个金属支架呈交叉状插入蜡𬌗堤内，固定点为2~4个，一般选在第一前磨牙区和第一磨牙区。

（2）记录标志线：用𬌗托记录颌位关系后，由医师在𬌗托的唇面记录标志线，作为选择前牙及其排列前牙的标志（图5-49）。

1）中线：通过面部正中的假想线，标志上、下颌中切牙近中接触点位置。

2）口角线：嘴唇闭合时在口角的位置上向𬌗托画的标志线，表示上颌尖牙远中的位置，也是前牙区选择人工牙宽度的标准。

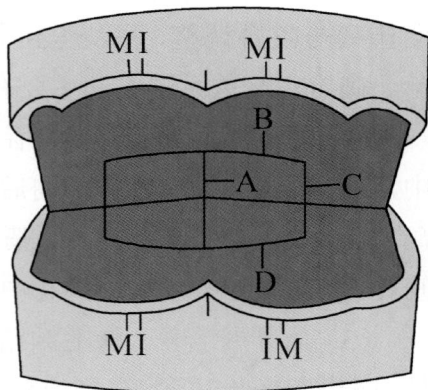

图5-49　记录标志线

3）唇高线和唇低线：上、下颌𬌗托在口内就位后，嘱患者微笑时，以蜡刀在𬌗托上标记的上唇下缘和下唇上缘的位置线，也称为笑线。笑线可以作为选择前牙区人工牙长度的标准：即微笑时，大约显露上颌中切牙高度的2/3，显露下颌中切牙高度的1/2。

二、可摘局部义齿的颌位关系记录

确定正确的颌位关系，是制作可摘局部义齿的重要步骤。要在模型上制作出符合上、下颌咬合关系的义齿，则必须在模型上准确地反映出上、下颌牙之间的𬌗关系。

牙列缺损后，因缺牙的数量和缺牙的部位不同，颌位关系的确定方法亦不相同。无论采用哪种方法，都必须在模型和𬌗架上准确反映出上、下颌之间的咬合关系。确定颌位关系的方法有：

1．在模型上直接利用余留牙确定上下颌牙的𬌗关系　当缺牙较少，口腔内余留牙可保持正常的咬合关系时，只需将上、下颌模型根据余留牙的𬌗面形态相互咬合，便可确定上、下颌牙的正确位置关系，并用有色笔在模型上牙的颊面垂直画出上、下颌的对位线，以此作为义齿在制作过程中确定颌位记录的对位标志。

2．利用蜡𬌗记录确定上下颌牙的𬌗关系　常适用于缺牙数目较多的患者。通过口内余留的后牙，虽然可保持上、下颌间的垂直位置关系，但在模型上较难准确地确定𬌗关系时,则可采取蜡𬌗记录来确定。

将红蜡片烤软,折叠成两层、宽约 10mm 的蜡条,然后置于患者上、下颌余留牙的𬌗面上,并嘱其达到牙尖交错位时的咬合(过去也称正中咬合)。待蜡冷却硬固后,从口内取出即为确定𬌗关系的蜡𬌗记录。稍加修整蜡𬌗记录,将此记录放置于模型的相应位置上,根据咬合印迹对好上、下颌模型,校对无误后,即可获得正确的颌位关系(图 5-50)。

必要时,也可在蜡𬌗记录所形成的印迹𬌗面上,加衬一层氧化锌丁香油糊剂,再放入患者口内并嘱其做牙尖交错位时的咬合,待材料凝固后连同蜡𬌗记录一并取出。完成后的𬌗关系记录,由于其材料致密,咬合面印迹清晰、准确、体积稳定性好,常用于记录特殊的咬合关系。采用此方法时,要求模型必须能精确地反映出牙的形态,方可使其与蜡𬌗记录保持吻合。

3. 利用蜡𬌗堤记录上下颌牙的𬌗关系 适用于缺牙多、余留牙较少,且余留牙局限在牙列的某一区,与对颌牙又不能建立正常咬合关系的情况。如一侧或两侧多数后牙游离缺失,或上、下颌牙交叉缺失的患者,虽然有时垂直距离尚可保持,但单凭在模型上不能确定上、下颌的咬合关系,可利用𬌗堤来记录上、下颌牙的𬌗关系。

先在模型上的缺牙区制作暂时基托和蜡堤(即𬌗托),再放入患者口内,趁蜡𬌗堤尚软时嘱其做牙尖交错位时的咬合,并反复校对𬌗关系的准确性。取出𬌗堤记录,在冷水中冲洗、冷却,待其硬固后置于模型上,依照𬌗堤上形成的咬合印迹,对准上、下颌模型,即得到正确的颌位记录(图 5-51)。

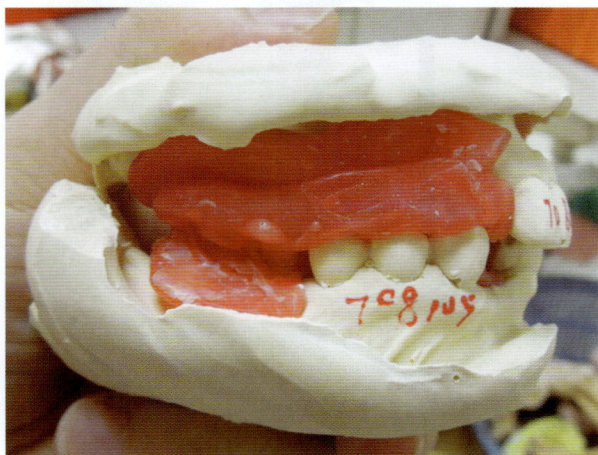 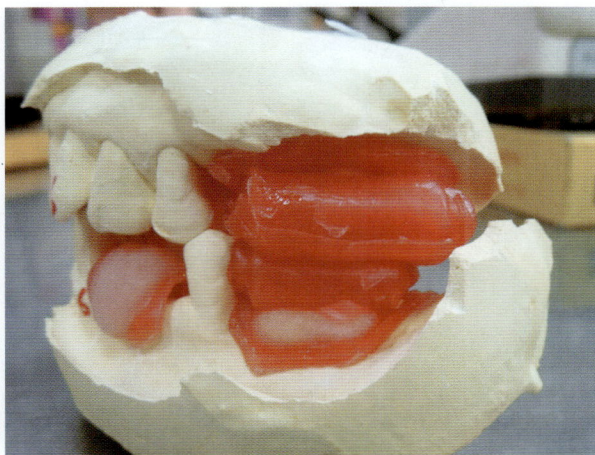

图 5-50 利用蜡𬌗记录确定𬌗位关系 　　图 5-51 利用蜡𬌗堤记录上下颌牙的𬌗关系

当上、下颌无对颌牙咬合接触时,如上颌牙列缺失和下颌牙列缺损,或后牙缺失,致使垂直距离过低,正常的垂直高度得不到维持,无法确定𬌗关系的病例,在利用蜡𬌗堤记录上、下颌牙的𬌗关系时,首先应确定、恢复垂直距离,然后再确定咬合关系。

第六节 上 𬌗 架

一、𬌗架的种类和用途

（一）𬌗架的概念及用途

𬌗架又称咬合器，是模仿人体上下颌和颞下颌关节，借以固定上下颌模型和𬌗托，并可在一定程度上模拟下颌运动的一种仪器。由于口腔修复体大多以间接法工艺制作，需要用一个机械装置将人体咀嚼器官的结构和功能在技工室中模拟出来，以便使在牙列石膏模型上恢复制成的义齿，戴入患者口腔后与机体达到形态和功能的协调。𬌗架用途如下：

1. 保持上下颌骨的位置关系，用于修复体的制作。

2. 用于教学，以便学生理解掌握颞下颌关节的构造和运行轨迹特征。

3. 咬合分析、正畸 - 正颌外科治疗、科研时的重要辅助工具。

（二）𬌗架的分类

𬌗架可分为简易𬌗架（图 5-52）、平均值𬌗架（图 5-53）、半可调𬌗架（图 5-54）和全可调𬌗架（图 5-55）。其中半可调𬌗架在全口义齿的制作中经常使用。

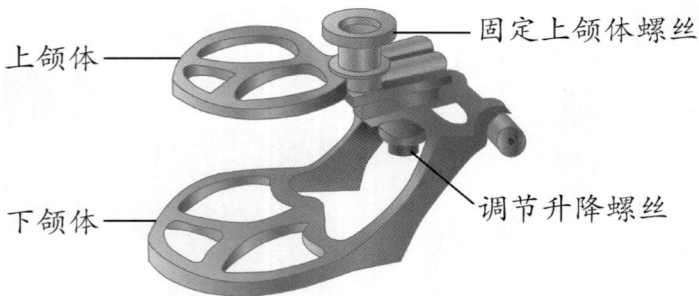

图 5-52 简易𬌗架

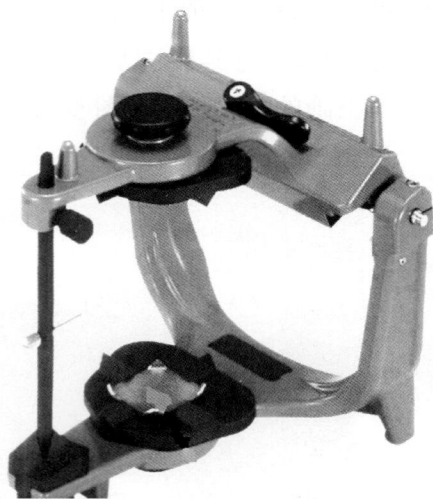

图 5-53 平均值𬌗架

1. 简单𬌗架　结构简单，由上颌体、下颌体、固定上颌体的调节螺丝、连接上下颌体的穿钉螺丝及调节上下颌体间距的升降螺丝等构成。简单𬌗架可以保持上下颌模型的位置关系及上下颌牙列的咬合接触，但只能模拟人的开闭口运动，完成牙尖交错位时的咬合接触，而前伸𬌗和侧方𬌗的咬合关系均需在患者口内进行调磨检查。

2. 平均值𬌗架　其结构比简单𬌗架复杂，不仅可以做开闭口运动，而且在一定程度上也可模拟人的前伸和侧方运动。但前伸和侧方运动的角度和量（切导斜度和髁导斜度）是按正常人平均值设置的固定值。

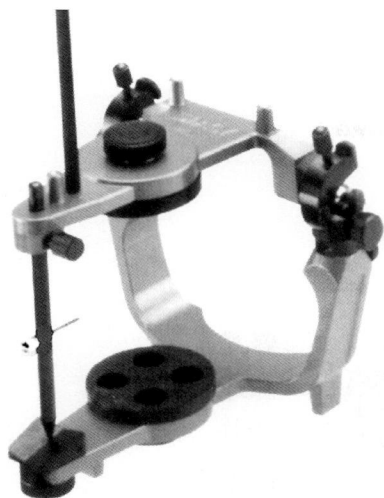

图 5-54 半可调𬌗架

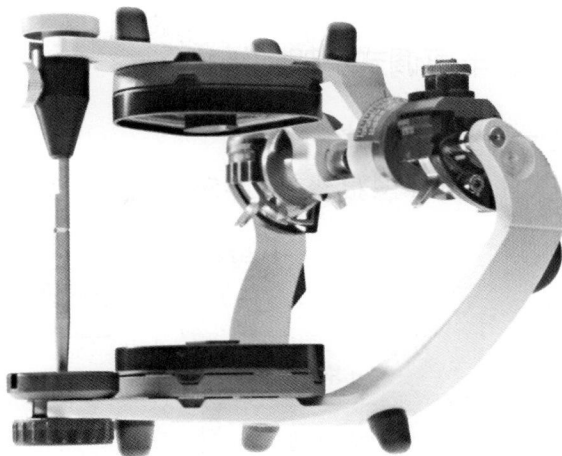

图 5-55 全可调𬌗架

3．半可调𬌗架　𬌗架两侧侧柱之间的距离（髁突间距）一般固定，但是切导斜度和髁导斜度可以调节。可做开闭口和较大程度的模拟人的前伸、侧方咬合运动。可用面弓转移上颌与颞下颌关节的关系。全口义齿制作时应选用此𬌗架。

4．全可调𬌗架　髁突间距、切导斜度和髁导斜度均可以调节。能完全模拟下颌的运动状态。可转移患者所有相关参数至𬌗架上。一般在全口咬合重建、科研工作时用此𬌗架。

（三）上简单𬌗架的方法

上𬌗架就是将上下颌模型及蜡𬌗记录一起准确地转移并固定于𬌗架上的过程，以便根据𬌗架上的咬合关系制作修复体。

1．将在患者口内获取的蜡𬌗记录准确地戴入上下颌模型，检查是否完全就位，上下颌模型的对位是否与患者的𬌗关系一致。

2．应用石膏切刀或在石膏打磨机上将上下颌模型的底座及周边部分修整至合适的厚度和宽度，然后置入水中将模型浸透。

3．旋紧𬌗架上固定上颌体的螺钉，使上下颌体能自由地做开闭运动，但不允许有左右移动的现象。根据上下颌模型的咬合高度调节升降上颌体的螺钉，调整好上下颌体之间的距离，使此间有足够的垂直空间以容纳模型，并能固定上下颌体的间距和位置，使其在制作义齿过程中始终保持不变。

4．将𬌗架置于平面板上。将上颌体打开，调和稠度合适的石膏堆放在下颌体上，根据颌位记录使上下颌模型准确对位，模型的中线应对准𬌗架的中线，用石膏将模型固定于𬌗架的下颌体上。

5．在上颌模型上放置调和好的石膏，闭合上颌体，使上颌体务必与𬌗架的升降螺钉接触，再用石膏将上颌模型固定于上颌体上，并保持𬌗关系不会改变。

6．当设计为整体铸造支架式可摘局部义齿时，则应保留蜡𬌗记录，待支架整铸完成后,再进行上𬌗架等步骤。

二、半可调式𬌗架的结构

(一)𬌗架的结构

以 Hanau H 型𬌗架(图 5-56)为例,介绍𬌗架的主要结构。

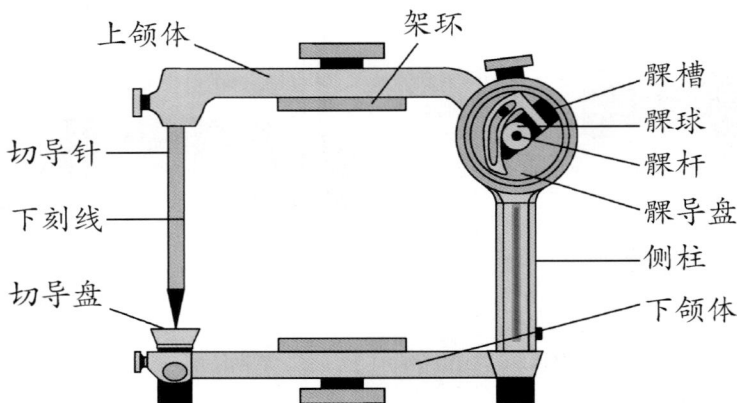

图 5-56 𬌗架的结构

1. 上颌体 相当于人体的上颌,呈 T 形。其前部有上下方向的穿孔,切导针上端穿过此孔,借螺钉穿过上颌体前部的穿孔固定切导针于上颌体前部。上颌体中部有上下方向的穿孔,螺钉穿过此孔固定附于上颌体下面的架环。上颌体后部为横行部,其两外侧端连接有髁杆,髁杆外套髁球,借髁球与侧柱的髁槽相关联(相当于颞下颌关节)。切导针有上刻线,当上刻线与上颌体上缘平齐后固定切导针时,上下颌体就处于彼此平行的位置。切导针的下端位于切导盘的中央。切导针的下刻线位于上下颌体间平分线的位置。

2. 下颌体 相当于人体的下颌,也呈"T"字形。其前部有圆凹以容纳切导盘的球形底部,切导盘上附有调节切导盘倾斜位置的柄,另有螺钉固定切导盘于下颌体的前部。下颌体中部也有一穿孔,有螺钉自下而上穿过穿孔固定架环于下颌体的上面。下颌体的后外侧部有容纳侧柱下端的圆桶形凹槽,凹槽内侧有侧方髁导指标刻度(0°~20°),刻度的后方附有固定侧柱下端的螺钉。在相当于下颌体的切导盘圆凹和侧柱凹下面有三个柱脚。

3. 侧柱 其上端有一圆形的髁环,髁环前部的外侧面可见前伸髁导指标刻度(-40°~+80°),髁环内面与圆形的髁导盘相接。髁导盘的中部有一髁槽,槽内容纳可以滚动的髁球,上下槽缘小于髁球,以控制髁球不会滚出髁槽。髁球中心为髁杆穿过。髁导盘髁槽的前方有一刻线表示髁槽的中分线。当髁导盘前方刻度指向 0°时,髁槽处于水平位置,髁球做水平方向滚动,表示前伸髁道斜度为 0°。髁导盘上方附有一螺钉,螺钉穿过髁环上面槽形孔可改变髁槽的方向,拧紧螺钉可固定髁槽方向,松开螺钉,前后向搬动螺钉可改变髁槽的方向。当髁槽呈后高前低位时,前伸髁导斜度为正度数;当髁槽与水平面平等时,则为 0°;当髁槽呈前高后低时,则为负度数。髁导盘外面有一正中锁,固定正中锁的螺钉松开时,锁条可向后转动,髁球也可做前后向滚动。当正中锁的锁条抵住髁杆的后面,拧紧固定螺钉,则固定住髁杆,使髁球挨着髁槽前壁固定不动,侧柱下端嵌入下颌体的侧柱凹内。

(二)面弓

面弓被用于精确转移个性化的颌位关系。面弓是由𬌗叉和弓体两部分组成,用于将患者上颌对颞下颌关节的位置关系转移至𬌗架上,从而使上颌模型固定在𬌗架的适当位置(图5-57)。

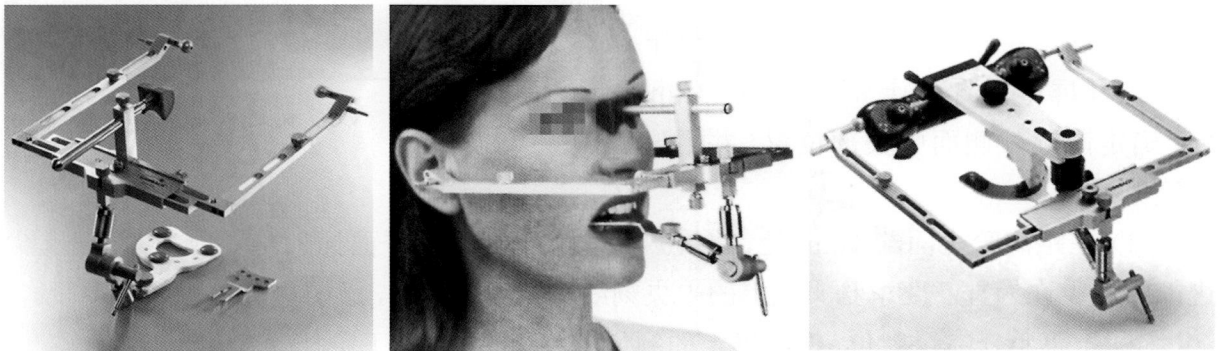

图 5-57 面弓

(三)𬌗架各部件与人体相应器官的关系(表5-1,表5-2)

表 5-1 𬌗架部件与人体咀嚼器官的关系

𬌗架	人体	𬌗架	人体
上颌体	上颌骨	髁杆外端	与髁突相应的面部皮肤表面
下颌体	下颌骨	切导	切道
侧柱	下颌升支	切导斜度	切道斜度
髁球、髁槽	髁突、关节窝	髁导	髁道
髁杆	左右髁突间假象连线	髁导斜度	髁道斜度

表 5-2 𬌗架与颞下颌关节在运动和连接上的差异

运动与连接	𬌗架	人体
开闭口运动	上颌体向上	下颌向下
前伸运动	上颌体向后	下颌向前
侧方运动	上颌体相反运动	下颌顺向运动

三、上半可调式𬌗架的方法

1. 模型准备 修整模型至合适的大小、厚度,用小刀在模型底部周边刻 V 形或 U 形复位沟(图5-58),然后将模型放入水中,浸泡数分钟。

2. 面弓记录

（1）调整𬌗架，固定切导针上刻线与上颌体上缘平齐；固定切导盘面为水平位，将两侧前伸髁导斜度固定在30°，使髁球紧贴髁槽前壁，拧紧固定正中锁；将侧方髁导斜度固定于15°；拧紧螺钉使架环紧贴于上下颌体上。

（2）双手中指触诊髁突位置，约位于外眦与耳屏中点连线上距耳屏约13mm处，确定髁突外侧面中央部位置，并用记号笔标记。

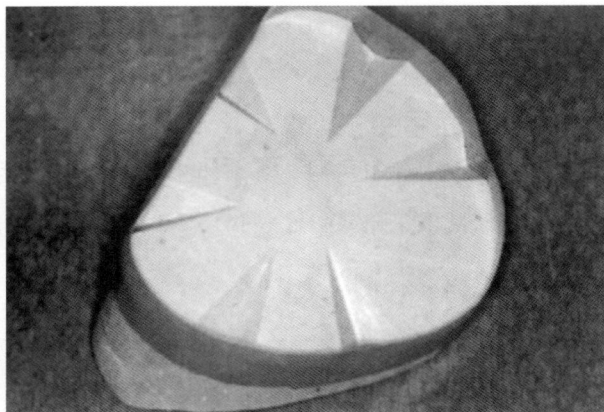

图5-58 V形或U形复位沟

（3）在距离𬌗平面约5mm处，将烧热的𬌗叉平行于𬌗平面插入𬌗堤内，以小𬌗叉尖进入𬌗堤少许为宜。要求𬌗叉柄上的中央刻线对准𬌗堤中线，叉柄垂直于弓体的中段。

（4）上下𬌗托完全就位，按照确定的颌位关系记录，使上下𬌗托咬合在一起。

（5）连接弓体，将两侧髁梁内侧抵在髁突外侧面中央部的印记上，调节两髁梁到相同刻度，固定髁梁，拧紧弓体所有螺钉。

（6）松开固定髁梁螺钉，取出固定在弓体上的上颌𬌗托。

（7）将两髁梁的内侧端分别套在𬌗架髁杆的外侧端，调整两髁梁于相同刻度后，拧紧螺钉固定髁梁于髁杆上。

3. 固定上颌模型 将固定𬌗架上的上颌𬌗托平面调到与水平面平行，并使𬌗平面前缘与切导针下刻线相平齐，再将上颌模型就位于上颌𬌗托，调拌石膏固定上颌模型于上颌架环上。

4. 固定下颌模型 上颌模型固定后，拆去面弓，将𬌗架倒置，按照颌位记录将下颌𬌗托与上颌𬌗托固定在一起，再就位下颌模型，用石膏固定下颌模型。

5. 确定前伸髁导斜度 上下颌模型固定于𬌗架上后，取下上下𬌗托，在口内就位，将烤软叠成三层的蜡片形成U形，置于下颌托𬌗平面上，嘱患者前伸下颌约6mm时，轻咬𬌗托，用水冷却硬固蜡记录。取出并分开𬌗托和蜡记录，𬌗托就位于𬌗架上。松开正中锁和固定髁槽的螺钉，前后调节固定髁槽的螺钉，当上下𬌗托与蜡记录完全接触时，此时的前伸髁导斜度就是患者的前伸髁道斜度。拧紧固定螺钉，完成前伸髁导斜度的确定。

6. 确定侧方髁导斜度 运用Hanau公式：L（侧方髁导斜度）$=H$（前伸髁导斜度）$/8+12$，可以计算侧方髁导斜度。

7. 确定切导斜度 当上下颌前牙排好后，松开固定切导盘的螺钉，推切导针使上颌体后退到上下颌前牙切缘接触位，调节切导盘使切导针前后移动时，与切导盘保持接触关系，拧紧螺钉，固定切导盘。此时切导盘表面斜度就是排好的前牙的切导斜度。临床上可以先定切导斜度再排牙；也可以先排牙后定切导斜度。

练习题

A1 型题

1. 选择托盘时,托盘与牙弓内外侧应有多少距离

    A. 3～4mm　　　　　B. 1～2mm　　　　　C. 2～3mm

    D. 4～5mm　　　　　E. 5～6mm

2. 全口义齿制作时一般采用的印模法、第一次印模和第二次印模分别称为

    A. 解剖式印模、初印模和终印模

    B. 功能式印模、初印模和终印模

    C. 功能式印模、解剖式印模和开口式印模

    D. 二次印模、初印模和终印模

    E. 二次印模、开口式印模和终印模

3. 合格的模型厚度一般不少于多少,边缘宽度应有多少

    A. 10mm,5mm　　　　B. 8mm,1mm　　　　C. 9mm,2mm

    D. 10mm,2mm　　　　E. 5mm,10mm

4. 常用的印模材料有

    A. 藻酸盐印模材料　　　　　　B. 硅橡胶印模材料

    C. 印模膏　　　　　　　　　　D. 琼脂印模材料

    E. 以上都是

5. 硬度最高的模型材料是

    A. 熟石膏　　　　　　B. 硬石膏　　　　　C. 超硬石膏

    D. 人造石　　　　　　E. 普通石膏

6. 𬭤架可分为哪几种类型

    A. 简单𬭤架　　　　　B. 平均值𬭤架　　　　C. 半可调节𬭤架

    D. 全可调节𬭤架　　　E. 以上都是

7. 观测仪上能固定模型,并可以按一定角度倾斜的结构是

    A. 水平臂　　　　　　B. 分析杆　　　　　C. 观测台

    D. 底座　　　　　　　E. 支架

8. 全口义齿制作时选用的𬭤架是

    A. 简单𬭤架　　　　　B. 平均值𬭤架　　　　C. 半可调节𬭤架

    D. 全可调节𬭤架　　　E. 以上都是

9. 基牙向缺隙相反方向倾斜时所画出的观测线为

    A. Ⅰ型观测线　　　　B. Ⅱ型观测线　　　　C. Ⅲ型观测线

    D. Ⅳ型观测线　　　　E. Ⅴ型观测线

10. 可摘局部义齿选择基牙时，倒凹深度一般应

    A．>1mm   B．<1mm   C．<0.5mm

    D．>0.5mm   E．>2mm

11. 可摘义齿选择基牙时，倒凹坡度一般应

    A．>30°   B．<30°   C．>20°

    D．<20°   E．<10°

12. 下列说法中正确的是

    A．倒凹依据外形高点线来定义，外形高点线以下龈向部分称为倒凹区

    B．倒凹依据观测线来定义，观测线以下龈向部分为倒凹区

    C．倒凹不利于义齿摘戴，故应全部填补

    D．倒凹可增强义齿固位，无需填补

    E．填塞倒凹可以提高可摘义齿的固位力

（李斯日古楞）

第六章　支架制作工艺技术

📖 **学习目标**

1. 掌握：弯制支架的制作方法；可摘局部义齿铸造支架的制作工艺技术。
2. 熟悉：支架的设计要求和基本原则；铸造支架的种类、作用及要求；支架制作常用器械、材料和设备；全口义齿金属基托的制作。

第一节　概　述

可摘局部义齿的支架包括支托、直接固位体（卡环）、间接固位体、大小连接体、加强丝或加强网等，均为金属制成。支架的制作常用铸造法和弯制法，也可联合应用以制作支架的不同部分（图 6-1）。可摘局部义齿的支架是可摘局部义齿的重要组成部分，其设计和制作直接影响到义齿的修复效果。因此，义齿支架的设计必须遵循一定的设计要求和原则。

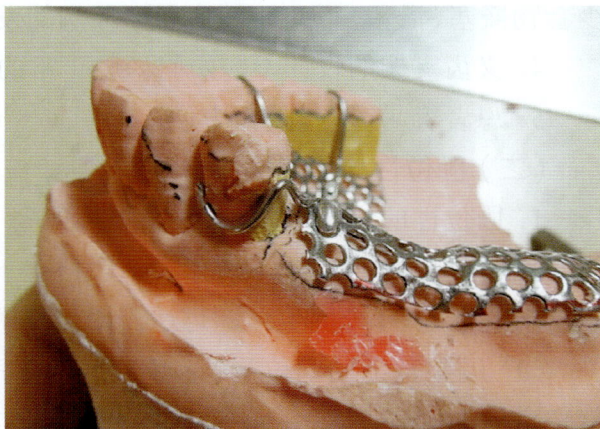

图 6-1　铸造支架和弯制卡环联合应用

一、支架设计的基本要求

1. 良好的固位和稳定作用　良好的固位和稳定是可摘局部义齿能够正常发挥口腔生理功能的前提。

2. 坚固耐用，美观舒适　可摘局部义齿支架在设计和制作时，还应该尽量减少义齿支架体积，做到小而不弱，薄而不断。同时，各部件与周围组织也应尽量平滑衔接、和谐自然，以便使患者减少异物感。

3. 保护口腔各组织的健康　若义齿支架设计或制作不当，会引起口腔余留牙的牙体组织、牙周组织、缺牙区的牙槽嵴、口腔黏膜等组织的损伤。因此，义齿支架的设计必须以能够保护口腔组织的健康为原则。

4. 摘戴方便　义齿支架如果设计不当或制作不当，均可能引起固位较差或难以摘戴,从而对基牙造成损伤或引起基牙、余留牙或牙周组织的损伤。所以,要求制作的义齿支架既要有足够的固位力,同时必须方便患者摘戴。

二、支架设计的基本原则

要制作一副适合患者生理功能及美观需要的可摘局部义齿,合理的义齿支架设计是核心。可摘局部义齿支架的设计必须遵循生物学原则、生物力学原则、固位与稳定设计原则、连接设计原则、卫生设计原则和美学设计原则等。

(一)生物学原则

义齿支架制作时首先要考虑义齿支架的形态、功能及其材料对人体的影响,要遵循以下生物学原则。

1. 所使用的材料对人体无害。

2. 为了防止基牙受力过大,同时避免扭转或侧向力等损伤性的外力对牙周组织的损害,应根据余留牙的条件及口腔支持组织的情况进行适当设计。

3. 在义齿支架的设计和制作工程中,尽量减少对余留牙的覆盖,最好设计铸造支架。同时避免过多磨除牙体组织,义齿支架的各部位(网状支架除外)应与口腔组织密合,减少食物嵌塞、滞留,以防止龋病和牙周病的发生。

4. 义齿支架的设计不应妨碍口腔正常的生理功能。

5. 患者容易适应,摘戴方便。

(二)固位性与稳定性设计原则

1. 固位性的设计原则

(1)增减直接固位体的数目:一般情况下,固位力的大小与固位体的数目成正比。在正常情况下2~4个固位体即可达到固位要求。

(2)调整基牙的固位形:基牙应选用牙冠有一定倒凹者。可以通过磨改基牙和调节就位道使之达到要求,一般倒凹深度应小于1mm,倒凹坡度应大于20°。

(3)调整基牙间的分散程度:基牙越分散,各固位体间的相互制约作用越强,从而达到增强固位的作用。

(4)调整卡环臂进入倒凹区的深度和部位:可以通过将卡环固位臂安置在不同倒凹深度的位置上,调节固位力的大小。

(5)调整就位道的方向:使基牙倒凹的深度及坡度、制锁角的大小发生改变,即可达到增减固位作用的目的。

(6)选用刚性及弹性限度较大的材料以增强固位力。

2. 稳定性的设计原则

(1)应用对角线二等分原理:在支点线的二等分处作垂直线,在该垂直线所通过的牙上安放间接固位体。

(2)应用三角形原理:按照三角形放置固位体。

（3）应用四边形原理：按照四边形放置固位体，其稳定性优于三角形结构。

（4）义齿支架各支点线连接后所形成的多边形的中心和义齿支架的中心如果一致或接近，将会使义齿支架获得最佳的稳定性（图6-2，图6-3）。

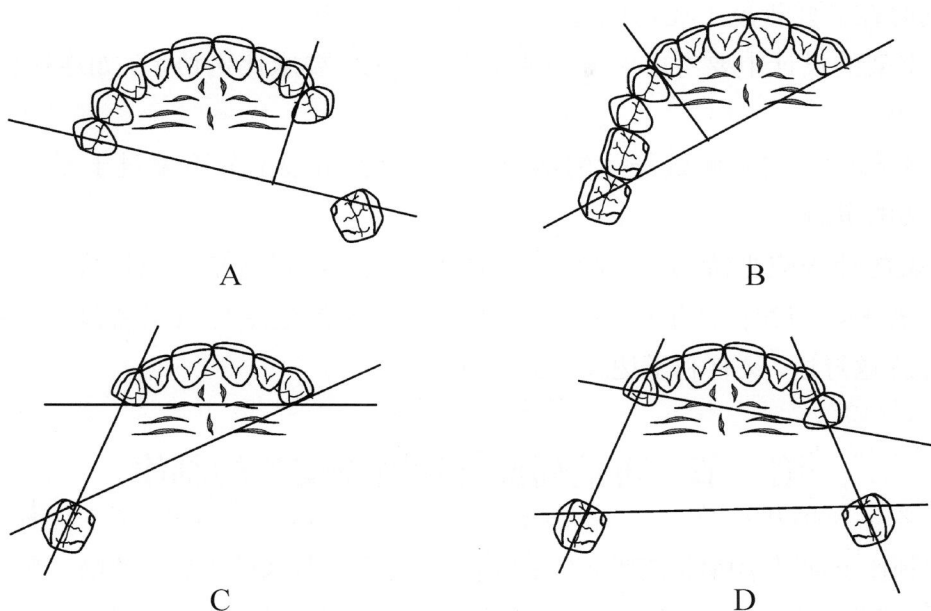

图 6-2　义齿稳定的设计原则

A、B. 对角线二等分原理的应用　C. 三角形原理的应用　D. 四边形原理的应用

3．连接设计原则　连接体可将义齿支架的多个部件连成一个整体，有利于义齿支架的固位、稳定，并可传递殆力分布于基牙和相邻的支持组织，使义齿所受到的殆力能较合理地分布。通过连接体还可以增强义齿支架的强度，减小义齿的面积，有利于患者的发音和减少不适感。连接设计要遵从以下原则：

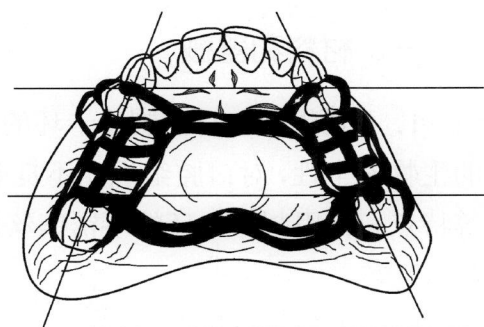

图 6-3　支点线连接的中心和整个义齿的中心吻合时义齿最稳定

（1）要求有一定强度、质地坚韧、不变形、不断裂、能承担殆力及传递殆力。

（2）不影响周围组织的功能性活动。

（3）根据不同的位置、受力情况和组织情况等，可呈不同的大小、外形和厚度。连接杆的挠曲变形性随长度而有所增加。因此，若连接杆的长度增加，应相应地增加其宽度和厚度。

（4）不进入组织倒凹区，以免影响义齿的就位及损伤软组织，有利于保护余留牙的健康。

（5）各部位的连接体在相连接的部位应呈流线型，不能有死角，同时形成自然过渡。

4．卫生设计原则　现代的义齿支架设计概念都注重"卫生原则"。这些概念强调了牙龈清洁和简化设计的必要性。即使用需要保持义齿支架稳定的最少数目的固位体，就需要应用铸造支架制作技术来代替传统的弯制支架的制作。

5．美学设计原则　随着社会的飞速发展和人们生活水平的快速提高，人们的审美意识有了不同层次的提高,可摘局部义齿支架的制作还要体现出美学的特性,使之成为一件精美实用的工艺品。

（1）支架的各个组成部分应在满足功能的前提下,充分体现其美感,即线条流畅,起伏自然。同时在某些程度上还可以起到增加强度的作用。

（2）在支架的设计中要考虑到各组成部分的强度,要求比例协调,如连接杆的宽度和厚度的比例等。

（3）在不影响功能和佩戴舒适的前提下,支架各组成部分不要过于呆板,应富于变化,增加支架的美感。

（4）支架的边缘应光滑,从支架中间最厚部位到边缘最薄部位应形成一自然的过渡,充分体现支架的协调和自然衔接。另外还要注意支架的边缘与组织黏膜的关系,使支架既能使患者感觉舒适,又有利于边缘的封闭作用。

第二节　可摘局部义齿弯制支架的制作

弯制法制作支架是指按照支架的设计要求,利用手工器械对成品不锈钢丝和金属杆进行冷加工,形成义齿的各个部件,如𬌗支托、卡环和连接杆等。弯制支架具有制作工艺简单,卡环臂弹性好,易于调改和修理,所需设备器械简单,价格低廉等优点。但此法制作的支架也有缺点,如固位、连接方式单一,有时难以满足设计要求,义齿强度低,体积大,患者异物感强等。

一、材料和器械

1．不锈钢丝　目前制作卡环的不锈钢丝大多为18-8镍铬不锈钢锻制品,它具有良好的生物安全性,对口腔组织无不良刺激;机械性能好,坚硬而富有弹性;抗腐蚀性能良好等特点。常用制作卡环的不锈钢丝规格和用途如表6-1所示。

表6-1　常用不锈钢丝规格和用途

直径（mm）	钢丝号	用途
1.2	18	一般用于制作𬌗支托
1.0	19	一般用于制作𬌗支托、磨牙卡环
0.9	20	一般用于制作前磨牙、磨牙卡环
0.8	21	一般用于制作前磨牙、尖牙卡环
0.7	22	一般用于制作前牙卡环

2．连接杆　有成品不锈钢腭杆、舌杆两种。成品腭杆断面呈扁圆形,宽3.5～4.0mm,厚约1.5mm。成品舌杆断面呈半梨形,宽2.5～3.0mm,厚1.5～2.0mm。

3．各型技工钳

（1）三德钳:也称三用钳,是最常用、一钳多能的口腔修复技工钳,用于弯制各种卡环。喙的背部较宽,喙的头部逐渐变细而圆,并有齿纹以便于夹住钢丝,喙的腹部有切刃,可切断钢丝,腹部的圆孔,可用于 2.0mm 直径以下钢丝的转弯(图 6-4)。钳的两侧背部外形,可便于钢丝的圆缓或直角转弯。三德钳的优点是夹持钢丝较稳;缺点是易造成钢丝损伤。

(2)弯丝钳:又称为尖嘴钳,钳头有两个短喙,一方一圆,末端变细(图 6-5)。主要用于弯制卡环、加强丝等,使用灵活,对金属丝的损伤小。

(3)日月钳:又称为大弯钳,两个钳喙较长,一个喙为圆柱形,另一个喙的截面为新月形(图 6-6)。主要用于弯制卡环、𬌗支托和调整连接杆弧度等。弯制时较省力,对金属丝损伤小,但不如弯丝钳灵活。

(4)三喙钳:又称为小三头钳,有三个喙,一侧两个,一侧一个(图 6-7)。主要用于在金属丝的较短距离上,做较大角度的弯曲,如弯制卡环的连接体和加强丝。对金属丝损伤较大,金属丝上常留有钳夹痕迹。

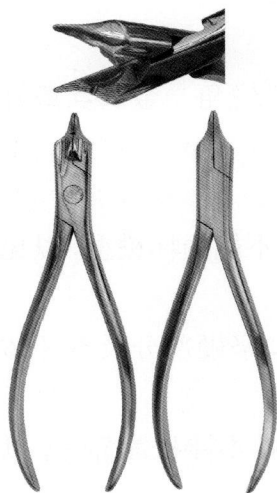 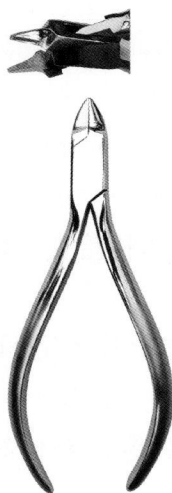 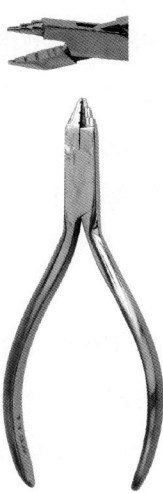 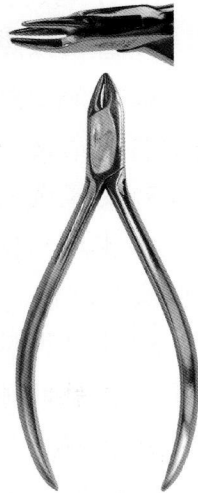

图 6-4 三德钳　　　图 6-5 弯丝钳　　　图 6-6 日月钳 图 6-7 三喙钳

(5)平嘴钳:两喙长、扁平,在两喙的接触面上有齿纹的称为有齿平嘴钳;无齿纹的称为无齿平嘴钳(图 6-8)。主要用于调整金属丝的弯曲度、靠拢两金属丝之间的距离,也可用来弯制𬌗支托。

(6)切断钳:又称为刻断钳,喙较短,两刃锋相对(图 6-9)。用于切断金属丝。

(7)杆钳:又称为大三头钳,有三个喙,柄和喙均粗壮(图 6-10)。用于弯制连接杆。

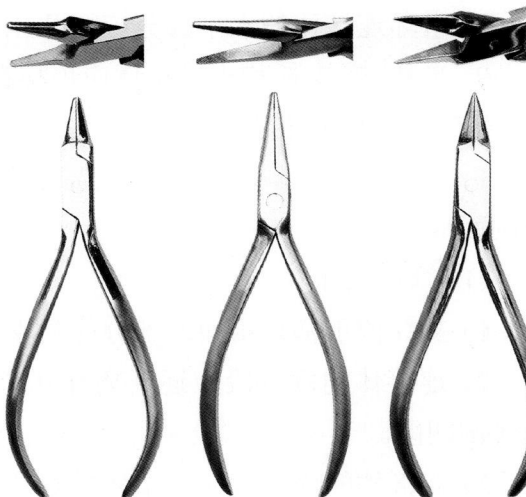

图 6-8 平嘴钳

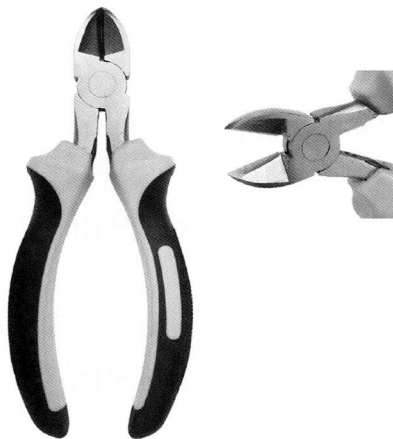

图 6-9 切断钳

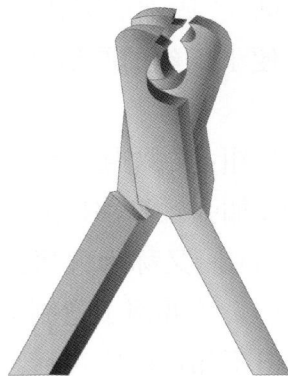

图 6-10 杆钳

二、弯制方法及注意事项

（一）弯制支架的基本原则

1．严格按照支架的设计要求弯制各种类型的卡环。

2．弯制卡环时，应缓慢用力，卡环的各转角处应圆钝，避免形成锐角。金属丝最好一次弯制完成，勿反复弯折钢丝的同一部位，以免钢丝受损折断。

3．尽量选用对钢丝损伤小的器械，减少钳夹的痕迹。

4．卡环与模型轻轻接触，尤其弯制卡环臂、卡环体和𬌗支托时，不能损坏模型，以免影响义齿就位。

5．卡环臂应呈弧形，与模型贴合，弹性部分应位于基牙倒凹区，坚硬部分及卡环体应位于基牙非倒凹区，以免影响义齿的固位和稳定。

6．卡环臂尖端应圆钝，防止义齿摘戴时损伤软组织；卡环臂尖端不能抵靠邻牙，以免卡环弹跳影响就位。

7．卡环各部分不能影响咬合。

8．卡环连接体的水平部分应离开牙槽嵴顶 0.5～1.0mm，以便能被树脂完全包埋。

9．卡环、𬌗支托和小连接体应焊接在一起，并完全包埋在树脂中。

（二）弯制支架的方法

1．𬌗支托的弯制　支托一般选用 1.2mm 不锈钢丝压扁或锤扁，或成品𬌗支托扁钢丝弯制而成。

（1）弯制要求

1）支托位于基牙𬌗面的部分应与支托凹完全密合。

2）连接体的垂直段应逐渐离开基牙的邻面，越接近龈端离开的程度越大，以免进入基牙倒凹区。

3）连接体的水平段应距离牙槽嵴顶 0.5～1.0mm。

（2）弯制方法：𬌗支托的弯制方法有两种。

1）第一种方法：先弯制𬌗支托的连接体部分，再弯制𬌗面部分。弯制步骤如下：①首先目测缺牙间隙的大小，将扁钢丝弯曲成与缺隙相适应的弧形，取稍短于缺牙间隙的一段钢丝，两端向上弯曲约 60°（图 6-11），形成𬌗支托连接体的水平段；②将弯制成的弧形扁钢丝放在模型上比试，调整钢丝，使之与两侧基牙𬌗支托凹边缘处轻轻接触（图 6-12），形成𬌗支托连接体的垂直段；③用铅笔在钢丝上与支托凹平齐处做标记（图 6-13），钳夹记号稍后处，使钢丝向下弯曲形成𬌗支托，再次放在模型上比试、调整，使𬌗支托与支托凹贴合，切断钢丝的多余部分；④将𬌗支托末端磨成圆三角形，且由边缘向中央逐渐变薄（图 6-14），调整使之与支托凹进一步贴合；⑤滴蜡固定𬌗支托于模型上，滴蜡位置应在连接体的垂直段（图 6-15），不能影响咬合及焊接。

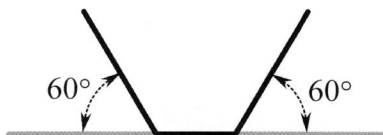

图 6-11 𬌗支托的弯制（1）

将扁钢丝向上弯曲，形成𬌗支托连接体的水平段

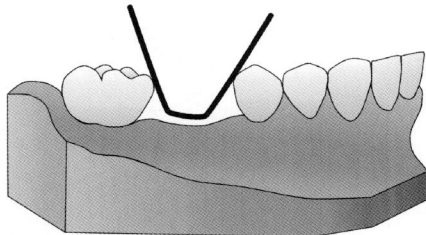

图 6-12 𬌗支托的弯制（2）

调整两端钢丝，使钢丝与两端𬌗支托凹边缘处轻轻接触，形成𬌗支托连接体的垂直段

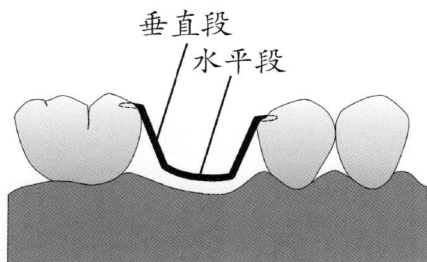

图 6-13 𬌗支托的弯制（3）

使𬌗支托与支托凹贴合

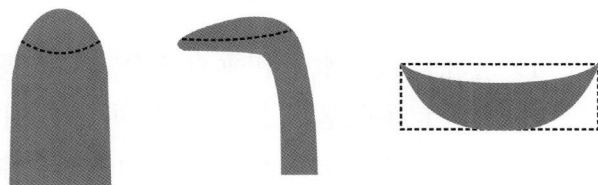

图 6-14 𬌗支托的弯制（4）

𬌗支托末端磨圆钝，呈圆三角形

2）第二种方法：从一端基牙的𬌗面顺序弯制到另一端基牙𬌗面。弯制步骤：①用技工钳夹住扁钢丝的一端，所夹长度约与𬌗支托凹长度相等，然后将扁钢丝向下弯曲成钝角，这样就避免了𬌗支托连接体的垂直段进入基牙邻面的倒凹区；②根据基牙牙冠的高度，在距离牙槽嵴顶 0.5～1.0mm 处，将钢丝呈水平方向弯向另一端，与牙槽嵴顶平行，形成𬌗支托连接体的水平段；③测量缺隙长度，在连接体的水平段取稍短于缺隙长度的一段，做记号，用钳夹住记号稍后部分，将扁钢丝向上弯曲，与水平段约成 120°。然后在模型上比试，调整使钢丝与另一端基牙𬌗支托凹边缘轻轻接触，在接触点处

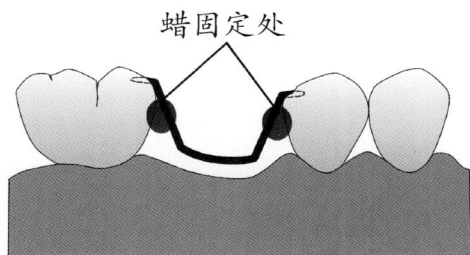

图 6-15 𬌗支托的弯制（5）

滴蜡固定𬌗支托于模型上

做记号（图6-16），钳夹记号稍后处，将钢丝向下弯曲进入殆支托凹内；④根据殆支托凹的长度切断扁钢丝，将两端殆支托末端磨成圆三角形，并使其与殆支托凹进一步贴合；⑤滴蜡固定殆支托。

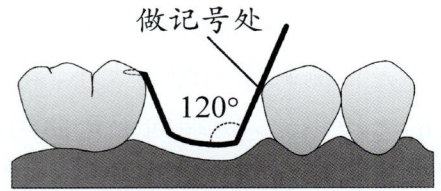

图6-16 殆支托的另一种弯制方法

（3）注意事项

1）殆支托连接体的水平段距离牙槽嵴顶不宜太远，以免影响排牙。

2）殆支托与支托凹应完全密合，不可使根部与支托凹接触而末端翘起，或末端与支托凹接触而根部不贴合（图6-17）。

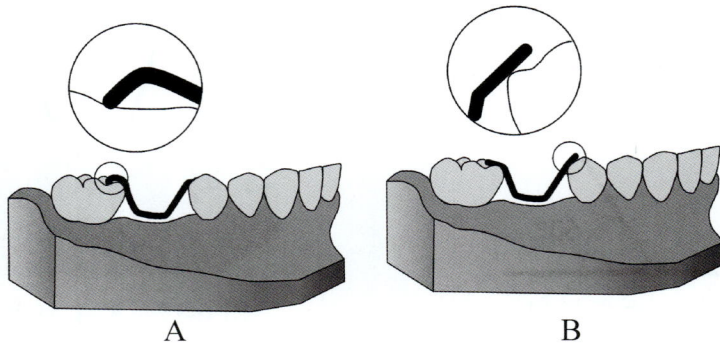

图6-17 殆支托的错误弯制

A. 殆支托末端与支托凹接触而根部不贴合　　B. 殆支托根部与支托凹接触而末端翘起

2. 各型卡环颊、舌侧臂的弯制

（1）弯制要求

1）卡环臂具有水平和垂直两个方向的弯曲，这样既可与设计线一致，又与基牙密合。

2）I型卡环在基牙上的位置，可将其划分为三段：近体段、弧形中段和臂尖段，其中近体段和臂尖段在观测线下0.5～1.0mm，弧形中段在观测线下1.0～2.0mm（图6-18）。卡环臂尖端离开龈缘至少1.0mm，以免刺激牙龈。

3）舌侧臂多为对抗臂，其在基牙上的位置，应与观测线平齐（图6-19）。

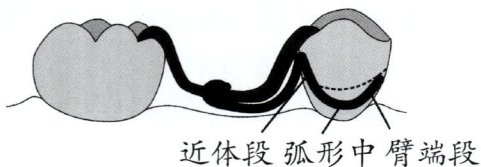

近体段 弧形中 臂端段

图6-18 卡环臂各段在基牙上的位置

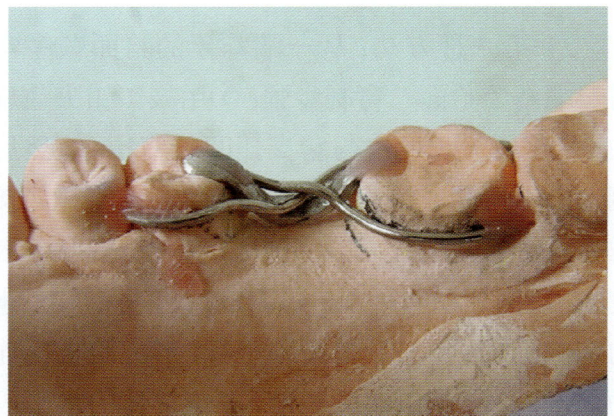

图6-19 对抗臂
卡环臂与观测线平齐

4）间隙卡环的臂可以较低，甚至可靠近龈缘，但不能压迫牙龈。

5）卡环体部位于基牙观测线以上，不能进入倒凹区，也不能高出𬌗面。卡环臂形成后，应沿基牙邻面向𬌗支托处靠拢，形成卡环体（图6-20），否则卡环的稳定作用差（图6-21）。

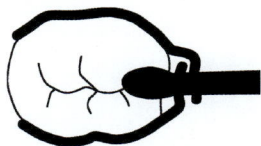

图 6-20　卡环体的弯制

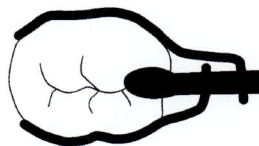

图 6-21　卡环体未向𬌗支托靠拢

6）卡环转弯的点一定要标记准确。钳夹位置应在记号以下0.5mm，这样转弯恰好在记号处。

（2）弯制方法

1）Ⅰ型卡环（以三臂卡环为例）

①弯制卡环臂：首先目测基牙牙冠弧形的大小，左手握持钢丝，右手握弯丝钳夹紧钢丝的末端，左手拇指、示指夹住钢丝，中指、无名指抵在钳喙上作支点，拇指压住钢丝，两手同时向外旋转用力，使钢丝弯曲成弧形（图6-22）。放到模型上比试、调整，使钢丝的弧形与卡环设计线一致，并与基牙贴合（图6-23）。

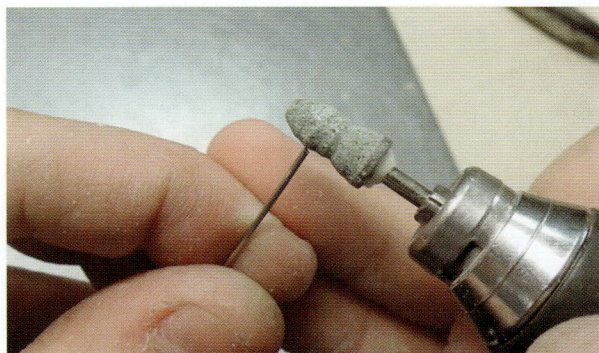

A

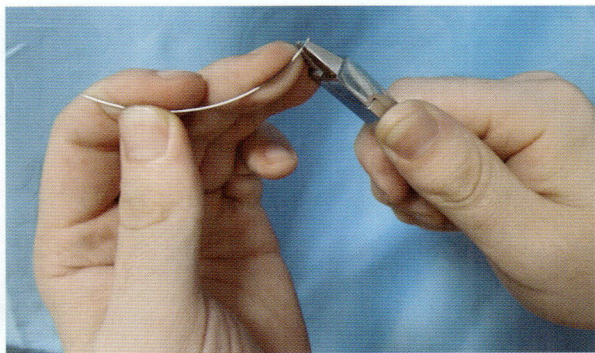

B

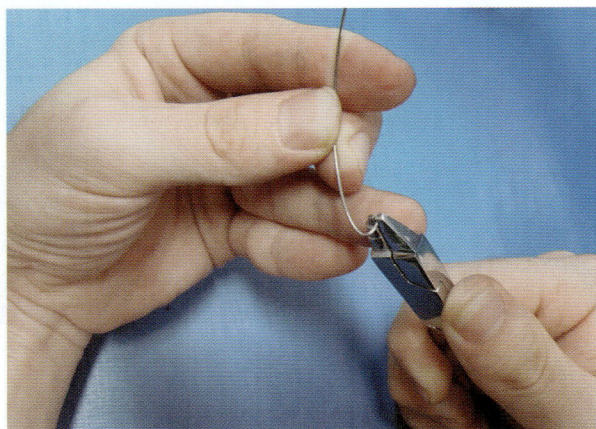

C

图 6-22　器械握持方法和卡环臂的弯制

A. 卡环臂尖磨圆钝　B. 握持方法　C. 卡环臂的弯制

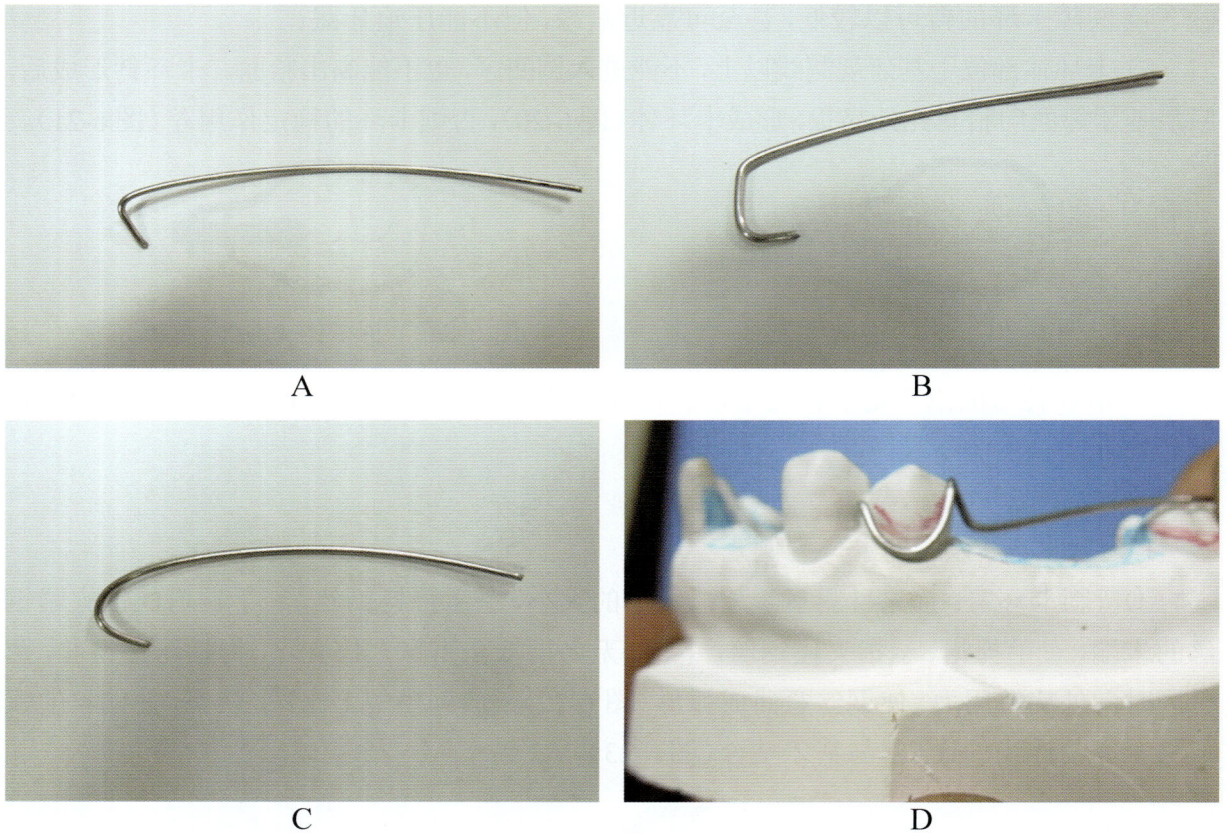

图 6-23　卡环臂

A. 错误　B. 错误　C. 正确　D. 卡环臂压迫牙龈

②弯制卡环体和连接体的下降段：卡环臂弯制完成后，放到模型上比试，在转弯处做标记（图 6-24），转弯后形成卡环体和连接体。转弯有正手、反手之分。

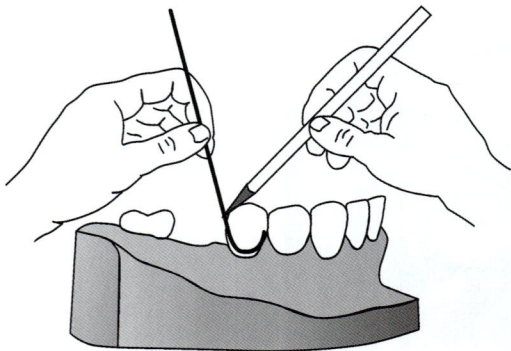

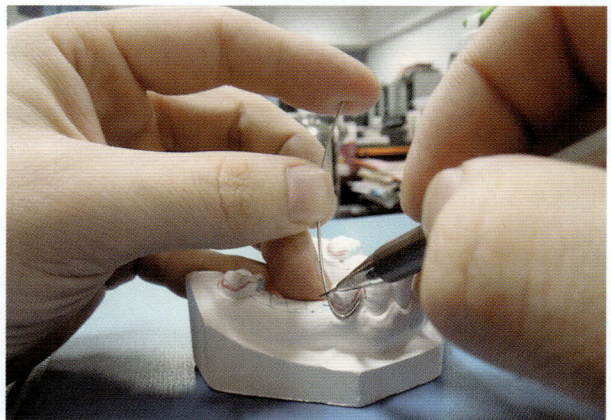

图 6-24　卡环体的弯制（正手卡环）

在模型上比试合适后，用铅笔做记号

正手转弯：右手握钳夹紧卡环臂靠近标记处，如果卡环臂弧度较小，就用钳夹住卡环臂弧面（或钳夹记号处），用左手拇指固定卡环臂并抵住钳喙（图 6-25），中指和无名指夹住钢丝,中指和示指用力将其向外、向下(龈方)弯曲120°(图6-26),并将其向内(即操作者方向)拉少许,以免连接体下降段进入基牙邻面的倒凹区。

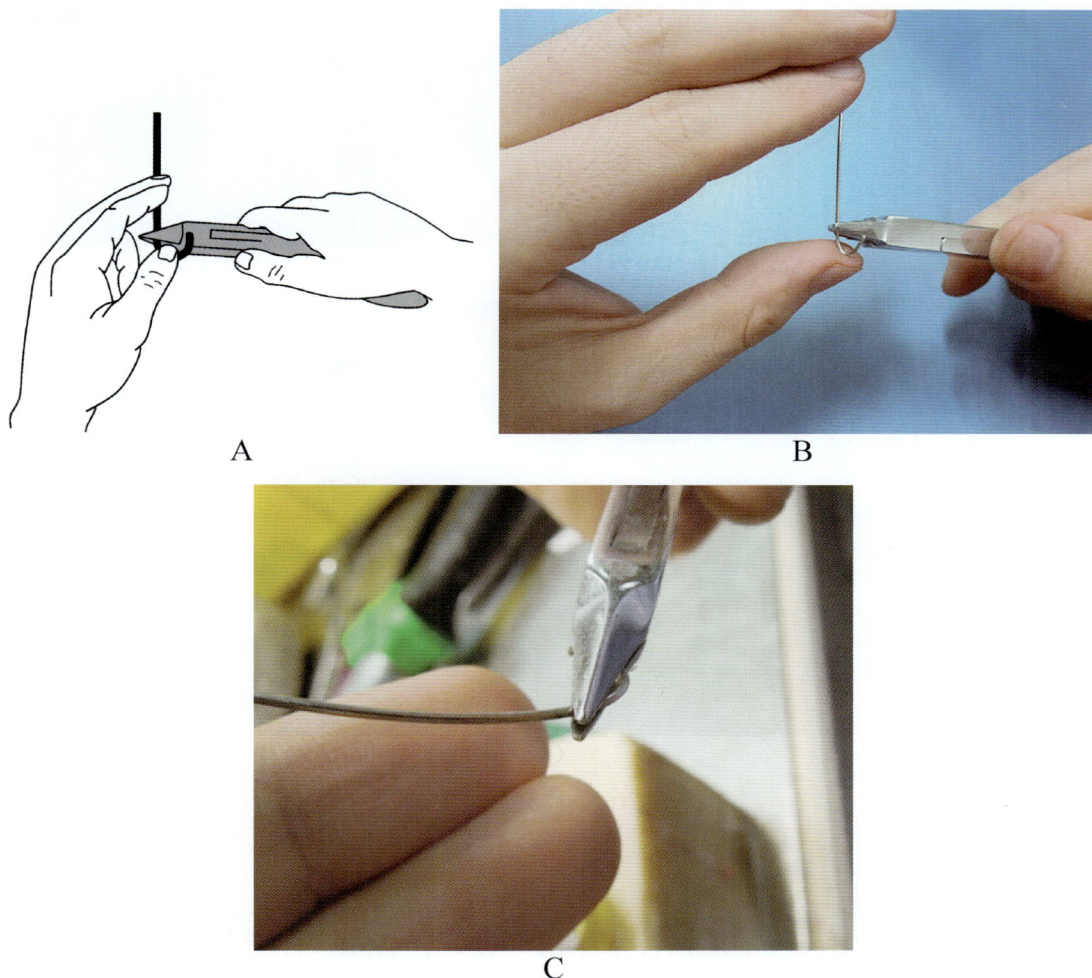

图 6-25　正手转弯(1)

A、B. 钳夹持记号处　　C. 钳夹卡环臂弧面

　　反手转弯,有两种方法:第一种方法,将卡环倒转过来,钳夹紧卡环臂的外侧靠近标记处,用左手示指固定卡环臂并抵住钳喙,拇指和中指夹住钢丝(图6-27),拇指用力将钢丝向外推约120°(图6-28),并向内(即操作者方向)拉少许,防止其进入基牙邻面的倒凹区。第二种方法,弯制卡环臂并在转弯处做记号后,不改变卡环的方向,右手握钳,夹紧靠近转弯的记号处,左手示指和拇指捏紧卡环臂,中指、无名指夹住钢丝,中指用力将钢丝向外、向下压约120°(图6-29),并向外推少许,形成卡环体和连接体的下降段(图6-30)。

　　③弯制连接体的水平段及上升段:连接体的下降段弯制好后,目测缺隙区高度,在适当位置(转弯处)将钢丝向上弯曲,形成连接体的水平段(图6-31,图6-32)。再目测,钳夹适当的部位,将水平段向上弯曲约90°,形成连接体的上升段。然后放到模型上比

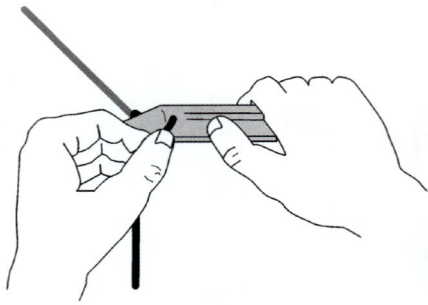

A

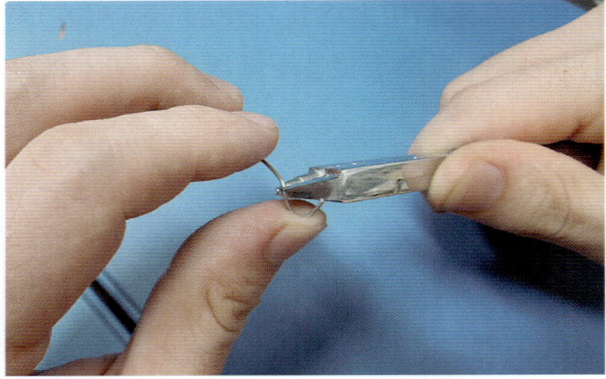

B

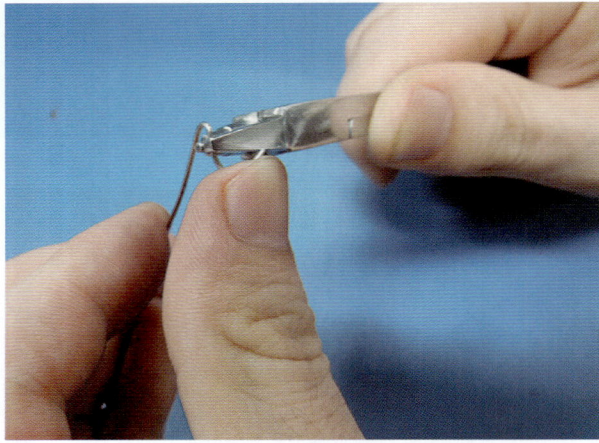

C

图 6-26　正手转弯（2）

将钢丝向下弯曲约 120°

试、调整，使水平段与𬌗支托的连接体水平段平行。再将连接体弯制搭在𬌗支托的连接体上，切断多余钢丝，卡环臂尖端磨圆钝。最后在卡环臂末端处滴蜡将其固定在模型基牙上。

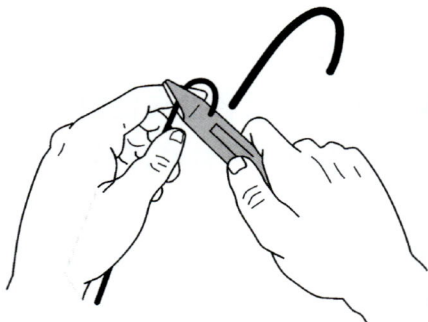

A

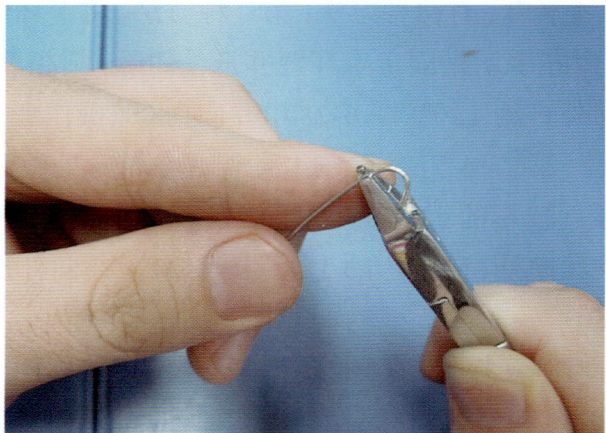

B

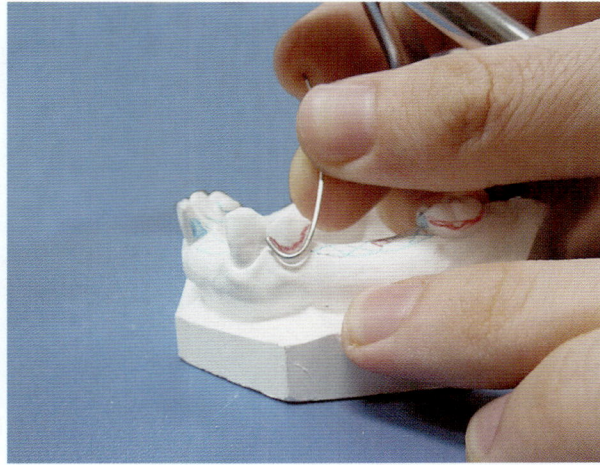

C

图 6-27　反手转弯一（1）

A、B. 钳夹记号处　C. 反手卡环

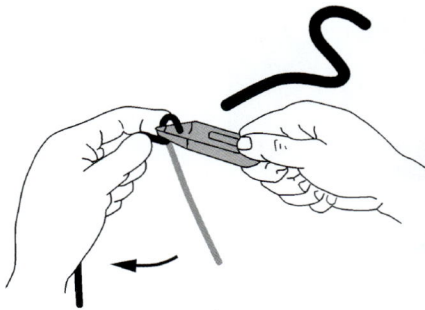

A

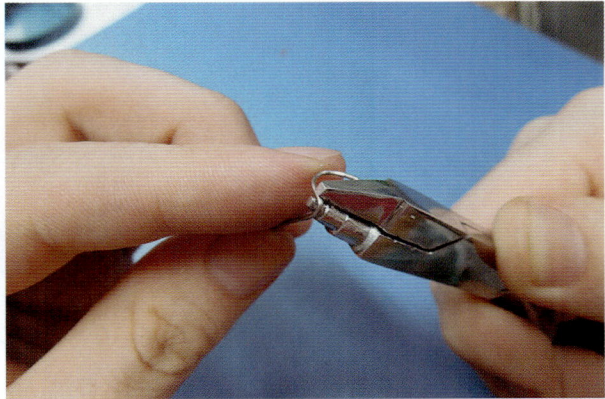

B

图 6-28　反手转弯一（2）

将钢丝向外推约 120°

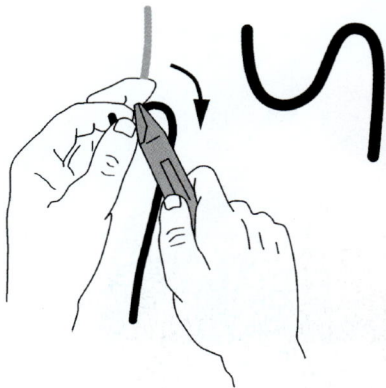

A

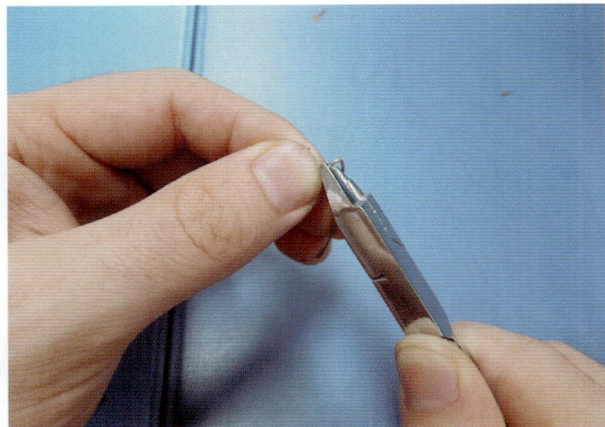

B

图 6-29　反手转弯二

将钢丝向外、向下压约 120°

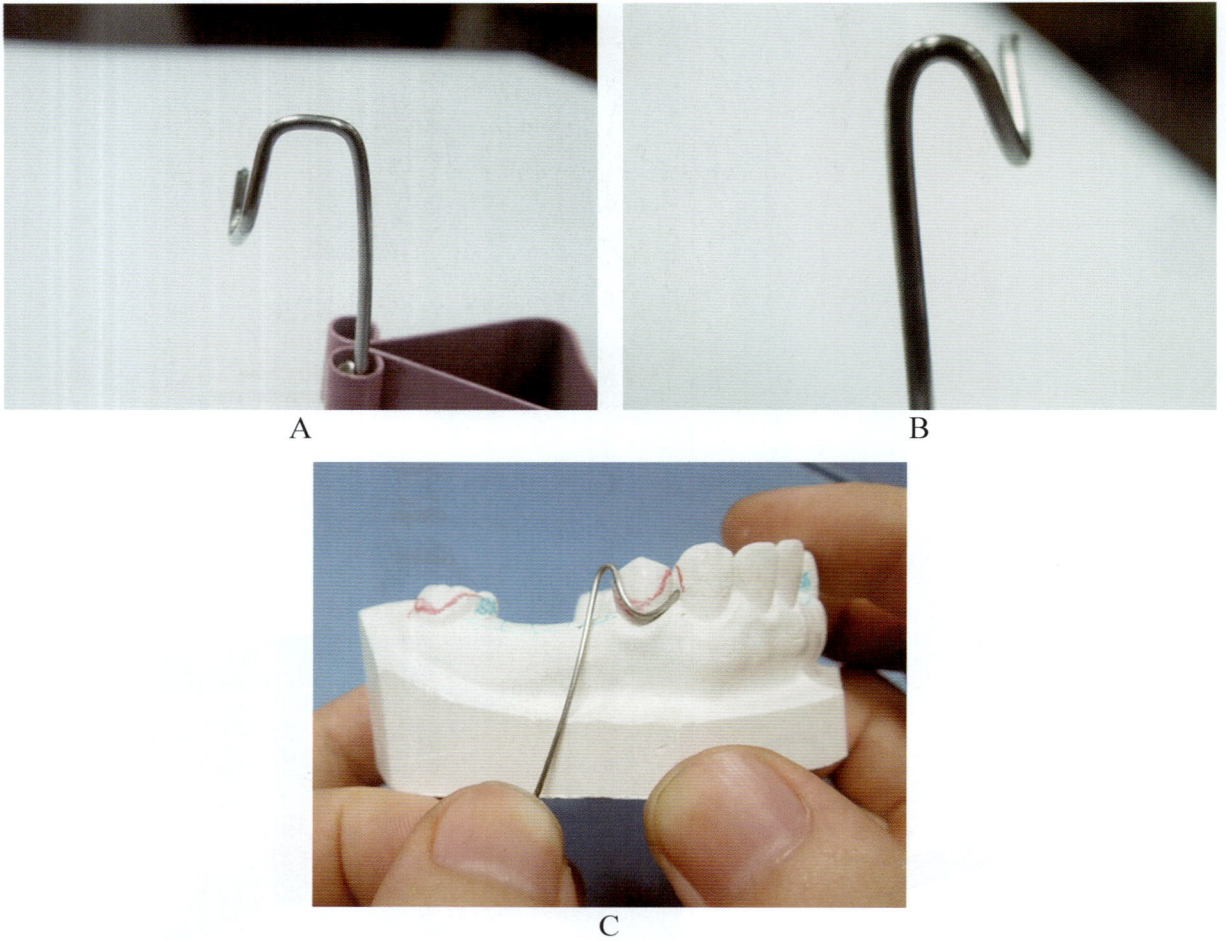

图 6-30　卡环体
A. 卡环体部太宽　B. 卡环体部宽度合适　C. 卡环体位置过高

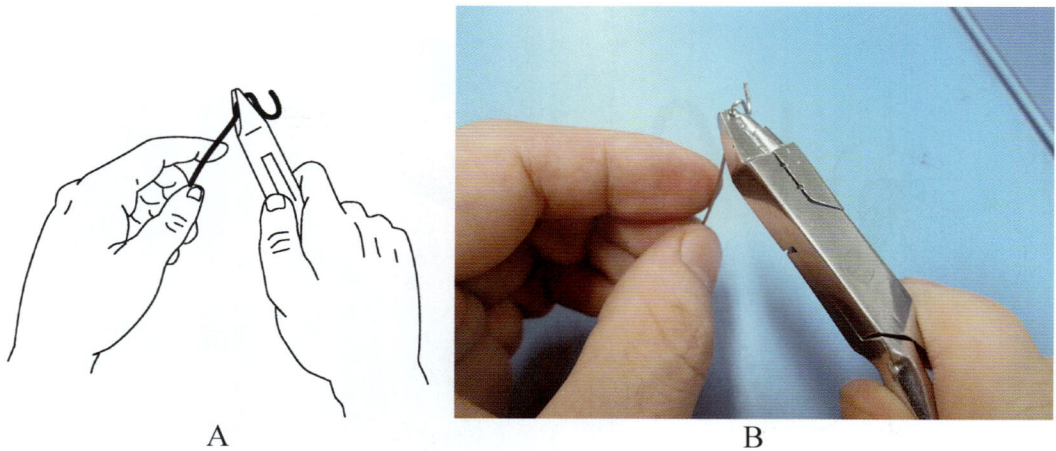

图 6-31　正手转弯水平段
钳夹转弯处，将钢丝向上弯曲

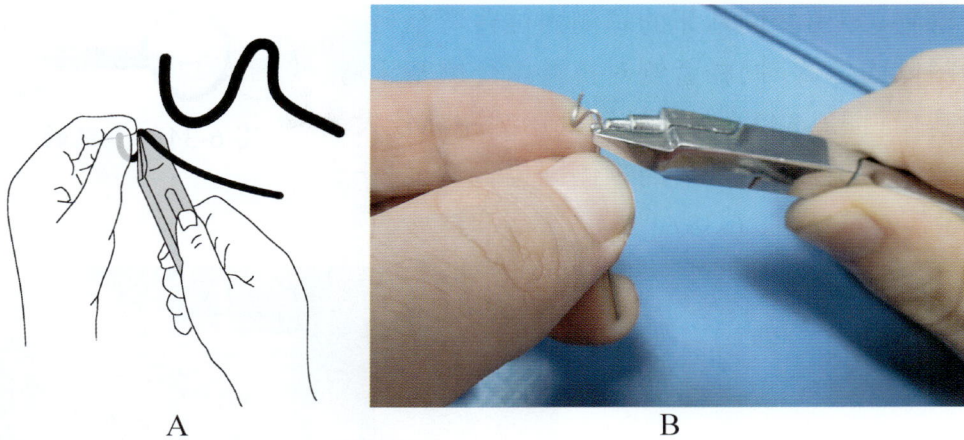

图 6-32 反手转弯水平段

钳夹转弯处，将钢丝向内、向上

④卡环连接体的分布：连接体分布合理，对树脂能起到加强作用，如果连接体分布不合理，将影响树脂的厚度，并妨碍排牙。所以要求卡环连接体与𬌗支托连接体平行，然后横跨𬌗支托，各个卡环臂的连接体相互交叉，避免过多的重叠（图 6-33）。卡环臂也可以

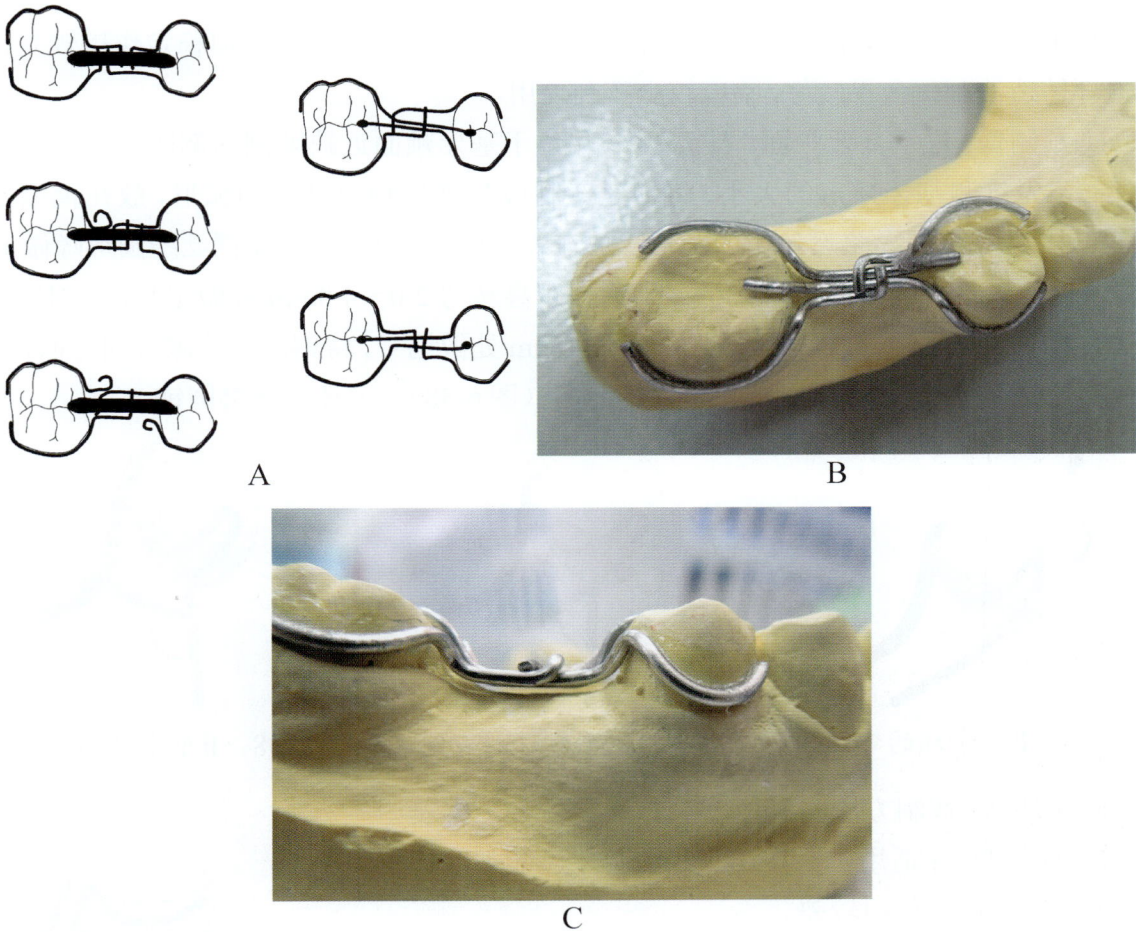

图 6-33 连接体的分布

A. 连接体的分布示意图 B. 卡环小连接体横跨𬌗支托 C. 小连接体离开模型 0.5～1.0mm

联合平行弯制，即由一侧基牙的颊侧固位臂弯至另一侧基牙的颊侧固位臂，同样舌侧对抗臂由一侧基牙弯至另一侧基牙（图6-34）。如果缺隙处𬌗龈距离较大，可以交叉弯制，即由一侧基牙的颊侧固位臂弯至另一侧基牙的舌侧对抗臂（图6-35）。

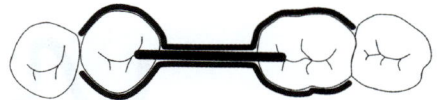

图6-34 卡环的平行弯制

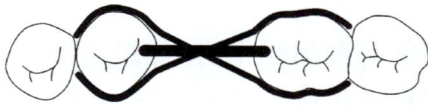

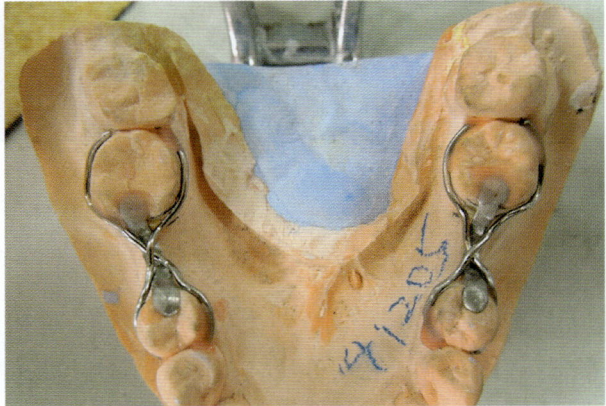

图6-35 卡环的交叉弯制

2）Ⅱ型卡环（以杆型卡环为例）：此类卡环固位、支持作用较好，但稳定作用较差。此种卡环铸造法制作效果较好，临床较少弯制使用。

①颊侧臂：位于基牙颊面。卡环臂末端位于基牙颊面近缺隙侧的倒凹区。弯制步骤如下：首先目测基牙牙冠的大小，将钢丝弯制成与基牙颊面贴合的弧形，放在模型上比试，在转弯处做记号，将弯丝钳的圆形喙放在靠近转弯处的内侧，使钢丝绕圆形喙做180°弯曲，两段钢丝接近平行（图6-36）。然后在距离转弯2.0～4.0mm处做记号，将钢丝向相反方向弯曲约60°（图6-37）。在龈缘下约4.0mm处做记号，将钢丝向缺隙方向弯曲，进入缺隙区形成连接体，并搭在𬌗支托的连接体上（图6-38）。卡环尖端磨圆钝。

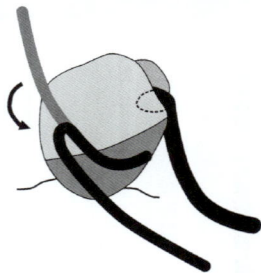

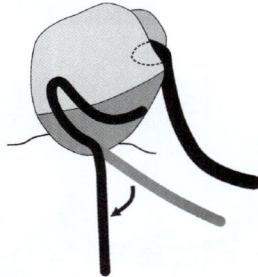

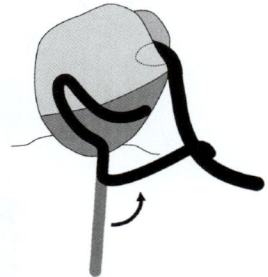

图6-36 Ⅱ型卡环的弯制（1）　图6-37 Ⅱ型卡环的弯制（2）　图6-38 Ⅱ型卡环的弯制（3）

②舌侧臂：弯制方法同Ⅰ型卡环。

3）Ⅲ型卡环：适用于三型观测线的基牙。此类卡环固位作用较好，而稳定作用较差。

①颊侧臂：弯制方法有两种。第一种方法同Ⅰ型卡环（图6-39），也是常用的弯制方法。

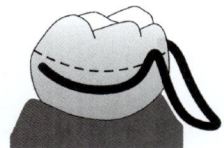

图6-39 Ⅲ型卡环弯制一

另一种弯制方法如下：目测基牙牙冠大小，估计卡环臂的长度，用弯丝钳夹住转弯点，圆形喙放在转弯的内侧，使钢丝末端绕圆形喙做180°弯曲（图6-40），然后，根据卡环的设计线进行调整，使两个弧形臂与基牙贴合（图6-41）。放在模型上比试合适后，再弯制卡环体和连接体，方法同Ⅰ型卡环（图6-42）。将卡环尖端磨圆钝。

②舌侧臂：弯制方法同Ⅰ型卡环。

3. 间隙卡环的弯制　间隙卡环又称隙卡，是临床上常用的单臂卡环。因其通过两邻牙的𬌗外展隙，故除有固位作用外，还具有支持作用。

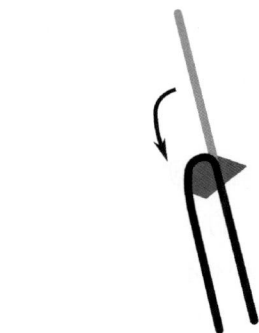

图 6-40　Ⅲ型卡环弯制二（1）
钢丝绕圆形喙做180°弯曲

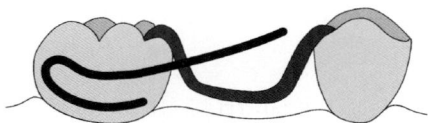

图 6-41　Ⅲ型卡环弯制二（2）
两个弧形臂与基牙贴合

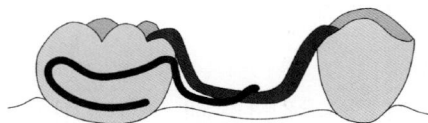

图 6-42　Ⅲ型卡环弯制二（3）
形成卡环体和连接体

（1）弯制方法

1）弯制卡环臂：将钢丝弯制成与基牙牙冠颊面一致的弧形，方法与Ⅰ型卡环相同。然后放在模型上比试，在卡环的近体处做标记，并稍做弯曲，使卡环臂贴靠颊外展隙（图6-43）。

2）弯制卡环体：卡环臂形成后放回模型上比试，在颊外展隙与𬌗外展隙的交界处做记号，用钳夹紧记号稍下方，调整钢丝使其与𬌗面隙卡沟的方向一致。然后，压钢丝向𬌗方弯曲（图6-44），并使其与隙卡沟密合。

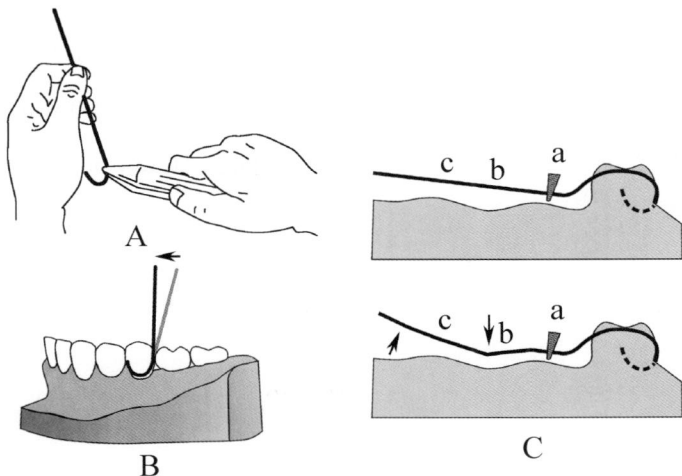

图 6-43　间隙卡环的弯制
在卡环的近体处稍作弯曲，使卡环臂贴靠颊外展隙

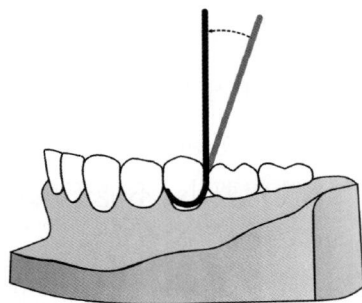

图 6-44　间隙卡环的卡环体弯制

3）弯制连接体：在卡环体位于基牙舌边缘嵴处做记号，钳夹记号稍下方，使钢丝沿舌外展隙下降，目测转弯处到舌侧龈乳头的距离，将钢丝向上翘起，放回模型上比试，调

整钢丝的走向,沿连接体的设计线逐渐延伸,并使其与模型组织面的形态大体一致,且保持约 0.5mm 的距离。为了加强树脂基托的强度,隙卡的连接体通常较长,起到加强丝的作用。

(2)注意事项

1)隙卡的卡环体一定要与隙卡沟密合,以免影响咬合。

2)连接体不能进入基牙舌侧和牙槽嵴的倒凹区内,以免影响义齿的摘戴。

3)隙卡多用于前磨牙,可将卡环臂靠近颊侧牙龈,既有利于美观,又可减少对颊黏膜的摩擦。

4)弯制过程中哪一步弯制不当,就修改哪一步,切勿修改已弯制合适的部分。

5)连接体转弯处为钝角,走向尽量与基托的易折线垂直。

6)连接体的钢丝最好锤扁,埋于树脂基托宽度和厚度的中间,组织面和磨光面均不能外露。

4. 圈形卡环的弯制　多适用于下颌近中舌侧倾斜或上颌近中颊侧倾斜的远中孤立磨牙。卡环的游离端位于下颌基牙舌侧或上颌基牙颊侧的倒凹区内,起固位作用;而位于下颌基牙颊侧或上颌基牙舌侧的部分,起对抗臂的作用,应位于基牙的非倒凹区。由于圈形卡环的臂较长,要选用较粗的钢丝(直径为 1.0mm 或 0.9mm)弯制。

(1)弯制方法从游离端开始,先弯制颊或舌侧臂,然后绕过远中邻面,弯制舌或颊侧臂,最后弯制卡环体和连接体部分(图 6-45)。

(2)注意事项

1)轴面角转弯处应准确,角度应合适。

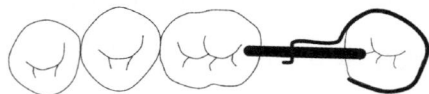

图 6-45　圈形卡环的弯制

2)由于圈形卡环在模型上比试的次数较多,应注意保护模型基牙。

5. 连续卡环的弯制　适用于牙列缺损较多,余留牙松动的情况,或连续卡环夹板。

(1)弯制方法:首先在模型上画出与观测线平齐的连续卡环线。后牙选用 0.9mm 不锈钢丝,前牙选用 0.8mm 或 0.7mm 不锈钢丝。从一端开始,逐牙弯制、比试,完成卡环臂,然后弯制两端的卡环体部和连接体。

(2)注意事项

1)两个相邻牙间的弯曲位置要准确。

2)转弯要小,不能形成直角。

3)不能嵌入邻间隙。

4)不能磨损模型基牙,以免影响义齿的就位和摘戴。

6. 邻间钩的弯制

(1)弯制方法:弯制前在模型上设计用于放置邻间钩的两相邻牙颊侧邻接点以下,用雕刻刀挖出 1.0～1.5mm 深的小孔。选用直径 0.9mm 或 0.8mm 不锈钢丝,将末端磨圆钝,弯成直角钩,钩长 0.5～1.0mm,插入预备好的邻间隙内,然后按照间隙卡环的弯制方法,经颊外展隙、殆外展隙、舌外展隙向下,形成连接体。

(2)注意事项:模型预备很重要,若预备不当,义齿完成以后,邻间钩不能就位,或者刺到龈乳头,有的甚至不起作用。

7.连接杆的弯制 随着铸造技术的开展和提高,铸造支架逐渐代替了弯制连接杆,但在没有铸造设备的条件下,弯制连接杆仍是一种经济可行的义齿修复形式。

(1)弯制方法

1)腭杆的弯制:一般多见于弯制后腭杆。用两把杆钳夹住成品腭杆两端的适当部位,两手同时用力向外旋转,做纵向弯曲,使杆的中部略向后,两端向前,位于第一、第二磨牙之间,形成弧形(图6-46)。然后做横向弯曲,从中间开始,逐渐弯向两侧。义齿的支持形式不同,连接杆与黏膜的接触关系也不同。杆进入基托的部分应离开模型0.5~1.0mm,边缘磨薄,并用砂片切成锯齿状,以利于树脂将其包牢。两端应与卡环、殆支托的连接体适当接触,以便于焊接固定。

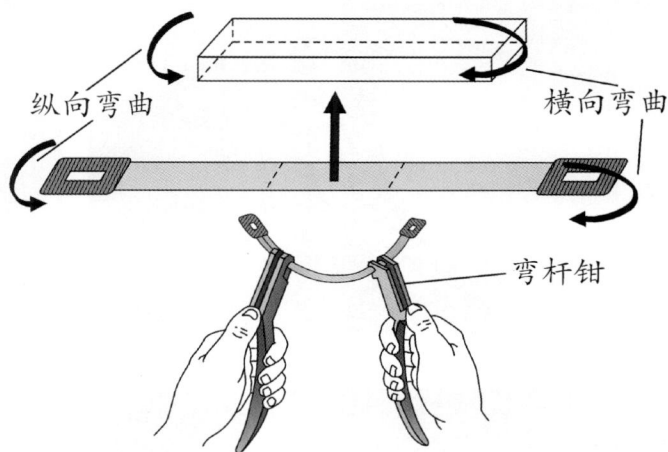

图6-46 腭杆的弯制

2)舌杆的弯制:弯制方法与腭杆大致相同。

(2)注意事项

1)连接杆与黏膜的接触关系,因义齿的支持形式不同而有差异。牙支持式义齿,连接杆可与黏膜轻轻接触;混合支持式义齿,杆与黏膜间应有0.5~1.0mm的距离,以免义齿受力下沉时压迫黏膜。

2)弯制过程中,杆与模型要轻轻接触比试,以免磨损模型。另外,为保护模型不被损坏,使连接杆与黏膜间有必需的间隙,可在放置连接杆的部位,均匀地涂0.5mm厚的基托蜡或贴一层胶布,但间隙不能过大,否则会引起食物嵌塞、恶心等不适。

3)连接杆不能进入口腔软、硬组织倒凹区,以免影响义齿的就位。

4)连接杆的两端应离开模型0.5~1.0mm,以便被树脂包埋,并与卡环或支托的连接体靠近,利于焊接或用自凝树脂固定,防止填塞树脂时连接杆移位。

三、弯制支架的连接

支架弯制完成后,需将所有支架连接成一整体,以免去蜡、填塞树脂时移位。连接方法有:

1.锡焊法 是支架连接常用的方法。在支架连接体需焊接处滴焊媒(正磷酸)少许,用20~30W电烙铁将低熔焊锡熔化,薄薄涂布于支架连接处,注意焊锡不能太多,焊点不能太大，以免影响人工牙的排列和树脂基托的强度（图 6-47）。

2. 自凝树脂连接法 调拌少许自凝树脂，置于支架连接处，将其固定。

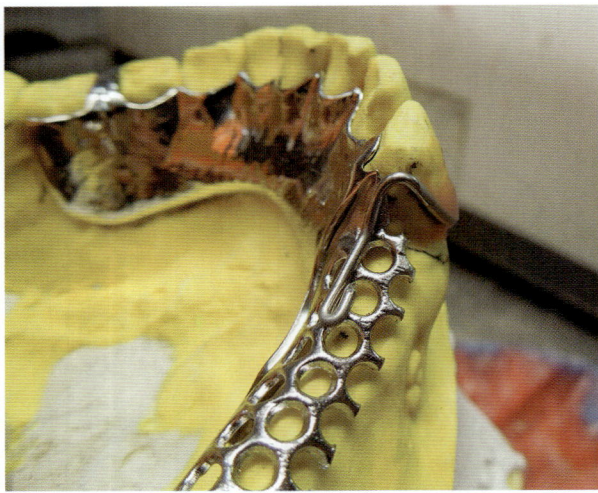

A

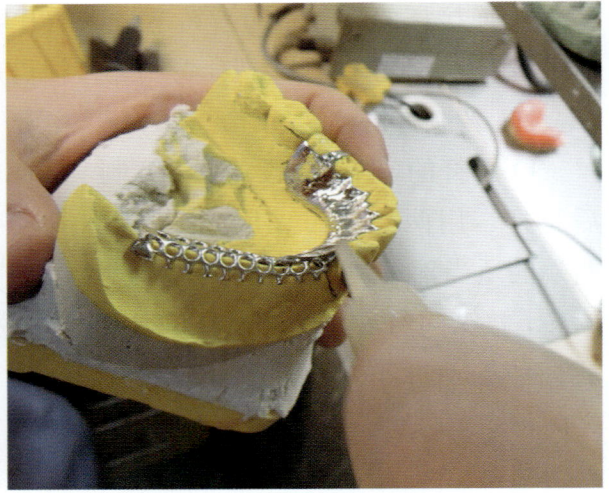

B

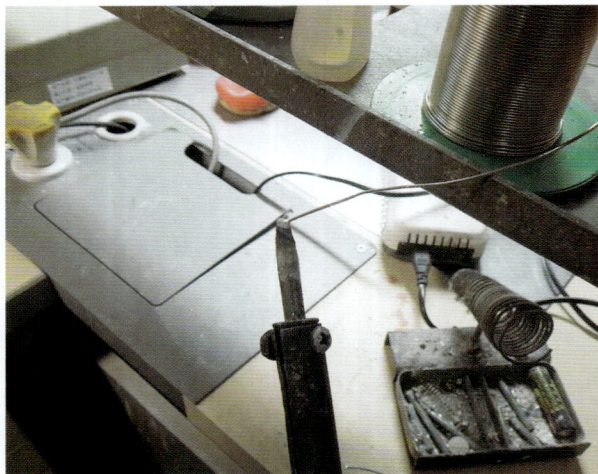

C

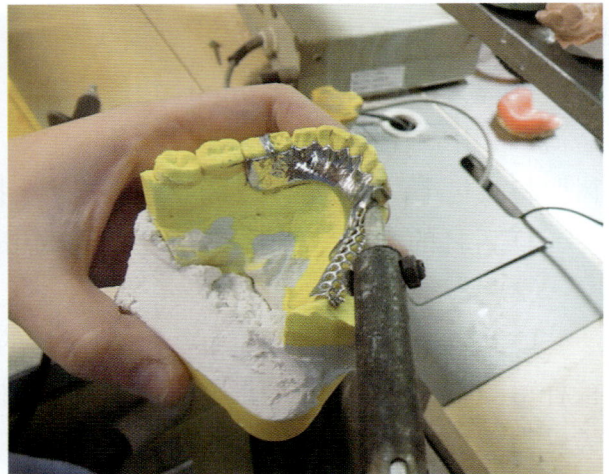

D

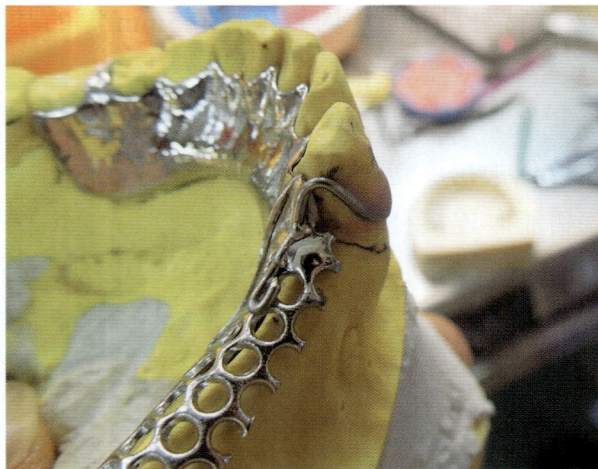

E

图 6-47 锡焊法支架连接
A. 支架制作完成 B. 滴焊媒 C. 电烙铁
将低熔焊锡熔化 D. 涂布于支架连接处
E. 焊接完成

第三节　可摘局部义齿铸造支架的制作

随着人们对审美和生活质量要求的提高,铸造支架义齿的临床应用越来越广泛。铸造支架相比弯制支架在组织结构、精确性和使用的持久性、舒适性等方面都有其特有的优越性。

一、铸造支架的优缺点

(一)铸造支架的优点

1. 体积小巧、薄,减轻患者的异物感,同时不妨碍舌的运动,舒适美观。

2. 机械强度好,较弯制支架固位好,不易折断。

3. 设计灵活,可以满足各类牙列缺损形式的修复需要,有利于保持余留牙的生理按摩作用,同时有利于促进牙周组织的健康。

4. 金属表面光滑,无异味,可减少龋病和口腔炎症的发生,可保持较好的口腔卫生。

5. 密合性及金属传导性好,不影响口腔黏膜的感觉功能,可给予口腔黏膜适当的冷热刺激。

6. 具有较强的刚性,不易变形,有利于保护基牙。

(二)铸造支架的缺点

1. 由于机械强度好,在发生变形或损坏后不易磨改和修理。

2. 对制作工艺流程和技术的要求较高,制作设备较昂贵。

3. 制作费用较高,患者经济负担较重。

二、铸造支架的种类、组成及要求

(一)铸造支架的种类

铸造支架的类型按其结构和表面形态等可以分为多种类型。

1. 按照支架的结构分型

(1)全金属型:即与组织面黏膜相接触的部分均是金属。此类义齿的适应证主要是殆龈距离低者,对树脂过敏的患者,同时也用于缺牙间隙过小者。

(2)支架型:即牙槽嵴黏膜大部分与树脂接触,只在腭侧或舌侧有部分金属与黏膜组织相接触,金属部分只起到连接和加强的作用。大多数的牙列缺损均采用这种类型的支架设计。

(3)基托型:即上颌腭侧或下颌舌侧的大部分黏膜与金属相接触,只在唇颊侧有部分树脂基托。

(4)网状型:即利用金属制作加强骨架,而与口腔黏膜相接触的均是树脂基托。

2. 按照支架的表面形态分型

(1)光滑型:用表面光滑的薄蜡片制作的熔模,经过包埋、铸造、打磨抛光后表面为光滑面。大多数铸造支架采用这种方法制作（图6-48）。

（2）皱纹型：用表面为花纹状或橘皮状的皱纹蜡片制作的熔模，经过包埋、铸造、打磨抛光后金属支架的表面仍为皱纹状。主要用于上颌基托型支架（图6-49）。

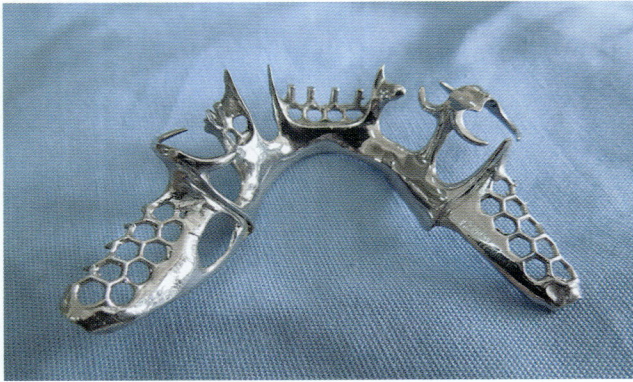 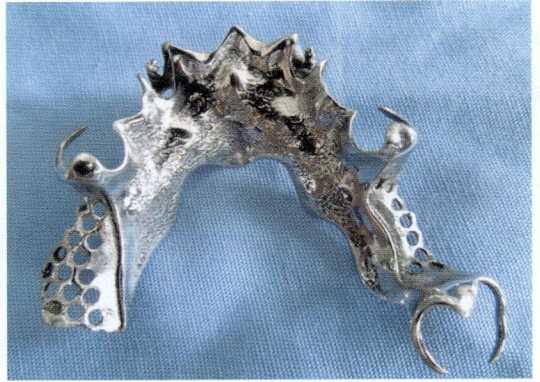

图 6-48 光滑型　　　　　　　　　图 6-49 皱纹型

（二）铸造支架的组成

一个典型的铸造支架根据其功能和主要作用可分为以下八部分：

1. 固位体　主要作用是对抗义齿的脱位力，使义齿在口腔内保持正确位置，从而使义齿获得良好的固位、支持与稳定作用。

2. 支托　是指放置于基牙上，在义齿行使功能时可以防止义齿龈向移位及传递𬌗力至该基牙的一种金属装置。

3. 大连接体　是可摘局部义齿的重要组成部分之一，它将义齿各组成部分连接在一起，同时还有传递和分散𬌗力的作用。

4. 小连接体　是把金属支架上的各部分与大连接体相连接的部分，其类型有与一牙接触式和与两牙接触式两种。

5. 邻面板　是指设置在与缺隙相邻的余留牙邻面的金属部分。包括与基牙紧密贴合式和与基牙部分贴合式。

6. 加强带　是位于大连接体与网状连接体相连接处，并被包埋在树脂基托内的线条状金属部分。

7. 网状连接体　将人工牙与固位体、大连接体相连接的部分。包括成品网状式和蜡线组合式。

8. 支架支点　亦叫组织停靠或组织支点，是位于悬空的网状连接体远中游离端与工作模型表面相接触的金属突起部分。

（三）铸造支架各组成部分的制作要求

1. 固位体　既要有很好的固位作用，又要便于摘戴。同时还要考虑到美观、患者的舒适度和对基牙的保护作用。

（1）铸造卡环的断面为内扁外圆的半圆形。内扁可使支架与基牙的接触面积增大，增加摩擦力，有利于固位；外圆可以减少卡环与口腔黏膜的摩擦和异物感，增加舒适度，且易自洁，形态美观。

（2）铸造卡环的宽度和厚度应该有一定的比例。理想的宽度与厚度比例关系为10∶8。同时应与卡环的种类、基牙牙冠的大小相协调，进入基牙的倒凹深度应根据卡环的种类、基牙的位置及健康状况区别对待。一般铸造钴铬合金卡环臂进入倒凹深度约为0.25mm，金合金约为0.5mm。

（3）铸造卡环的体部粗，到末端逐渐变细。卡环体部是卡环臂的基础，粗壮有利于卡环臂的固位，限制义齿的水平动度，保持稳定。由体部到卡环尖端呈逐渐、缓和、自然地变细；末端向体部每延长5mm，其宽度与厚度按照0.2∶0.16的比例增加。

（4）铸造卡环进入基牙倒凹的长度应为卡环臂全长末端的1/3。

（5）为了保障打磨、抛光后的卡环臂符合义齿支架的设计要求，在制作卡环熔模时要适当加大卡环臂的宽度和厚度。

2. 支托

（1）要求具有足够的强度承担𬪩力。

（2）能将𬪩力沿着牙长轴的方向传导到基牙的牙根，有利于保护基牙的健康。

（3）𬪩支托整体形态呈圆的三角形，在𬪩外展隙处与卡环体相连。长度一般为磨牙近远中径的1/4、前磨牙近远中径的1/3。宽度为磨牙颊舌径的1/3、前磨牙颊舌径的1/2。厚度≥1.3mm，且越靠近𬪩缘越宽、越厚，但其厚度不能影响咬合。

（4）切支托及舌支托的宽度为1.5～2mm，厚度≥1.3mm。

（5）𬪩支托应恢复基牙的𬪩面形态；舌支托应与基牙的舌面外形相协调。

3. 大连接体

（1）连接杆的要求：各种连接杆的要求也不尽相同。

1）腭连接杆：应宽而薄，宽度与缺牙的多少成正比，游离端缺失或缺牙较多时应稍宽。杆宽时可适当将杆的厚度减薄；杆窄时可适当将杆的厚度加厚。

2）舌杆和舌板：位于下颌舌侧龈缘与舌系带之间，应窄而较厚（图6-50）。

（2）金属基托：其主要用于缺牙较多，咬合力较大或咬合过紧的患者，一般依金属基托的形态与大小决定厚度，大多为0.5mm左右（图6-51）。下颌金属基托的上端应位于余留牙的导线以上，前牙区在舌隆突上。这既可封闭倒凹，防止食物嵌塞，又可以起到间接固位的作用。

4. 小连接体

（1）要求小连接体与基牙和牙槽嵴呈平面接触，并与大连接体垂直相连（见图6-48）。

（2）组织面呈平面，磨光面的外形呈半圆形。

（3）按照设计的要求位于下颌前磨牙上时，厚度要求≥1.3mm；如位于磨牙时，其厚度≥1.5mm；如位于上颌时，可根据情况适当加宽其宽度。小连接体有足够的坚硬度，才能传导和分散应力，抵抗折断和义齿的移位。

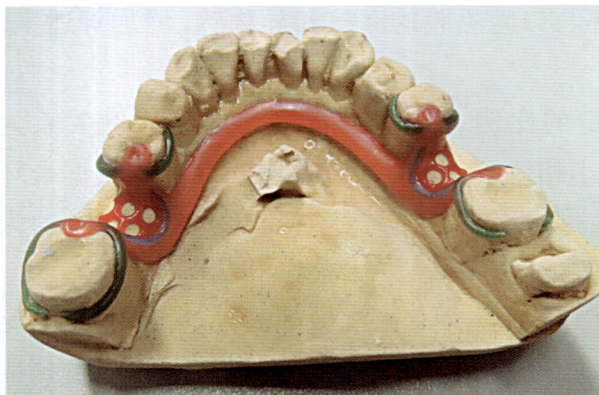

图 6-50 舌杆

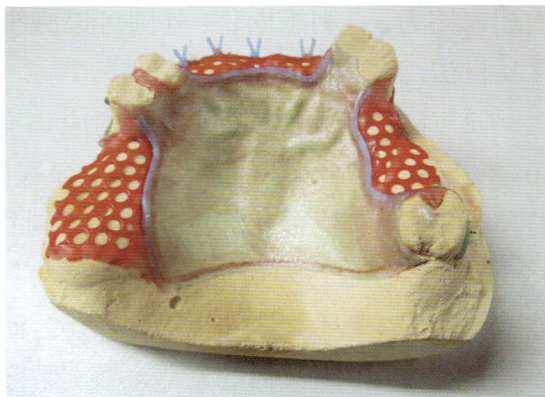

图 6-51 上颌金属基托蜡型

（4）与大连接体的连接部位应该呈流线型，不应形成锐角。同时小连接体应位于舌外展隙内，向牙面移行，形成平滑的表面。

（5）从大连接体向固位体由粗变细的自然衔接。

5．邻面板

（1）邻面板的宽度应大于基牙颊舌径的 2/3，厚度为 0.8～1.0mm。同时颊侧不能暴露出金属以免影响美观。

（2）靠近𬌗面的部位呈移行状，并与基牙紧密接触。

（3）邻面板应完全封闭邻面，使完成后的义齿树脂部分不与邻牙接触。

6．加强带 是位于大连接体与网状支架之间，且埋藏于树脂基托内的带状金属。要求具有足够的强度，可以对抗应力的作用而不发生变形或折断。同时要求在其表面形成与树脂具有很好机械嵌合作用的形态，宽度一般为 1.5～2.0mm，厚度≥0.7mm，表面应形成便于树脂连接的锯齿状形态。

7．网状连接体（网状支架）

（1）网状连接体的大小与缺牙的多少成正比关系。

（2）网状连接体应离开工作模型 0.5mm 以上，以便为树脂基托所包埋（图 6-52）。

（3）厚度一般≥1.5mm。

（4）在连接杆或金属基托与树脂交界处有加强带结构，以防止义齿在此处折断。

（5）支架与基托树脂结合处应有小于 90°的内外台阶（终止线），以使树脂基托在连接处有一定的厚度（图 6-53）。

8．支架支点 位于网状连接体游离端的边缘，一般要求在组织面上形成一面积为 2mm×2mm 的方形或圆形的金属突起。即在牙槽嵴后部正中的缓冲蜡上开一小窗（图 6-54），

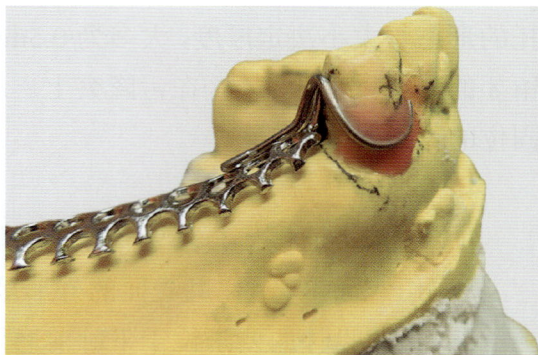

图 6-52 网状连接体
网状连接体离开黏膜 0.5mm 以上

义齿支架铸造完成后,在开窗处的支架组织面上形成一突起,与牙槽嵴贴合,而其他部分与牙槽嵴之间留有一间隙(图6-55)。

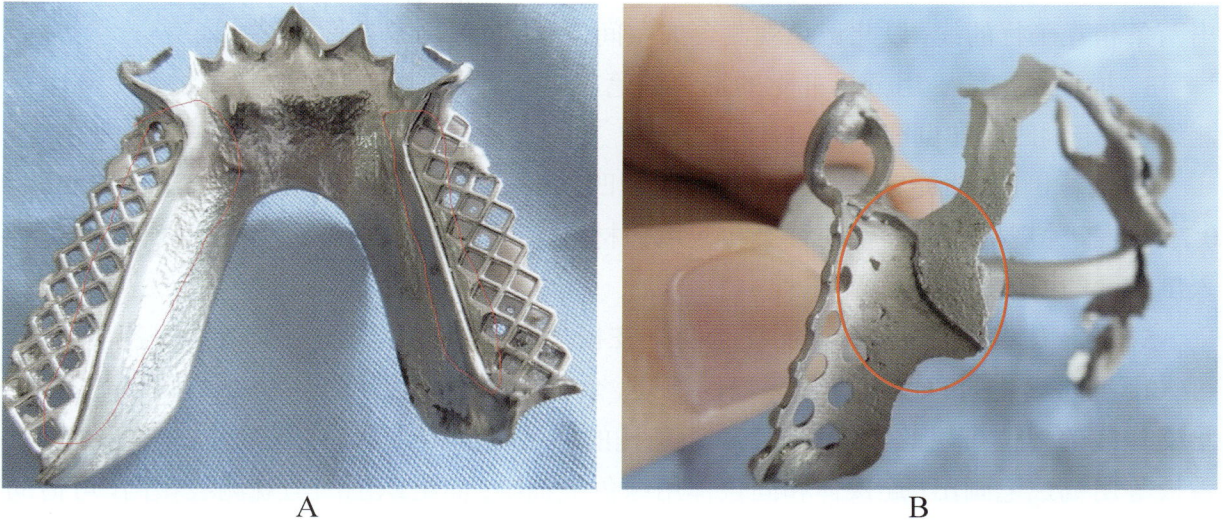

图6-53 内外终止线

A.外终止线 B.内终止线

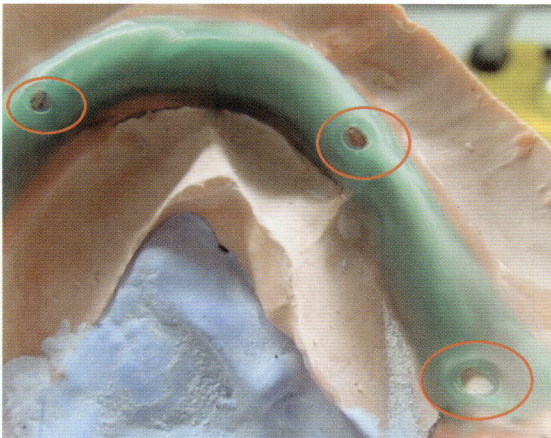

图6-54 预备支架支点

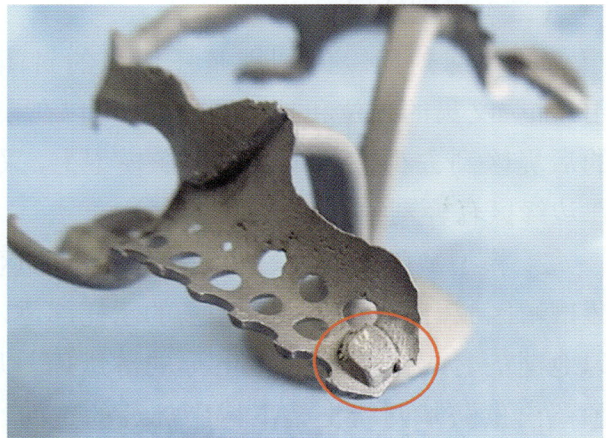

图6-55 支架支点

三、铸造支架的制作

支架的整体铸造法,是可摘局部义齿制作的核心。技工室制作一个铸造支架的基本步骤如下:

石膏工作模型的准备→复制耐火材料模型→耐火材料模型的表面处理→熔模的制作→安插铸道→包埋→烘烤焙烧→铸造→铸件清理→打磨、抛光。

(一)模型观测

1.选择就位道 模型固定于观测台上,倾斜模型,选择并确定义齿的就位道。

2．记录定位平面 记录观测仪上观测台的位置坐标，以记录确定的共同就位道方向，能较容易地将石膏工作模型上的记录准确地转移到耐火材料的复制模型上。采用标记的方法，在石膏工作模型的颊侧边缘和后缘（腭侧后缘或者磨牙后垫），用分析杆标画出两条相互平行的线，以此记录观测台的空间位置；也可用三点标记法。

3．描记观测线 用分析杆上的描记铅笔芯，在基牙及其他相关的软硬组织上画出观测线，确定倒凹和非倒凹区。

4．测量倒凹，确定卡环臂的位置 用倒凹规来进行测量，倒凹规有 0.25mm、0.5mm、0.75mm 三种规格。卡环臂的种类和应用的材料不同，其安放的位置也不同，即卡环臂进入倒凹区的深度亦不同。

5．描记边缘线，画出设计图 为易于在模型上清楚地分辨出支架结构的各个部分，可采用不同颜色的有色笔进行标记。基牙、余留牙的观测线用分析杆上的碳笔芯画出；𬌗支托凹的部位可用蓝色笔标记；树脂基托的伸展范围用红色笔标出；金属基托、腭板、舌板等用褐色笔画出；连接体和固位体用绿色笔描绘；而组织倒凹与观测线相同，可借助分析杆的碳笔芯画出，这样便形成一幅色彩鲜明的设计图，直观效果清晰，有助于将设计转移到耐火材料复制模型上，并依照此标示，在复制模型上制作蜡型。画完后为防止线条在以后的制作过程中被刮除，石膏表面应涂上一层石膏硬固剂。

（二）模型处理

1．边缘封闭 为利用基托边缘的封闭作用，加强义齿的固位和减轻异物感，可以在模型的后堤区刮去少许石膏。也可在模型上，采取在边缘区轻轻刻线的方法（图6-56）。

2．模型缺隙区的处理 在模型上缺隙区的牙槽嵴区域，即义齿完成后鞍基的承托部位，均匀地铺垫上一层 0.5～1.0mm 厚的薄蜡片，以便预留出供鞍基网状支架下树脂部分的空间，既可增加网状支架与树脂鞍基的牢固结合，亦有利于以后进行缓冲或衬层（图6-57）。

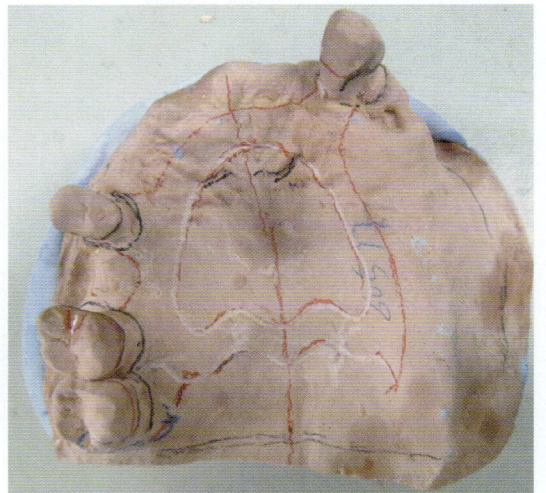

图6-56 边缘封闭

3．标记铸道口的位置 带模铸造的铸道设计，若采用反插铸道时，应该用蜡在石膏工作模型上标记出铸道口的位置。一般情况下，上颌应设计在腭部顶端，下颌则应设计在口底中心，此位置通常也是铸件的中心部位，可确保熔金能够直接、迅速地进入铸模腔的各个部位。

4．填倒凹 在基牙舌侧和邻面倒凹、基托所覆盖区域的其他天然牙的舌侧倒凹，以及其他软组织倒凹和需缓冲的硬组织上用红蜡进行填倒凹和缓冲处理。需要注意的是制作铸造支架时基牙颊侧的倒凹也应一并填除，之后按照卡环臂线刮除多余的蜡，形成一个明显的台阶，这样复模后能准确地展现卡环臂的位置，利于熔模的制作，也可防止杆形

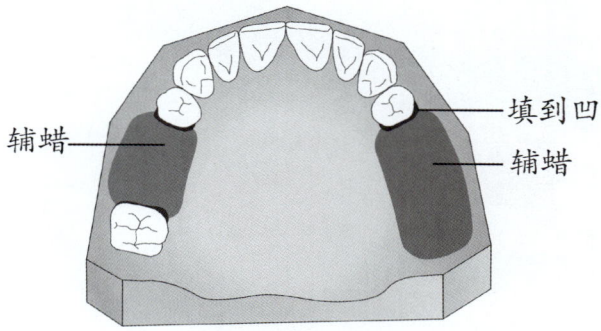

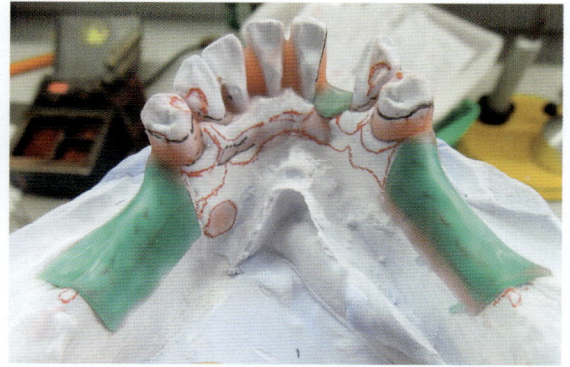

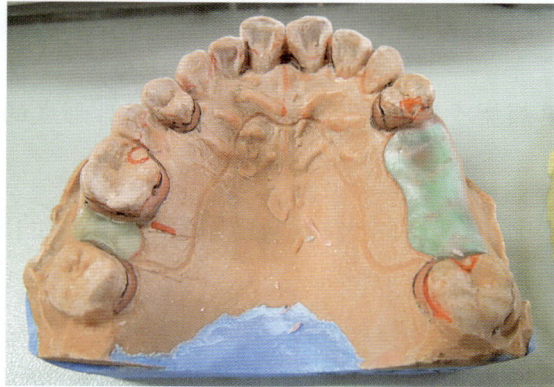

图 6-57　石膏模型的处理

卡环的引伸臂进入倒凹区（图 6-58）。

（三）翻制耐火材料模型并处理

　　带模铸造是在耐高温材料复制的模型上制作蜡型，做好蜡型后不从模型上取下，而是将蜡型连同模型一起包埋制成铸型。此法主要用于大、中型复杂铸件。带模铸造必须复制耐火材料模型，其主要目的是使所复制的模型无不利倒凹，可避免制作蜡型时支架误入倒凹区。铸造时模型可耐高温烧烤，故可在此模型上制作蜡型并连同复制模型一同

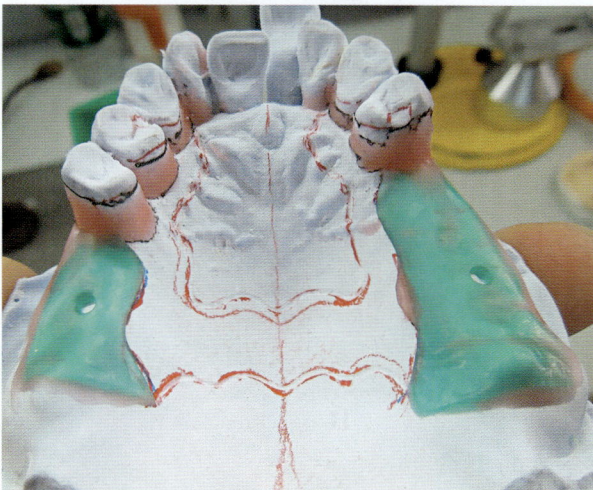

A

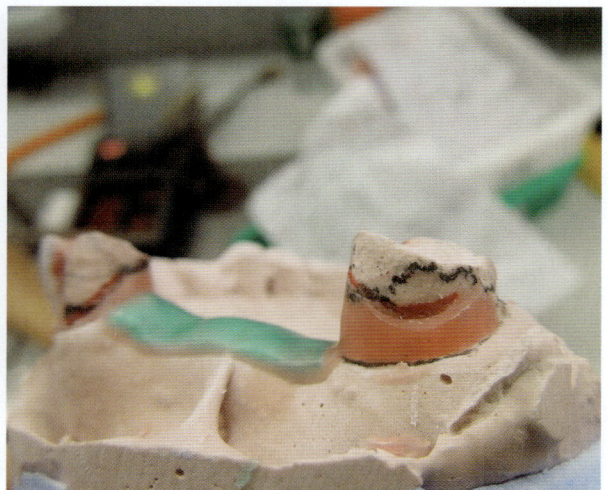

B

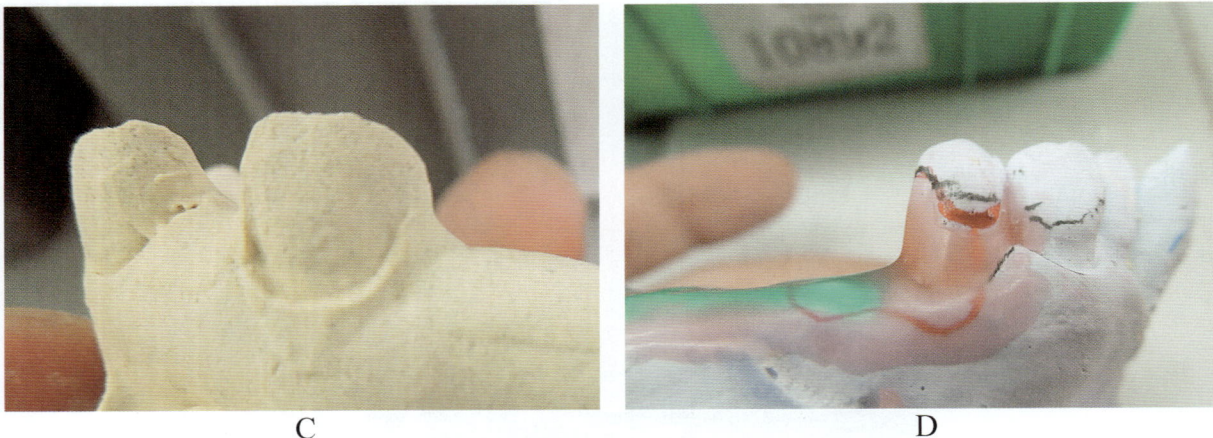

图 6-58 填倒凹

A.填舌侧、邻面倒凹　B.填颊侧卡环线以下倒凹　C.复模后形成的卡环臂台阶　D.填杆形卡环引伸臂位置

包埋,完成带模铸造。此外,还可利用耐火材料在凝固和焙烧时的膨胀性,补偿钴铬合金铸造后的冷却收缩。

1. 复制前模型的准备　在已完成设计的石膏工作模型上,检查余留牙和组织倒凹的填塞是否适度,缺隙区牙槽嵴顶铺垫蜡的厚度是否合适、稳固,必要时可重新熔化蜡边缘,以确保其边缘的密封性。然后,将经上述处理后的模型放入水中浸透(约 5~10 分钟),复制耐火材料模型前从水中取出,备用。

2. 选择合适的琼脂复模型盒　将欲复制的石膏模型置于复模型盒内,使其位于盒的中央(图 6-59)。注意模型与型盒周围应留有一定间隙,确保印模材料的均匀厚度,以防变形。然后,将琼脂印模材料切碎,放入锅内隔水加热使其熔化,并搅拌均匀。当熔化均匀的琼脂冷却至 50~55℃时,从型盒一侧缓缓注入,避免出现气泡。注入时,琼脂可略

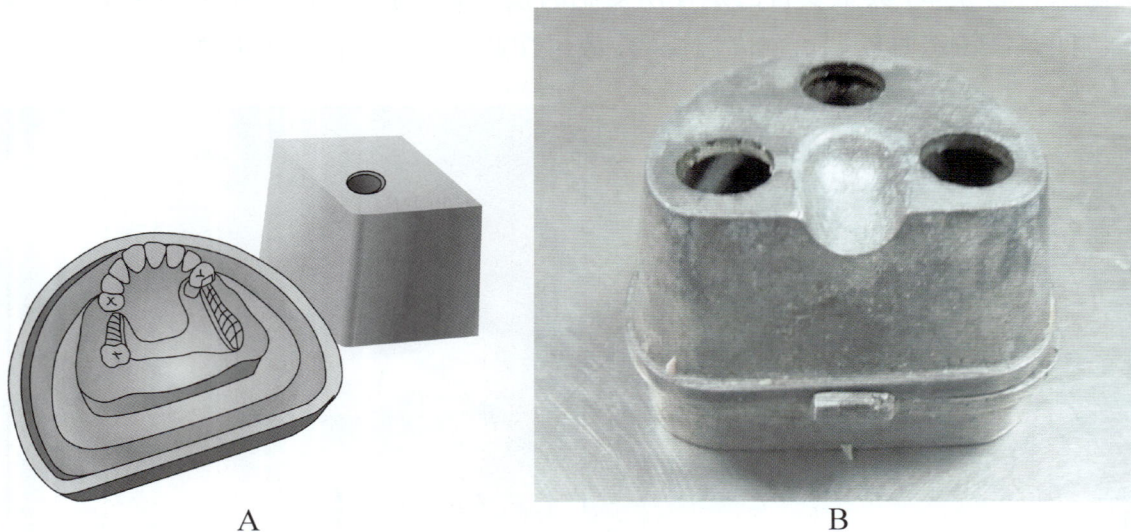

图 6-59 选择合适的型盒

A.石膏模型置于型盒的中央　B.型盒

多一些，以补偿琼脂凝固时的体积收缩。待琼脂完全冷却后，小心取出石膏工作模型，完成琼脂印模的制作（图6-60）。如无复模型盒时，也可使用大号（7号）煮牙盒代替。

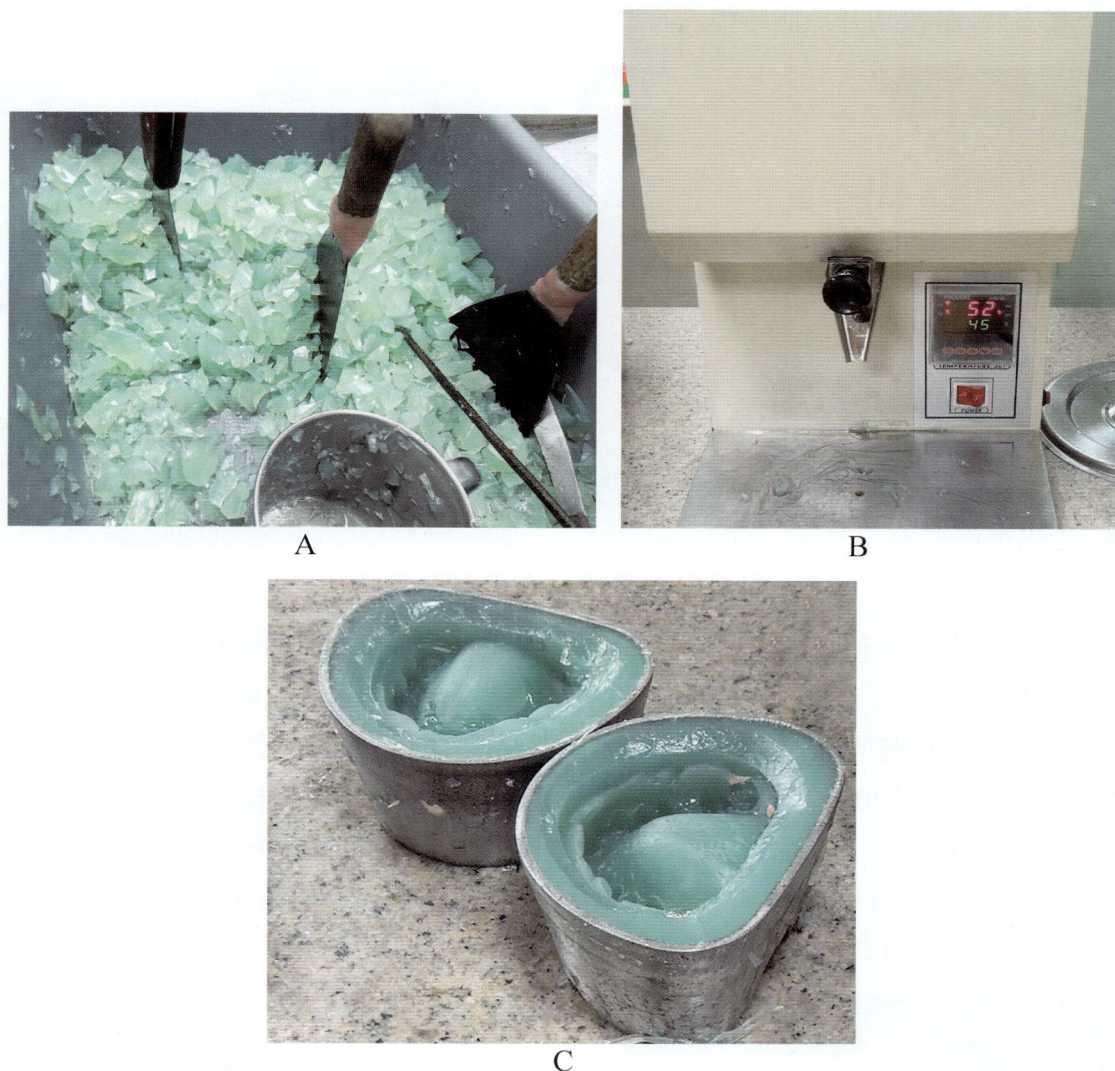

图 6-60 琼脂复模

A. 切碎琼脂 B. 复模温度 50～55℃ C. 琼脂阴模

检查印模是否符合要求，有无气泡、裂纹，表面的清晰度及完整性等。另外，在复制琼脂印模时应注意掌握好材料的复模温度。温度过低，材料流动性差，易造成灌注不全，导致复制的模型变形；温度过高，则可使衬垫在模型上的蜡片软化翘起，影响琼脂印模的精确度。

3. 硅橡胶复模材料复制方法 将准备好的工作模型用蜡固定在复模型盒的底盖内，模型表面用模型表面活性剂喷雾处理后，将一定量的硅橡胶复模材料放置于真空搅拌机内搅拌60秒，在振荡器的振荡作用下将硅橡胶液从复模型盒的上部灌注到型盒内。将复模型盒放置在室温下，待其完全固化后脱出工作模型，即可复制耐火材料模型。用硅橡胶复模材料进行复制，其印模的准确性高，不受外界温度的影响，变形率极小，同时复制出的耐火材料模型表面的光洁度也很高，结构致密，并且可反复复制利用。

4. 调拌磷酸盐包埋材料　按粉 100g 加水 13mL 的比例（或按厂商提供的调和比例）调拌磷酸盐包埋材料，灌注于琼脂印模内，同时注意振荡排气。1 小时后，待磷酸盐复模材料完全凝固后，分段切开琼脂印模，分离出复制模型。此模型即为以后的铸模（图 6-61）。

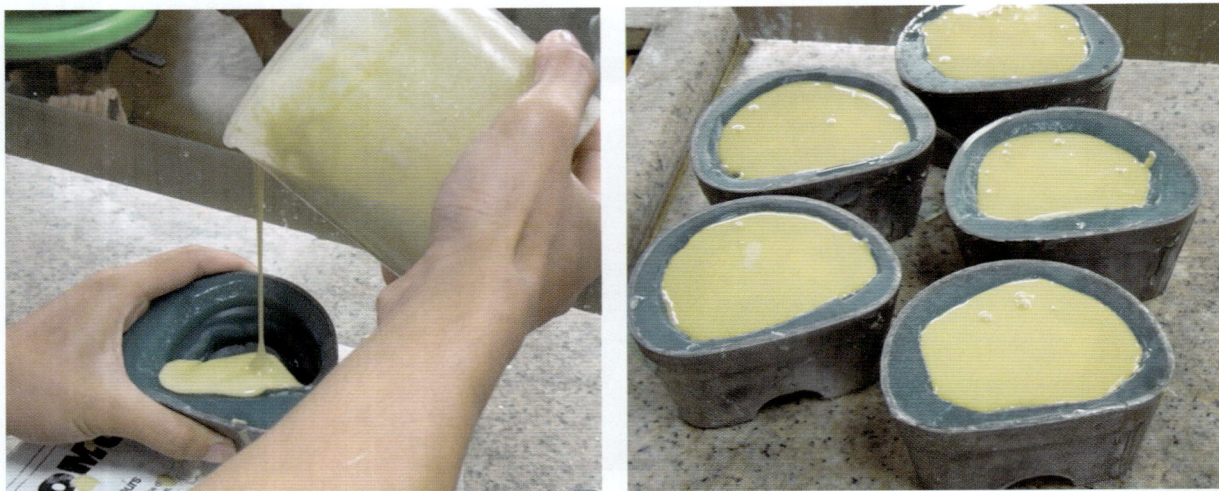

图 6-61　灌注耐高温材料模型

5. 模型的表面强化处理　表面处理的目的是增加模型表面的强度，使之在制作支架熔模时不易受到损害，使支架熔模紧密贴合在铸型上，封闭耐高温模型上的微孔，避免以后包埋材料的液体被吸入，待高温去蜡后留有空隙，以便铸造时空气的逸出。将已干燥的耐高温模型浸入 120℃左右熔化的蜂蜡中，浸泡 15 秒钟。取出模型，再放入 95℃的烘箱中烘烤 5～10 分钟，使模型上的蜂蜡液均匀的被吸收。放置的方法是将耐火材料模型后缘平面向下，以利于多余的蜡液流出，防止产生铸造缺陷。然后从干燥箱中取出模型，让其自然冷却后备用（图 6-62）。

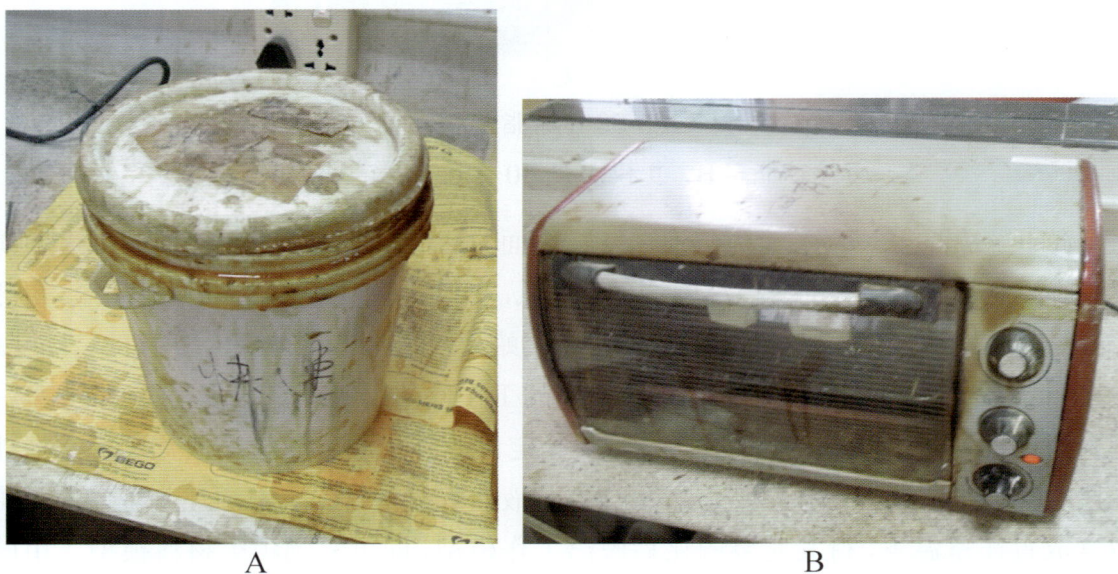

A   B

图 6-62　表面处理
A. 蜂蜡处理　B. 烘箱中烘烤

另外一种方法是在耐火材料模型的表面涂布模型表面增强剂，在其凝固后制作熔模；也可用瞬间黏合剂替代，但涂布的黏合剂应尽可能薄，以免造成铸造缺陷的产生。

6. 复制模型的再设计 将石膏工作模型放回到观测仪的观测台上，根据模型上已记录的定位平面的标记，确定其与观测台的原有位置关系，然后换上耐火材料模型，重新绘制出观测线和模型设计的步骤，即将石膏模型上的设计转移到复制的模型上，在复制模型上用不同颜色的有色笔将各部件的位置和形态描绘出来（图6-63）。

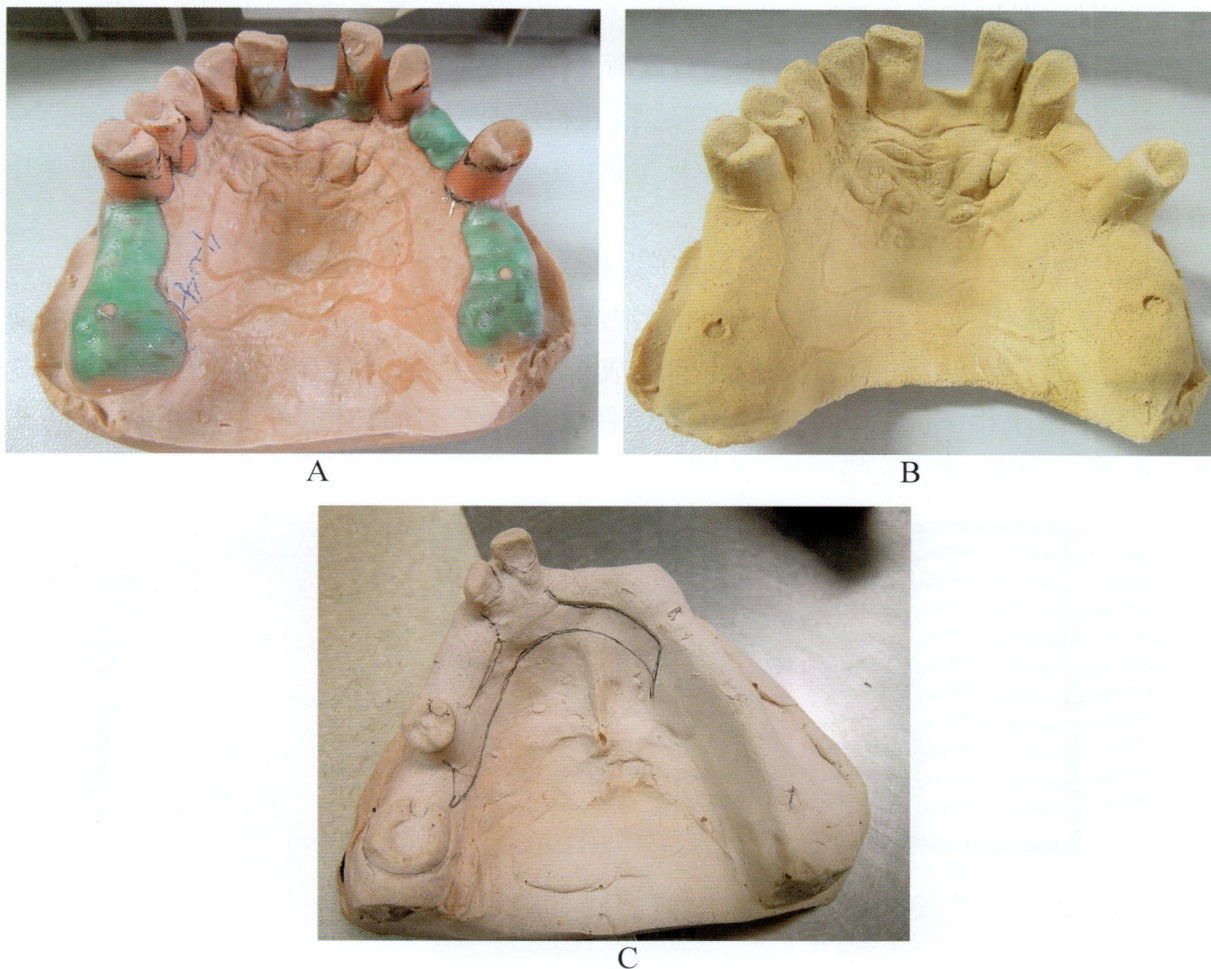

图 6-63 复制模型的再设计

A. 石膏模型 B. 复模后的耐火材料模型 C. 耐火材料模型上重新画出设计图

（四）铸造支架熔模的制作

1. 蜡型制作的原则

（1）制作蜡型时必须遵循的原则

1）蜡型应紧贴于模型上，表面应光滑、圆钝，无锐角、毛边或缺损。

2）卡环臂和卡环体应呈内扁外圆形，与基牙接触面大而密合。

3）连接体及加强网应呈扁平状，离开模型少许。

4）金属和树脂连接处应为直角台阶，以保证树脂边缘有足够的厚度。

5）蜡型各部位的连接处,应牢固、平整一致。

6）雕塑蜡型时应避免损坏模型,尽可能地保持模型的清洁。

7）在不影响义齿的功能、稳定和坚固的情况下,蜡型应尽量小巧、精致和美观。

（2）支架蜡型制作的要求:支架蜡型需要根据模型设计所确定的支架类型和位置进行制作,使其各部件的粗细、厚薄均符合固位、坚固和美观要求。

1）卡环臂和卡环体应是内扁外圆的半圆形。内扁是指其与基牙接触的面积应较大以利于固位,外圆指的是其磨光面应圆钝,不刺激软组织,易于清洁,也利于美观。卡环体应稍粗大,由卡环体部至卡环臂尖,应逐渐变细并进入倒凹区。

2）𬌗支托呈匙形,越靠近𬌗缘越宽亦越厚,在𬌗外展隙处与卡环体相连,但不能影响咬合。

3）连接体、加强丝、网状支架应呈扁平状,并离开模型 0.5mm 以上,以便为树脂基托所包埋。

4）连接杆因其类型和安放位置的不同,其宽度、厚度要求亦不同。

（3）蜡型制作的材料:铸造支架用蜡,常选用具有一定形态或各种规格的半成品的薄蜡片、蜡线条、卡环蜡和蜡网（图 6-64）。半成品蜡使用方便,只需在火焰上或用电热风软化,轻轻贴附于相应位置,即可将半成品蜡件组合成蜡型。有时也可将基托蜡和嵌体蜡各 50% 熔化而成,采用滴蜡成型法制作蜡型。

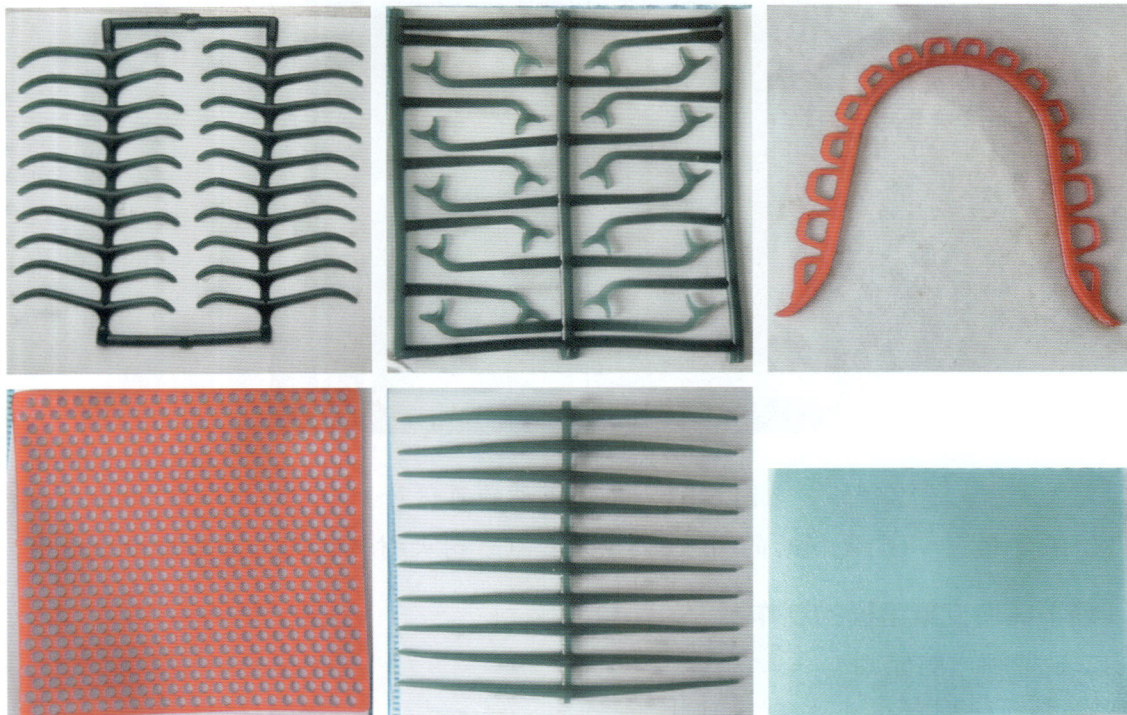

图 6-64　各种成品支架蜡型

2. 蜡型制作的程序和方法　在制作铸造支架的过程中,应用可熔性材料所塑制的义齿铸件的雏形,称为熔模或铸型。熔模的质量直接影响铸件的精确度,只有制作出质量优良的熔模,才能获得优质的铸件。

熔模的制作，常用的可熔性材料有蜡和树脂。用蜡制作者称为蜡熔模（亦称蜡型）。

（1）蜡型制作的方法：制作支架蜡型可采用成品蜡件组合法、滴蜡成型法及成品蜡件与滴蜡成型结合法。

应用蜡制作熔模是临床最常采用的方法。铸造支架用蜡，常选用具有一定形态或各种不同直径、厚薄的半成品的薄蜡片、蜡线条、卡环蜡及网状蜡等。

1）成品蜡件组合法：是将各种成品或半成品预成蜡件，如基托薄蜡片、网状支架蜡、卡环蜡、连接杆蜡条等，烤软后按设计要求，贴附于模型的相应位置上，组合成一整体，并确保其与耐火材料模型的贴合。

2）滴蜡成型法：是用蜡刀将铸造蜡在酒精灯上熔化，按设计要求在模型上滴蜡成型，加以修整后，形成铸造所需的支架形状。

3）成品蜡件与滴蜡成型结合法：先应用成品蜡件完成支架蜡型的大部分，然后再用滴蜡法制作支托、形状较特殊的连接杆、蜡模边缘及个别需要加厚的部位等。

（2）带模铸造支架蜡型的制作：带模铸造的支架蜡型是在耐高温材料复制的模型上进行制作，蜡型完成后不将其从模型上取下，而是将蜡型连同模型一起包埋铸造，完成支架铸造。此法主要用于较复杂的铸造支架蜡型的制作。

根据义齿的设计要求，结合铸模上标画出的卡环、间接固位装置、连接体、基托等支架部件的位置和形状，用成品蜡件组合法或滴蜡成型法制作蜡型。在临床操作中，此两种方法常常结合使用，如卡环、基托、连接杆和埋于树脂内的网状连接体等部分多用成品蜡件贴附成型，而殆支托、形状较特殊的连接杆、蜡模边缘及个别需要加厚的部位，则常采用滴蜡成型法制作。支架蜡型完成后，表面应用微火吹光或用酒精棉球将其擦拭光亮。

1）网状支架蜡型的制作：在模型的缺隙区、牙槽嵴顶部铺置网状支架蜡，蜡网上的网眼可有多种形状，此为与树脂结合的固位装置。应用湿纱布或湿棉球将蜡网加压致其与模型贴合，再用热蜡刀滴蜡将蜡边缘封闭（图6-65）。

注意支架与树脂结合交界处应形成小于90°的内、外台阶（终止线），最佳角度为45°。并且内、外台阶的位置应有适当的错位，以增加此处的强度（见图6-53）。此线是金属基

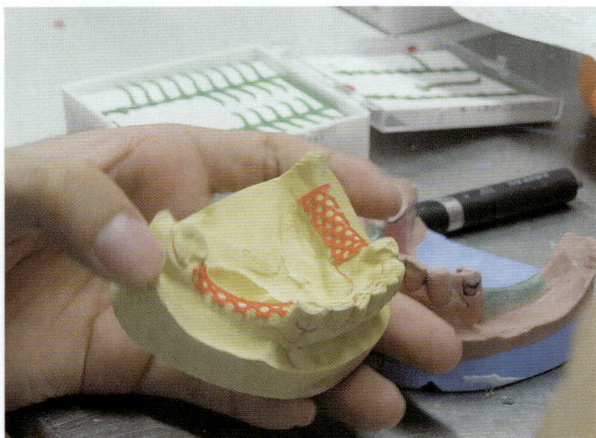

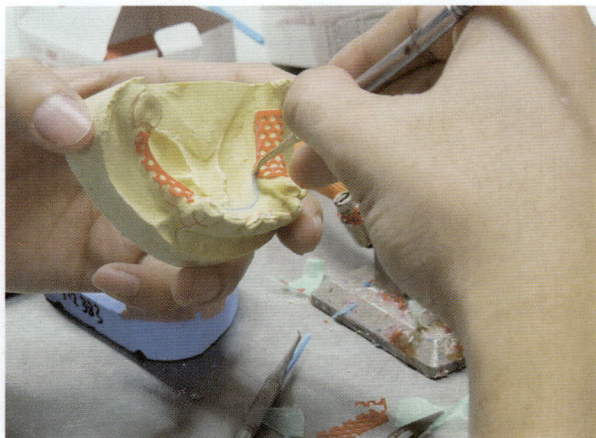

A　　　　　　　　　　　　　B

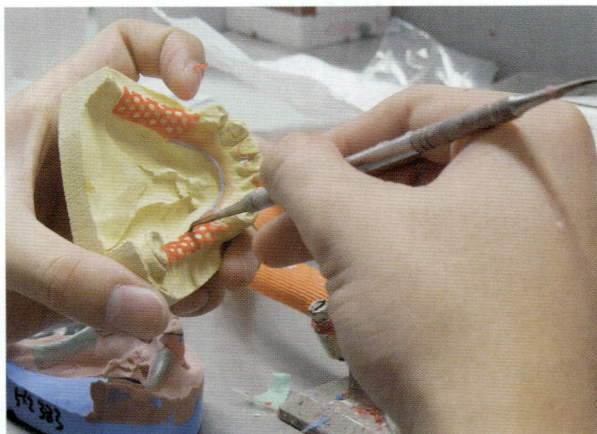

C

图 6-65　网状支架蜡型的制作

A. 缺牙区牙槽嵴顶铺置网状支架蜡　B. 金 - 塑结合处的处理　C. 边缘封闭

托与树脂基托的连接线，故称为终止线，是受应力作用最大的区域之一。该线的作用是使金属基托与树脂基托衔接流畅，避免因树脂的锐角造成义齿的折断或因树脂的收缩而产生缝隙（图 6-66）。

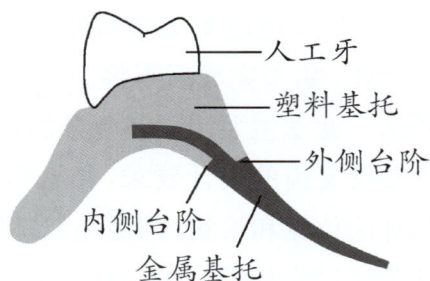

图 6-66　金属基托与树脂交界处形态

2）基托蜡型的制作：可选择皱纹蜡片，或光面蜡片。在设计有金属基托的位置上进行铺置，按标画线修整基托蜡型的形状，压贴合后，滴蜡封闭蜡片边缘。上颌腭侧基托，大多选用皱纹蜡片；小面积基托或连接杆式基板，常选用光面蜡片（图 6-67）。

3）连接杆蜡型的制作：连接杆的制作最好采用半成品蜡线条，加热软化后加以修整完成：①后腭杆可选用 3～4mm 宽的半圆形半成品蜡条；②前腭杆可选用宽约 8mm、厚约 1mm 的蜡件；③舌杆可选用 5mm 宽的半梨状半成品蜡条；④形状较特殊的连接杆，可使用滴蜡成型法制作蜡型。

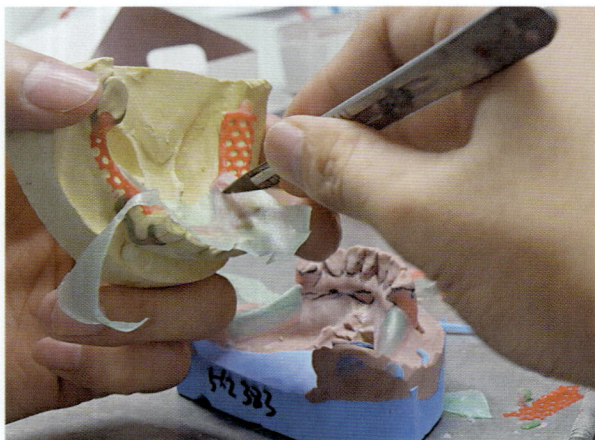

A

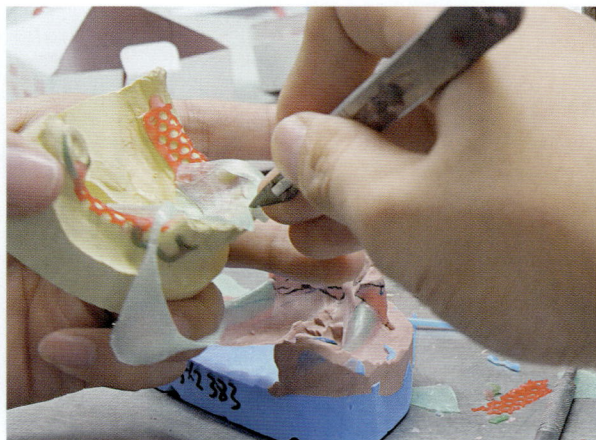

B

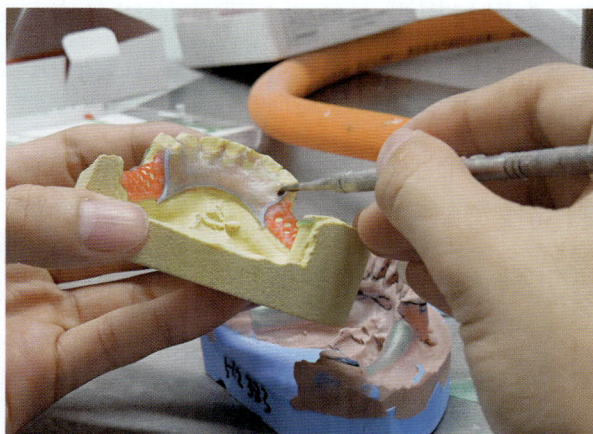

C

图 6-67 基托蜡型的制作

A. 烤软贴于模型 B. 切除多余蜡片 C. 边缘处理

以腭杆的制作为例，按照铸模上所画腭杆的形态，将两层薄蜡片烤软后轻轻贴于铸模上（图 6-68）。用雕刻刀修整并切除多余的蜡片，然后用熔蜡封闭其边缘（图 6-69）。

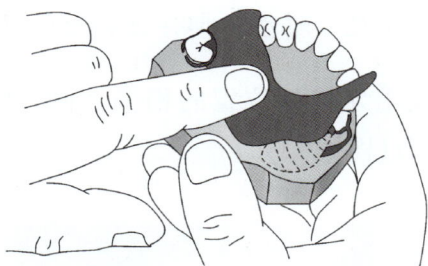

图 6-68 将薄蜡片烤软后贴于铸模上

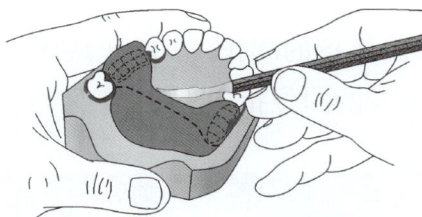

图 6-69 熔蜡封闭薄蜡片边缘

4）𬌗支托的制作：可用热蜡刀直接取铸造蜡，采用滴蜡成型法形成蜡型，并与卡环体连接，再用蜡线条形成连接体部分。根据咬合接触关系修整𬌗支托的形态和厚度，不应存在早接触（图 6-70）。

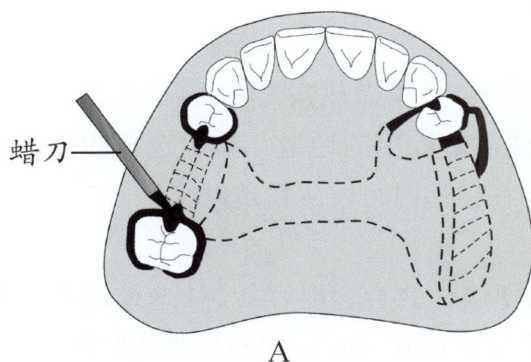

蜡刀

A

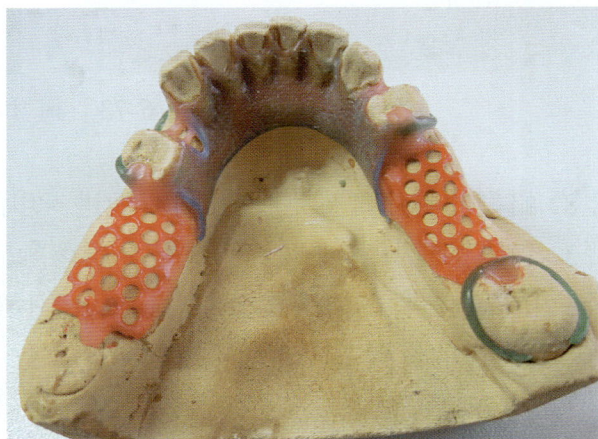

B

图 6-70 𬌗支托蜡型的制作

5）卡环蜡型的制作：选用与模型上基牙相适应的成品卡环蜡型，经微热变软后，按照模型上标示的观测线，将蜡卡环按设计要求的位置，采用轻压、粘贴的方法完成（图6-71）。

6）蜡型各部件间的连接：各个小连接体以及各个部件间的连接处，均应将蜡烫熔使其结合，修整外形和厚度，将支架蜡型连接成一整体（图6-72）。

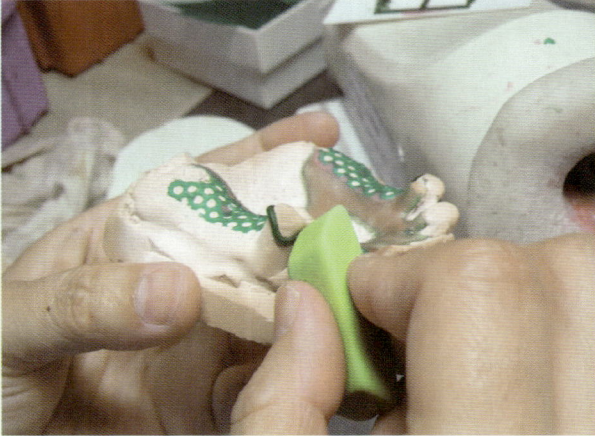

图 6-71　卡环蜡型制作

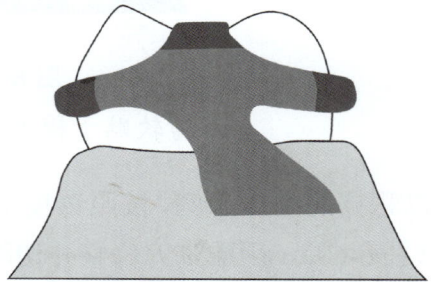

图 6-72　蜡型各部件连接处的处理

7）固位指的制作：在前牙缺牙区牙槽嵴顶上，人工牙排列位置的稍偏舌侧，可制作3～4mm长的固位指，增强人工牙与支架之间的结合力（图6-73）。

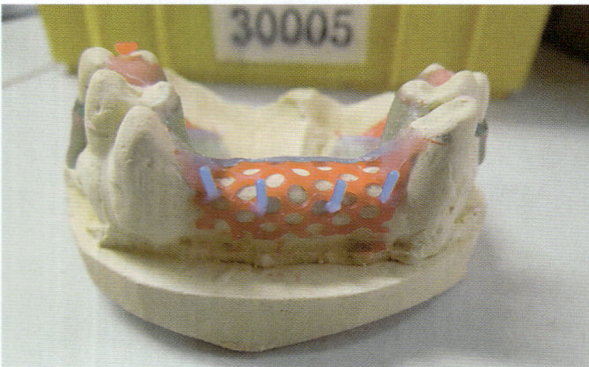

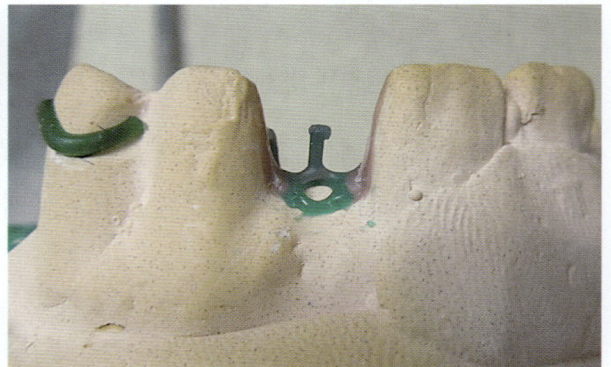

图 6-73　前牙区固位指

8）蜡型的整体修整完成后，可再做进一步的修整，并用微热吹光表面（图6-74）。

3．铸道的选择和安插　铸道是金属熔融后注入铸腔内的通道。铸道选择的正确与否将直接影响铸件的铸造质量，若选择设置不当，在铸造时可发生铸造缺陷。

（1）铸道的设置及应注意的问题

1）铸道的直径：铸道应有足够大的直径，以便熔化的合金能容易、快速地注入铸模腔，形成铸件。体积较大的整体铸件，其主铸道常用直径6～8mm的圆形蜡条制作，而分铸道一般用直径为1～1.5mm的蜡线条形成。

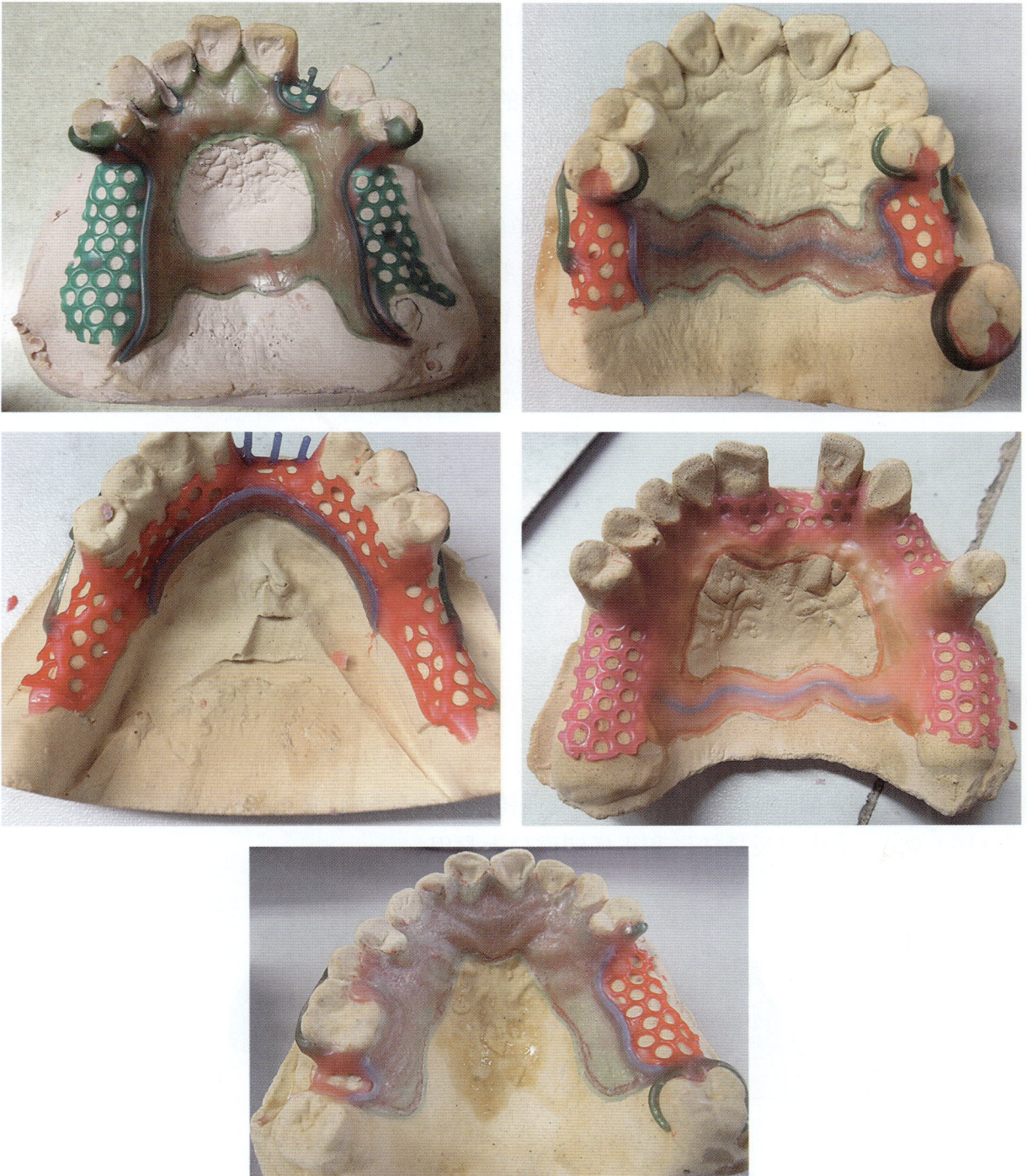

图 6-74 支架蜡型

2）铸道的位置和形状：铸道的位置应选择易于熔金流至整个铸腔中的各个部位，各级铸道均应避免形成过度弯曲，尽量减小熔金流入时的阻力，以保证熔金能直接、顺利地进入铸模腔。

3）铸道的直径和储金球的体积：铸道的直径和储金球的体积大小应与铸件的大小比例相适合，即铸件体积大者，铸道的直径应加粗且数量也应增加，储金球的体积也应加大，以补偿铸金在冷却时的收缩，确保铸件的完整性。

4）逸气道的设置：铸件体积较大时，可应用直径约为 0.5mm 的蜡线条，于蜡型的四周或边缘放置几个逸气道，目的是避免铸件的末端细微部位滞留空气，造成铸造不全。

（2）铸道的安插：铸道安插的形式和种类通常有以下几种方式。现以带模铸造法为例分别介绍。

1）铸道的形式：带模铸造法的铸道有单铸道和多铸道两种形式。①单铸道：常适用于上颌，且有较大面积金属基托的铸件。一般用直径约为 6mm 的圆形蜡条，安放于蜡型的后缘中份，形成单一铸道（图 6-75）。②多铸道：除放置直径较大的主铸道外，尚有 2～4 个分铸道。各分铸道的长短应基本相同，以便在进行铸造时，熔化的合金可同时流至铸模腔的各个部位，故主铸道应尽可能位于蜡型的中份（图 6-76）。

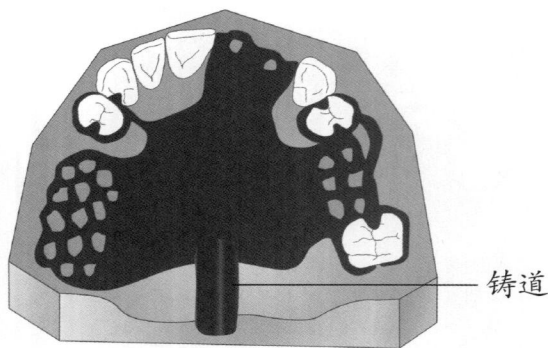

图 6-75　单一铸道

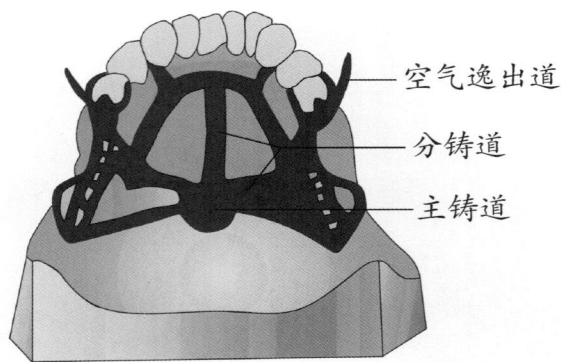

图 6-76　主铸道位于蜡型的中份

2）铸道的安插：根据设计不同，有反插铸道、正插铸道、垂直铸道和螺旋单铸道等类型（图 6-77）。临床以反插铸道和正插铸道最为常用。

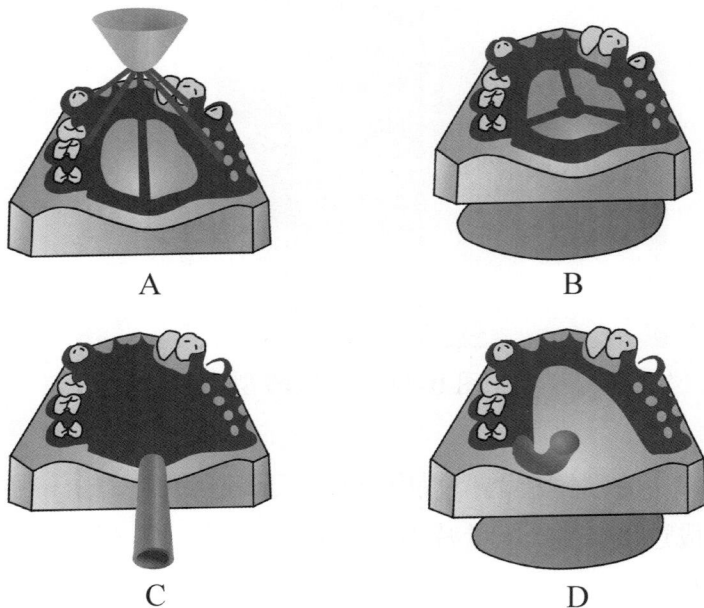

图 6-77　铸道的安插

A. 正插铸道　B. 反插铸道　C. 垂直铸道　D. 螺旋单铸道

①反插铸道：反插铸道的主铸道插在蜡型所在模型的底部，在复制耐火材料模型时，因模型在上颌腭顶或者下颌口底中心部位的材料较薄，容易修整成孔。首先，在上颌腭顶或者下颌口底的穿孔部位安放浇铸口成形器（或称铸造成型座），再在其上安放直径4～6mm的圆形蜡条作为主铸道，并穿过此孔到达模型上方。蜡型上的分铸道应与此主铸道连接，并在相应部位增大形成储金球。分铸道（或横铸道）的设计，则应根据支架蜡型的大小、形状和蜡型的不同部件等情况来确定具体的数量和方向。

②正插铸道：正插铸道时的主铸道，应设置在耐火材料模型的正上方，蜡型的各主要部件通常依靠多个分铸道进行连接。根据蜡型的大小和部位，应用2～4根直径为1～1.5mm的圆形蜡线条，其一端分别插在固位体、连接体及网状支架上，另一端向中央的主铸道集中，并与其牢固连接。主铸道可采用直径为4～6mm的圆形蜡条。在主铸道的下方、各铸道集中处，采用滴蜡法形成储金球，以补偿铸件的收缩。主铸道与浇铸口成形器连接。有时，为防止铸件细微末端处滞留空气、造成铸造不全，也可在蜡型四周放置数根直径为0.5mm的圆形细蜡条，作为铸造时滞留空气的逸气道（图6-78）。

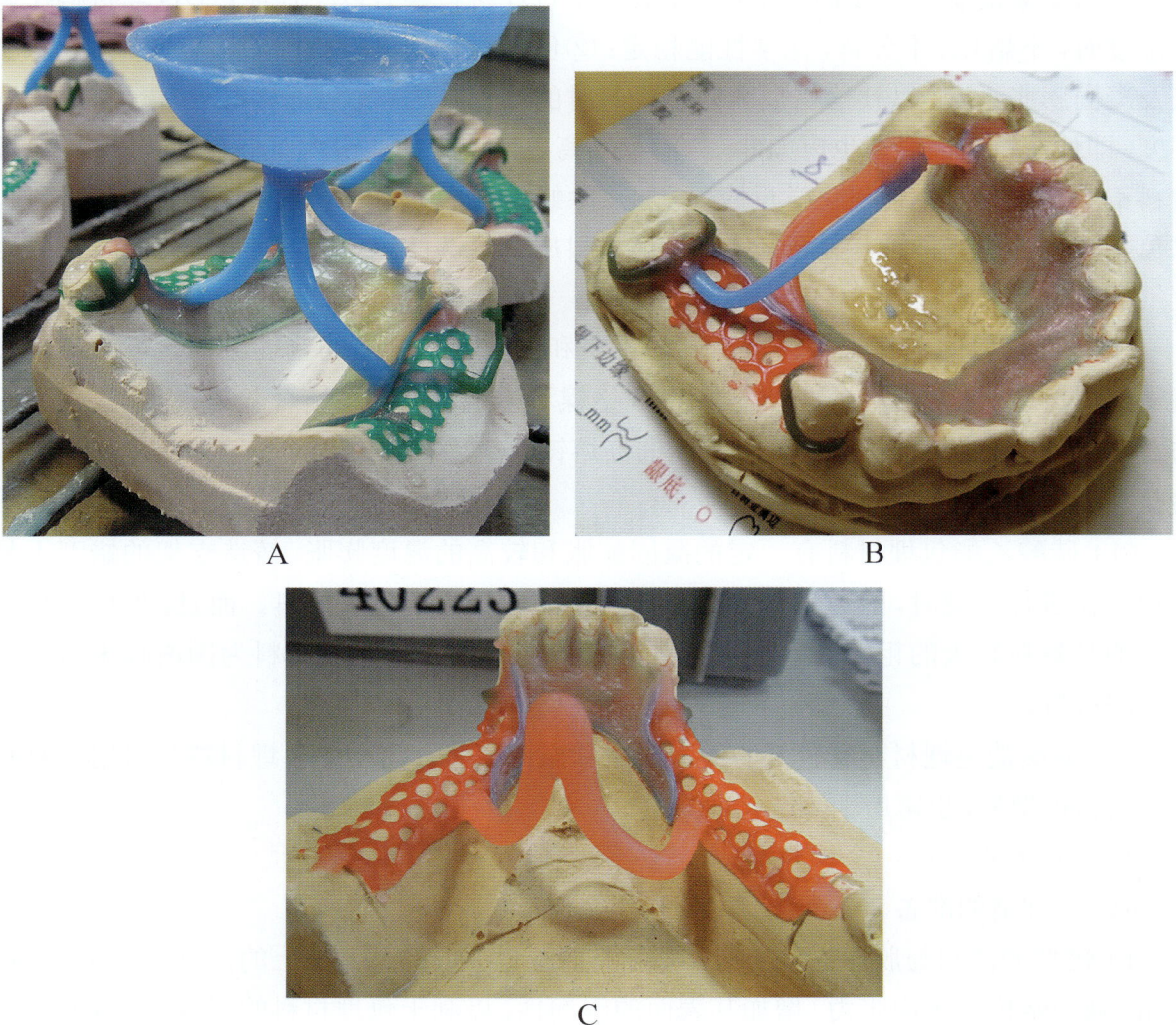

A

B

C

图6-78　正插铸道

③垂直铸道：在上颌全腭板铸造时，通常使用垂直铸道。垂直铸道通常位于支架蜡型的后缘中份，铸道选用直径为6~8mm的圆蜡条，只需设单一的、直径较大的主铸道。

④螺旋单铸道：通常用于下颌支架的整体铸造。螺旋单铸道按顺时针方向，将单一主铸道设置在铸模蜡型一侧的后端，另一端加辅助排气的逸气道。

在可摘局部义齿整铸支架蜡型的制作时，铸道通常选用半成品的圆形蜡线条制作而成。按照设计要求，铸道一端粘固在蜡型宽而厚的部位（一般对铸件形态影响较小的位置），另一端与浇铸口成形器连接。当加热去蜡后，即为熔融金属注入铸腔的通道（铸道）。铸道的直径、数目和位置与铸件的大小和形态有关，并决定着铸件的铸造成功与否。最后，当铸道安放位置恰当、合适后，再将整个蜡型连同铸模，借主铸道固定在浇铸口成形座上，以备进行包埋。

（五）包埋蜡型

1. 包埋的目的　支架通常用高熔合金铸造而成，所以蜡型的包埋应使用高熔铸造合金包埋材料。完成蜡型包埋后，通过加热除蜡而形成铸型腔，以便于熔化金属铸造成型。由于义齿支架的制作是在高温下进行，故要求包埋材料具有以下性能：①包埋材料在铸造温度时，不熔化、不分解，化学性能稳定；②包埋材料须具有较大的温度膨胀、吸水膨胀及凝固膨胀系数，以补偿蜡型和铸金冷却时的体积收缩；③包埋材料应有足够的抗压强度，即使在铸造高温下也应如此，方能承受离心铸造时的冲击力而不至于破碎；④包埋材料不应与熔金发生任何化学反应；⑤加热除蜡后，所形成的铸腔内表面应光滑、清晰，以免影响铸件的光洁度和精确度；⑥包埋材料应有足够的透气性，以利于铸造时铸腔内空气的逸出。

2. 包埋材料的选择　按铸造合金的性质和要求选择合适的包埋材料。可摘局部义齿支架的铸造，通常多用钴铬合金或18-8铬镍不锈钢等高熔铸造合金。为此，必须选用与之相匹配的高熔铸金包埋材料，常用的高熔铸金包埋材料有正硅酸乙酯包埋材料和磷酸盐包埋材料两种。

（1）硅酸乙酯包埋材料有一定的凝固膨胀和较高的温度膨胀，铸造支架的蜡型不易变形。在进行包埋时，能节省作为内包埋材料的硅酸乙酯包埋材料。而且，外包埋材料采用的是颗粒较大的粗石英砂，有足够的透气性，硅酸乙酯包埋材料为国内临床常采用的包埋材料。

（2）磷酸盐包埋材料有较好的凝固膨胀和温度膨胀。磷酸盐包埋材料除可用于复制耐火材料模型外，也常用于铸造包埋。

3. 包埋的步骤

（1）包埋前的准备

1）蜡型的清扫与脱脂：目的是洗去熔模制作时手或者是器械上的污染，对熔模进行脱脂，减少熔模的表面张力，增加其表面的湿润性，以利于包埋材料的附着；同时避免在包埋熔模时产生气泡，导致铸件表面形成瘤状物。常用方法有：①使用专用的熔模表面除张剂对熔模及耐火材料模型进行喷雾；②使用肥皂水，75%或95%的酒精对熔模及耐火材料模型进行清洗。

脱脂及清洗熔模时的注意事项：①涂层必须很薄；②多余的表面张力剂应该去除，当表面张力剂完全干燥后才可以进行包埋。

2）铸圈的选择：铸圈的大小应根据铸模的体积进行选择：①铸圈的周径至少应比铸模的周径大3～5mm；②铸圈的高度应比蜡型最高处高出8～10mm（图6-79）。

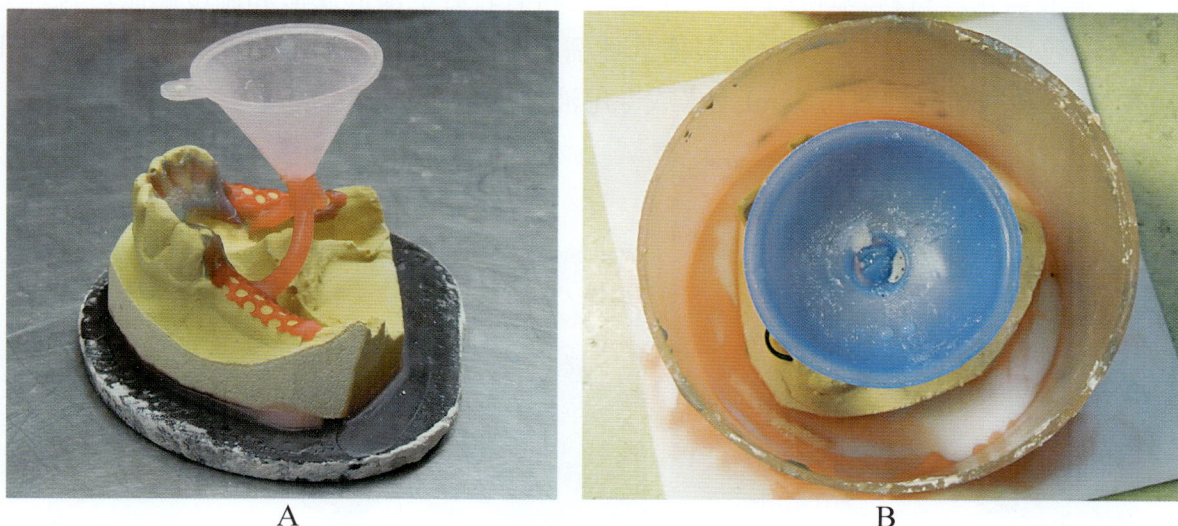

图6-79 铸圈的选择
A. 蜡固定模型 B. 选择合适的铸圈

3）铸圈的准备：在铸圈内面衬以约1mm厚的湿石棉纸，其目的是：①使包埋材料和铸圈之间有一定间隙，以供包埋材料凝固膨胀、吸水膨胀和温度膨胀之用；②铸造时，当熔金注入铸模腔内，有利于铸模腔内的空气顺利逸出。

（2）包埋方法：有一次包埋法和二次包埋法。一次包埋法是指一次性调拌足够的材料完成包埋的方法；二次包埋法分为内层包埋和外层包埋两个步骤，先行内包埋，再通过外包埋最终完成包埋的方法。临床选择采用何种包埋方法，可根据支架的大小和类型、高熔铸金包埋材料的种类等来确定。

1）硅酸乙酯包埋材料包埋法：硅酸乙酯包埋材料应采用二次包埋法进行包埋。其有一定的凝固膨胀和较高的温度膨胀，铸造支架的蜡型不易变形。在进行包埋时，能节省作为内包埋材料的硅酸乙酯包埋材料。而且，外包埋材料采用的是颗粒较大的粗石英砂，有足够的透气性，为国内临床常采用的包埋材料。

①内层包埋：将正硅酸乙酯水解液和200目的细石英砂，按1:3的比例调和均匀成糊状，用毛笔仔细地涂在蜡型表面，将整个支架蜡型覆盖。然后，不断转动模型，在其上撒布一层30～40目的粗石英砂（称为挂砂），以吸除多余液体，并提高内包埋料的强度和透气性。随后，将其置入有浓氨水的玻璃干燥器内，氨气干燥固化处理15～20分钟。

取出后，重复上述操作步骤，同法做第二层或第三层包埋，直至内包埋材料的厚度达到 3～6mm，内层包埋完成。

②外层包埋：内层包埋料完全硬固后，将内包埋好的铸模放置于通风处，使氨气挥发干净，套上铸圈，准备外包埋。外层包埋料按粗石英砂（30～40 目）与煅石膏 9∶1 的比例，加水调和均匀后，顺铸圈内壁的一侧缓缓注入，轻轻振荡、排除气泡，直至注满铸圈。

2）磷酸盐包埋材料包埋法：磷酸盐包埋材料有较好的凝固膨胀和温度膨胀。包埋方法有一次包埋法和二次包埋法，可根据具体需要进行应用。临床操作时，应严格调和比例，按 100g 磷酸盐包埋料与 13mL 水（或专用液）调拌使用（图 6-80）。

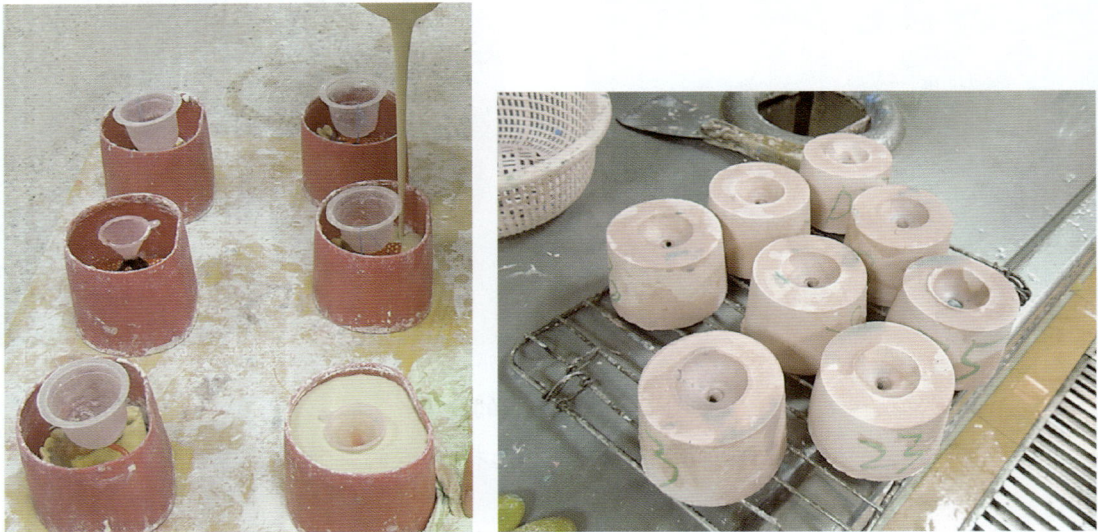

图 6-80 灌注磷酸盐包埋材料

①一次包埋法：磷酸盐包埋材料的调拌和包埋，在有条件时，最好在真空调拌机中进行，此包埋方法应用较为广泛。采用磷酸盐材料进行包埋，包埋后的质量高，但较硅酸乙酯包埋材料价格偏贵，还常需特殊的真空包埋设备。

根据铸模和铸圈的大小，按正常比例调和适量的材料，一次性注满铸圈，完成包埋。

使用真空包埋材料调拌机进行包埋时，可做一次性无圈包埋。该方法包埋时不需金属铸造圈，在真空包埋机中通过铸型成形器进行包埋，材料凝固后去除铸型成形器，即得到无圈铸型。无圈铸型因其没有金属铸圈的限制，包埋材料的膨胀完全，具有较强的抗冲击能力。

②二次包埋法：磷酸盐包埋材料采用二次包埋法，也需进行内包埋和外包埋两个步骤。将磷酸盐包埋材料按常规比例加水调拌成糊剂，用毛笔均匀涂刷蜡模表面，使磷酸盐材料内包埋层在蜡模外形成厚度约 3～4mm 的壳型。

磷酸盐包埋材料凝固后，内包埋完成。然后，按常规比例调拌粗石英砂和煅石膏，进行外包埋的操作。

（六）高温除蜡

高温除蜡（烘烤、焙烧）的目的是去尽铸型中的水分和蜡质；使包埋材料产生温度膨胀，获得一个能补偿铸金收缩的铸型腔；提高铸型的温度，减少铸造时铸型与合金液之间的温度差。

1. 高温炉的选择和使用　高温除蜡应在蜡型外包埋完成至少2小时以后，最好在次日进行。选择在能自动控制温度的电烤箱中进行高温除蜡，这样，有利于控制铸圈升温的时间和速度（图6-81）。

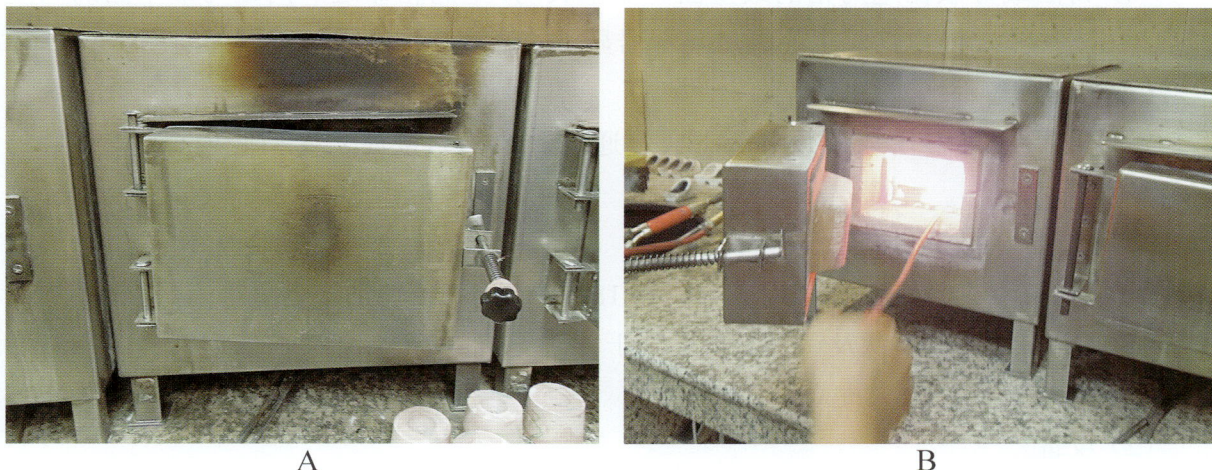

图6-81　高温除蜡
A. 电烤箱　B. 烘烤、焙烧

高温除蜡分低温烘烤和高温焙烧两个阶段进行。首先进行低温烘烤去蜡，以去除铸型中的水分和蜡质，避免熔蜡损坏高温电炉。方法是将已去除型孔座（或蜡底座）的铸圈，铸道口向下放入电烤箱中，以便于熔蜡的外流。如果铸道内有金属丝，短暂烘烤后使蜡型变软后，即可拔出金属丝。逐渐加温至300℃，再将铸圈的铸道口向上，维持30分钟，使残存蜡质进一步燃烧和挥发干净。然后，在1小时内缓慢升温至400℃，结束低温烘烤阶段，继续加温进入高温焙烧阶段。

高熔合金包埋材料的铸型应焙烧至900℃，维持15～20分钟，当铸圈呈赤红色时，方可进行铸造。

铸圈在焙烧过程中有两次恒温：第一次恒温是在低温烘烧去蜡阶段，其目的是使包埋材料中的水分得以蒸发，不致产生铸型破裂；让蜡质大部分熔化外流，以保证铸型腔内壁不产生缺陷。第二次恒温是在最高焙烧温度后的恒温维持，其目的是保证包埋材料内、外温度一致，获得均匀的热膨胀；使铸型的内、外温度与显示器上的温度一致，以最终获得一个完整的、高精度的铸件。

不同的包埋材料其焙烧的时间和速度是各不相同的，即使是同一种材料，但生产厂家不同，其焙烧的时间和速度也有所不同，特别是采用低温铸造的钛及钛合金的铸型。

因此,在使用前注意阅读说明书,按照厂家提供的方法进行操作,以确保能获得理想的铸件。

2. 除蜡的注意事项

(1)铸圈加温不能过快,以免铸圈内水分蒸发过急,造成包埋材料的爆裂。

(2)铸圈升温的程度,应根据铸金的种类和包埋材料的热膨胀系数之间的关系而定。

(3)不能在铸圈升温到预定温度时停留过久,或降温后又升至预定温度才铸造。否则会影响包埋材料的强度,降低铸件的精度和光洁度。

(4)铸圈最好放在电烤箱的最里面。实验表明,电烤箱靠近炉门处与最里面的温度最高可相差60℃,而电烤箱上的温度显示器显示的温度其实是靠近里面的温度。

(七)铸造过程

铸造是指加热熔化合金并将液态合金通过一定的力量注入铸型腔内,形成铸件的过程。

1. 铸造合金材料和设备

(1)材料:目前铸造支架常用的金属有18-8铬镍不锈钢、钴铬合金等高熔合金,熔点在1 300℃以上。另外,钛及钛合金也已用于铸造支架,使金属支架在生物相容性、弹性、重量等性能方面都有较大提高。

(2)设备

1)热源:整铸支架所采用的金属为高熔合金,如镍铬合金和钴铬合金。高熔合金的熔点多在1 300℃以上。常用的热源有:

①高频感应加热:其原理是利用高频交流电产生的磁场,使被加热的金属内产生感应电流,由于电阻效应产生大量的热能,温度可达1 400℃以上。具有熔金速度快、合金熔化均匀、元素烧损少、无弧光、操作简便及成功率高等优点,是现在广泛采用的热源。

②直流电流加热:通过电极发生的电流产生弧放电,弧放电产生的高热将金属熔化,电弧中心的最高温度可达4 000℃以上。现多在真空和真空加压条件下铸造。

③乙炔吹管加热:乙炔为可燃气体,氧气是助燃气体,两种气体通过吹管的调节,混合燃烧,温度可达3 750℃。

2)铸造机

①高频感应离心铸造机:离心铸造是口腔修复中广泛采用的铸造方法。高频感应离心铸造机采用电动机式离心系统,其优点是具有较高的初速度,操作方便,铸造成功率高,并且铸造时合金的熔化速度快而均匀,金属元素烧损小,噪声小(图6-82)。

②真空吸引铸造机:利用真空铸造炉的真空负压作用,待金属熔化后,对半坩埚的下部会分开,将熔化的金

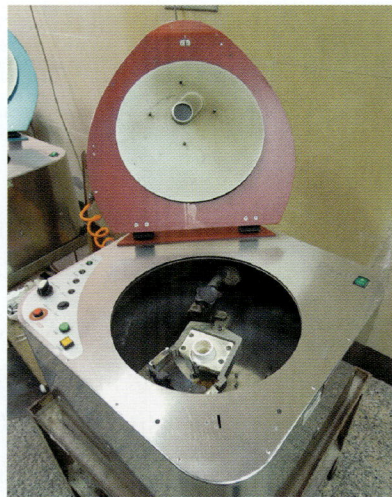

图6-82 高频离心铸造机

属吸入铸模腔内,加之熔化合金的重力作用形成所需的铸件。

③真空充压铸造机:同样是利用真空负压作用,将熔化的金属吸入铸模腔内,但随即还会注入惰性气体加压,铸成高致密度的铸件。真空充压铸造机的铸造成功率极高,但应注意加压的强度,若压力过大,可造成少量的气体混入熔化的合金之中。

若选用钛或钛合金铸造义齿的支架,则应使用专用的牙科铸钛机进行铸造,真空铸造为其首选方法。

2. 铸造的程序

(1)铸造方法:有离心铸造、真空铸造、真空加压铸造三种。

1)离心铸造:其工作原理是利用发条的弹力或电动机的牵引,通过中心轴带动水平杆(旋转臂)或垂直杆(旋转臂)的转动产生离心力,从而将熔化的合金注入铸型腔内。铸造机旋转臂的一端为熔金坩埚和铸圈,另一端为平衡砣。铸造前根据铸型的大小调整平衡砣,使旋转臂的两端处于平衡状态。在坩埚架上放已经预热的坩埚,并将事先选择好的合金金属块置入其中。将经焙烧后的铸造圈放在铸造架上并固定好,开始熔化合金,当熔化的合金达到要求后,立即按动铸造按钮,离心机旋转,液态合金借助离心力被注入到铸型腔内。待旋转臂停止旋转后,从铸造架上将铸道口向上夹出铸造圈。离心铸造既适用于高熔合金铸造,也可用于中、低熔合金的铸造。

2)真空铸造:又称吸引铸造。利用真空铸造炉的真空负压作用,待金属熔化后,对半坩埚的下部会分开,将熔化的金属吸入铸型腔内,加之熔化合金的重力作用,从而形成铸件。

3)真空加压铸造:也是利用真空负压作用,将熔化的金属吸入铸型腔内,随即注入惰性气体加压,利用这种压力使熔化的合金液注满整个铸型腔,铸成高致密度的铸件。真空充压铸造机的铸造成功率极高,但应注意加压的强度,若压力过大,可造成少量的气体混入熔化的合金之中,导致铸造缺陷。

(2)铸造时应注意的问题

1)合金的投入量应略大于实际所需量,目的是既可保证有足够的合金使铸件完整,而又不过多浪费金属。

2)合金的摆放形式应正确,特别是在使用高频感应式熔金时,要求合金块之间应紧密接触。使用块状合金时可采用叠放法;使用柱状合金而合金用量较大时,可采用垂直摆放的方法。

3)熔解合金之前应对坩埚进行预热,目的是缩短合金的熔解时间,减少合金氧化,提高坩埚使用寿命。

4)铸造温度应略高于合金的熔点,目的是使金属完全熔解,并具有良好的流动性。但不能过度熔解,过熔会造成合金中的低熔成分被烧损,金属的物理性能下降,成孔性增加,产生铸造缺陷。

(3)铸件的冷却:浇注后,铸件的冷却方式和速度对保持和提高铸件的性能有密切的关系。如处理不当,可使铸件产生变形,甚至裂变。在实际工作中,若铸金为镍铬不锈钢,浇注后应将铸圈立即投入冷水中急冷淬火,以稳定不锈钢中的碳,防止其中的元素氧化,使金属具有较好的抗腐蚀能力。若铸金为钴铬合金,浇注后可将铸圈置于空气中自然冷却至400℃以下,再从包埋材料中取出铸件,让其自然冷却至室温。若为钛或钛合金铸件,浇注后应采用急冷的方式将铸型立即放入冷水中,以减少铸件表面氧化反应层的厚度。

铸件冷却后,用小锤敲击铸型包埋材料,从中取出铸件,然后准备对铸件进行清理。

(4)打磨、抛光:刚脱出的铸件表面会有残留的包埋材料,应进行喷砂去除。之后切除铸道,进行打磨、抛光。

(八)铸件的就位

把铸件小心地按照就位道的方向就位于模型上,主要目的是检查铸件的形状是否准确,是否和模型完全密合。简单的支架与模型的密合度较好,但对于复杂的支架,在模型上就位时出现不密合状况的概率相对大,应当仔细地检查。在把铸件从模型上取下时要特别注意,不要把持卡环尖,也不要以杠杆作用取下铸件。如果加工后的铸件已与模型特别密合,还必须进行殆的检查。一般通过咬合纸标记出早接触点,然后进行调磨,经过数次调磨后即可实现良好的咬合关系。最后观察或用手指触摸检查支架表面是否光滑。

四、铸造支架制作中出现的问题和预防措施

可摘局部义齿支架的精密铸造技术是较复杂的工艺过程。一个铸造支架的完成,从模型的设计到最后的支架打磨、抛光,中间的每一个制作环节都直接或间接地影响到铸件的成功与否。由于各种原因,铸造出的铸件经常会出现缺陷或失败现象,缺陷较轻的可进行适当的修补达到临床使用的要求,而缺陷严重的则需要返工重新制作。为了保证铸造支架的质量,需要认真对待制作过程中的每一个环节,严格按照操作的要求进行铸造支架的制作。

(一)粘砂

粘砂是指部分铸件的表面与包埋材料牢固地结合在一起,它不仅使铸件表面粗糙度增加,而且严重影响铸件的精度,造成铸件失败。

1. 原因分析

(1)耐火材料的质量问题,石英在高温条件下与合金中的碱性氧化物(氧化铁、氧化铬等)发生作用,这种原因导致的粘砂又称化学性粘砂。

(2)合金铸造时温度过高,包埋材料的耐火度不够,在热力的作用下烧结在铸件的表面,这种原因导致的粘砂又称热力粘砂。

2. 预防措施

(1)注意包埋材料的纯度和耐火度。

（2）熔铸的时间适宜，切勿高温过熔，以防止合金发生氧化。

（3）铸件之间应有一定的距离，以免影响热量的散发。

（二）表面粗糙

表面粗糙是指铸件表面有较多的微小结节或小凹、毛刺等不光洁的现象（图6-83）。

1. 原因分析

（1）粘砂或熔模表面的光洁度不佳。

（2）温度过高，铸型有开裂现象。

（3）内包埋材料没有涂均匀，或包埋材料调拌过稀等。

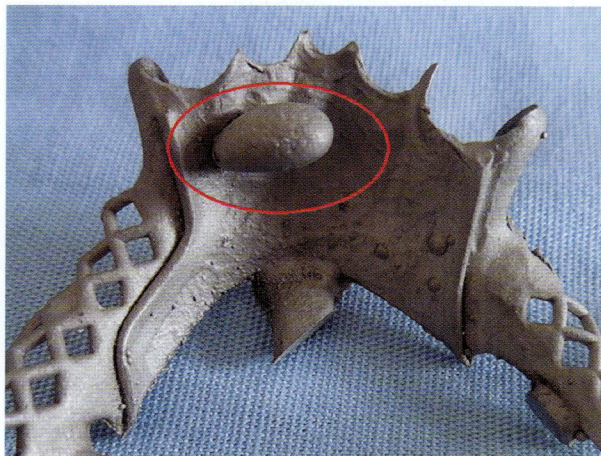

图6-83 金属结节

2. 预防措施

（1）防止化学性粘砂和热力粘砂。

（2）确保熔模表面的光洁度，同时熔模的脱脂处理要彻底。

（3）正确掌握铸型的焙烧时间，控制好温度。

（4）内包埋材料要细而均匀，调拌稠稀度要适宜。

（三）缩孔

缩孔是指合金凝固后，由于体积的收缩在支架表面或内部留下不规则的孔洞的现象。多发生在铸件较厚的部分、转角处或安插铸道处。

1. 原因分析

（1）铸件的合金在凝固过程中的体积收缩未得到足够的补偿。

（2）铸件熔模的厚薄不均匀。

2. 预防措施

（1）增大铸道的直径，设置储金球以补偿金属的收缩。

（2）制作熔模时，各组成部分的厚薄差异不可过大。

（四）砂眼

砂眼是砂粒留在铸件表面或内部而形成的孔穴。

1. 原因分析

（1）耐火材料的质量或操作问题，致使强度不够被熔化的合金冲坏。

（2）铸型腔内壁有脱砂或异物落入铸型腔等。

2. 预防措施

（1）提高耐火材料的质量，提高材料的机械强度和韧性。

（2）避免铸型腔内形成尖锐的内角。

（3）焙烧铸型及熔铸过程中，应防止砂粒、异物进入铸型腔中。

（五）铸造不全或缺损

合金熔化铸造时，黏度大、流动性差，铸造不全常发生在支架的远端和薄弱处（图6-84）。

1. 原因分析

（1）合金投放的量不足。

（2）铸道的方向、直径、位置等设计不当，致使熔金回流所致。

（3）铸圈焙烧温度不够。

（4）合金熔化温度较低，流动性较差。

（5）铸造时压力或离心力不够。

（6）包埋材料的透气性较差，铸型腔中有残留气体。

（7）熔模的远端部分过薄，熔金在充盈前已发生凝固等。

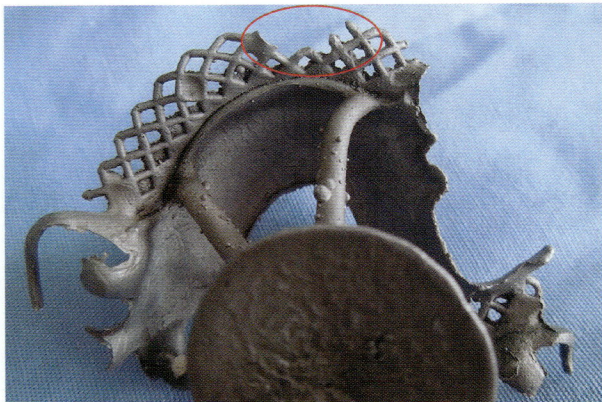

图 6-84　铸造不全

2. 预防措施

（1）根据铸件的大小放置足量的铸金。

（2）铸道安插的位置要合理，有利于液态合金的顺利注入。

（3）铸型焙烧的温度需达到高熔合金的要求。

（4）掌握好熔金的温度和浇铸的时间。

（5）增加离心铸造机的转速，加大离心力。

（6）改进包埋材料的性能，增加其透气性，或在熔模周边增设排气道。

（7）熔模的厚度要适当，其远端的部分可适当地加厚。

（六）铸件变形

铸件在试戴时固位力较差，或支架有翘动、摆动、旋转等现象，主要是由于铸件在制作过程中变形所致。

1. 原因分析

（1）复制耐火材料模型时不准确。

（2）支架熔模变形。

（3）包埋材料的凝固膨胀与温度膨胀性能不足。

（4）打磨铸件的方法不正确，引起支架变形。

2. 预防措施

（1）耐火材料模型的复制要准确。

（2）排除使熔模变形的原因。

（3）包埋材料要与铸造合金匹配，以补偿铸金的收缩。

（4）正确掌握铸件的打磨、抛光的方法，以免变形。

第四节 全口义齿金属支架的制作

全口义齿树脂基托由于坚韧度差,受力过大时基托易折裂或折断,可选择金属基托完成义齿的制作,克服树脂基托强度不足的缺点。

金属基托全口义齿是指上颌腭侧或下颌舌侧的大部分基托为金属,只有唇、颊侧基托为树脂的全口义齿。

一、全口义齿普通金属基托的制作

(一)全口义齿普通金属基托的优点

1. 金属强度高、抗折性强。

2. 金属不易老化,不易变形,具有良好的热传导性。

3. 体积小而薄,一般基托 0.5mm 即可,患者戴用较舒适,易于清洁。

4. 金属基托位于隐蔽部位,不影响美观。

5. 金属与树脂的连接部分为镶嵌式连接,连接牢固而不脱落。

6. 制作工艺精密,金属基托与黏膜之间可形成密贴接触。

(二)全口义齿普通金属基托的设计

根据全口义齿基托伸展的要求,确定金属基托的范围。上颌沿着上牙槽嵴的内侧画线,也就是腭部止于牙槽嵴内侧的部分,是金属基托所覆盖的区域。同样,下颌口底黏膜与牙槽嵴的反折线到牙槽嵴内侧线的区域,也是金属基托所覆盖的区域。上下牙槽嵴区是金属网的位置。

(三)熔模的制作

1. 制作熔模的要求

(1)蜡型应紧贴于模型上,表面应光滑、无缺损。

(2)蜡型各连接处应牢固平整。

(3)雕刻蜡型不应损坏模型,并保持模型清洁。

(4)在不影响义齿固位和坚固的情况下,蜡型应制作得小巧、精致和美观。

2. 金属基托的表面形态

(1)皱纹型基托为表面带有皱纹的铸造蜡片制作的金属基托。该基托的优点是模拟腭皱襞形态,对咀嚼、发音及舌的感觉方面比较自然;缺点是容易积聚食物。

(2)光面型基托为采用表面光滑的薄蜡片制作出的金属基托,经打磨后呈光滑面。

3. 制作熔模的方法 蜡网软化后放在模型的牙槽嵴上,注意使之与模型贴合。将成品皱纹蜡(橘皮蜡)软化后,按设计要求放在模型的相应位置上,并用湿棉球或湿纱布轻压蜡片使之与模型贴合。两者连接处用滴蜡法将铸造蜡直接滴在模型的连接处,形成一整体。然后用蜡将蜡型后缘处与模型密封,并适当加厚加宽以形成边缘(图 6-85)。

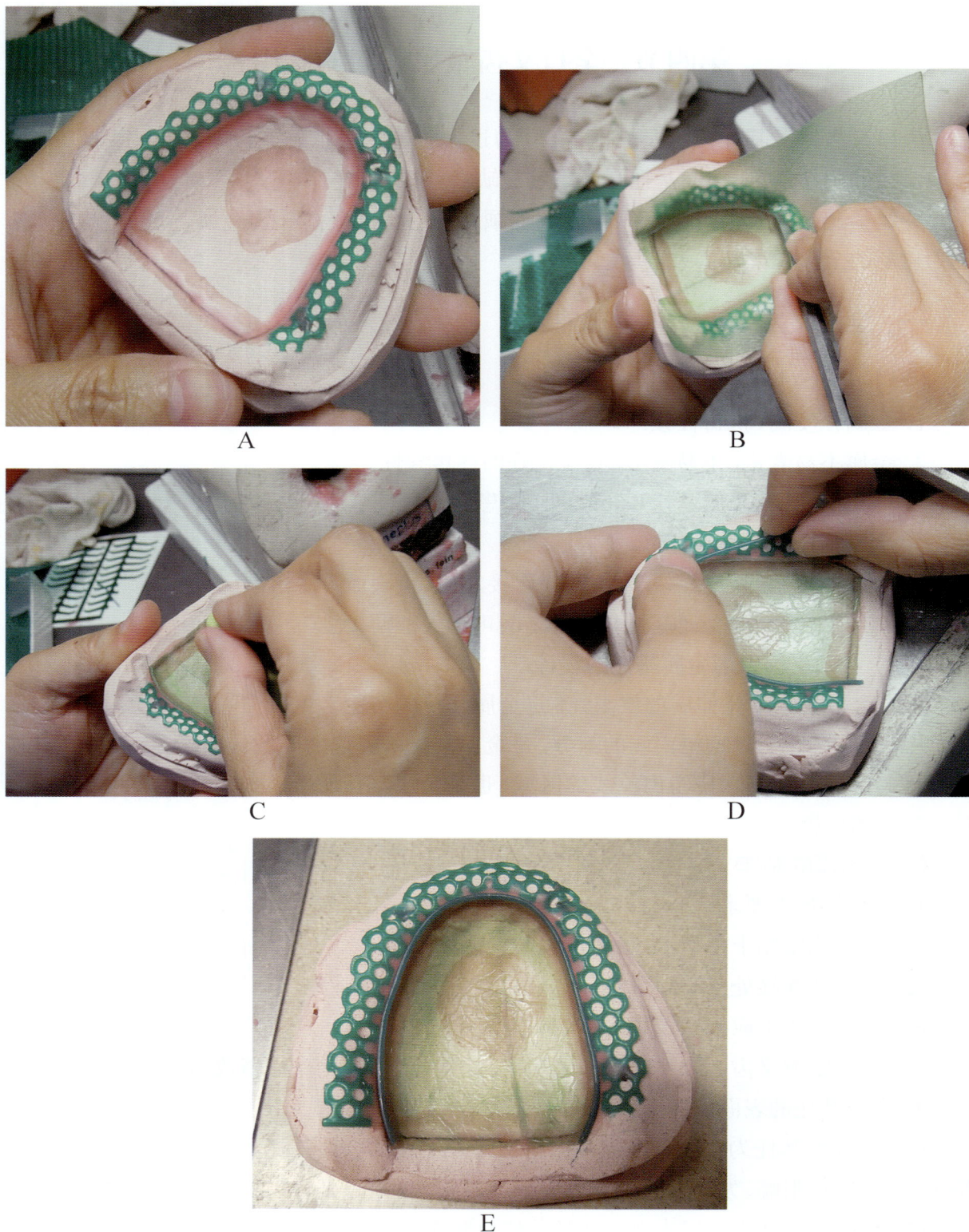

图 6-85　全口义齿金属基托蜡型制作

A. 蜡网放在牙槽嵴上　B. 腭部基托的制作　C. 压制使之与模型紧贴　D. 结合部的处理
E. 制作完成

（四）包埋、铸造、打磨和抛光

方法同可摘局部义齿铸造支架的制作。

二、全口义齿钛基托的制作

全口义齿钛基托制作工艺是指利用口腔修复熔模精密铸造技术，以钛或钛合金为材料制作全口义齿基托部分的工艺。钛金属具有比重轻、强度高、硬度适中、耐腐蚀性和生物相容性好、热传导率低、X线下呈半阻射性等理化特性，是比较理想的口腔修复材料。

（一）全口义齿钛基托的优缺点

1. 钛基托的优点

（1）基托重量轻，由基托重量而产生的脱位力小，有利于义齿的固位。

（2）基托薄，戴入口内较舒适，异物感小。

（3）有利于保护口腔组织，对人体无致敏及致癌作用。在进食过程中可保护口腔黏膜不受过冷、过热的刺激。

（4）不易变形、老化和变色，常温下钛表面有一层氧化膜，因此，具有良好的防老化、防变色、防腐蚀作用。

（5）铸造收缩率低，铸件变形小，基托精确。

2. 钛基托的缺点

（1）需专用的铸造设备。

（2）价格相对较高。

（二）全口义齿钛基托的制作

1. 工作模型设计和预备

（1）在模型的缓冲区涂布一薄层人造石等材料，预留缓冲间隙。

（2）在工作模型上标出基托边缘线及网状连接体的部位。网状连接体边缘应超过牙槽嵴顶，上颌结节颊侧不设计网状连接体。

（3）在工作模型的牙槽嵴顶均匀地铺一层薄蜡片，使网状连接体与牙槽嵴之间有约0.5mm的间隙。

（4）在上颌工作模型上形成后堤区。

2. 翻制模型

硅橡胶印模法：由于钛铸造包埋材料会与琼脂印模材料发生反应，因此，不能使用琼脂印模材料翻制阴模，必须使用硅橡胶印模材料翻制阴模。使用此种材料复制工作模型的优点是精度高、变形小，可在加压下固化。若使用加压固化时，灌注的耐火材料模型，仍需在同样压力条件下凝固成型。当一次复制的耐火材料模型不理想时，可反复复制。印模方法如下：

1）用蜡将工作模型固定在复制型盒的底座上，要求四周留有均等的间隙。

2）取下复制型盒的上盖，工作模型表面涂布表面硬度增强剂。待干燥后盖上复制型盒的上盖。

3）选用适合品牌的硅橡胶印模材料适量，用量杯量取 A、B 两组分，其各占 50%，用真空搅拌机搅拌 60 秒。

4）在振荡器的振荡下，从复制型盒上部送料口处，将调拌好的硅橡胶印模材料，沿工作模型的边缘注入复制型盒中，直至注满复制型盒为止。

5）待硅橡胶印模材料固化后，脱出工作模型，认真检查印模无气泡后，即可灌注耐火材料模型。

3．灌注耐火材料模型　选用适量的铸钛包埋材料，按比例经真空搅拌机搅拌 60 秒后，即可灌注到硅橡胶阴模内。待包埋材料在阴模内凝固 60 分钟后，脱出耐火材料模型，对耐火材料模型进行修整，使之便于包埋。

4．制作熔模　按照设计要求制作熔模。

5．包埋

（1）包埋材料：钛金属对于氧、氢等元素有很强的亲和性。由于钛金属的熔点高、熔融钛的黏度大，使铸件表面更易于氧化和污染，从而改变钛元素的生物和物理性能。所以，在铸造过程中普通包埋材料与熔融钛发生反应，会出现包埋材料的膨胀量不足，铸件内部气孔多，铸件精度不够以及熔融钛铸流率低等现象。因此，选择合适的包埋材料是铸钛成功与否的关键。

1）对包埋材料的要求：①较高的化学稳定性，不与熔融钛发生反应；②能补偿钛金属的冷却收缩，而不影响铸件的精度；③材质细致，能形成表面清晰光洁的铸型；④耐高温及抗热冲击力好，在熔融钛的高温作用下不变形破裂；⑤吸附气体和水分少；⑥较低的导热性，以减少铸件快速降温所造成的缺陷；⑦操作简便，容易脱模。

2）包埋材料类型：铸钛用包埋材料由耐火氧化物和结合剂组成。根据耐火氧化物的不同可分为硅系包埋材料、镁系包埋材料、铝系包埋材料和锆系包埋材料。其主要成分分别为二氧化硅（SiO_2）、氧化镁（MgO）、三氧化二铝（Al_2O_3）和氧化锆（ZrO_2），结合剂为磷酸盐和硅酸乙酯。

临床上常用锆英石作为内包埋材料，磷酸盐作为外包埋材料，结合剂为硅酸乙酯。

（2）包埋方法

1）包埋前的准备工作：常规清洗熔模蜡型，去除制作过程中对熔模的污染。

2）包埋蜡型的方法：由于铸钛设备不同，对包埋材料及包埋的要求也不同。采用国产铸钛机铸造时，由于该机是利用离心、吸引、加压三种类型的力共同作用，使液态金属注入铸型内，故要求铸型必须有一定的强度，且能够从铸型底部及四周抽吸空气，所以必须采用无圈式铸型。其具体包埋方法如下：①取适量的 200 目锆英石粉末与硅酸乙酯，按一定比例均匀调和，用毛笔分次均匀涂布在蜡型表面，其厚度为 4～5mm，并立即用三氧化二铝挂砂，然后用氨气法干燥 10～15 分钟；②熔模蜡型外包埋：当熔模的内包埋完成后，取大小适宜的有机玻璃铸型成形器，套在熔模底座上。将熔模用蜡固定在铸型成形器底座上，使浇铸杯口位于中央。选择钛铸造磷酸盐包埋材料，按粉、液调和比调拌均匀,在振荡器上注入成形器内。在外包埋材料初凝后,取下底座及成形器,在室温下放置1小时后即可进行焙烧。

6. 焙烧

7. 铸造

(1)铸造材料:口腔科常用铸造材料为纯钛或钛合金。

(2)铸造步骤

1)打开机器电源开关。

2)配平离心臂两端的重量。

3)打开氩气开关,使输入的氧气压力在 0.3～0.4MPa

4)将钛材料置于坩埚内,调整钨极与钛料的距离,使之在 4.5～5.0mm。

5)将铸型放置于铸造室内,并在隔离盖的铸造室一侧放密封垫圈。

6)上述工作完成后,关闭铸造室栓扣,拧紧铸造室后部的密封调节旋钮,最后关闭铸造机外门。

7)调整铸造时间,一般将铸造时间设置在 38 秒。

8)开启铸造机电源,按动铸造启动开关。

9)此时铸造按下述工作程序开始工作:抽吸熔金室、铸造室内的空气,输入低压氩气,自动熔化金属。当熔化钛金属 10 秒后,启动离心臂的旋转电机开始工作。当熔化钛金属达到设定时间时,旋转电机与离合器自动吻合,离心臂以 1 300r/min 的速度旋转。离心臂开始旋转后,铸钛机内的计算机程序自动切断熔钛电源,电机旋转 10 秒后自动停转。待离心臂停稳后,打开铸造室外门,拧松后部密封调节旋钮,放松铸造室的栓扣,用镊子取出坩埚内的残料,然后打开铸造室隔离盖,取出铸型,用冷水急冷铸型,铸造完成。

8. 铸件的打磨、抛光

(1)物理研磨

1)喷砂:当铸型完全冷却后,用木榔头等工具轻轻敲打铸型,使铸件与包埋材料分离,待大部分包埋材料被震掉即可。然后使用 50～80 目的氧化铝,采用湿性喷砂法,对铸件表面进行喷砂处理,使铸件表面呈现出银灰色。

2)打磨:根据使用的工具不同可将打磨过程分为两个阶段:①粗打磨:即常规打磨方法,应注意的是尽量选用产热少和不易对铸件产生污染的砂石;②细打磨:采用各类金刚砂橡皮轮对钛及钛合金铸件表面进行打磨,使整个表面达到平整光滑。也可采用筒状研磨法。

3)机械抛光:使用软布轮或毛刷,蘸以专用抛光膏对钛及钛合金表面进行抛光。抛光时必须做到完全清除铸件表面的污染层。

(2)化学研磨:是指用强酸或强氧化剂,使金属表面均匀地被腐蚀或溶解。经过酸处理的钛及钛合金铸件可明显缩短打磨时间,降低劳动强度。化学酸研磨与金属硬度无关,凡与研磨液接触的部位均可被腐蚀、溶解,不需要复杂的设备,操作简便。尽管钛具有良好的耐腐蚀性,但在强还原性酸与无水强氧化剂中仍可被腐蚀,尤其在室温下的氢氟酸(HF)中可大量溶解。用于钛及钛合金铸件的化学酸性研磨液的主要成分是 HF 与 HNO_3 按一定比例混合的溶液。其作用原理与电解的原理类似。HF 起溶解钛的作用,HNO_3 使钛表面钝化形成氧化膜,起保护作用。钛的溶解量与在混合液中的浸渍时间基本成正比关系。所浸渍时间要视铸件表面的粗糙程度与铸件研磨量而定。一般应限定在 30 秒以内。避免因时间过长而影响铸件的精度。

(3)电解研磨:通过专用电解液,对钛及钛合金铸件采用电解研磨的方法,使其表面达到接近钴铬合金铸件一样的镜面效果。

三、全口义齿金属加强网的制作

金属加强网全口义齿是指将金属网状支架埋入树脂基托内的全口义齿。此种形式的全口义齿是利用金属网形成树脂基托、人工牙的连接骨架,可提高全口义齿树脂基托的机械强度。

金属加强网厚约 0.4mm,采用不锈钢片或其他金属材料预制而成。孔的直径约为 2.5mm,紧密排列有助于金属加强网的塑形,也有助于义齿的树脂与金属加强网的牢固结合。金属加强网用于全口义齿,可加强义齿基托部分的强度,使之能够承受较大的咬合力而不发生折裂,从而使义齿能充分发挥咀嚼功能。

(一)全口义齿金属加强网的优点

1. 金属加强网全口义齿基托的强度高,不易发生折裂。特别适用于对颌牙为天然牙的单颌全口义齿。

2. 使用金属加强网,可适当减小全口义齿基托厚度。普通树脂基托厚度为 1.5～2mm,而金属加强网全口义齿的基托厚度为 1.5mm,异物感小且舒适。

3. 制作简单,不需用特殊设备及工艺,造价低廉,使用方便。

(二)金属加强网的设计

1. 金属加强网主要用于加强舌、腭侧基托和牙槽嵴部位基托的强度。

2. 上颌全口义齿金属加强网的范围应包括牙槽嵴、腭侧副承托区、缓冲区,后部应在义齿基托后缘前 2.0mm 处。

3. 下颌全口义齿金属加强网的范围包括牙槽嵴、舌侧副承托区基托边缘范围以内 2.0mm 处。

4. 唇、颊侧基托内不应有金属加强网,以免影响排牙和义齿美观。

5. 网状支架与黏膜应有 0.5mm 的间隙,与树脂呈镶嵌式衔接,同时应避免进入倒凹区,与缓冲部位应有一定距离,以保证基托的就位与缓冲。

(三)全口义齿金属加强网的制作

制作方法同全口义齿普通金属支架(图6-86)。

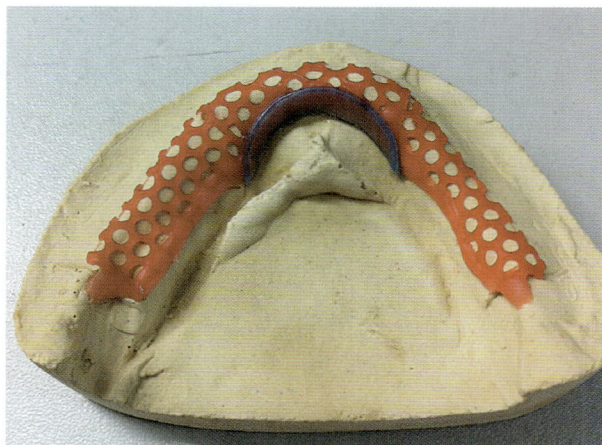

图 6-86 全口义齿金属加强网蜡型

（四）全口义齿金属加强网的完成

根据颌位记录，上𬌗架，将金属加强网在模型上就位，注意检查其与模型是否密合，范围是否符合设计要求，如有缺陷可适当加以修改。在金属加强网的组织面用自凝树脂形成数个较加强网孔稍大的支点，注意支点分布要均匀，使金属加强网与工作模型之间形成约 0.5mm 的间隙。将带有支点的金属加强网在工作模型上就位，常规完成全口义齿的制作（图 6-87）。

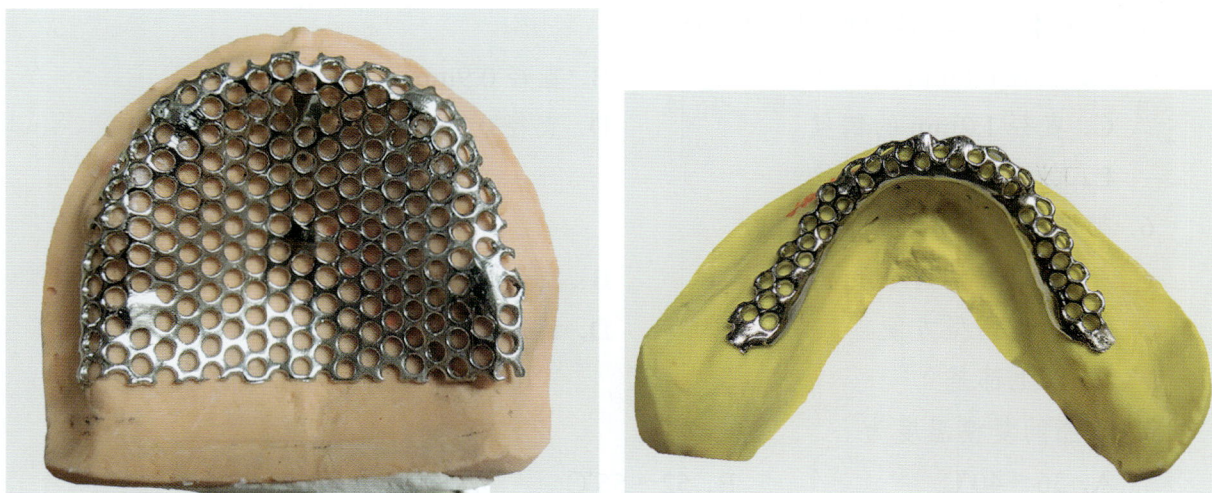

图 6-87 全口义齿金属加强网

练习题

A1 型题

1. 根据卡环各部分位置与基牙的关系，富有弹性的卡环固位臂尖端应放在离开龈缘至少不得低于

A. 3.0mm   B. 1.0mm   C. 0.5mm

D. 0.3mm E. 0.1mm

2. 卡环臂应具有水平和垂直两个方向的弯曲，弯制的Ⅰ型卡环臂划分为近体段、弧形中段和臂尖段三段，具有两个方向弯曲的卡环臂，其三段在基牙上的正确位置是

    A. 近体段和臂尖段在导线下1.0～2.0mm

    B. 弧形中段在导线下0.5～1.0mm

    C. 近体段和臂尖段在导线下0.5～1.0mm，弧形中段在导线下1.0～2.0mm

    D. 卡环的末端向龈方延伸，进入楔状隙

    E. 卡环的末端顶在邻牙上，以不妨碍咬合为宜

3. 位于磨牙或前磨牙的颊舌两个卡环臂关系正确的是

    A. 颊臂应高于舌臂

    B. 舌臂应较颊臂高，尤其是下颌磨牙

    C. 颊臂与舌臂等高都位于导线之上

    D. 颊臂应位于导线上，而舌臂位于导线之下

    E. 颊臂多为对抗臂，舌臂多为固位臂

4. 弯制卡环的连接体应保持距离组织面多少为宜

    A. 0.5mm   B. 0.1mm   C. 0.2mm

    D. 越多越好   E. 1.5～2.0mm

5. 弯制磨牙卡环常用的钢丝规格是

    A. 直径0.8mm的钢丝   B. 直径0.9mm的钢丝

    C. 直径1.2mm的钢丝   D. 直径0.7mm的钢丝

    E. 直径0.5mm的钢丝

6. 带模铸造工艺的优点主要有

    A. 可以补偿铸金的收缩   B. 减少蜡型的变形

    C. 制作蜡型方便   D. 铸造精度高

    E. 以上都是

7. 琼脂的复模温度为

    A. 36～40℃   B. 52～55℃   C. 60～70℃

    D. 70～80℃   E. 80～90℃

8. 复制耐高温模型时常选用的印模材料为

    A. 藻酸盐类印模材料   B. 印模膏印模材料

    C. 琼脂印模材料   D. 氧化锌印模材料

    E. 石膏印模材料

9. 铸造支架的模型准备时需在未来鞍基处的牙槽嵴顶上衬垫一层薄蜡片，以留出以后鞍基金属网状支架下方树脂部分的空间，其厚度应为

    A. 0.2～0.5mm   B. 0.5～1.0mm   C. 1.0～1.5mm

D. 1.5～2.0mm   E. 2.0～2.5mm

10. 磨牙铸造𬌗支托的宽度为磨牙颊舌径的

A. 1/2   B. 2/3   C. 1/4

D. 1/3   E. 3/4

11. 铸造后腭杆的宽度一般为

A. 0.5～1mm   B. 1.5～2mm   C. 2.5～3mm

D. 3～4mm   E. 4～5mm

12. 铸造支架蜡型在包埋前要进行脱脂清洗,这样做的原因是

A. 洗去表面的污染   B. 减少蜡型表面张力

C. 增加其表面的湿润性   D. 有利于包埋材料在蜡型表面的附着

E. 以上都是

13. 以下哪项不是包埋蜡型的目的

A. 形成铸模腔   B. 获得包埋材料的凝固膨胀

C. 获得包埋材料的温度膨胀   D. 补偿铸金的收缩

E. 补偿铸金的膨胀

14. 高熔合金包埋材料焙烧温度为

A. 400℃   B. 600℃   C. 700℃

D. 800℃   E. 900℃

15. 铸造支架金塑结合部的最佳角度为

A. 30°   B. 45°   C. 60°

D. 75°   E. 90°

（李斯日古楞）

第七章　排牙与牙龈雕刻技术

学习目标

1. 掌握：排牙的基本原则及具体方法。
2. 熟悉：牙龈外形形成的意义及其方法。
3. 了解：人工牙的种类。

第一节　全口义齿的排牙及牙龈雕刻技术

在全口义齿的制作步骤中，排列人工牙及牙龈雕刻最能够体现口腔技工的技术水平。因此，在学习过程中，不仅要注重理论学习，还要强化动手能力的训练。排牙的基本要求是尽可能恢复患者的自然外观，恢复牙齿的部分咀嚼和发音功能，从而达到保护牙槽嵴和黏膜组织，促进患者全身健康的目的。

一、人工牙的选择

现在的全口义齿，几乎都是用成品人工牙，其功能、外观与天然牙很相似。选牙时应考虑牙的种类、形态、色泽、大小及价格等方面的因素，根据患者的口腔情况和经济条件，做具体分析。前牙的选择，原则上由医师直接在诊室进行，并须征得患者同意。后牙的选择，可在完成前牙的排列后，在𬌗架上选择后牙。

1. 前牙的选择

（1）形态：各个人工牙的生产商均备有人工牙样板盒，选择时应以面型为中心，同时兼顾患者的性别和性格等。前牙的唇面外形要与患者面部形态协调一致。面型主要由两侧颊线的位置关系决定。由此可将人类的面型大致分为三种（图7-1）。

1）方圆型：两条颊线接近平行，此型的额部较宽，颏部方圆。此面型的上颌中切牙牙颈较宽；唇面切 1/3 和切 1/2 处的近中、远中边缘几乎平行；唇面平坦；切角近似于直角。

2）尖圆型：两条颊线自上而下地明显内聚，面型约呈清瘦的三角形。此面型的上颌中切牙牙颈呈中等宽度；近中、远中面几乎成直线，但不平行；唇面平坦，唇面宽度自切缘到颈缘逐渐变窄；近中切角较锐。

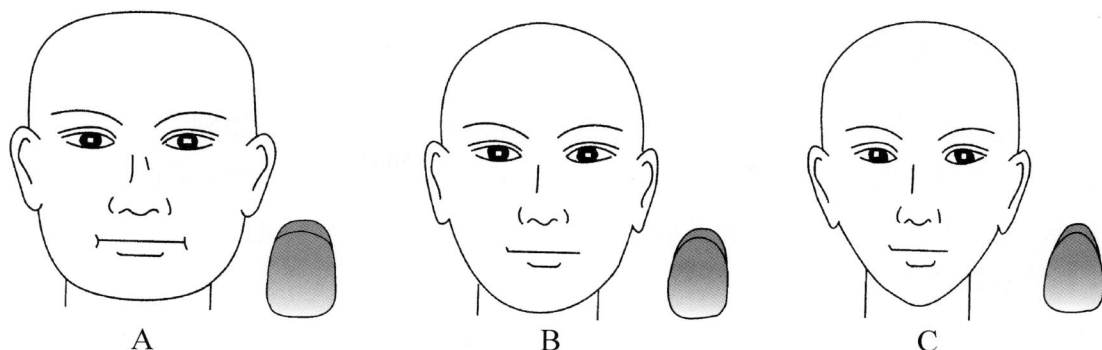

图 7-1　牙齿外形与面型

A. 方圆型　B. 椭圆型　C. 尖圆型

3）椭圆型：两侧颊线自颧骨起呈向外凸形，面型圆胖，颏部略尖，下颌下缘呈圆曲线式。此面型的上颌中切牙牙颈部略宽；近中面微凸，远中面的切 1/2 较凸；唇面较圆凸；两切角较圆。

人工牙在这三种形态中又添加了中间型，并以人工牙唇面的丰满度来表达面部的立体感。

（2）大小

1）牙冠宽度：上颌前牙的总宽度为两侧口角线之间𬌗堤唇面弧形之长度。

2）牙冠高度：微笑时唇高线至𬌗平面的距离为上颌中切牙切 2/3 的高度；唇低线至𬌗平面的距离为下颌中切牙切 1/2 的高度。

通过唇高线及唇低线的距离来决定牙冠的高度，往往个体差异比较大，因此并不是最好的方法。对于人工牙的大小，可根据不同规格的人工牙图谱，在𬌗托上测量该数值后，选择合适的型号。

（3）色调：主要参考患者的皮肤颜色、性别和年龄。使用生产商提供的人工牙比色板，选择与面部、唇和牙龈等相协调的色调。对年轻人应该选择比较淡且透明度较高的色调；老年人应该选择较深且透明度较低的色调；女性应选择比男性更明亮的色调。

2. 后牙

（1）形态：如义齿的基托面积大，牙槽骨吸收较少时，义齿的稳定性较好，可以选择牙尖斜度较大的解剖式人工牙；如基托的面积较小，牙槽骨吸收较大时，义齿的稳定性相对比较差，应选择牙尖斜度较小的半解剖式人工牙或非解剖式人工牙。

另外，考虑到行使功能时髁道斜度对义齿稳定性的影响，原则上对髁道斜度大的患者，应使用牙尖斜度较大的人工牙；对髁道斜度较小的患者，使用牙尖斜度较小的人工牙。

（2）大小：测量下颌尖牙远中至磨牙后垫前缘的距离，选择与长度相符的四颗下颌后牙，上颌后牙的近远中宽度与下颌相匹配。后牙颊舌径的宽度应小于天然牙，以减轻支持组织所承受的咀嚼压力。牙冠的高度按上下牙槽嵴顶之间的距离来选择。

（3）色调：尽量选择与前牙相近似的色调。

二、排牙的基本原则

全口义齿人工牙的排列要遵循美观、组织保健和咀嚼功能三个原则。

1. 美观原则 美观主要体现在上颌前牙的排列上，人工牙排列尽量模仿天然牙，有些口腔技工还喜欢在排牙整齐的基础上带些微小的"缺陷"，使人看上去更真实。要达到美观，需注意以下问题：

（1）牙列弧度要与颌弓一致，一般有方圆、尖圆、椭圆型三种。

（2）上颌前牙的位置要衬托出上唇丰满度，要达到此要求有以下几点可作为参考：

1）上颌前牙唇面至切牙乳突中点 8～10mm 为宜（图 7-2）。

2）年轻人，上颌尖牙顶连线通过切牙乳突中点，而老年人上颌尖牙顶连线与切牙乳突后缘平齐。

3）上颌尖牙的唇面通常与腭皱的侧面相距 10.5mm（图 7-2）。

4）上颌前牙切缘在唇下露出 2mm，年老者露的较少。

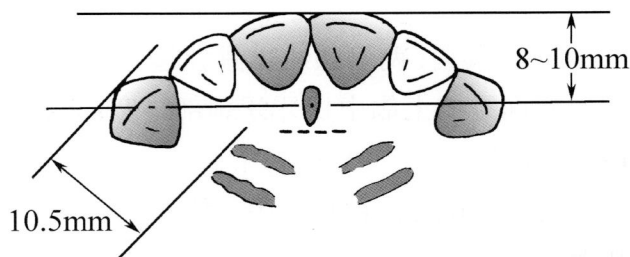

图 7-2 排列上颌前牙的位置标志

（3）牙排列要体现患者的个性：除根据患者面型、年龄、肤色、颌弓大小选牙外，在排牙时要注意：

1）尽可能模仿患者原有真牙排列。

2）处理切缘及颈缘时要考虑年龄差异。

3）可模仿真牙轻度拥挤的扭转，不要排列过齐，给人以"义齿面容"的感觉。

4）根据上下颌骨的位置关系排列上下颌前牙的覆𬌗、覆盖，一般要求浅覆𬌗、浅覆盖，切导与𬌗平面的交角接近 15° 为宜。

5）患者有面部缺陷或面部中轴偏斜等情况时，要利用排牙弥补患者的缺陷而不要使其更明显。如面部中轴偏斜时牙齿中线也可略偏。

2. 组织保健原则 义齿在功能状态下的稳定是组织保健的重要方面，而牙的排列与义齿在功能状态下的稳定有重要关系。

（1）人工牙的排列要不妨碍唇舌颊肌的活动，处于肌平衡位置。

（2）𬌗平面后部与鼻翼耳屏线平行，其高度位于舌侧外缘最突出处，便于舌将食物送至后牙𬌗面，利于义齿在功能状态下的稳定。

（3）后牙功能尖要尽量排在牙槽嵴顶上，使𬌗力沿垂直方向传至牙槽嵴。

（4）前牙要排列成浅覆盖、浅覆𬌗，牙尖交错位时前牙不接触，并在前伸及侧方运动时至少 1mm 的范围内，下牙沿上牙斜面自由滑动。牙尖交错位时前牙不接触，是由于对于全口义齿修复的患者，咀嚼主要以后牙为主，因后牙区域牙槽嵴的吸收及人工牙的磨损造成垂直距离的下降，使前牙区域的𬌗接触力量变大。因此，不仅对上颌义齿的固位带来不利影响，若时间延长，还会对上颌牙槽嵴产生慢性刺激，造成牙槽嵴的过度吸收和结缔组织的增生。为此，以保护牙槽嵴为目的，考虑到黏膜的被压缩性、牙槽嵴的吸收、后牙区域人工牙的磨耗，要确保在牙尖交错位时，上下颌前牙无𬌗接触关系。

（5）减少功能状态下的不稳定因素，要适当降低非功能尖。

（6）𬌗平面应与牙槽嵴平行，并大致平分颌间距离。

（7）形成正常的𬌗曲线，实现平衡𬌗。

3. 咀嚼功能原则　有效的咀嚼和满意的咬合是人工牙的主要功能，要有最广泛牙尖接触，尖窝关系要稳定，尽量选择解剖式或半解剖式人工牙，以便切割便利，扩大接触面积，提高咀嚼效能。

三、排牙的方法

全口义齿由人工牙和基托连成一体而发挥功能，故排列人工牙时所形成的咬合关系是决定义齿成败的关键之一。前牙要考虑美观性及发音功能，后牙要重视咀嚼功能。

在排牙前要做蜡堤分析，将中线、口角线的延长线标记在模型唇面（图7-3）。

人工牙的排列顺序有以下几种：①上颌前牙→下颌前牙→上颌后牙→下颌后牙；②上颌前牙→上颌后牙→下颌前牙→下颌后牙；③上颌前牙→上颌后牙→下颌后牙→下颌前牙。下面以第一种为例介绍全口义齿的排牙过程。

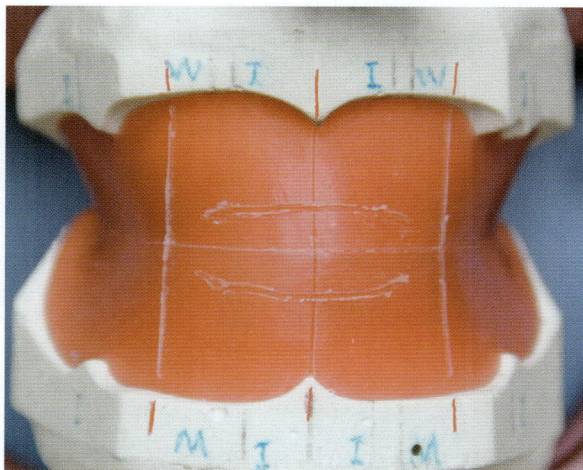

图7-3　蜡堤分析

（一）排列前牙

1. 前牙常规排列的位置及具体要求见表7-1。

表7-1　前牙常规排列的位置及具体要求

	唇舌向倾斜	近远中向倾斜	旋转度	与𬌗平面的关系
上颌中切牙	颈部微向腭侧倾斜或接近直立	颈部微向远中倾斜	与蜡堤唇面弧度一致	切缘接触𬌗平面
上颌侧切牙	颈部微向腭侧倾斜	颈部向远中倾斜，角度大于上颌中切牙	与蜡堤唇面弧度一致	切缘距𬌗平面约1mm
上颌尖牙	颈部微向唇侧倾斜	颈部向远中倾斜，角度介于上颌中切牙与下颌中切牙之间	与蜡堤唇面弧度一致	牙尖与𬌗平面接触

续表

	唇舌向倾斜	近远中向倾斜	旋转度	与殆平面的关系
下颌中切牙	颈部微向舌侧倾斜或接近直立	直立	与殆堤唇面弧度一致	切缘高出殆平面约1mm
下颌侧切牙	直立	颈部略向远中倾斜	与殆堤唇面弧度一致	切缘高出殆平面约1mm
下颌尖牙	颈部微向唇侧倾斜	颈部略向远中倾斜，角度大于下颌侧切牙	与殆堤唇面弧度一致	切缘高出殆平面约1mm

2. 排列前牙的操作流程见图7-4。

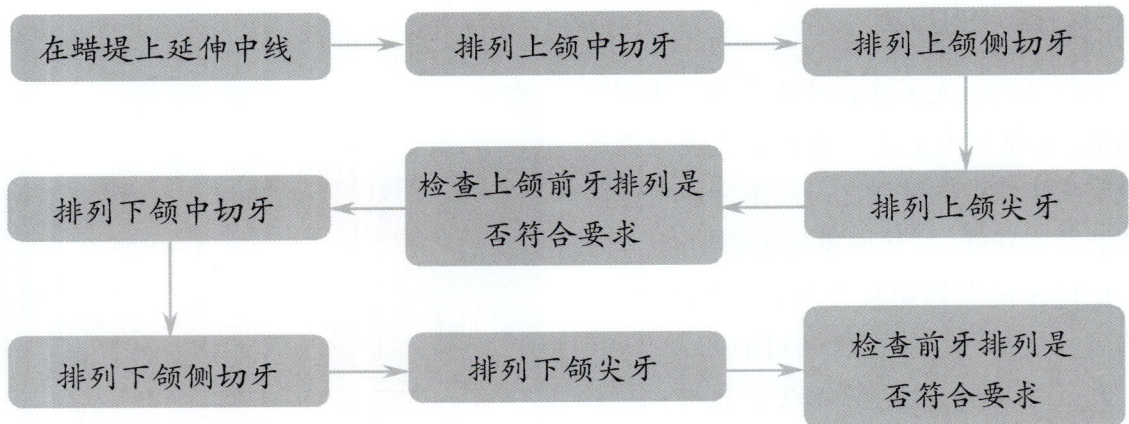

在蜡堤上延伸中线 → 排列上颌中切牙 → 排列上颌侧切牙 → 排列上颌尖牙 → 检查上颌前牙排列是否符合要求 → 排列下颌中切牙 → 排列下颌侧切牙 → 排列下颌尖牙 → 检查前牙排列是否符合要求

图 7-4 前牙排列流程

3. 排列前牙的操作方法

（1）用雕刻刀延伸蜡堤上的中线：操作要领是用雕刻刀的刀刃延伸中线，延伸的中线不得歪斜，中线的长度略高于人工牙。

（2）为人工牙的排列预留空间：蜡的收缩为20%，为避免由于蜡的收缩造成人工牙移位，应形成唇侧低、舌侧高的预留空间，该空间必须能容纳该人工牙。

（3）参照上颌蜡堤前牙区的突度及人工牙位置的要求，排列上颌前牙。

（4）按照覆盖、覆殆及下颌前牙的排列要求，排列下颌前牙。

（5）烫蜡安放固定人工牙要领：蜡刀不宜烧得过冷或过热；待蜡略固化发白后，再放置人工牙；然后再加热蜡刀，固定人工牙。

4. 排列上颌前牙

（1）排列上颌中切牙（图7-5～图7-9）。

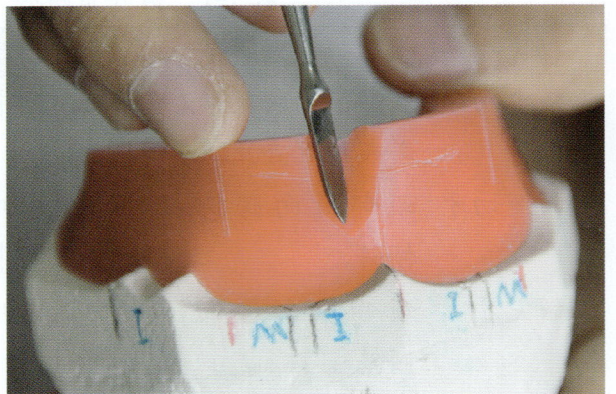

图 7-5 预留空间

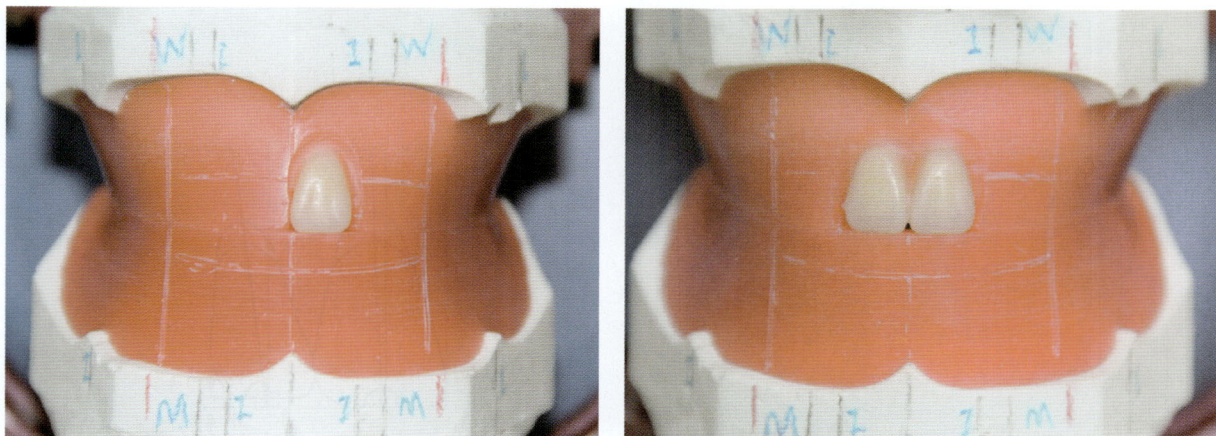

图 7-6 安放固定人工牙

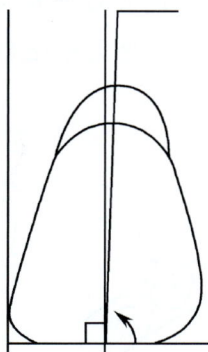

图 7-7 检查人工牙近远中排列位置
通常人工牙的切缘与𬌗平面平齐时,上颌中切牙颈部微向远中倾斜。

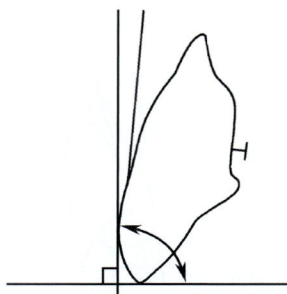

图 7-8 检查人工牙唇、舌面及与𬌗平面的位置关系
上颌中切牙颈部微向舌侧倾斜或接近垂直;切缘与下颌蜡堤轻轻接触。

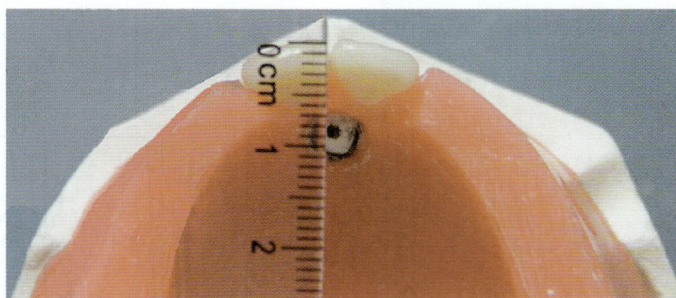

图 7-9 检查上颌前牙唇面至切牙乳突中点的距离
上颌前牙唇面至切牙乳突中点的距离一般为 8～10mm。

(2)排列上颌侧切牙(图 7-10～图 7-12)。

(3)排列上颌尖牙(图 7-13～图 7-16)。

上颌前牙近远中方向牙体长轴的龈端向远中倾斜角度:上颌侧切牙>上颌尖牙>上颌中切牙(图 7-14)。

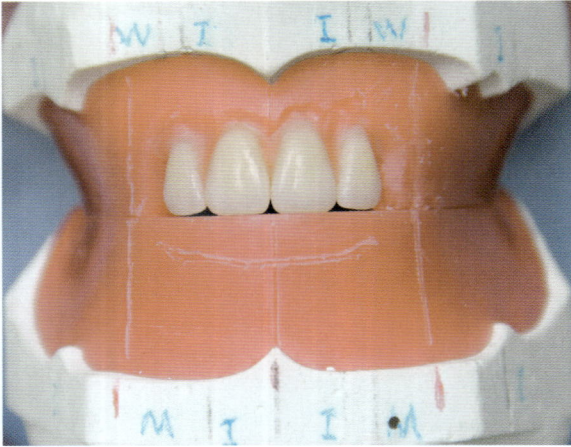

图 7-10 安放固定人工牙

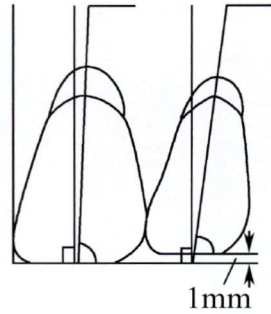

图 7-11 检查人工牙近远中排列位置

通常人工牙的切缘与殆平面平齐时，上颌侧切牙颈部向远中倾斜的角度大于上颌中切牙。

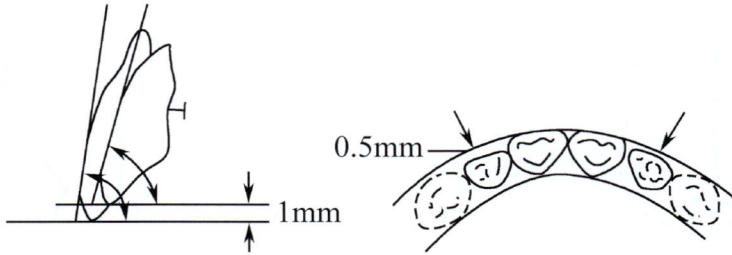

图 7-12 检查人工牙唇、舌面及与殆平面的位置关系

上颌侧切牙颈部向舌侧倾斜的角度比上颌中切牙大；上颌侧切牙切缘应并高于殆平面1mm；上颌侧切牙整体应比上颌中切牙内收 0.5mm。

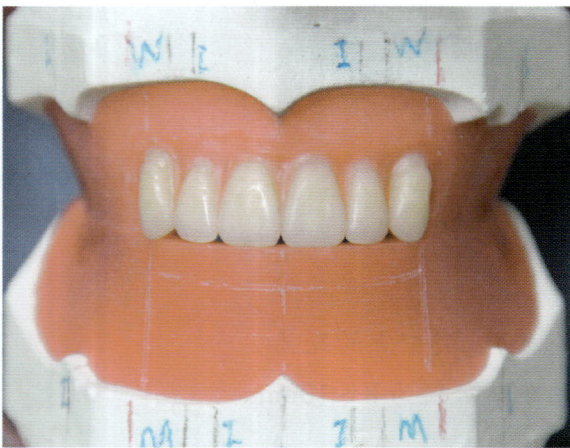

图 7-13 安放固定人工牙

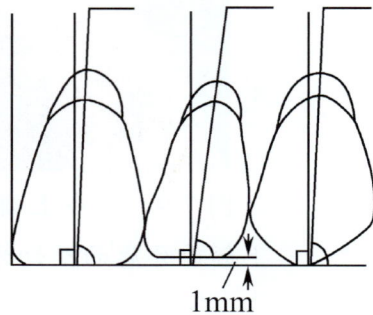

图 7-14 检查人工牙近远中排列位置

上颌尖牙的切缘与殆平面平齐时，颈部向远中倾斜的角度介于上颌中切牙和上颌侧切牙之间。

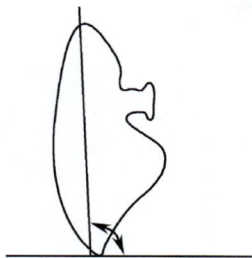

图 7-15　检查人工牙唇、舌面及与𬌗平面的位置关系

上颌尖牙颈部微向唇侧倾斜；上颌尖牙切缘应与蜡堤𬌗平面轻轻接触。

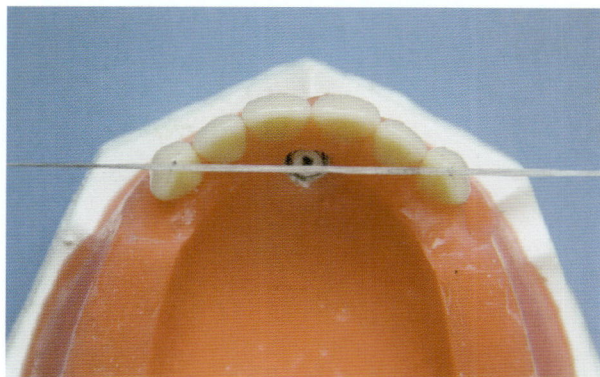

图 7-16　检查上颌尖牙顶连线与切牙乳突中点的关系

年轻人，上颌尖牙顶连线通过切牙乳突中点；而老年人上颌尖牙顶连线与切牙乳突后缘平齐。

（4）检查上颌前牙的排列是否符合要求：完成上颌前牙排列后，从切缘方向检查牙弓的形态（图 7-17），确定整体上是否协调、是否呈现自然感。

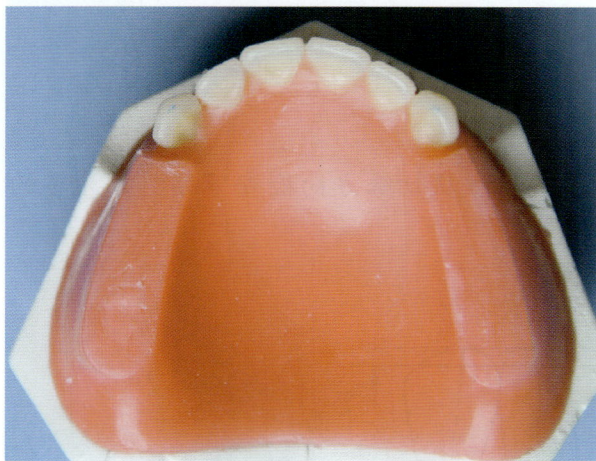

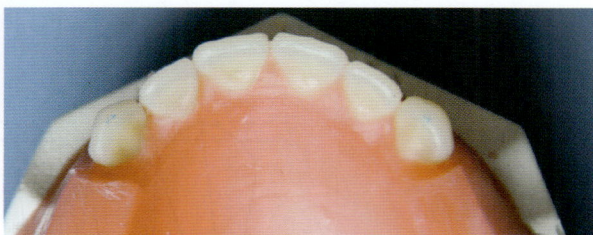

图 7-17　从切缘方向检查上颌前牙牙弓的形态

（5）上颌前牙排列也可先完成一侧之后，再进行另一侧的排列。

5. 排列下颌人工下前牙见图 7-18～图 7-24。

（二）排列后牙

1. 排列后牙的操作流程见图 7-25。

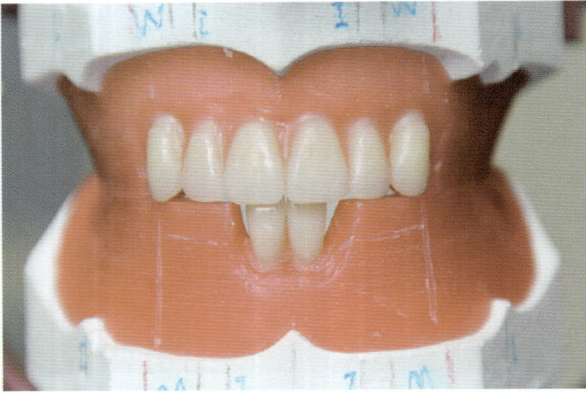

图 7-18 排列下颌中切牙

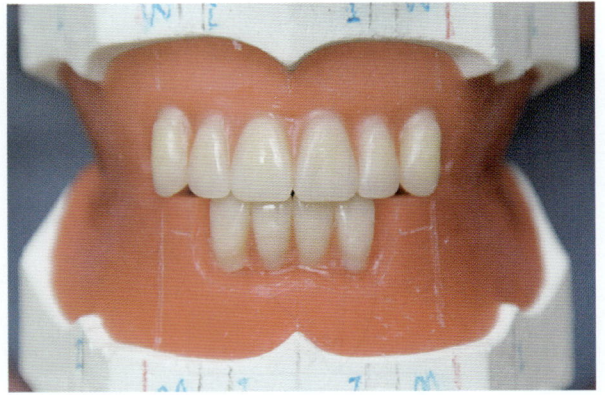

图 7-19 排列下颌侧切牙

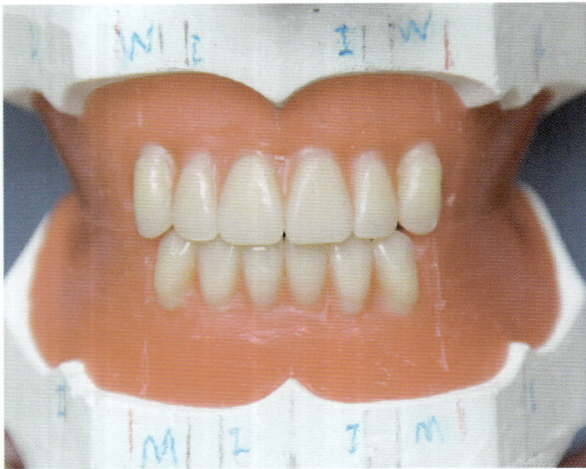

图 7-20 排列下颌尖牙

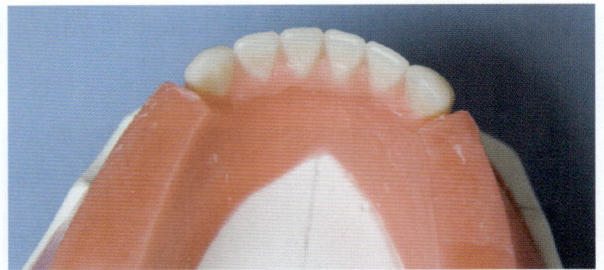

图 7-21 从切缘方向检查下颌前牙牙弓的形态

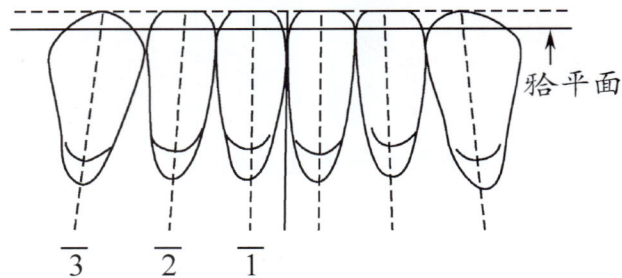

图 7-22 检查人工牙近远中排列位置

下颌中切牙近远中向垂直；

下颌侧切牙颈部略向远中倾斜；

下颌尖牙颈部向远中倾斜的角度比下颌侧切牙大；

下颌中切牙和下颌侧切牙的切缘及下颌尖牙牙尖顶平齐。

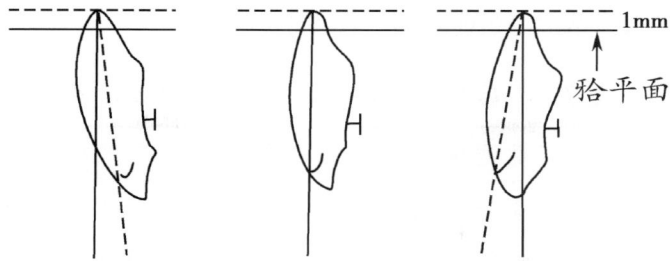

图 7-23　检查人工牙唇、舌面及与殆平面的位置关系

下颌中切牙颈部微向舌侧倾斜；

下颌侧切牙唇舌向直立；

下颌尖牙颈部微向唇侧倾斜；

下颌中切牙和下颌侧切牙的切缘及下颌尖牙牙尖顶高出殆平面1mm。

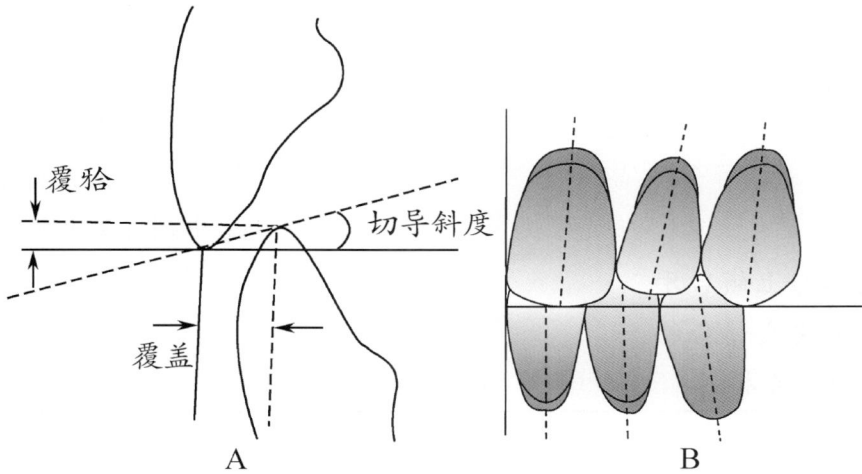

图 7-24　检查覆殆、覆盖位置关系

前牙形成浅覆殆、浅覆盖，牙尖交错殆时前牙不接触，并在前伸及侧方运动时至少有1mm的范围内，下牙沿上牙斜面自由滑动。

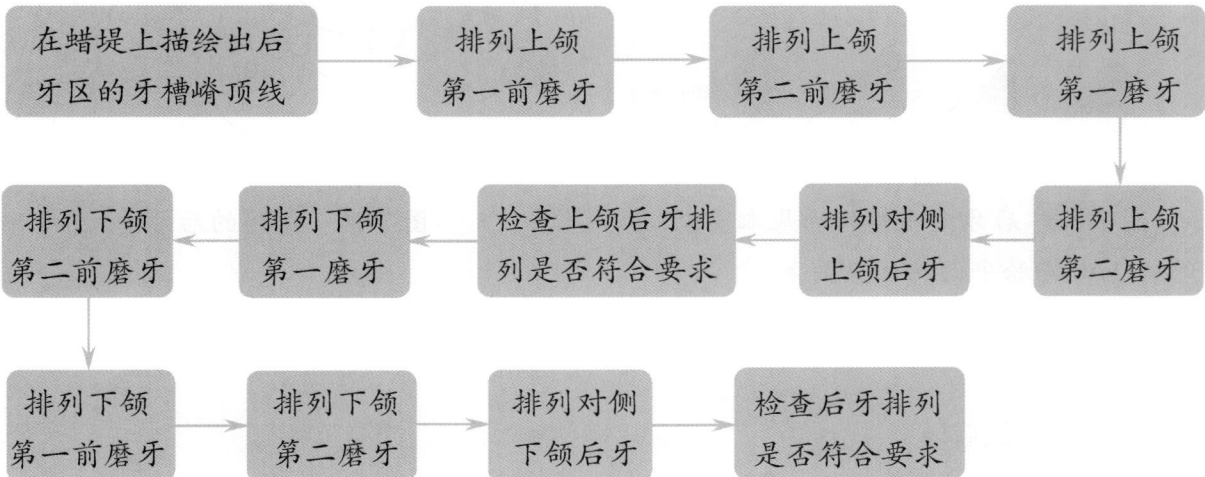

图 7-25　后牙排列流程

2. 排列后牙的要求见表7-2（图7-26～图7-28）。

表7-2 后牙常规排列的位置及具体要求

	颊舌向倾斜	近远中向倾斜	旋转度	与𬌗平面的关系
上颌第一前磨牙	颈部微向颊侧倾斜	颈部微向远中倾斜或直立	与颌弓后部的曲度一致	颊尖接触𬌗平面，舌尖离开𬌗平面约1mm
上颌第二前磨牙	直立	直立	同上	颊舌尖均与𬌗平面接触
上颌第一磨牙	颈部向腭侧倾斜	颈部微向近中倾斜	同上	近中舌尖与𬌗平面接触；远中舌尖离开𬌗平面1.0mm；近中颊尖离开𬌗平面1.0mm；远中颊尖离开𬌗平面1.5mm
上颌第二磨牙	颈部向腭侧倾斜	颈部微向近中倾斜	同上	近中舌尖离开𬌗平面1.5mm；远中舌尖离开𬌗平面2.0mm；近中颊尖离开𬌗平面2.0mm；远中颊尖离开𬌗平面2.5mm
下颌后牙	全部与上颌后牙按牙尖交错𬌗的中性关系排列			

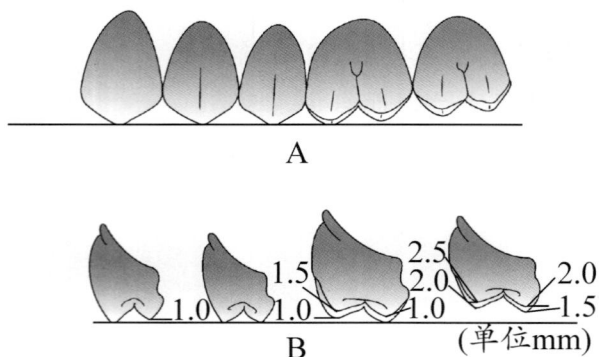

图7-26 后牙常规排列的基本要求
A. 后牙与𬌗平面的位置关系
B. 后牙颊舌尖与𬌗平面的位置关系

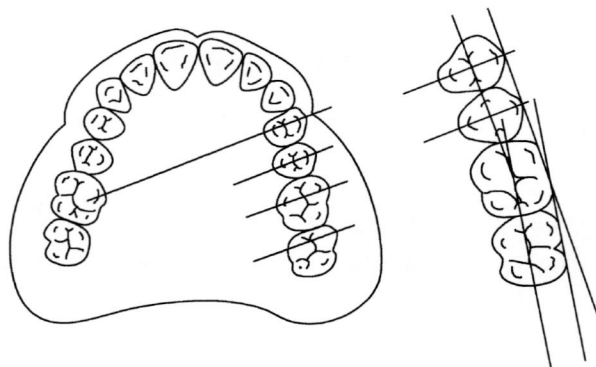

图7-27 排列的后牙

3. 排列上颌后牙
（1）排列人工牙（图7-29～图7-34）。

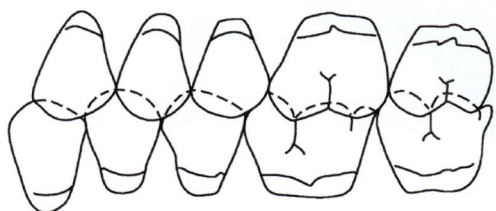

图 7-28 排列完成的上下颌全部的人工牙

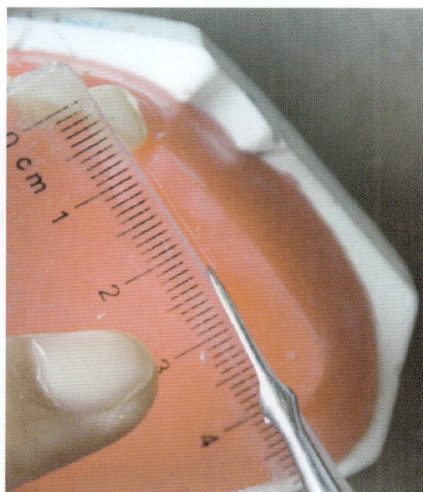

图 7-29 在殆堤上画牙槽嵴顶线

根据石膏模型上后牙区牙槽嵴顶的延长线，在殆堤平面上描绘出后牙区牙槽嵴顶线

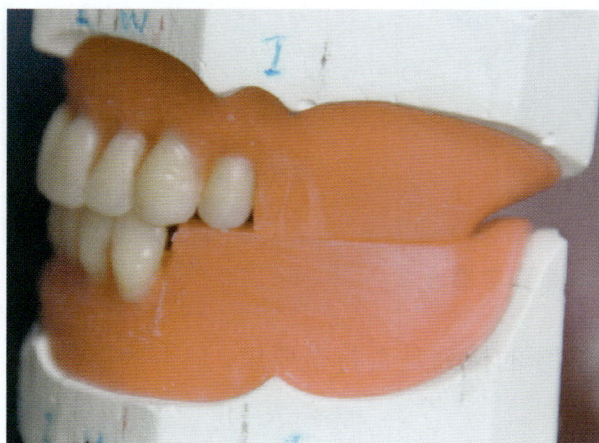

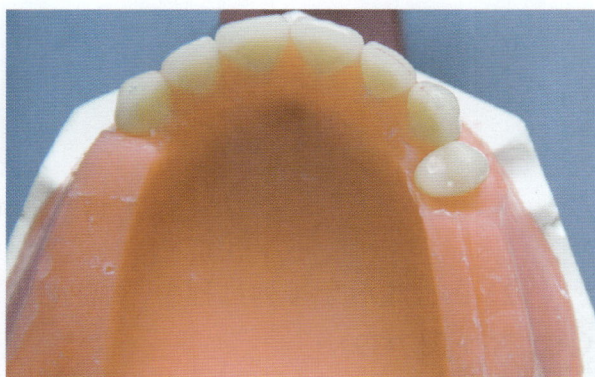

图 7-30 排列上颌第一前磨牙

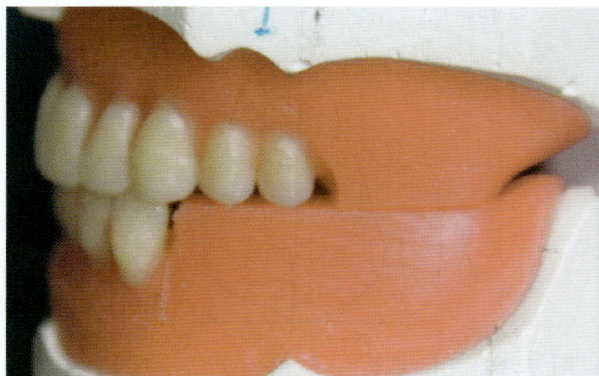

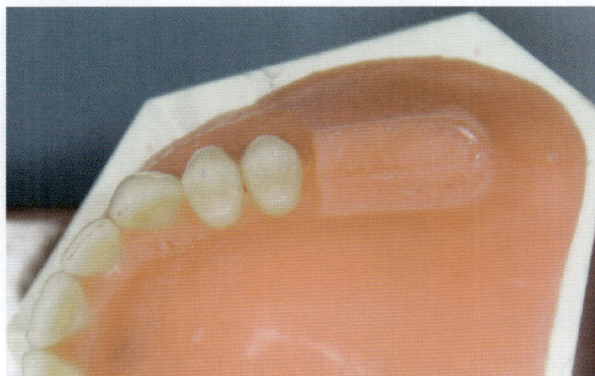

图 7-31 排列上颌第二前磨牙

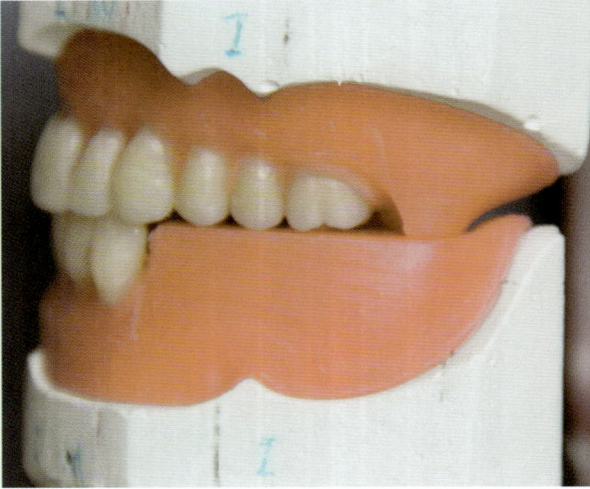

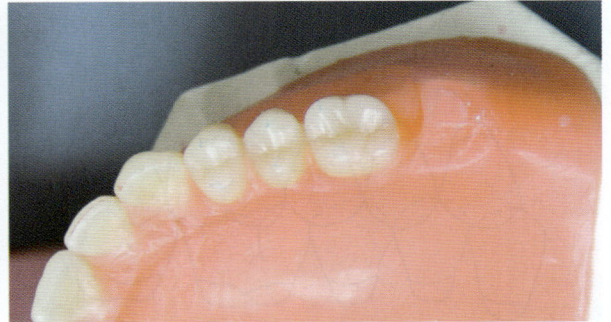

图 7-32　排列上颌第一磨牙

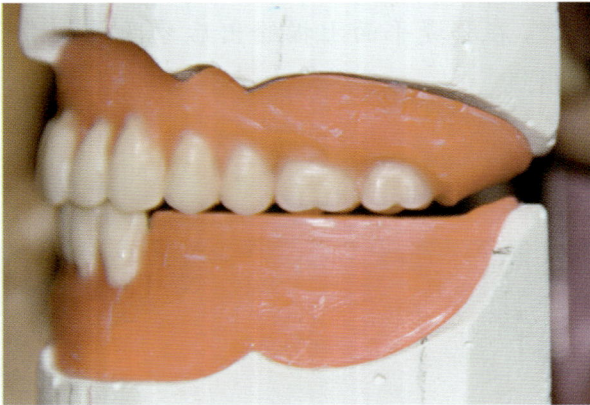

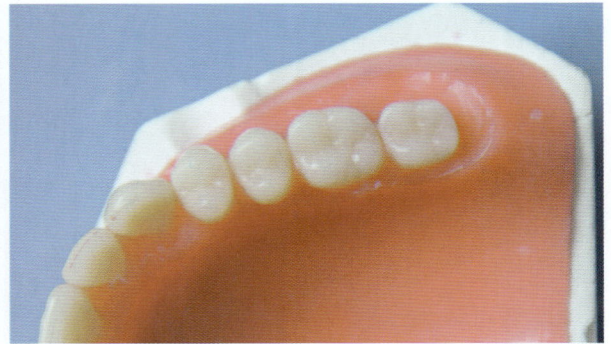

图 7-33　排列上颌第二磨牙

（2）在上颌后牙排列过程中，要注意检查各牙的排列是否符合要求，是否协调、自然（图 7-35～图 7-39）。

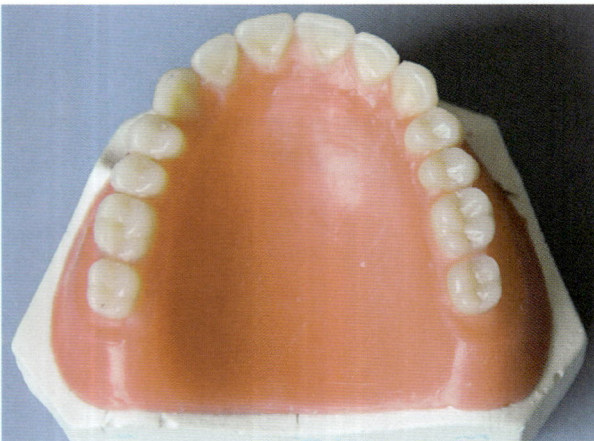

图 7-34　完成排列的上颌人工牙

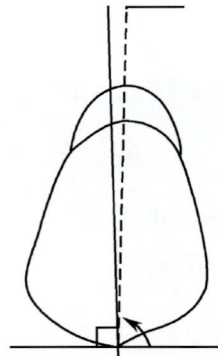

图 7-35　上颌第一前磨牙近远中排列位置
上颌第一前磨牙颈部微向远中倾斜或直立。

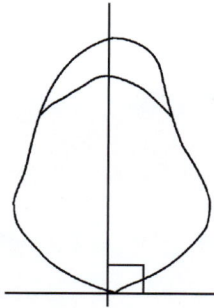

图 7-36　上颌第二前磨牙近远中排列位置
上颌第二前磨牙牙长轴垂直。

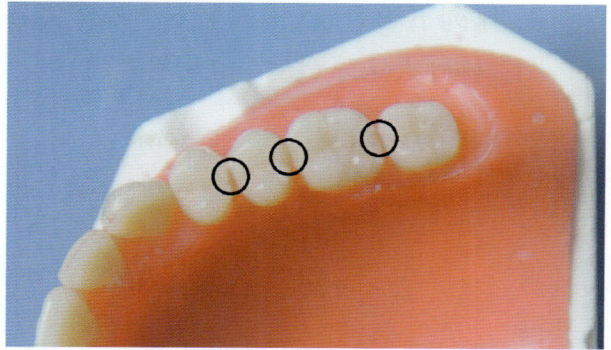

图 7-37　上颌人工牙边缘嵴高度的协调性
相邻人工牙之间有紧密的邻接关系，边缘嵴高度的协调性一致，其间无台阶。

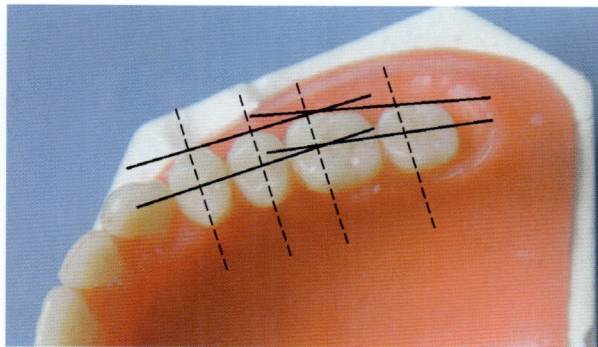

图 7-38　上颌人工牙中央沟、颊侧突度及颊舌尖连线的协调性

上颌第一前磨牙、第二前磨牙的中央沟及上颌第一磨牙的近中沟，应与牙槽嵴顶线一致；磨牙区的牙槽嵴顶线应处于中央沟略靠舌侧的位置；

上颌第一磨牙、第二磨牙的近中颊、舌尖连线应与上颌第一前磨牙、第二前磨牙的颊、舌尖连线平行；

上颌第一前磨牙、第二前磨牙颊侧及上颌第一磨牙的颊侧近中大致成一条直线，上颌第一磨牙的颊侧远中与上颌磨牙的颊侧成另一条直线。

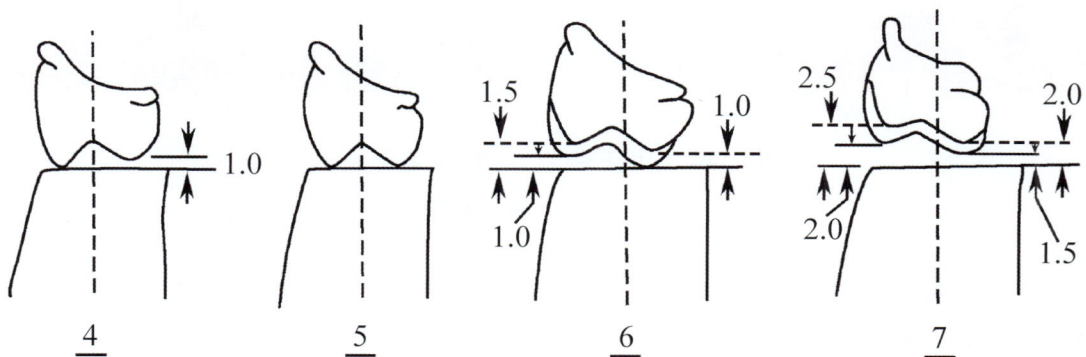

图 7-39　后牙颊舌尖与𬌗平面的距离

4. 排列下颌后牙（根据上下颌咬合关系来排列）

（1）排列人工牙（图7-40～图7-43）。

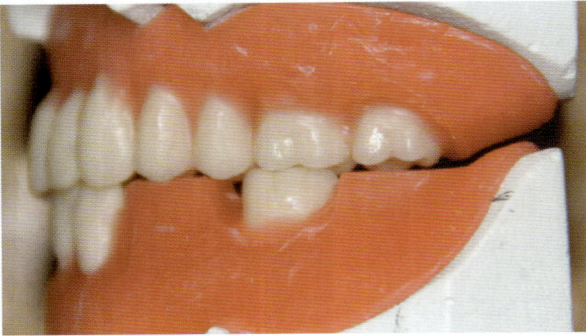

图 7-40 排列下颌第一磨牙

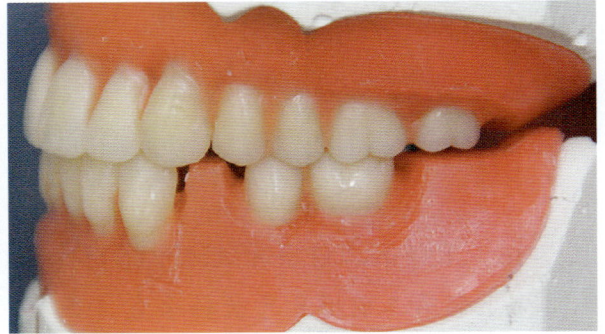

图 7-41 排列下颌第二前磨牙

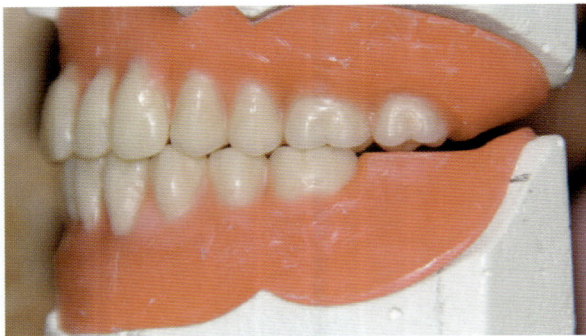

图 7-42 排列下颌第一前磨牙

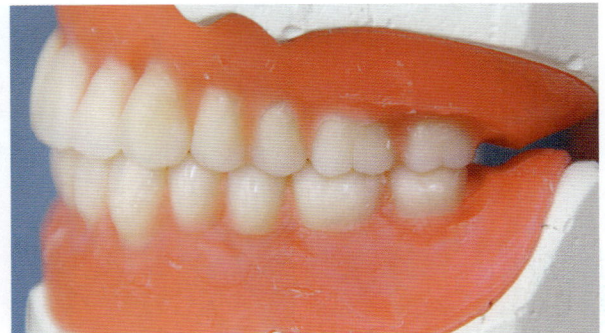

图 7-43 排列下颌第二磨牙

（2）检查上下颌人工牙的咬合关系（图7-44）

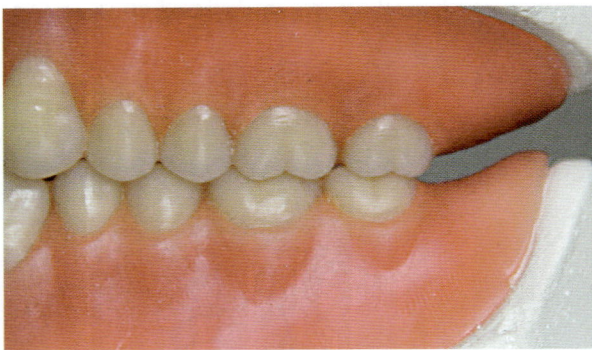

A

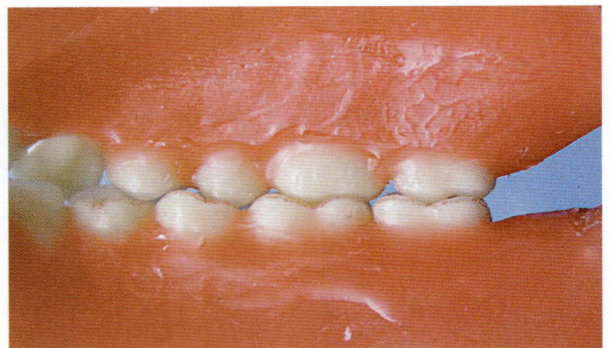

B

图 7-44 上下颌人工牙的咬合关系

A. 颊侧观 B. 舌侧观

1）上下颌人工牙呈两对一的咬合关系（除下颌中切牙及上颌第二磨牙外）。

2）上颌第一磨牙的近中颊尖正对下颌第一磨牙的近中颊沟。

3）上下颌人工牙应有紧密的咬合关系。

4）上下颌人工牙应有正常的覆盖、覆𬌗关系。

（3）检查下颌人工牙的协调性

1）下颌第一前磨牙中央沟、下颌第二前磨牙中央沟、下颌第一磨牙中央沟连线协调近似直线；下颌第二磨牙的中央沟连线应与下颌第一磨牙的远中沟相协调；下颌第一前磨牙的颊侧突度应与下颌第二前磨牙的颊侧突度及下颌第一磨牙的颊侧近中突度协调；下颌第二磨牙的颊侧的远中应比下颌第一磨牙的颊侧远中略内收（图7-45）。

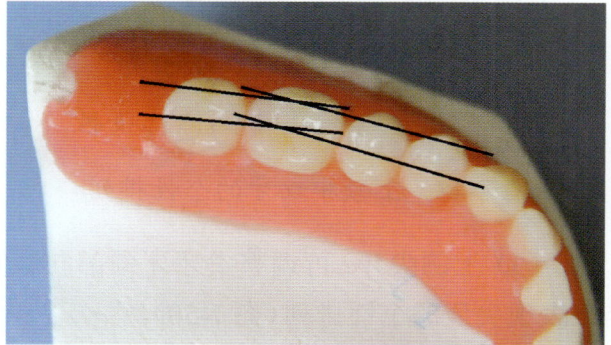

图7-45　下颌人工牙中央沟及颊侧突度的协调性

2）相邻人工牙之间有紧密的邻接关系，边缘嵴高度的协调性一致，其间无台阶（图7-46）。

（4）综合检查（图7-47）。

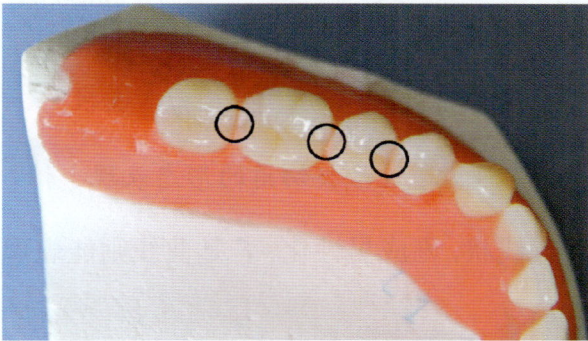

图7-46　下颌人工牙边缘嵴高度的协调性

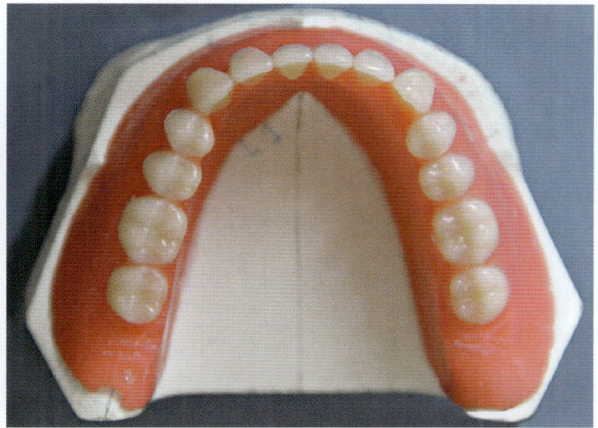

图7-47　综合检查

（三）上颌前牙的个性排列

对上颌前牙，尽量以左右对称的排列为原则。也可按照患者的个性特征来排牙，这样更能赋予个性的自然美感。但该方法要完全按照医师的指示，同时必须征得患者的同意。

1. 扭转与倾斜

（1）上颌中切牙：中切牙的牙冠轴不变，两侧中切牙的远中切缘向唇侧突出，产生类似男性牙冠宽度较大的感觉；相反，两侧中切牙的远中向舌侧内收，产生类似女性牙冠宽度较窄的视觉感（图7-48）。

（2）上颌侧切牙：将侧切牙的近中略向唇侧扭转至可视位置，与中切牙的远中重叠，产生类似柔弱的女性感；反之，产生强有力的男性感（图7-49）。

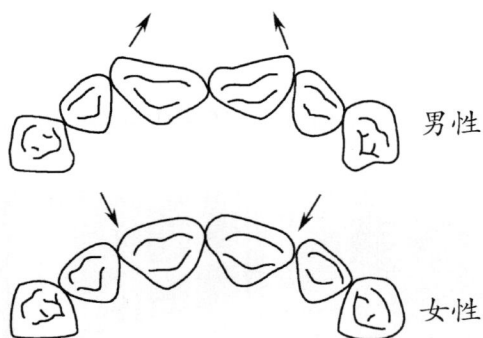

图 7-48 上颌中切牙的个性排列

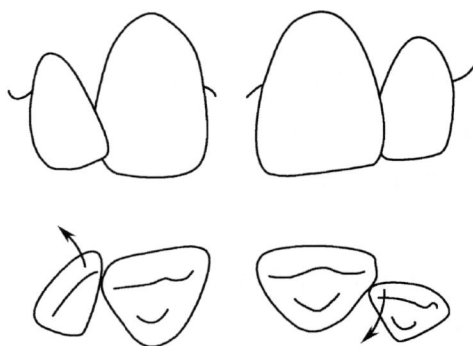

图 7-49 上颌侧切牙的个性排列

（3）上颌尖牙：可调整尖牙牙颈部向唇侧移动、近中扭转至可视位置、牙冠轴垂直等来表现尖牙的个性排列（图 7-50）。

2.修正切角形态 切角较直呈男性化，较圆的形态为女性化（图 7-51）。

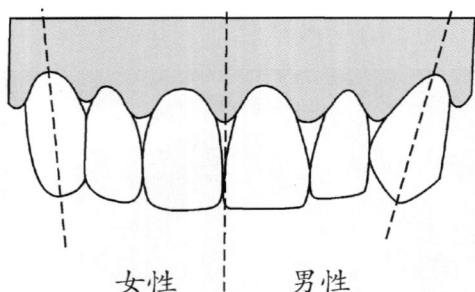

图 7-50 上颌尖牙的个性排列

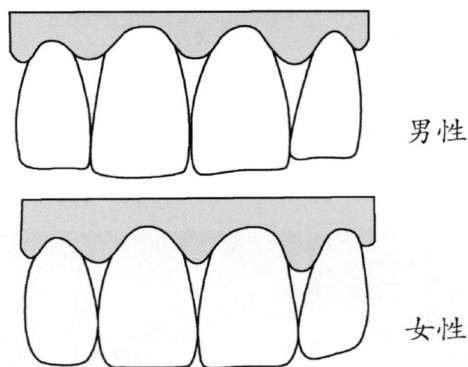

图 7-51 通过修整切角的形态表现个性

3.切缘线 若上颌六颗前牙的切缘连成一直线状，则成男性化，若是曲线则能表现女性化。

4.牙弓的形状 方形的牙弓为健壮的表现；尖形的牙弓为柔弱的表现；圆形牙弓有温和的感觉。

四、异常情况的排牙

1.上颌前突的排牙 排牙时应注意建立正常的尖牙关系，即上颌尖牙的牙尖正对下颌尖牙的远中唇斜面。上颌前突程度不同，采用的排牙方法也不同。

（1）轻度上颌前突：上颌弓前部位于下颌弓前部的稍前方。为了美观和功能，可适当减小上颌前牙的覆盖，下颌前伸时，上下切缘能保持接触。排牙的方法是：将上颌人工牙盖嵴部磨薄后，略向舌侧排，下颌前牙稍向唇侧排。

（2）严重上颌前突：上颌弓前部明显位于下颌弓前方。可将上颌牙盖嵴部磨薄，略向舌侧排，下颌前牙稍向唇侧排，同时加大前牙的覆盖。为了确保后牙建立正常的𬌗关系，可选用较上颌前牙小号的下颌前牙或减少 1~2 颗下颌前牙，也可以将下颌前牙稍排拥挤一些,以建立正常的尖牙关系。为了使下颌前牙达到殆接触和不影响发音,可将上颌前牙腭侧基托加厚,形成与下颌前牙切缘相接触的殆平面板。

2.下颌前突的排牙 下颌前突的程度不同,采用的排牙方法也不相同。

(1)轻度下颌前突:下颌弓的前部位于上颌弓前部的稍前方,为了美观和功能,可排成浅覆殆或对刃殆。排牙时可将上颌前牙稍排向唇侧,选用较上颌牙大一型号的下颌前牙,将盖嵴部磨薄后稍向舌侧排。不可过于强求美观而将上颌前牙过度排向牙槽嵴唇侧,下颌前牙过分偏向舌侧,将影响义齿固位。

(2)严重下颌前突:下颌弓前部明显位于上颌弓的前方,上下颌前牙应排成反殆关系。为了建立正常的后牙殆关系,要选用大一型号的下颌前牙或小一型号的上颌前牙。若选择相同型号的上下颌前牙,则必须增加下颌前牙的数目。

3.上颌弓宽于下颌弓的排牙方法 上颌弓宽于下颌弓是指上颌弓后部位于下颌弓的颊侧,即上颌牙槽嵴顶位于下颌牙槽嵴顶的颊侧。

(1)上颌弓稍宽于下颌弓:可将上颌后牙稍排向腭侧,下颌后牙稍排向颊侧,以建立正常的殆关系。

(2)上颌弓明显宽于下颌弓:可采用两种方法进行排牙。

1)将下颌后牙按正常要求,排列在下牙槽嵴顶上,再按正常殆关系排列上颌后牙。然后在上颌后牙颊面加蜡,按颌弓形状雕刻出后牙牙冠颊、殆面的外形,以恢复对颊部软组织的支持。

2)按照正常的位置要求,将上下颌后牙分别排在各自的牙槽嵴顶上。咬合时上颌后牙的舌尖、下颌后牙的颊尖会出现早接触,应磨改早接触的牙尖而保持正常的颌间距离。然后在上颌后牙腭侧加软蜡片与下颌后牙相咬合,根据咬合印迹雕刻出殆面的形态。

4.下颌弓宽于上颌弓的排列方法 下颌弓宽于上颌弓是指下颌弓的后部位于上颌弓的颊侧,即下颌牙槽嵴顶位于上颌牙槽嵴顶的颊侧。

(1)下颌弓稍宽于上颌弓:可将上颌后牙稍排向颊侧,下颌后牙稍排向舌侧,以建立正常的殆关系。但是必须注意上颌后牙不能过于偏向颊侧,以避免义齿翘动,影响固位以及在使用中上颌基托从中线处断裂。

(2)下颌弓明显宽于上颌弓:后牙排成反殆关系,即上颌后牙的颊尖应与下颌后牙的中央窝接触,下颌后牙的舌尖应与上颌后牙的中央窝接触。一般是将上下左右后牙交换位置排列,上下颌第一磨牙的殆关系为下颌第一磨牙的近中颊尖位于上颌第一磨牙颊面的颊沟处。

五、平衡殆的调整

全口义齿的平衡殆是指在下颌处于牙尖交错位及做前伸、侧方运动时,上下颌相关的牙都能保持同时接触的咬合关系,即为平衡殆。

(一)平衡殆的临床意义

平衡殆是全口义齿咬合形式与天然牙列咬合形式的主要区别,由于全口义齿是借助于基托与口腔黏膜的紧密贴合而获得固位的,因此,任何一个牙的早接触或殆干扰都会影响义齿基托与口腔黏膜的密合,从而影响义齿的固位和稳定,会使义齿翘动乃至脱位,同时还会对无牙颌组织造成创伤。全口义齿平衡殆的作用主要表现在:当上下颌义齿在咬合接触状态下做前伸、侧方等非正中滑动运动时,在食物于前牙区或一侧后牙区被咬切后进一步咀嚼研磨时,上下颌义齿殆面间有三点或多点接触,义齿稳定不移动。

（二）平衡殆的分类

1. 正中平衡殆 指下颌在牙尖交错位时,上下颌人工牙间具有尖窝交错的最大面积的广泛均匀接触,且无咬合障碍。

2. 非正中平衡殆 主要指前伸平衡殆和侧方平衡殆。

（1）前伸平衡殆:当下颌前伸至上下颌前牙相对,并在滑回牙尖交错位过程中,前后牙都有接触,按后牙的接触情况,可分三点接触的、多点接触的和完全接触的前伸平衡殆（图 7-52）。无论哪种前伸平衡殆,其前牙切缘接触,总有后牙接触。后牙接触所起的作用是,当前牙切割食物受力,将使义齿后部翘动,后牙尖的接触具有防止义齿后部翘动的作用,这种作用是一种平衡作用。

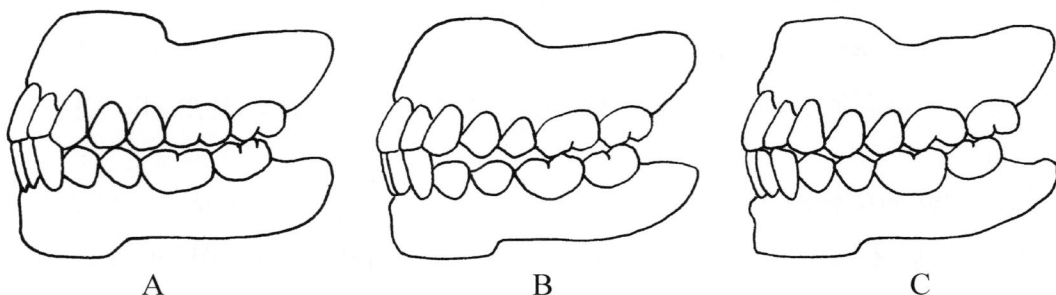

图 7-52 前伸殆平衡

A. 三点接触的前伸平衡殆 B. 多点接触的前伸平衡殆 C. 完全接触的前伸平衡殆

（2）侧方平衡殆:下颌在侧方运动过程中,工作侧上颌后牙颊、舌尖的舌斜面与下颌后牙颊、舌尖的颊斜面接触。平衡侧上颌后牙舌尖的颊斜面与下颌后牙颊尖的舌斜面接触（图 7-53）。

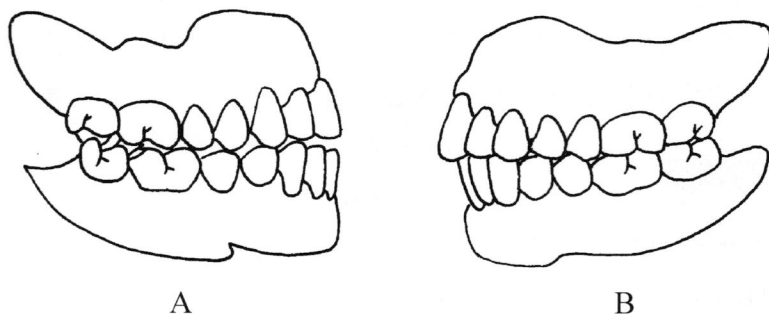

图 7-53 侧方殆平衡

A. 右侧后牙平衡侧（异名尖接触） B. 左侧后牙工作侧（同名牙尖接触）

3．单侧平衡𬌗　咀嚼时下颌向侧方移动，一侧上下颌人工牙的𬌗面咀嚼食物时，另一侧的基托转动但不脱离的咬合状态，称为单侧平衡𬌗（图7-54）。这种𬌗平衡，能使上下颌的牙槽嵴顶连线与工作侧人工牙𬌗面上承受𬌗力的方向大体保持一致。因此，可使用颊舌径较窄的人工牙来减小咬合时的侧向分力，或按照牙槽嵴顶线法则来排列人工牙（图7-55）。

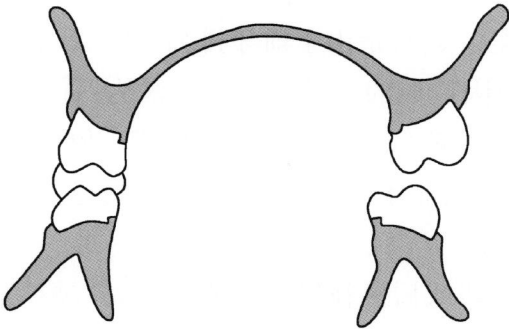

图 7-54　单侧平衡𬌗

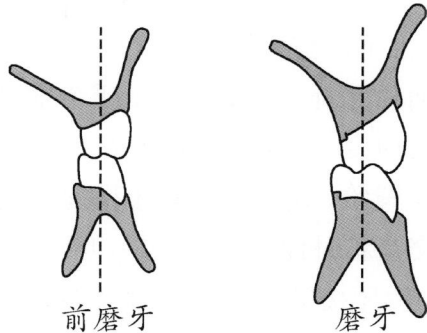

图 7-55　牙槽嵴顶连线与人工牙的位置关系

前磨牙　　　磨牙

（三）与平衡𬌗有关的五因素

1．髁导斜度　是髁槽与水平面的交角。是患者髁道斜度在𬌗架上的反映，临床上是通过前伸𬌗关系记录来进行转移的。

2．切导斜度　是切导盘与水平面的交角。无牙𬌗患者因牙列缺失不存在切道和切道斜度，因此，切导斜度并非患者切道斜度在𬌗架上的反映。故而通常根据排列的义齿前牙切道斜度调节切导盘而确定切导斜度。

3．牙尖斜度或牙尖高度　人工牙牙尖斜面与牙尖底的交角称为牙尖斜度。牙尖顶向牙尖底部作的垂线为该牙尖的高度。

4．定位平面斜度　从上颌中切牙近中切角至 7|7 的颊尖顶相连而成的三角平面称为定位平面。定位平面与眶耳平面所交的角度称为定位平面斜度。

5．补偿曲线曲度　是指 7-3|3-7 颊尖顶相连，形成凸向下的曲线。

五因素的相互关系归纳为十定律，为更好地理解和记忆五因素十定律，可采用比喻记忆法：将五因素比作五个砝码，将反变关系的因素砝码置于同一侧砝码盘中，而成正变关系的因素砝码则在另一侧砝码盘中，以两侧砝码的相等看作是平衡𬌗。当某一砝码加重（代表因素增大），为了还要取得天平两侧重量相等即两侧平衡。必须增加或减少另一砝码重量，即根据五因素的相互关系调整平衡（图7-56）。

（四）平衡𬌗的调整

人工牙排列完成后，可在可调节𬌗架上进行正中平衡𬌗和非正中平衡𬌗的调整。

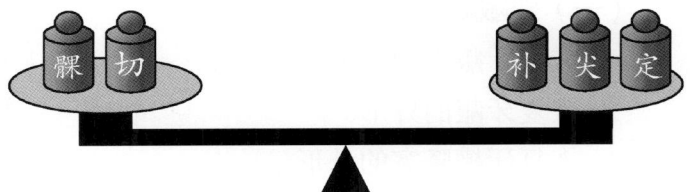

图 7-56　五因素的相互关系

1．正中平衡𬌗的调整　人工牙排列完成后，在𬌗架上做开闭口运动，用咬合纸检查咬合情况,选磨消除早接触点,同时还应从舌侧检查上颌后牙的舌尖与下颌后牙的骀面接触是否良好。发现有不足之处,可做适当调整,即将上颌后牙舌尖向下调或将下颌后牙舌尖向上抬,以实现正中骀平衡。

2. 前伸平衡骀的调整

(1)前牙有接触、后牙不接触:在骀架上打开正中锁将上颌体向后移动,模拟下颌前伸运动,上下颌前牙切缘相对接触时,后牙均无接触。通常是由于前牙排列覆骀深,切导斜度大而后牙补偿曲线太小,或个别牙尖阻挡等原因造成的。其调整的方法为:①加大补偿曲线曲度;②在不影响美观和功能的前提下,可略降低下颌前牙并将切缘唇侧倾斜,减小前牙覆骀,或将上颌前牙稍向唇侧倾斜,适当加大前牙覆盖,以减小前牙切道斜度;③牙尖交错骀时保持紧密接触,磨改个别阻挡的牙尖。

(2)后牙接触、前牙不接触:这说明前牙覆骀过浅或后牙补偿曲线曲度过大,调整时先采取减小补偿曲线曲度的方法,必要时在不超出正常覆骀范围的情况下,可升高下颌前牙,加大前牙覆骀。

3. 侧方平衡骀的调整

(1)工作侧接触、平衡侧不接触:在骀架上正中锁被打开后,将上颌体向平衡侧移动时,工作侧上下颌后牙的同名牙尖有接触,而平衡侧相对牙尖无接触。这主要是由于平衡侧后牙横骀曲线过小造成的。调整时将平衡侧的上颌磨牙颈部更偏向腭侧,加大骀面向颊向的倾斜、使上颌磨牙舌尖略向骀平面下降,颊尖远离骀平面,相应抬高下颌磨牙颊尖,以达到侧方骀平衡。

(2)平衡侧接触、工作侧不接触:在骀架上做侧方骀运动时,工作侧相对牙尖无接触,平衡侧相对牙尖有接触,这主要是横骀曲线过大造成的。调整时主要采用减小横骀曲线的方法,也可直接向上抬高平衡侧上颌磨牙的舌尖,同时升高下颌磨牙的舌尖。

六、牙龈雕刻

牙龈是在牙周围所存在的粉红色不可动黏膜,与红色的可动黏膜相衔接。

修复缺失的牙龈,从蜡义齿的牙颈缘到基托边缘为止,用蜡完成基托磨光面所需的形态,该操作称为牙龈雕刻。基托磨光面的形态不仅关系到咀嚼、发音、美观及舌感,对义齿的固位、稳定也有很大的影响。

(一)牙龈雕刻的目的

1. 恢复牙龈缘的外形。

2. 恢复牙龈的外形。

3. 恢复牙槽隆突的外形。

4. 形成基托磨光面的外形。

(二)牙龈雕刻的要求

基托外形需与排列在器质缺损部的人工牙相协调,同时还需具备传导支持力和良好的边缘封闭性。

1．唇颊侧牙龈缘　在人工牙的唇、颊面上，龈缘线要包绕牙冠颈部形成 0.5mm 宽的斜边，蜡刀与人工牙面呈一定角度，一般前牙约 60°，后牙约 45°（图 7-57）。龈乳突以下适当内收，形成龈外展隙。

2．唇侧牙龈　在蜡义齿上形成与牙根一致的牙根突度。上颌尖牙应加大该突度，并按患者的年龄相应的形成牙龈萎缩及牙龈乳突的形态等变化（图 7-58）。

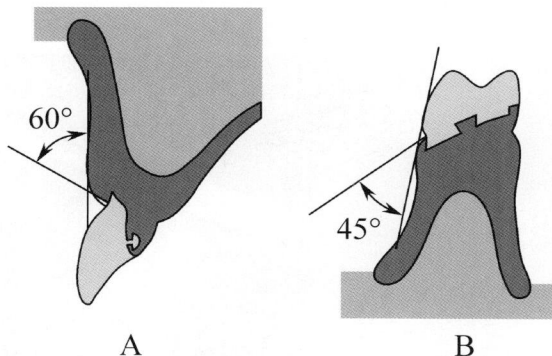

图 7-57　沿着人工牙的牙颈线雕刻牙龈缘
　　A．前牙约 60°　B．后牙约 45°

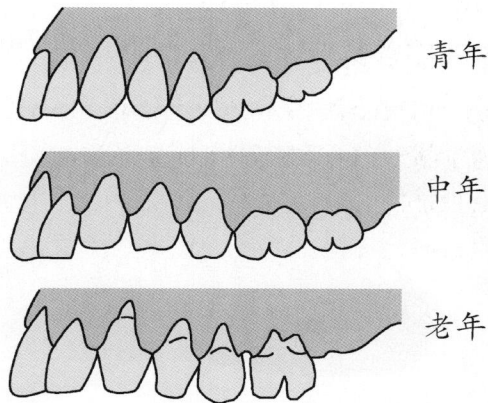

图 7-58　不同年龄的牙颈线、牙龈乳头的位置及形态上的变化

3．颊侧牙龈　以易于清洁为重点，牙根突度不应过于丰满。恢复颊侧丧失的牙槽形态。

4．下颌舌侧牙龈　按人工牙的长度，形成近似于天然牙舌侧的形态。在下颌舌侧基托形成舌能按压住义齿并使其稳定的凹面。由此，也可扩大舌的运动空间。

5．上颌腭侧牙龈　腭侧是与舌接触，关系到发音的部分。因此，要恢复天然牙列时腭的形态，在前牙区从牙颈部至腭的牙槽区之间形成 S 状的轻微隆突（S 状隆突）（图 7-59）。在后牙区同样从舌侧牙颈部至牙槽区之间形成轻微的隆突。形成腭皱时，须注意该处具有发音及摄取柔软食物的作用，操作不当将影响发音。

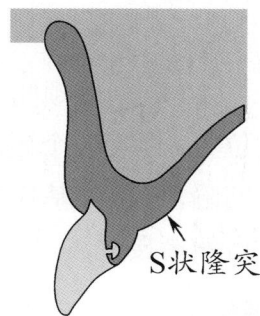

图 7-59　在前牙区的腭侧形成 S 状隆突

6．基托边缘　义齿基托的边缘应呈圆弧状，由肌肉压力的作用产生边缘封闭，提高义齿的固位。但上颌义齿后缘要形成与腭黏膜自然衔接的形态。

（三）牙龈雕刻的方法、步骤

1．加蜡　在人工牙唇、颊、舌侧的牙颈部上蜡（图 7-60），唇侧蜡基托应兼顾外观与固位，恢复颌位关系记录时的突度，上蜡时不得随意增减唇侧蜡基托突度。

2．雕刻唇颊侧

（1）雕刻唇颊侧牙颈线：用锐利的雕刻刀雕刻牙颈线，不要在牙颈线上做出沟，完成后的牙颈线呈现出光滑的曲线（图 7-61）。

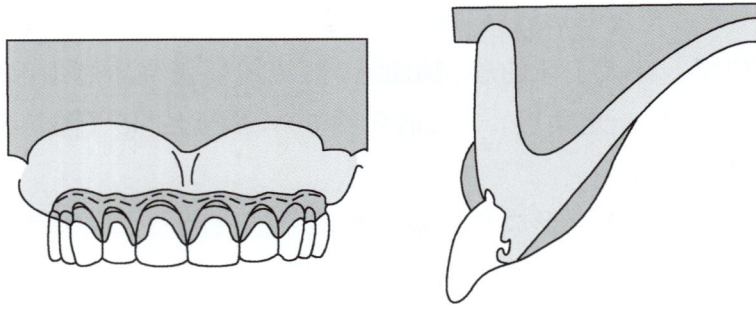

图 7-60   加蜡的部位

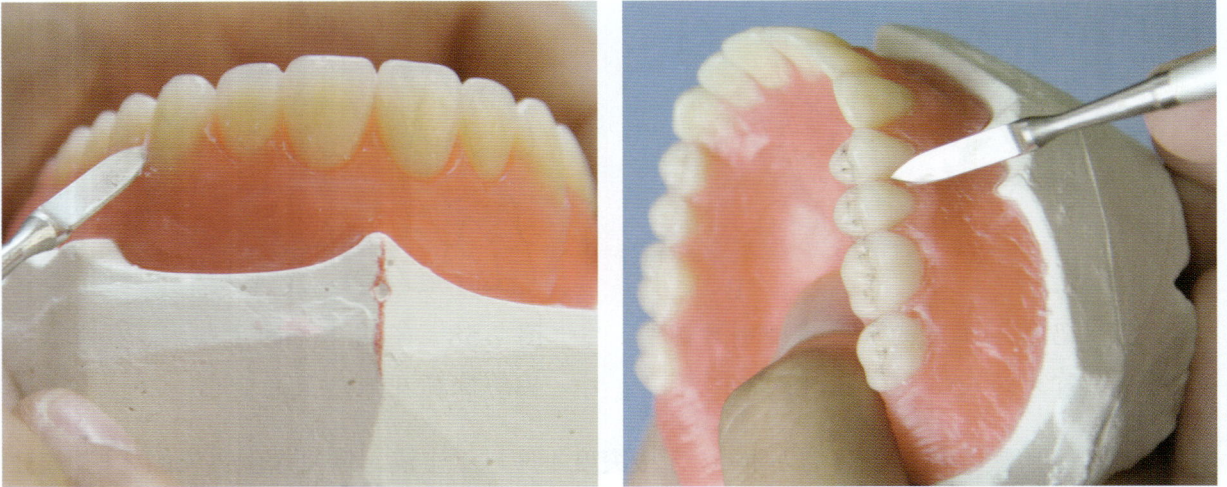

图 7-61   雕刻牙颈线

（2）雕刻唇颊侧 V 字状凹陷与牙根突度：在基托的唇、颊侧相当于人工牙的牙根之间的位置，顺着各个牙的自然生长方向和余留牙牙根的方向，用雕刻刀轻刮形成浅的 V 字状凹陷，使根部基托微微隆起，然后用雕刻刀将其按牙根的外形及锥度成形，与基托平坦区自然衔接过渡，并使其光洁，以便抛光（图 7-62）。

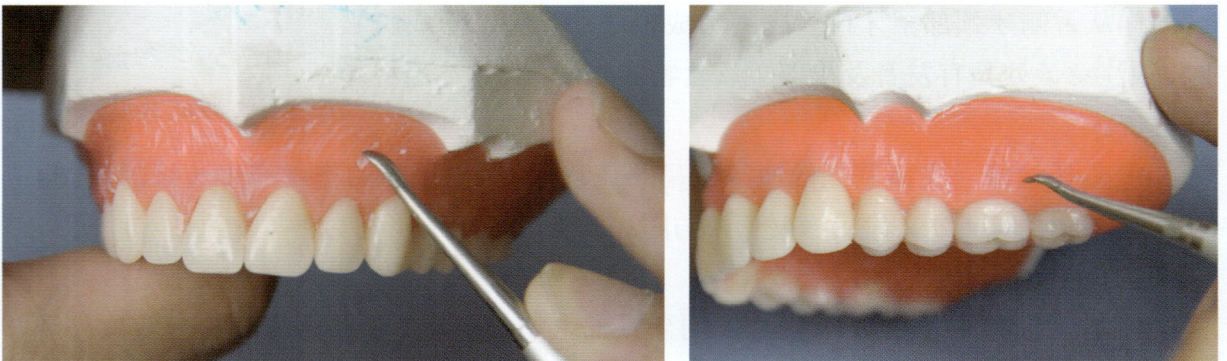

图 7-62   雕刻 V 字状凹陷与牙根突度

3. 雕刻舌腭侧

（1）雕刻腭侧：先在腭侧形成与发音相关的 S 状隆突（图 7-63），然后在人工牙舌面与牙龈缘的衔接部位，形成不易嵌入食物及不会使舌产生异物感的圆钝的浅凹形牙颈线（图 7-64）。

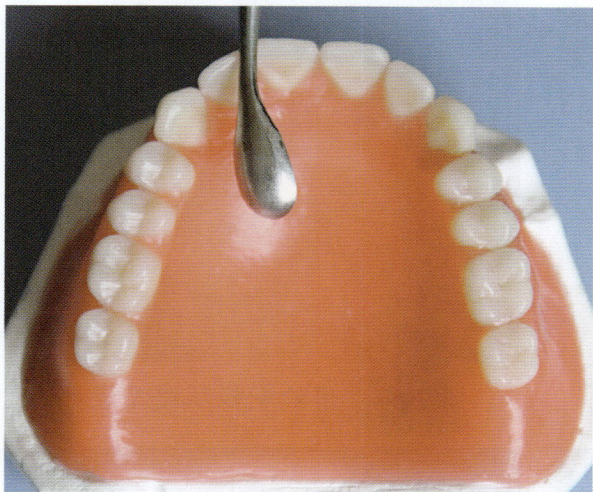

图 7-63 腭侧形成与发音相关的 S 状隆突

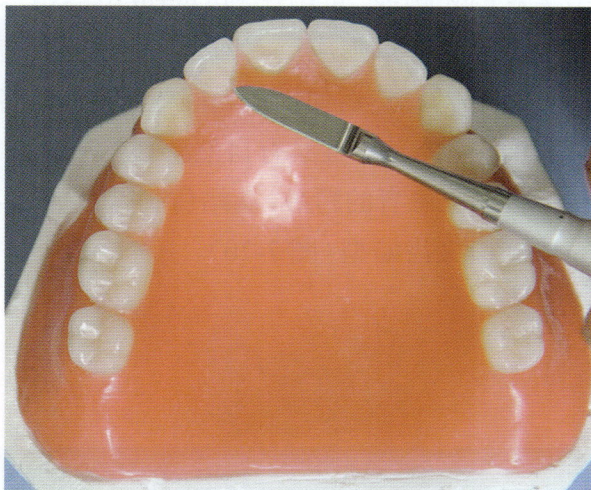

图 7-64 雕刻舌侧牙颈线

（2）形成下颌舌侧基托：为了确保舌的空间，下颌后牙区舌侧基托形成凹面（图 7-65）。

4. 基托边缘和磨光面的修整成形 完成上述雕刻步骤后，切除多余的蜡，使基托边缘避开唇、颊、舌系带，将基托的边缘修整圆钝。用雕刻刀修整基托的厚薄与形状，雕出基托磨光面的外形，磨光面呈凹形，基托厚度一般约为 2.0mm（图 7-66）。

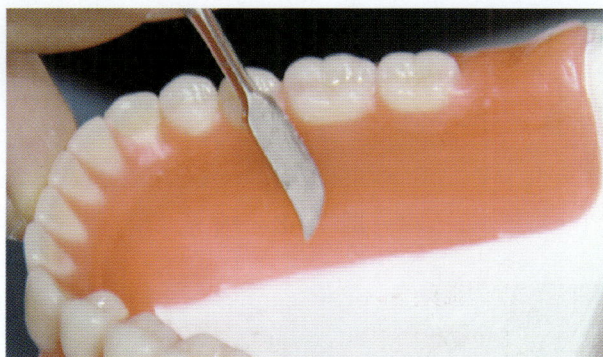

图 7-65 下颌后牙区舌侧基托形成凹面

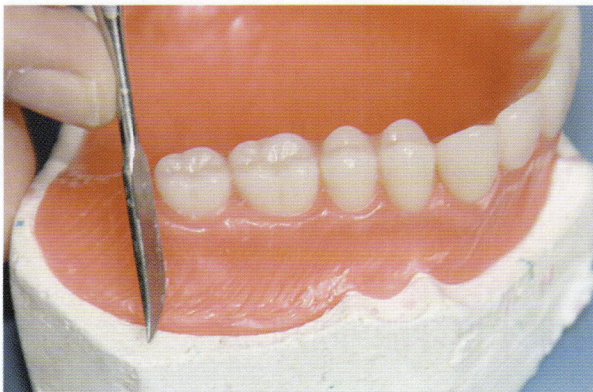

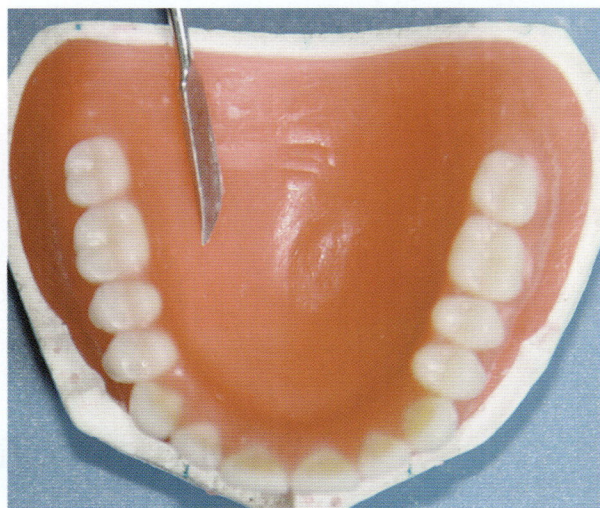

图 7-66 磨光面修整成形

5. 精修、喷光与完成　勿在牙颈缘处形成内陷的凹沟，应完全去除该处过剩的蜡。为表现出美观的牙颈线，可用锐利的蜡成型器精修细节部位。牙龈外形形成后，用软刷或布轻拭蜡型表面（图 7-67）。然后使用酒精喷灯，轻微地熔解蜡型表面，使之光滑且具有自然感（图 7-68）。最后参考模型上患者的腭皱，滴蜡仿制腭皱（图 7-69），完成全口义齿蜡型（图 7-70）。

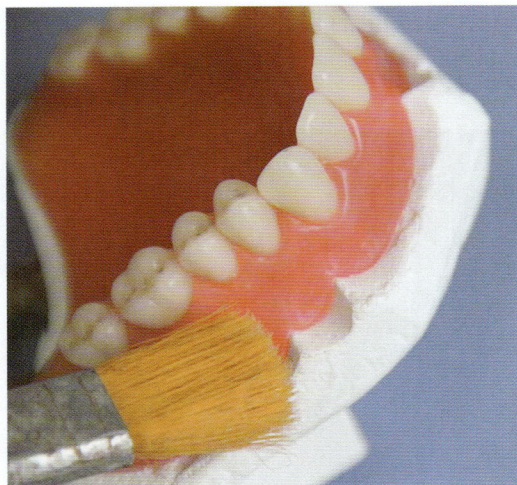

图 7-67　用软刷轻拭蜡型表面

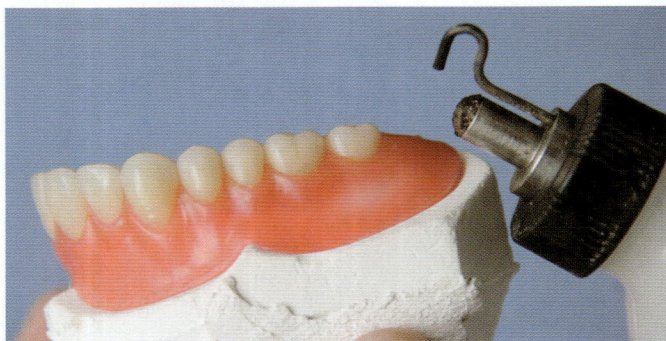

图 7-68　喷光

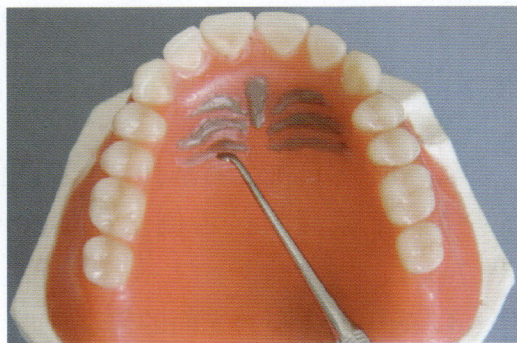

图 7-69　形成腭皱

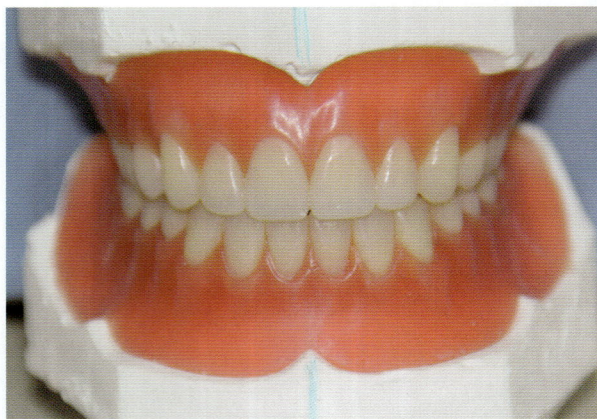

A

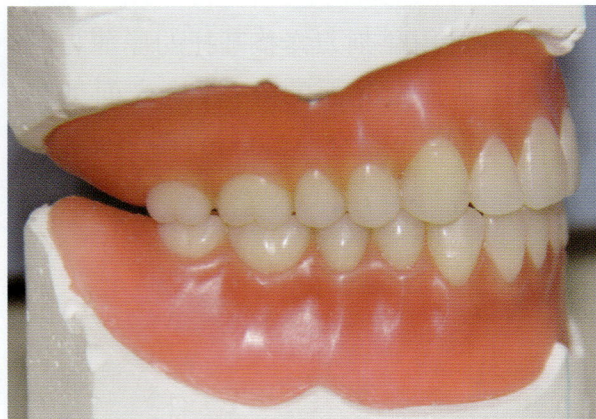

B

图 7-70　完成全口义齿蜡型

A. 正面观　B. 侧面观

第二节　可摘局部义齿的排牙与牙龈外形形成

可摘局部义齿人工牙的排列原则以全口义齿的排列原则为准，但可摘局部义齿患者有余留牙,有时余留牙不在正常位置,还伴有倾斜或扭转,以及缺隙区牙槽嵴吸收程度不一等缺陷。因此,应根据缺牙部位及余留牙邻牙、对颌牙的关系进行排牙。

一、选择人工牙

选牙时应考虑人工牙的材料、色泽、形态、大小四个方面因素,根据患者的口腔情况做具体分析。若上下颌前牙均缺失,则参照全口义齿的方法。

1. 人工牙的材料　前牙缺失,由于美观因素的影响,一般采用成品牙,成品牙包括瓷牙和树脂牙。后牙缺失,若缺隙正常,𬌗龈距离较大,最好选用树脂牙,也可选用瓷牙;若𬌗龈距离或近远中距离小,可选用金属𬌗面人工牙;若缺隙过小不便排列成品人工牙,则可雕刻蜡牙。

2. 人工牙的颜色　必须与邻牙及对颌牙协调,否则会影响美观。可以直接将人工牙与患者口内天然牙进行对比选色,也可以借助比色板记录下患者的牙色,再根据比色板来选择相应的人工牙。

3. 人工牙的形态　也要与邻牙及对颌牙协调,尤其是上中切牙。

4. 人工牙的大小　取决于缺隙的大小,同时要注意与对侧同名牙对称。

二、前牙的排列

排列前牙时,一般采用排列成品树脂牙或瓷牙,要与邻牙及对侧同名牙的颜色、大小、形状协调一致,不宜雕刻蜡牙,以恢复因牙列缺损及牙槽嵴的吸收对美观和发音功能造成的影响为重点,且具有自然感。

(一)前牙排列的要求

1. 前牙排列应满足恢复面容美观、切割食物、发音三大主要功能的要求。

2. 个别前牙缺失,可参照邻牙或同名牙的唇舌向、切龈向的位置、近远中倾斜度以及与对颌牙的咬合关系排牙。

3. 多数前牙缺失,或上下颌前牙全部缺失时,中切牙的近中接触点应与面部中线一致,尤其是上颌,更应居中以免影响美观。

4. 前牙应有正常的覆盖、覆𬌗关系。若覆𬌗过大,会妨碍下颌的前伸运动;若覆盖过小,会影响美观和发音以及前牙的切割功能。

5. 前牙应尽量排在牙槽嵴顶上,不要过分偏向唇、舌侧,以免形成不利的杠杆作用,或妨碍唇舌的功能活动从而影响发音和切割。

6. 前牙排列应因人而异,能体现患者的性别、年龄、肤色、面型甚至性格特征,给人以逼真的感觉。

(二)前牙排列的方法

1. 个别前牙缺失　个别前牙缺失的排牙一般不需要在口内进行试戴。排牙前先用小刀修去缺隙处及邻牙上的石膏小结节,再适当修去缺隙侧邻牙近远中面的石膏少许(0.1mm),以便使人工牙与天然牙紧密接触而无缝隙。将选好的人工前牙在模型上比试,若人工牙略宽,主要磨改人工牙的远中面,而尽量保留其唇面形态,以减少对美观的影响。若人工牙略长,则主要磨改人工牙的盖嵴面,并注意与牙槽嵴的贴合,必要时可磨改人工牙的切缘。若人工牙唇舌向过厚,则主要磨改人工牙的舌面。若人工牙唇面突度不协调,也可磨改其唇面,但要边磨边调整人工牙的外形。若缺牙区牙槽嵴丰满,可不作唇基托,排牙前用小刀将缺隙区唇侧模型的石膏刮去一薄层(约0.2mm),这样,可使完成后的义齿人工牙颈部与唇侧黏膜紧密贴合。若缺牙区牙槽嵴吸收较多,则应作唇侧基托。最后,将预备好的人工牙用蜡固定在模型的缺牙区,并按上下颌的咬合关系及与邻牙的相邻关系,调整人工牙至合适的位置。

2. 多数前牙缺失 排牙前先将模型在水中浸湿,以便排牙后可将人工牙连同蜡基托取下。用热蜡刀烫软基托蜡,再将选好的人工牙固定在上面,以中线为准,分别对称排列左右中切牙、侧切牙和尖牙,并按要求调整至合适的位置。注意蜡刀不宜过热,以免将蜡过度熔化而黏附于模型上,使蜡基托不易取下而损坏模型。最后,在患者口内试戴排好的人工牙后,再继续完成义齿制作。

三、后牙的排列

可摘局部义齿的后牙排列的主要目的在于恢复咀嚼功能,原则上与全口义齿的排列方法相同,但必须考虑余留牙的状况及人工牙的规格、位置、排列方向、咬合关系等。余留牙较多,咬合状况稳定时,须与余留牙的咬合及牙列状况一致;余留牙较少,咬合状况不稳定时,参照全口义齿的方式,确定新的咬合关系。

(一)排牙的要求

1. 可摘局部义齿后牙排列的主要目的在于恢复咀嚼功能,要求不论排列成品牙还是雕刻的蜡牙,均应与对颌牙有正常的咬合接触关系,在牙尖交错位时有广泛而均匀的接触。

2. 后牙应尽量排列在牙槽嵴顶上,使𬌗力垂直传递至牙槽嵴顶,有利于义齿的稳定和减少牙槽嵴的吸收。

3. 适当减小人工后牙的颊舌径和牙尖斜度,以减轻𬌗力,保护牙槽嵴。

4. 前磨牙的排列应兼顾到美观的要求。如第一前磨牙缺失时,人工牙牙冠的长度应与尖牙牙冠长度协调一致,以利于美观。

5. 人工后牙应尽可能排成正常的覆盖和覆𬌗关系,不能排成对刃𬌗,以免出现咬颊或咬舌。

6. 上下颌双侧后牙均有缺失时,应按照全口义齿排牙的要求进行排牙,𬌗平面要平分颌间距离,有适当的𬌗曲线,达到前伸𬌗平衡及侧向𬌗平衡。

7. 若缺隙过小不便排列成品人工牙,则可雕刻蜡牙。若𬌗力较大者,可选用金属𬌗面人工牙。

(二)排牙方法

若缺隙正常,𬌗龈距离足够或对颌余留牙排列也正常者,可选用成品牙;若后牙缺隙小，殆龈距离低或多数后牙缺失，但对颌天然牙伸长或排列不整齐，则可雕刻蜡牙。

1. 单个后牙缺失 取一小块蜡片烤软后，铺于模型缺隙的颊舌侧形成基托，也可用滴蜡法形成基托。根据缺隙的大小，选择合适的成品树脂牙，经过适当的磨改以避开殆支托和卡环连接体，最后用蜡固定于缺隙内，不足之处用蜡填补。若为雕刻蜡牙，雕牙的方法如下：

（1）根据缺隙的大小，取一段软蜡块放入缺隙内，趁蜡软时与对颌模型按牙尖交错位时的咬合关系进行咬合。

（2）用热蜡刀在蜡块的颊舌面和近远中将蜡熔化，固定在模型和蜡基托上。

（3）用雕刻刀按缺失牙的解剖形态雕刻出蜡牙的轴面外形，包括轴面突度、外形高点，形成正确的颊舌侧外展隙。

（4）再雕刻颊舌侧颈缘线，使颈缘线清晰、明确，与邻牙的颈缘线相连续并协调一致。

（5）根据缺失牙的解剖形态，按照蜡牙殆面的咬合印迹，适当加深沟窝并雕刻出殆面的三角嵴即可。

若缺隙的垂直距离或近远中径较小时，可整体铸造出卡环、殆支托及金属殆面，再用滴蜡法封闭金属殆面之下的牙冠部分，并雕刻出颊舌面和颈缘线的外形。

2. 单颌多数后牙缺失 若缺牙缺隙正常，对颌天然牙位置也正常，可选用合适型号的成品树脂牙来排列后牙。为获得良好的咬合接触，在排牙过程中应适当磨改树脂牙的殆面。若对颌天然牙伸长或排列不整齐，则可雕刻蜡牙。如前后牙都有缺失，只有很少的余留牙，殆关系也不正常，则应在殆架上排好牙后，再在患者口内试戴，并进行必要的修改。

3. 上下颌多数后牙缺失 同侧上下颌后牙缺失时，可排列成品树脂牙，按全口义齿的排牙原则进行。

四、几种异常情况的排牙

（一）前牙几种异常情况的排牙

1. 缺隙小于原天然牙 此时人工牙不能按正常位置和数目排列。若缺隙稍窄，此时可考虑将人工牙减径、扭转、改变倾斜度、选择略小于原天然牙的人工牙（图7-71A），或者在排牙时略与邻牙重叠，以弥补间隙的不足（图7-71B）；若缺隙过窄，除采取减径、选择较窄的人工牙外，亦可采用减数排牙的方法，但应注意与中线的协调。采用何种方法排牙，还应征求患者的意见。

2. 缺隙大于原天然牙 若缺隙稍大，多为原天然牙有间隙存在。在排牙时可选择略大于对侧天然牙的人工牙排列（图7-72A）且应将其

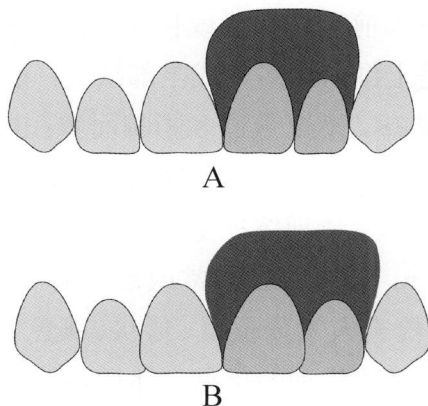

图7-71 缺隙小于天然牙的排牙方法
A. 小于原天然牙的人工牙 B. 排牙时略与邻牙重叠

近远中邻面唇侧的轴面角稍稍磨改；切角稍磨圆钝，使其看起来显得略窄（图7-72B）；或增加人工牙近远中向倾斜度（图7-72C）；或使牙齿间保留小的间隙，但注意间隙要留在人工牙的远中（图7-72D）。若缺隙过大，可采用加数排牙的方法加以解决（图7-73）。同样，也应注意中线的位置，特别是上颌。一般增加的人工牙都排在缺隙的远中。

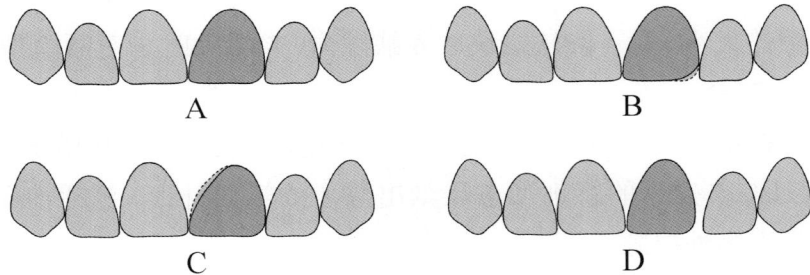

图7-72 缺隙稍大时的排牙方法

3. 前牙为反𬌗关系 前牙轻度反𬌗者，可排列成浅覆𬌗；中度者，可排列成对刃𬌗；严重者，可排列成反𬌗。但应注意在人工牙与相邻天然牙相接处，排成自然的弧形，使之协调一致。若上颌前牙缺失、唇肌较松弛者，排牙时可将上颌前牙排列成双重牙列（图7-74）。即保持原天然牙的反𬌗关系，使排在唇侧的前牙与下前牙呈浅覆盖关系。这样，可在保证咬合的同时，改善面容的美观。

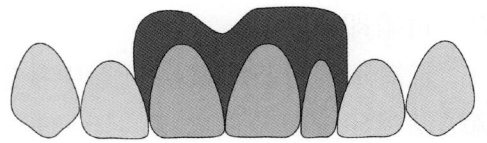

图7-73 缺隙过大时的排牙方法

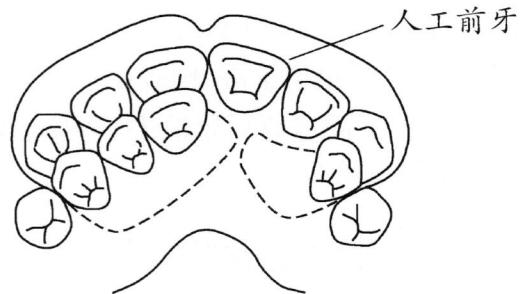

图7-74 双重牙列的排牙方法

4. 上颌前突下颌后缩 此类情况若是个别上颌前牙缺失，人工牙前牙的排列应与邻牙和对侧牙协调；若为深覆𬌗关系，则可采用适当磨除下颌前牙的切缘或使用金属基托等方法解决。若是上颌前牙多数或全部缺失，可将上颌前牙适当向腭侧排列，甚至唇侧不作基托，以减小覆盖又不至于过多影响面容；也可加厚人工牙的舌面或腭侧基托，以保证上下颌前牙的正中咬合与非正中咬合的恢复。

5. 上颌前突严重 可建议患者做牙槽骨修整术后再进行修复。

6. 咬合关系异常或患者有特殊要求 可在模型上排好前牙后，在患者口内试戴蜡型，检查人工牙位置、形状、颜色及咬合关系，是否符合功能及美观的要求，并征求患者对人工牙排列的意见。然后，再进行适当调整。

（二）后牙几种异常情况的排牙

1. 缺隙小于原天然牙 可将人工牙减径、选择略小于原天然牙的人工牙或者在排牙时采用减数排牙的方法，还可考虑用解剖形态较小的牙代替较大的牙来排牙，如磨牙缺失使用前磨牙代替。也可采用雕刻蜡牙，但要注意增减人工后牙的外展隙。

2. 缺隙大于原天然牙　可选择略大于原天然牙的人工牙，甚至采取排牙加数的方法来进行排牙。同样，也可考虑用解剖形态较大的牙来代替较小的牙进行排列，如前磨牙缺失用磨牙代替，排牙时应注意美观，特别是靠近前牙处的缺失。当然还可采用雕刻蜡牙的方法。

3. 反𬌗关系　轻度者，可将上颌后牙稍排向颊侧或下颌后牙稍排向舌侧，以建立正常的咬合关系；中度者，可适当磨改下颌后牙颊面，或将上颌后牙颊面加蜡，以建立一定的覆𬌗、覆盖关系，避免排成对刃𬌗而发生咬颊现象；严重者，可排列成反𬌗，但应保证后牙排列在牙槽嵴顶上。

五、牙龈外形的形成

牙龈外形的形成必须兼顾美观、功能、卫生等方面。

（一）要求

1. 美观　涉及美观的部分主要为前牙区及后牙的唇颊侧，在确定牙颈线的位置及形态、牙颈部或牙龈乳头的形态、牙根的突度等牙龈的外形时，整体上尽可能参照余留牙的牙龈，还要顾及患者的年龄、性别、性格等因素。

2. 咀嚼、发音　行使咀嚼、发音等功能时，若基托磨光面的形状与义齿周围可动组织的功能运动不协调，将对基牙产生极大的影响。应通过牙龈外形的形成，使义齿磨光面上承受的功能压力转化为有利于义齿固位的力。

例如，整个下颌基托及上颌颊侧基托，与义齿的固位有关。此外，下颌舌侧基托及舌侧空间的大小，上颌腭皱及 S 状隆突等，与发音有很重要的关系。

3. 卫生　为防止食物残渣及牙垢易滞留在牙龈乳头及下颌前牙的舌侧等处，舌侧牙颈线必须光滑，不得形成锐沟。牙龈外形需与余留牙牙龈的起伏互相协调，并流畅地衔接，以提高舒适感和自洁性。切忌夸张处理。

（二）牙龈外形的形成

1. 形成的方法

（1）加蜡：在唇、颊、舌侧上蜡，使这些部位的蜡略有余量。

（2）雕刻唇颊侧牙颈线：先用雕刻刀去除人工牙牙面至牙颈线范围的蜡，然后从龈𬌗方向，前牙雕刻刀与牙面成 60°，后牙雕刻刀与牙面成 45°，雕出唇颊侧牙颈线。最后，应使人工牙的牙颈线与余留牙的牙颈线连续一致，清晰可见，相互对称。

（3）形成唇颊侧浅的 V 字状凹陷与牙根突度：在基托的唇、颊侧相当于人工牙的牙根之间的位置，顺着各个牙的自然生长方向和余留牙牙根的方向，用雕刻刀轻刮形成浅的 V 字状凹陷，使根部基托微微隆起，然后用雕刀将其按牙根的外形及锥度成形，与基托平坦区自然过渡，不能过于明显。

（4）雕刻舌、腭侧牙颈线：人工牙的舌面只有一半形态，另一半必须加蜡恢复。可参照余留牙的牙颈线来确定人工牙的牙颈线位置,但不得在该处形成锐沟,以免食物滞留(图7-75)。

(5)基托边缘和磨光面的修整成形:完成上述雕刻步骤后,切除多余的蜡,使基托边缘避开唇、颊、舌系带,将基托的边缘修整圆钝。用雕刻刀修整基托的厚薄与形状,雕出基托磨光面的外形,基托厚度一般约为2.0mm。

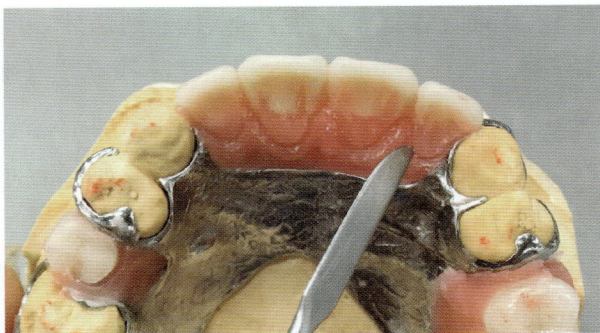

图7-75 雕刻舌、腭侧牙颈线

(6)吹光表面:基托蜡型成型后,用软刷去除碎蜡屑。把喷灯的火焰调细,使火焰瞬间掠过蜡型表面的凹陷部。去除流到人工牙上的蜡,并重新雕刻牙颈线。再次用喷灯光滑整个蜡型后,在殆架上检查人工牙等的位置是否移动。此时,必须完全去除黏附在人工牙表面的蜡,以免影响聚合操作。

2.注意事项

(1)在牙龈外形的形成过程中,不能移动金属支架和人工牙的位置。

(2)正确使用酒精喷灯,掌握好火焰的大小、距离和方向。火焰尖端应细而尖,注意移动火焰,让蜡基托表面呈熔而不流的状态。火焰距离蜡型不能过近,以免将人工牙烧焦或变色。火焰方向在牙间隙处可垂直走向,边缘和舌侧可水平走向。

练习题

A1 型题

1. 选择前牙时主要需考虑以下因素,除

   A. 人工牙的生产厂家
   B. 人工牙的颜色
   C. 人工牙的形态
   D. 人工牙的大小
   E. 人工牙的质地

2. 关于前牙排列方法的说法中,错误的是

   A. 一般采用排列成品牙的方法,不使用雕刻蜡牙

   B. 排牙前先修去缺隙处及邻牙上的石膏小结节,再适当修去缺隙侧邻牙近远中面的石膏少许

   C. 若人工牙稍长,可以磨短人工牙的颈部,并修整形态使其与邻牙颈部形态一致

   D. 若人工牙稍宽,一般调磨人工牙的近中面,以减少对美观的影响

   E. 若人工牙较厚,可以调磨人工牙的舌侧面,使其厚度与天然牙一致

3. 关于前牙排列的叙述中,不正确的是

   A. 上颌中切牙唇面与殆堤唇面一致

B. 上颌侧切牙切缘与𬌗平面接触

C. 上颌尖牙牙尖与𬌗平面平齐

D. 上颌尖牙牙颈部向唇侧稍突

E. 上颌中切牙近中接触点位于中线上

4. 以下叙述不正确的是

A. 上颌前牙唇面距切牙乳突中点一般为8～10mm

B. 上颌尖牙唇面通常与腭皱的侧面相距10.5mm

C. 老年人上颌尖牙顶的连线通过切牙乳突中点

D. 上颌前牙切缘在上唇下缘下露出2mm，年老者露的较少

E. 上颌前牙的位置要衬托出上唇的丰满度

5. 全口义齿完善的平衡𬌗是指

A. 咬合时上下颌牙都能接触

B. 下颌前伸时后牙都能有咬合

C. 咀嚼时上下颌牙始终保持接触

D. 牙尖交错𬌗、非牙尖交错𬌗时所有牙都有接触

E. 牙尖交错𬌗、非牙尖交错𬌗时上下颌相关的牙都能同时接触

6. 为使人工牙与天然牙紧密接触而无缝隙，排前牙前应该修去缺隙侧邻牙近远中面的石膏约

A. 0.1mm　　　　B. 0.2mm　　　　C. 0.3mm

D. 0.4mm　　　　E. 0.5mm

7. 全口义齿排牙时，上颌第二前磨牙舌尖与𬌗平面的关系为

A. 与𬌗平面相接触　　　　B. 离开𬌗平面0.5mm

C. 离开𬌗平面1mm　　　　D. 离开𬌗平面1.5mm

E. 离开𬌗平面2mm

8. 制作全口义齿排牙的原则，错误的是

A. 前牙切导斜度要大

B. 排牙时切忌排成深覆𬌗

C. 𬌗平面平分颌间距离

D. 排牙时不宜过于靠唇、颊侧或舌侧

E. 要求保持义齿各个方向的平衡接触

9. 全口义齿排牙时，后牙与𬌗平面接触的牙尖是

A. 54|45颊舌尖，6|6近中舌尖

B. 54|45颊舌尖，6|6近中颊尖

C. 54|45颊尖，6|6近中颊尖

D. 4|4颊尖，5|5颊舌尖，6|6近中舌尖

　　E. 4|4 颊尖, 5|5 颊尖, 6|6 近中舌尖

10. 45 岁男性患者, 肤黑, 方脸型, 低颧骨, 21|12 缺失。人工牙应选

　　A. 唇面扁平, 颈部缩窄, 颜色略白

　　B. 唇面圆凸, 颈部短宽, 颜色略白

　　C. 唇面扁平, 颈部短宽, 颜色略暗

　　D. 唇面圆凸, 颈部缩窄, 颜色略暗

　　E. 唇面扁平, 颈部缩窄, 颜色略暗

11. 由雕刻蜡牙形成的树脂牙的特点是

　　A. 硬度较好　　　　　B. 耐磨损　　　　　C. 形态色泽良好

　　D. 不易染色　　　　　E. 与对颌牙咬合关系良好

12. 排列上颌人工前牙时, 牙体长轴龈端向远中倾斜度一般是

　　A. 1|1 > 2|2 > 3|3　　　B. 1|1 > 3|3 > 2|2　　　C. 2|2 > 3|3 > 1|1

　　D. 2|2 > 1|1 > 3|3　　　E. 3|3 > 2|2 > 1|1

13. 可摘局部义齿人工后牙颊舌向宽度小于天然牙的目的是

　　A. 提高咀嚼效率　　　　　B. 获得平衡𬌗

　　C. 防止咬颊　　　　　　　D. 减小支持组织负荷

　　E. 增强固位

14. 单个前牙缺失的人工牙排列最关键的是

　　A. 保证前牙的撕裂功能　　　　B. 保证前牙的美观效果

　　C. 保证前牙的研磨功能　　　　D. 保证前牙的辅助发音

　　E. 保证前牙的切割功能

15. 选择后牙牙尖形态主要考虑的是

　　A. 对颌牙的情况　　　　　　B. 旧义齿的牙尖高度

　　C. 患者的意愿　　　　　　　D. 支持组织的条件

　　E. 价格因素

（韦振飞）

第八章　树脂成型技术

可摘局部义齿的人工牙排列、金属支架及基托蜡型制作完成后，需将暂时性的蜡基托置换为可以使用的树脂基托，这将通过装盒、除蜡、充填（填塞）树脂及热处理等一系列操作来实现。

第一节　装盒及除蜡

装盒及除蜡的目的是先在型盒腔内形成基托蜡型的石膏阴模，去除蜡型，形成蜡型的阴模腔，以便于树脂填塞成型。具体方法是将可摘局部义齿按相应要求包埋固定于型盒内，然后将型盒内的蜡型去除干净，形成完整的蜡型石膏阴模腔，随后充填树脂使之成型。在临床上称为装盒与除蜡。

一、装盒

装盒是在型盒内按一定方式用石膏将模型连同义齿蜡型包埋起来，其目的是经加热去除蜡型，在型盒内形成义齿的阴模，以充填树脂。

（一）装盒的要求

1. 模型及义齿的要求

（1）在模型修整及装盒过程中，不能损伤支架、人工牙及蜡型。

（2）模型、支架及人工牙必须包埋牢固，不能使其在操作过程中发生移位。

（3）基托蜡型按相应装盒方法要求进行适当暴露。既要避免形成倒凹，又要有利于树脂的充填。

2. 下层型盒包埋石膏表面形态　模型在下层型盒中用石膏包埋固定后，不能形成倒凹，否则开盒时上下层型盒难以分离，而使包埋石膏碎裂。

（二）装盒的方法

可摘义齿因支架、人工牙的位置及暴露的基托蜡型各有不同，装盒时需根据不同的情况来选择适宜的装盒方法。

1. 正装法 又称整装法，是将卡环、连接体等金属支架及人工牙的唇面连同模型一起包埋固定于下层型盒内，只暴露人工牙的舌（腭）面及舌腭侧基托蜡型。待包埋石膏硬固后，涂布分离剂，装好上层型盒。除蜡开盒时，人工牙、支架及基托均位于下层型盒内，树脂充填在下层型盒内进行（图8-1～图8-3）。

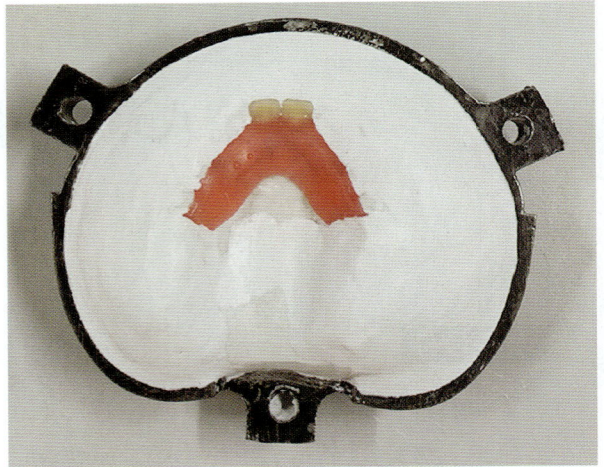

图8-1 1|1 缺失可摘局部义齿装盒

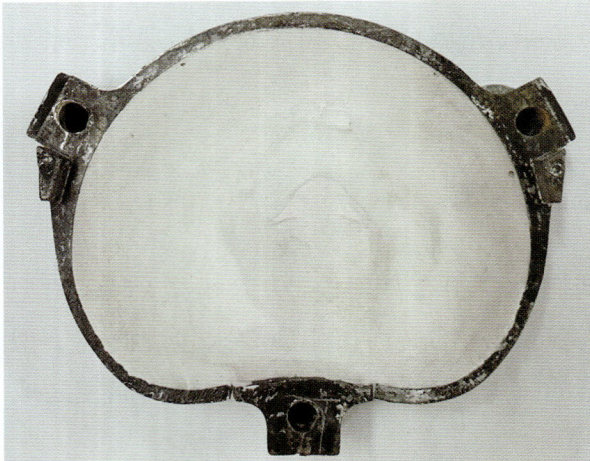

图8-2 开盒后的上层型盒

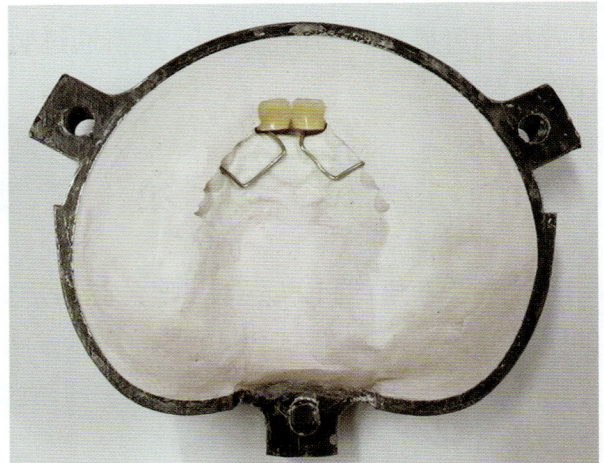

图8-3 开盒后的下层型盒

（1）适用范围：主要适用于前牙缺失而唇侧无基托的可摘局部义齿。

（2）优缺点：人工牙及支架包埋固定牢固，不易发生移位，咬合关系稳定，不会引起咬合升高。因树脂充填在模型牙列的舌腭侧进行，且有人工牙的阻挡，故不适于唇侧有基托的可摘局部义齿的装盒，以免造成唇侧基托树脂充填不足。

2. 反装法 又称分装法，是在装盒之前，先将模型上设有卡环和支托的石膏基牙修除，使卡环和支托完全暴露而悬空，然后再用石膏将模型包埋固定在下层型盒内，使人工牙、支架及基托蜡型均暴露在下层型盒包埋固定石膏之外。涂布分离剂，装上层型盒。除蜡开盒时，人工牙、支架及基托蜡型均被翻置于上层型盒内，树脂充填在上层型盒内进行（图8-4～图8-6）。

（1）适用范围：适用于全口义齿及缺牙多而余留牙少的可摘局部义齿，或因金属殆面人工牙等而致在下层型盒内不便操作的可摘局部义齿。

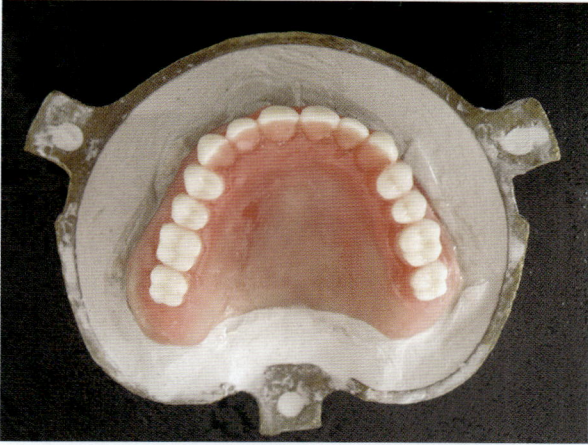

图 8-4 上颌全口义齿装盒

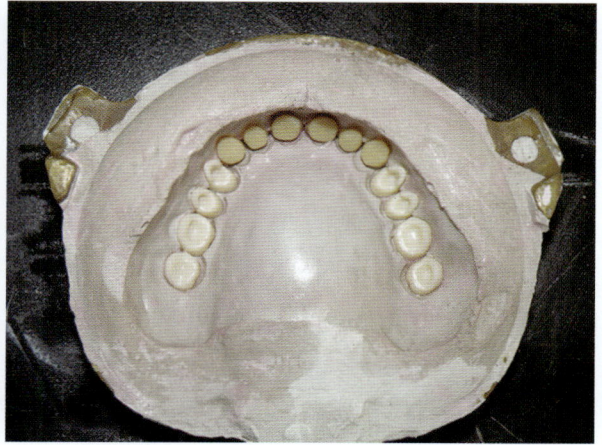

图 8-5 开盒后的上层型盒

（2）优缺点：此法的优点是便于涂布分离剂和填塞树脂；缺点是支架与模型的相对位置不精确，容易造成支架移位。

3. 混装法 又称混合法，在装下层型盒时，将模型和支架包埋固定于下层型盒石膏内，充分暴露人工牙及蜡基托部分。开盒去蜡后，支架在下层型盒，而人工牙被翻置于上层型盒，该法的树脂充填分别在上下层型盒内进行（图8-7～图8-9）。

（1）适用范围：适用于大部分的可摘局部义齿，是可摘局部义齿最常用的一种装盒方法。

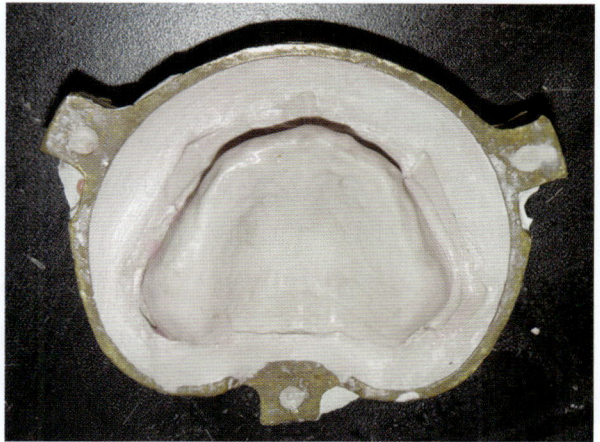

图 8-6 开盒后的下层型盒

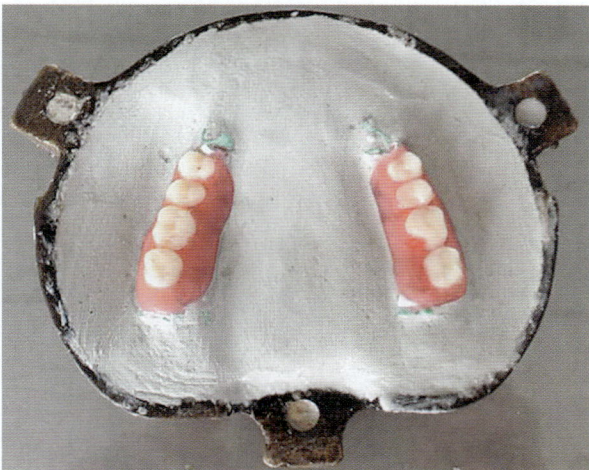

图 8-7 7654|4567 缺失可摘局部义齿装盒

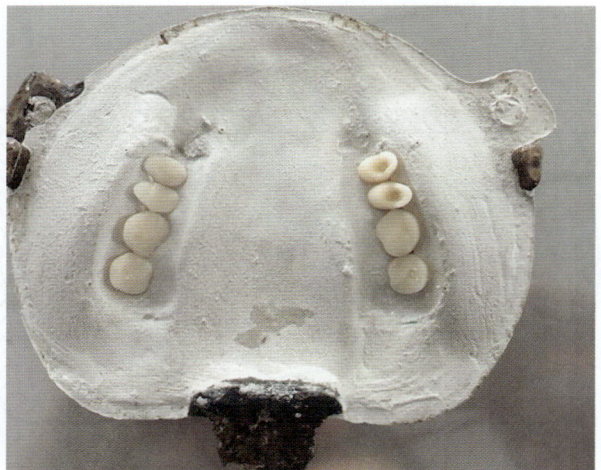

图 8-8 开盒后的上层型盒

（2）优缺点：该法的优点是支架不易移位；若人工牙采用树脂充填制作，则人工牙树脂和基托树脂可分别在上、下层型盒内进行，树脂成型的人工牙颈缘线可做修剪，且与基托的分界线清楚，有利于美观。缺点是进行树脂充填时，型盒若关闭不严密，则造成义齿咬合增高。

（三）装盒的步骤

1. 检查基托蜡型　在装盒前，全面检查义齿蜡型，如有问题，可修整后装盒。若是多个义齿成批装盒，对缺牙部位和设计完全相同者要做出标记，以便操作时区分。

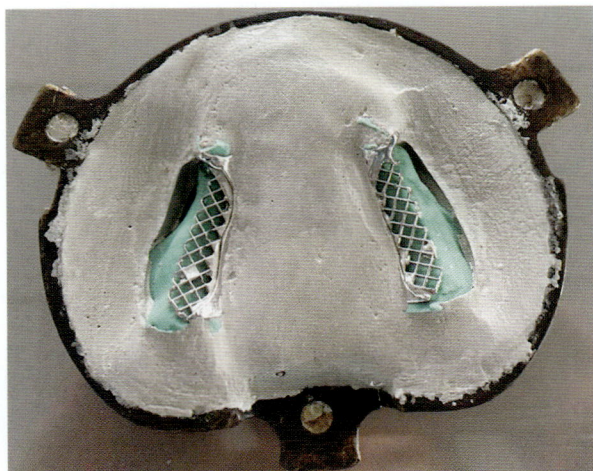

图 8-9　开盒后的下层型盒

2. 选择型盒

（1）型盒多为铜、铝等金属材料制成，一般有大、中、小三种型号。由上、下层型盒和顶盖组成，型盒各部件应彼此密合，并形成一空腔。

（2）装盒前，应清洁型盒。为防止石膏黏附于型盒内壁，可预先在其上涂布一薄层凡士林，以便于包埋石膏顺利脱出。

（3）模型置于型盒内，与型盒边缘应有 5～10mm 以上的距离，人工牙的殆面（切缘）与上层型盒顶盖之间，至少应留有 10mm 以上的距离。若型盒过小，则模型包埋固定不牢固，且包埋石膏强度不足，在进行开盒、去蜡、填充树脂加压等操作时，易致石膏碎裂（图 8-10）。

3. 模型准备

（1）用石膏模型修整机或石膏切刀修整模型大小，必要时可将模型磨薄以适应型盒，并将模型上石膏牙的牙尖修平，尤其是放置卡环的基牙，以利于石膏的包埋固定，形成合适的包埋石膏表面形态。

（2）若采用反装法进行装盒，则应将放置有卡环及支托的石膏牙全部修除，使卡环及支托完全暴露游离（图 8-11）。

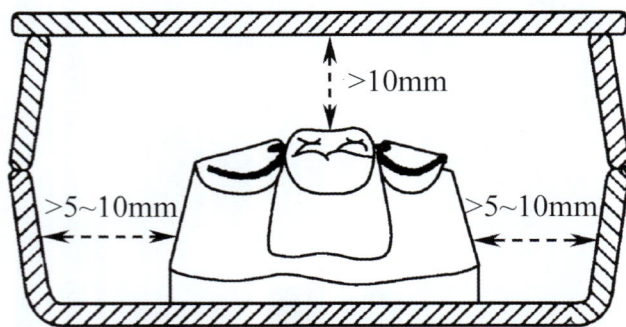

图 8-10　型盒与模型间距离的要求

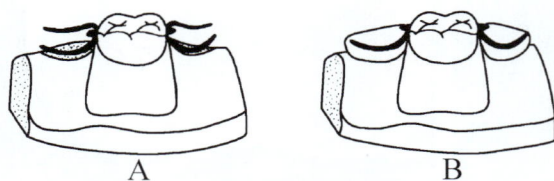

图 8-11　装盒前修整模型

A. 反装法模型修整　B. 混装法模型修整

（3）如果义齿完成后需上𬌗架检查咬合者，应保持模型原状，使其底部完整而干净，尤其不得损坏模型底部的复位沟，裁取合适大小的锡箔，覆盖包绕模型底部，使其高出模型底面大约 5～10mm 即可；模型余留牙也应保证其形态完整且干净，同样用锡箔包绕覆盖，锡箔与模型接触的四周边缘应密贴，必要时可用粘接剂固定，以防包埋石膏的流入（图 8-12～图 8-14）。

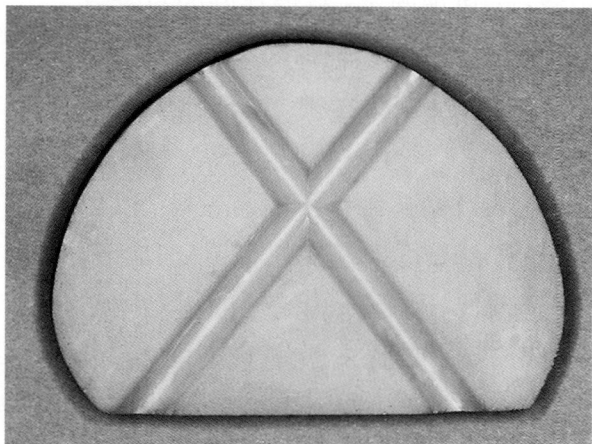

图 8-12　模型底部（分离面）

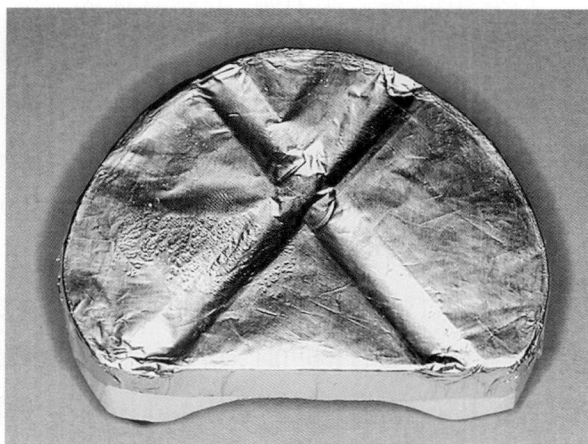

图 8-13　模型底部覆盖锡箔

（4）将修整好的模型，置于冷水中约 5 分钟，使之吸水浸透，以防止模型过干在装盒时吸收包埋石膏的水分，使石膏凝固加快，膨胀加大，既不便于操作，又会造成石膏包埋不实。同时检查基托蜡型与模型边缘的封闭性，如果封闭性不佳，则包埋石膏可流入基托蜡型组织面与模型之间，影响义齿基托组织面形态的精确性。

4. 装下层型盒　是整个装盒过程中的重要部分，直接影响整个装盒的成败，操作时应注意以下几点：

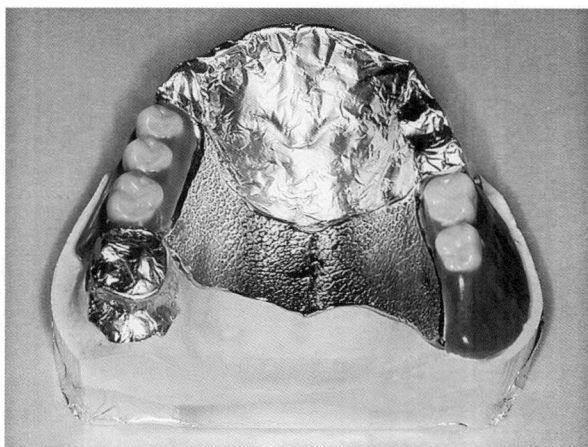

图 8-14　余留牙咬合面覆盖锡箔

（1）装盒方法的选择：根据可摘局部义齿的具体情况，选择合适的装盒方法。如前牙唇侧无基托的可摘局部义齿多选择正装法；缺牙多、余留牙少的可摘局部义齿可选择分装法等。

（2）义齿组合的选择：在实际操作中，为了节省时间和材料，通常有计划地将可摘局部义齿成批装盒，此时应注意各种类型义齿的合理搭配。可按类别搭配，如将需充填树脂牙者尽量装在一起，将前牙唇侧无基托的可摘局部义齿尽量装在一起；有时也可采取大小搭配的方法，即将一件体积较大的义齿与一两件体积较小的义齿装在一个型盒内，这样既充分利用了型盒的有限空间，又便于装盒的操作。

（3）模型倾斜方向的选择：各类义齿根据不同的装盒方法，有时需要做向前、向后或向颊舌方向的倾斜，以避开倒凹、暴露基托蜡型和利于人工牙的包埋固定。如前牙缺失的义齿，若将前牙包埋固定在下层型盒内，常应将其向前倾斜；若需将前牙翻到上层型盒内，则应微向后倾，使前牙抬高。

（4）装下层型盒：在确定了装盒的方法及模型的倾斜方向后，即可进行装下层型盒操作。以常用的混装法为例，介绍具体的方法和步骤：①包埋固定：将调拌好的石膏置于下层型盒，约占型盒的 1/2～2/3 高度（视模型大小作适当增减），轻轻振荡型盒，以排出石膏中的气泡，然后将浸湿的模型按确定的方向和位置放入型盒石膏中，使基托蜡型的唇颊侧边缘与下层型盒的边缘平齐或稍低。趁石膏流动性较好时，将模型、支架、基托蜡型的唇颊、舌腭侧边缘迅速包埋固定，且应坚实可靠。卡环及基托附近不应有空隙，以免产生倒凹。人工后牙应完全暴露，以利于翻置于上层型盒。②适当暴露蜡型：人工后牙的颊（舌）侧及人工前牙的舌（腭）侧基托蜡型也要尽可能暴露，以便于去蜡后的树脂填塞。若基托面积较大或有倒凹时，可将基托边缘包埋一部分。③清理、抹光石膏表面：完成上述两步后，在石膏呈半凝固状态，尚未完全变硬时，在缓慢流水下，用手指将包埋石膏的表面抹光，使之成为光滑无倒凹、自然流畅圆缓的斜坡面。随后洗净人工牙、基托蜡型表面及型盒边缘黏附的石膏，等待包埋石膏凝固。待石膏已凝固则需用雕刻刀除去倒凹，将其表面修整干净。

5. 灌注上层型盒　下层型盒装好后约 30 分钟，待石膏完全凝固，用毛笔在石膏表面涂抹分离剂（如肥皂水），以防止上、下层型盒石膏的粘连。将上、下层型盒对位关闭，使上、下层型盒边缘紧密闭合接触。调拌石膏不宜过稠，从模型高点缓慢灌入，并轻轻振荡型盒（或将型盒置于振荡器上），排出石膏中的气泡，并使石膏灌满整个上层型盒为止，石膏应略溢出上层型盒为宜。缺牙较多者，可预先用排笔蘸石膏涂布牙颈部，以防止气泡的产生。放上上层顶盖轻轻加压使之密合，洗净型盒周围的石膏。

（四）装盒的注意事项

1. 保护模型及义齿　模型修整时，避免粗暴用力，防止模型损坏、折断，保护支架、蜡型及人工牙，勿损坏、移位、变形。

2. 包埋石膏

（1）装上、下层型盒时，都要有效避免在包埋石膏中形成气泡。

（2）装下层型盒时，模型、支架应包埋牢固，保证包埋石膏强度。同时注意下层型盒石膏的包埋量，应保证上层型盒包埋石膏具有一定的厚度，以保证其强度。

3. 包埋石膏表面曲线　装下层型盒时，包埋固定后的石膏表面曲线应流畅而圆缓，不能形成倒凹，避免形成高尖、陡坡。石膏峰之间应相互连续，形成似"驼峰"样的上下起伏。在模型修整时，要考虑防止该问题的产生，如遇有孤立基牙，宜将该牙未被卡环卡抱部分去除削平，包埋时可先将其包埋；或者采用反装法装盒，将孤立基牙完全削除。

4. 包埋与暴露的部分 在装盒过程中,当包埋部分与暴露部分发生矛盾时,一般应以包埋固定为主,暴露蜡型为次。尤其是当基托面积大、牙槽嵴倾斜时,为避免形成倒凹,应将颊、舌侧基托适当地多包埋一些,以避免形成倒凹或尖锐、陡峭部分。

二、除蜡

除蜡是将型盒内的蜡型去除干净,为充填树脂备好型腔(石膏阴模腔)。

(一)除蜡的步骤

1. 烫盒 装盒完成后约 30 分钟,待型盒内石膏完全凝固后,将型盒置于热水(80℃以上)中浸泡 5～10 分钟(根据型盒的大小和数量),使蜡型受热软化,便于打开型盒。

2. 开盒 从热水中取出型盒,置于工作台上,用石膏调刀在上、下层型盒分界处轻轻撬动,垂直向上分开型盒,用雕刻刀挑出大块软化蜡质。修除型腔边缘的薄壁锐缘,以免填塞树脂时混入石膏碎屑。

3. 冲蜡 将型盒置于漏网上,用沸水彻底冲净型腔内残余蜡质及石膏碎屑,冲洗容器位置适当高些,水流宜较细,但应具有一定冲击力。

4. 涂布分离剂 当型盒冷却干燥后,用毛笔在上、下型盒石膏表面涂布藻酸钠分离剂,涂布时要循一个方向、一个顺序进行,且必须全面、均匀。涂一遍后可稍等让其干燥固化,然后依此法再涂一遍。分离剂与石膏发生化学反应形成藻酸钙薄膜,以防止石膏与树脂发生粘连,保证树脂基托表面的光滑,同时防止进行树脂填塞及热处理时石膏吸收树脂单体,影响树脂聚合。

(二)除蜡的注意事项

1. 型盒的浸泡时间 型盒在热水中浸泡时间不宜过长,否则蜡质会过度融化浸入石膏模型内,不易冲净而影响分离剂的附着,使石膏黏附于树脂上,给义齿的打磨带来一定的困难。若蜡质浸入模型,用 95% 乙醇先给模型脱脂再涂布分离剂,可一定程度上减少树脂与石膏的粘连。浸泡时间也不宜过短,蜡型若没有充分软化,则分离型盒时易导致包埋石膏及模型的损坏或支架移位。蜡型软化而未过度融化是最佳状态。

2. 开盒时石膏折断的处理 如包埋石膏有部分折断、脱落,切勿丢弃,可冲洗干净,待干燥后,用粘接剂原位固定。

3. 冲蜡的水流 冲蜡时,宜用小而细的水流冲除残余蜡质,水温应较高宜用沸水且有一定冲击力,勿使人工牙和支架移位、脱落,如有移位、脱落,将其冲洗干净,待除蜡完成后放回原位,必要时可用自凝树脂加以固定。

4. 分离剂 分离剂涂布不应过多过厚,不可反复来回涂布,否则可能破坏已形成的藻酸钙薄膜。需树脂包埋的金属支架及人工牙盖嵴部等部位不可涂布分离剂,如果不慎涂布可用棉球或棉签蘸取树脂单体擦拭干净,以免影响其与基托树脂的结合或连接。

第二节 充填树脂及热处理

一、充填树脂

充填(填塞)树脂是指将调和好的树脂填塞到除蜡后的型盒阴腔的过程。

(一)填塞前的准备

1. 取适量牙托粉(造牙粉)及牙托水

(1)根据义齿蜡型的大小量取适量的牙托粉(造牙粉),置于有盖清洁的调杯中。

(2)按照粉剂与单体(牙托水)2:1的重量比或3:1的体积比,或按厂家提供的比例,用滴管逐滴加入,至粉全部被浸湿为止。严格把握粉液比例,以防树脂加热聚合后,基托中出现气泡。用不锈钢调刀在调杯中调和均匀,以免树脂颜色深浅不一,同时振荡排出气泡,加盖以防止单体挥发造成粉液比例失调。

2. 树脂聚合

(1)树脂调和后,牙托粉被牙托水溶胀,将经历湿砂期、稀糊期、黏丝期、面团期、橡胶期直至坚硬期一系列的物理变化。面团期是填塞树脂的最佳时期,此期树脂没有黏性,且具有良好的可塑性,填塞树脂应在此期内进行。

(2)树脂调和后,其反应速度与室温高低有密切关系。对于一般材料,在室温条件下,按照常规的粉液比例,自开始调和至面团期的时间约20分钟,其持续可操作时间约为5分钟。夏天室温高,反应速度快,很快达到面团期,而面团期可操作时间短,必要时可将调拌杯置于冷水中降温,以延长可操作时间;冬天室温过低,反应缓慢,可将调杯置于50℃左右的温水中(切忌水温过高),间断加温,促使其快速聚合,缩短其达到面团期的时间。

(二)填塞方法

1. 树脂的准备 将手洗净或戴聚乙烯薄膜手套,取适量已达面团期的树脂,反复揉捏,使其颜色均匀一致。

2. 填塞树脂 将树脂压入型盒石膏阴腔内,填塞量宜比实际量略多一些。如果人工牙为雕刻蜡牙,应先取牙量大小的白色树脂,压入牙冠阴腔,牙冠形态初步成形后取出,精细修剪牙冠颈缘形态,以使红白树脂界限分明,随后填塞红色基托树脂。

3. 检查树脂填塞量 上、下型盒间,用浸湿的玻璃纸隔开,关闭型盒。置于压榨器上缓慢加压,直至上、下型盒边缘完全接触,以使树脂填满整个型盒石膏阴腔,并使多余的树脂溢出。打开型盒,揭除玻璃纸,检查树脂填塞情况,以及人工牙和支架是否移位。

若填塞量比实际需要量略多,则可见边缘有树脂溢出,玻璃纸较平整,皱褶不明显,树脂致密,颜色较深,说明树脂已填满石膏阴腔,用雕刻刀修去溢出的多余树脂,准备再次加压;若填塞量不足,则边缘无树脂溢出,玻璃纸皱褶明显,树脂疏松,颜色较淡,在不足部位再适量填塞树脂,必要时可滴加少许单体再行填塞,再用浸湿的玻璃纸分隔上、下型盒,重复上述操作;若人工牙或支架发生移位,复位固定后,重复上述操作。检查分离剂薄膜是否完整,如有破损需重新涂布。

4. 关闭型盒 最后将上、下型盒准确对位后关闭,用压力器压紧固定,或用型盒螺丝固定,准备热处理。

(三)注意事项

1. 填塞时期 最佳的填塞时期是面团期,若填塞过早,黏丝期填塞,调和物黏手,且有多余的单体,基托内会留下不规则气泡;若填塞过迟,调和物变硬,易填塞不足形成缺陷,还可造成人工牙和支架的移位。

2. 型盒加压 型盒加压时,切记不可用力过猛,应缓慢施力,以免造成人工牙、支架移位,甚至模型的损坏。

3. 型盒关闭状态 压紧固定型盒后,其应处于完全关闭状态,上、下型盒边缘紧密接触无间隙,否则可致义齿变形、咬合升高。

二、热处理

热处理的目的是使义齿树脂在一定的温度和压力下,逐渐完成聚合,使树脂完全固化成型。临床常用的热处理方法有:水浴加热法、恒温箱法、微波热处理等,以下仅介绍水浴加热法:

(一)常用的水浴加热热处理方法

1. 将型盒置于盛有冷水或50℃温水的锅内,水面淹没型盒,然后缓慢加热。当水温达到65~74℃时,恒温0.5~1小时,然后加热到沸点,维持0.5小时,待其自然冷却后开盒。

2. 将型盒置于室温水,缓慢加热,在1.5~2小时至沸点,维持恒温15~30分钟,自然冷却后开盒。

3. 将水温加热至70~75℃,放入型盒,维持恒温1.5小时,然后升温至沸腾,维持0.5~1小时,自然冷却。

(二)注意事项

1. 进行热处理的水应没过型盒,控制加热升温速度,切忌升温过快、过高,否则将导致聚合的单体大量蒸发,树脂中会形成大量气泡,影响基托的质量。

2. 热处理完成后要撤离热源,型盒应继续浸泡在热水中自然冷却,冷却过快,开盒过早,温度变化迅速则可引起树脂基托变形。

💡 **小知识**

微波热处理

甲基丙烯酸甲酯为极性分子,容易吸收微波而最终达到聚合。因金属对微波具有屏蔽作用,故采用微波热处理的义齿中不能含有金属结构,所以其一般仅用于树脂基托的全口义齿的制作。

微波热处理需用聚碳酸酯型盒或玻璃钢型盒。照射时间取决于微波炉的功率及照射强度。一般先照射义齿组织面2分钟，然后反转型盒，照射另一面2分钟，最后在室温下冷却后再行开盒。

相较于水浴加热法，微波热处理具有处理时间短、速度快、固化后基托树脂与石膏易分离、所制成的基托组织面适合性好等优点。若使用微波聚合专用基托树脂，其整体聚合的均匀性更佳。

第三节 树脂成型中出现的问题及预防措施

义齿基托成型时，因为各种原因，可导致基托、人工牙及支架出现多种问题，现将常见的问题及原因分析如下。

一、基托内气泡

基托内出现气泡是基托树脂成型过程中最常见的问题，气泡的存在不但影响美观，并且会导致该处基托强度降低，在使用过程中易发生断裂。

（一）原因

1. 树脂粉质量差　如树脂粉"含泡聚合体"或催化剂的含量过多，则容易在基托内产生小气泡。

2. 调和树脂时粉液比例不当　单体过多，可导致树脂聚合时体积收缩过大而不均匀，常在基托表面形成不规则的大气泡；单体过少，牙托粉溶胀不充分，则在基托内形成分布均匀的微小气泡。

3. 树脂填塞的时期不当　如在面团期前填塞，容易因树脂黏丝而人为带入气泡，且未达面团期的树脂在聚合过程中体积收缩过大，易在基托表面形成大而不规则的气泡。

4. 树脂的填塞量不足或填塞时压力不足　可在基托内产生不规则的较大气泡或空腔，尤其在基托细微部位易形成缺陷性气孔。

5. 热处理操作不当　热处理时升温过快，因树脂为热的不良导体，基托表层树脂聚合速度较内部要快，基托内部尚未聚合的单体挥发成气体，无法逸出已聚合的树脂表面和包埋的石膏，则易在基托较厚处形成较大气泡。

（二）预防措施

1. 调和树脂时严格按粉液比例调配，搅拌均匀，并加盖密闭。

2. 在面团期填塞树脂，初始时充填树脂量稍多为宜，并适当加压。

3. 在加压下进行热处理，掌控好升温的速度和时间。

二、支架移位

（一）原因

1. 装盒时，在下层型盒的石膏表面存在倒凹，支架包埋不牢固，开盒时致石膏碎裂，无法将支架准确复位固定者。

2. 填塞时树脂过硬、过多或支架本身焊接固定不牢，树脂填塞加压时，致支架移位。

（二）预防措施

1. 装盒时，下层型盒包埋石膏表面不能有倒凹存在，表面光滑，曲线圆缓流畅。

2. 装盒前将模型浸水，包埋支架的石膏应具有一定厚度，以保证包埋石膏与模型石膏结合牢固，且具有一定强度。

3. 如支架系铸造与弯制联合制作，应将支架焊接或用自凝树脂连接成一整体，再行义齿蜡型制作。

4. 把握树脂填塞时间，在面团期填塞。

三、咬合增高

（一）原因

1. 填塞时树脂过硬或填塞的量过多。

2. 包埋石膏不坚实，填塞树脂型盒加压时，人工牙移位，陷入石膏中。

3. 树脂充填时，关闭型盒压力不足，型盒未压紧。

（二）预防措施

1. 准确掌握树脂填塞时期及填塞量。

2. 完成树脂填塞时，务必保证上、下层型盒边缘紧密接触，关闭严密。

四、人工牙与基托结合不牢固

（一）原因

1. 如人工牙为雕刻的蜡牙，在填塞人工牙树脂和基托树脂时，两者间隔时间过长，致人工牙树脂单体挥发过多而影响人工牙树脂和基托树脂的结合。

2. 人工牙盖嵴部过于光滑、固位不足。

3. 人工牙盖嵴部处的分离剂未擦拭干净或分离用的玻璃纸残留。

4. 填塞树脂时型盒未压紧，充填树脂不紧密。

（二）预防措施

1. 必要时可将人工牙盖嵴部打磨粗糙，或制作固位沟槽；人工牙与基托相结合部位勿涂分离剂，不慎涂布，应擦拭干净；可在人工牙盖嵴部处滴加单体，以增加人工牙与基托的结合。

2. 如人工牙与基托均需树脂填塞，注意把握两者的充填间隔时间。

3. 进行树脂填塞检查树脂填塞量时，应将玻璃纸浸湿，关闭型盒完成树脂填塞前要去除玻璃纸。

4. 树脂充填量应足够，且关闭型盒时，关闭严密。

五、基托树脂颜色不均一

（一）原因

1. 树脂调拌不均匀；单体挥发。

2. 填塞时操作者手或填塞用具不洁净；反复多次添加树脂；树脂填塞时过硬。

（二）预防措施

1. 严格按照粉液比例调和树脂，调拌均匀，并加盖等待聚合。

2. 填塞树脂时，填塞操作者的手及相关用具要洁净，树脂面团期进行填塞，填塞量应适当稍多些。

六、树脂未凝固

（一）原因

1. 树脂材料问题　树脂变质或自凝和热凝树脂混用。

2. 热处理方法不当。

3. 开盒过早，树脂尚未充分冷却硬化。

（二）预防措施

1. 使用合格树脂，不可将自凝树脂和热凝树脂混用。

2. 选择合适的热处理方法，待型盒自然冷却后再行开盒。

七、义齿基托变形

（一）原因

1. 印模或模型不准确。

2. 填塞树脂过迟，使树脂过硬而压坏模型。

3. 上、下层型盒关闭时未准确对位。

4. 热处理完成后骤然冷却或热处理后开盒过早，使基托内、外温差过大，开盒后基托变形。

（二）预防措施

1. 保证工作模型的准确性　印模制取精确，灌注模型符合工作要求。

2. 把握树脂填塞时期　面团期操作，若树脂聚合达到橡胶期，重新调和树脂再行填塞。

3. 热处理完成后，将型盒在室温下自行冷却后方可开盒。

A1 型题

1. 装盒时，对下层型盒包埋石膏的要求正确的是
   A. 下层型盒包埋石膏为避免形成倒凹，必要时支架中的个别卡环可不包埋
   B. 为保证下层型盒石膏包埋牢固，必要时其可与上层型盒内壁接触
   C. 下层型盒石膏表面曲线宜圆缓流畅，无倒凹
   D. 下层型盒石膏表面无倒凹，形成高尖、陡坡亦可
   E. 下层型盒边缘石膏一般不与型盒边缘相平齐

2. 除蜡操作中，正确的是
   A. 烫盒时，使基托蜡型完全呈蜡油状态为佳
   B. 烫盒时，基托蜡形成软而不融状态为佳
   C. 冲蜡时，使用温水即可
   D. 可不做冲蜡操作，置于沸水中浸泡即可
   E. 冲蜡时，水流宜大而急

3. 树脂填塞的时期为
   A. 湿砂期　　　　　　B. 稀糊期　　　　　　C. 黏丝期
   D. 面团期　　　　　　E. 橡胶期

4. 可以增加人工牙与基托结合的措施有
   A. 将人工牙盖嵴部打磨光滑
   B. 关闭型盒前，在人工牙盖嵴部滴加单体
   C. 在黏丝期填塞树脂
   D. 在橡胶期填塞树脂
   E. 人工牙亦需树脂填塞时，将人工牙树脂与基托树脂一同填塞

5. 义齿成型时，最常用的热处理方法为
   A. 水浴加热法　　　　B. 恒温箱加热法　　　C. 火焰直接加热法
   D. 微波热处理　　　　E. 紫外线光照

B 型题

（1～4 题共用备选答案）
   A. 正装法　　　　　　B. 平装法　　　　　　C. 反装法
   D. 斜装法　　　　　　E. 混装法

1. 一般不会出现咬合增高现象的装盒方法是

2. 某患者，半个月前，1|1 外伤根折，拔除，现黏膜已愈合，牙槽嵴较丰满，43 及 34 牙间均有较大咬合间隙，余留牙状态良好，行可摘局部义齿过渡性修复，该义齿装盒宜采用的方式是

3．某患者，<u>76</u>|<u>456</u>缺失，余留牙状态良好，行可摘局部义齿修复，宜选用的装盒方式是

4．全口义齿制作时，常选用的装盒方式是

（5～9题共用备选答案）

    A．黏丝期填塞树脂   B．树脂调拌不均匀   C．自凝和热凝树脂混用

    D．型盒未压紧   E．型盒未准确对位

5．基托内产生气泡，可能的原因是

6．咬合增高，可能的原因是

7．基托树脂颜色不均匀，可能的原因是

8．树脂未凝固，可能的原因是

9．义齿基托发生变形，可能的原因是

（付　力）

第九章　磨光和抛光技术

1. 掌握：树脂基托和金属支架的磨光和抛光的操作程序及要求。
2. 熟悉：磨光和抛光中出现的问题及处理。
3. 了解：磨光和抛光的原理和意义。

　　为使修复体的表面平整光滑，减少口腔的异物感，防止食物在修复体上沉积，并防止修复体材料变质，在临床使用前需对修复体进行磨光和抛光处理。磨光（临床上也称打磨）包括切削和研磨。切削是修整、磨改修复体表面及其外形，以减少修复体的体积，使修复体具有所设计的基本外形。研磨是减少修复体表面粗糙度。抛光是在磨光的基础上，对修复体表面进行光亮化处理。总之，义齿的磨光、抛光技术是指通过机械加工和电解、化学等方法使义齿的表面达到高度光洁的一种工艺技术。

第一节　磨光和抛光的原理及意义

一、磨光和抛光的原理

（一）磨光

　　磨光是利用各种磨平器械消除修复体不平整的表面，使修复体各部分达到要求的厚度和外形并且表面平整的过程。磨光包括切削和研磨两个步骤。

　　1. 切削　是指用刃状或不规则外形，粒度较粗的各种磨具按修复体设计，修整其外形或减小其体积的过程。磨具在机械外力（电动或气动）的带动下高速旋转，其表面的刀刃或磨料嵌入被切削物体，产生压缩应力，磨切物体表面，使物体的外形得到改变，从而完成切削加工的过程。切削时，一般磨去的量较多、速度较快，修复体表面磨切的痕迹也较深，所以表面粗糙。

　　2. 研磨　是指在磨光的基础上用细粒度磨料的磨具对修复体表面进行不同方向、不同角度、不同部位的平整，以减少其表面粗糙度的过程。研磨的原理与切削相似，都是磨切的过程。由于磨具和磨料有粒度粗细之分，磨料粒度越粗，磨切速度越快，则被磨物体表面的切痕越深;磨料粒度越细,磨切速度越快,则被磨物体表面的切痕越浅。磨平速度越快,压力越大,则被磨物体表面的切痕越深;磨平速度越快,压力越小,则被磨物体表面的切痕越浅。因此,研磨的基本原则是:磨具、磨料粒度由粗到细,采取轻压力、高转速的方法逐步进行。

(二)抛光

抛光是在磨光的基础上对修复体表面进行光亮化处理,完成其精加工的过程。抛光的方法有机械抛光和电解抛光。

1. 机械抛光 是利用抛光轮和精细磨料用机械加工的方法,对修复体表面进行快速、轻微反复摩擦,利用磨料与修复体之间的摩擦力,使修复体表面的原子重新排列,填平磨痕,并形成一层无定形的薄膜,从而使修复体表面光亮。机械抛光可用于铸件、树脂基托的抛光。

2. 电解抛光 是借助电解抛光机,通过电解液与金属之间的氧化-还原反应来完成。方法是将经过磨光的金属支架挂在正极上,放入装有电解液的电解槽,抛光面朝向负极,负极为铅板,接通电源后金属表面的分子、原子重新排列,形成一层不定型的薄膜。表面凸起部分覆盖的薄膜较薄、电阻小、电流密度大,铸件表面溶解迅速;而凹陷部分则相反。从而使金属的表面平滑光亮(图9-1)。

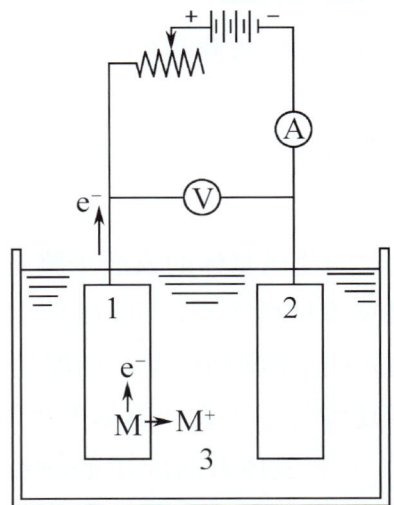

图 9-1 电解抛光原理图
1. 阳极(被研磨材料);2. 阴极;
3. 电解液。

二、磨光和抛光的意义

作为"人工器官"的修复体在戴入患者口内之前,只有经过磨光、抛光的精细加工,才能使修复体达到舒适、美观、易清洁、抗氧化的要求。经过磨光、抛光处理后的修复体,表面高度光洁、圆缓,可明显减少修复体戴入患者口腔后的异物感,明显缩短患者对义齿的适应期,提高修复体与口腔组织的生物相容性。同时,可有效地防止义齿表面沉积食物、细菌、菌斑、软垢等,便于患者保持口腔的清洁、卫生。义齿的高度光洁,还可极大提高修复体的美观效果(图9-2)。高度光洁的金属修复体不易在唾液弱电解质环境中被腐蚀。

如果修复体未经良好的磨光、抛光处理,表面粗糙不平,会直接刺激口腔组织,

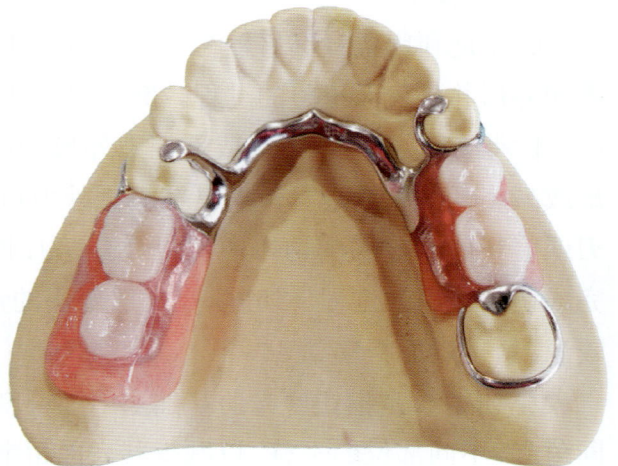

图 9-2 完成后的修复体

导致口腔软组织的炎症及各种口腔黏膜疾病，还容易发生污染和表面腐蚀，从而影响其耐腐蚀性及色泽的稳定性，加速修复体的老化和变性，极大地缩短义齿修复体的使用寿命。

第二节 磨光和抛光的类型

一、机械磨光和抛光

（一）金属支架的机械磨光和抛光

1. **金属支架的粗磨** 用粒数较粗的金刚砂磨头（80～100目）磨平铸道接头等部位，并调磨铸件的厚度及其外形，磨除铸件表面的小瘤、边缘毛刺等，去除表面氧化膜达到表面平整（图9-3）。

2. **金属支架的细磨** 表面细磨可用金刚砂磨石等工具将铸件磨光面磨平，减少修复体表面的磨痕。对凹凸不平及磨不到的部位，可选用形态细小的砂石轻轻磨平。再用细的金刚砂橡皮轮或将各种粗细不同的砂纸（布）包裹在夹轴上，对铸件磨光面做进一步磨平（图9-4）。

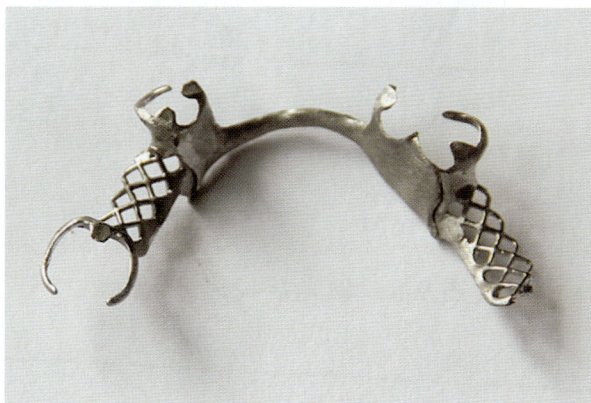

图9-3 粗磨后金属支架

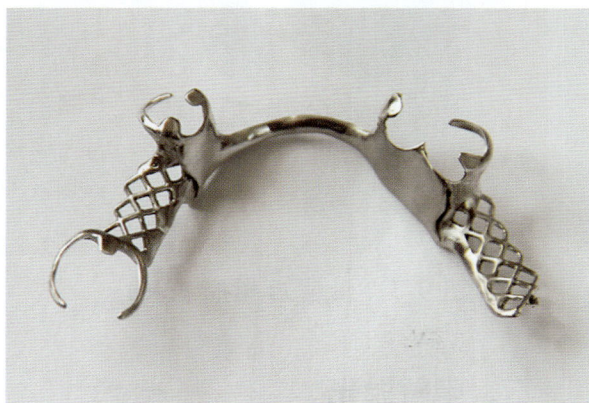

图9-4 细磨后金属支架

3. **金属支架的抛光** 用中粒度（120～200目）和细粒度（200～300目）橡皮轮，依次抛光，要求消除修复体磨光面所有磨痕，直至金属表面出现均匀的光泽，再用布轮加抛光膏抛光，抛光后表面呈"镜面"效果（图9-5）。

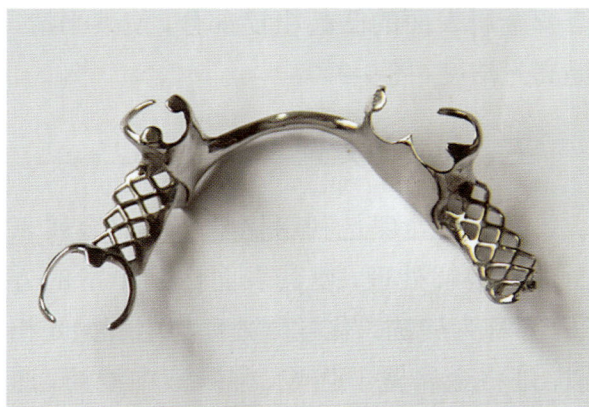

图9-5 抛光后金属支架

（二）树脂基托的机械磨光和抛光

1. **树脂基托的粗磨** 树脂基托的粗磨是用大砂轮磨去树脂多余部分，并对义齿外形及厚度进行修整。最后用细砂纸将整个磨光面轻轻打磨一遍，使树脂表面更加平整细腻（图9-6）。

2. 树脂基托的细磨 树脂基托的细磨是用布轮打磨基托表面及边缘，牙颈部磨光时，磨光面应尽量小，以保护牙冠外形突度。细磨要始终保持湿润，以防树脂因反复摩擦产热而焦化。细磨后的基托表面平整，无磨痕（图9-7）。

3. 树脂基托的抛光 抛光用白毛刷、布轮或毡轮加抛光膏或氧化锌糊剂抛光树脂，抛光时用力不要过大，抛光过程中要保持布轮、毡轮湿润。抛光完成后的修复体表面高度光洁（图9-8）。

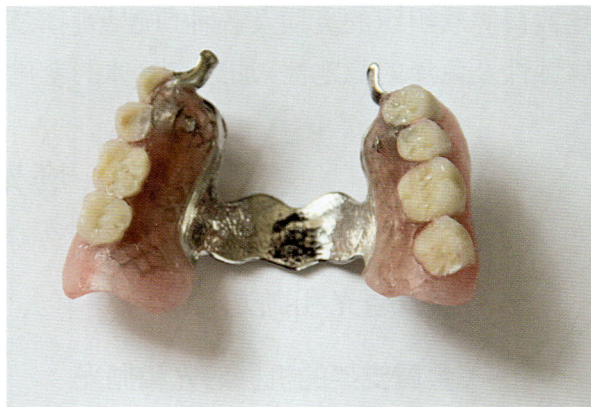

图9-6 粗磨后树脂基托

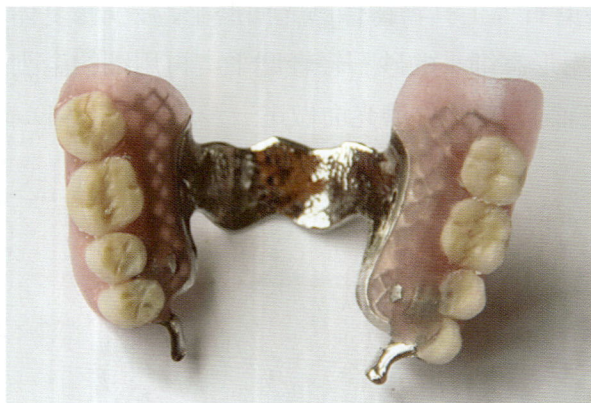

图9-7 细磨后树脂基托

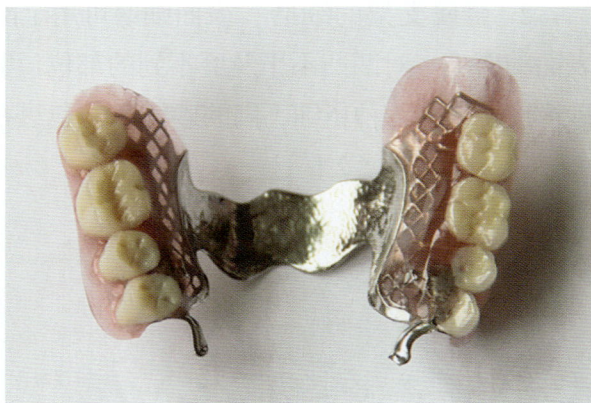

图9-8 抛光后树脂基托

二、电解抛光

电解抛光是利用电解化学的腐蚀作用，溶解金属表面的凸起粗糙部分，使其平滑，提高光洁度（图9-9）。

三、化学酸处理

化学酸处理是利用化学药品对金属表面进行溶解处理，使其表面达到平滑的方法，亦称为酸洗。化学酸处理与电解抛光相似，是将金属置于强酸、强碱液中浸渍，通

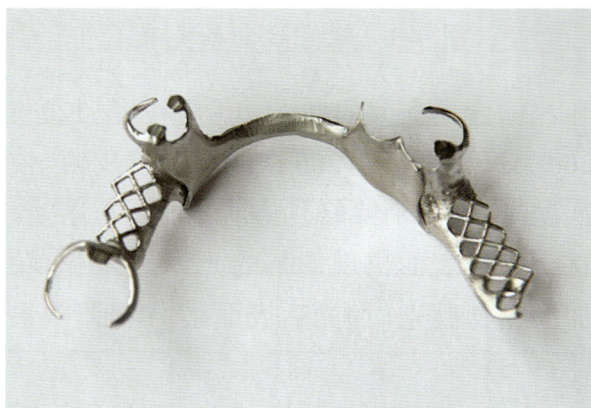

图9-9 电解抛光后的金属支架

过氧化 - 还原反应，使金属表面变平滑。化学酸处理可明显缩短抛光时间，降低劳动强度。化学酸处理作为一种抛光方法很少单独使用。不同金属的化学酸处理液有差异，应注意其匹配性。经化学酸处理的铸件，再用直径小于25μm的玻璃珠喷砂后才可进行抛光处理。

第三节 磨光和抛光工具

一、常用器械

磨光和抛光的设备主要用于义齿修复加工过程中的打磨、抛光和清洗。起到清除残留物,提高表面光洁度,使义齿符合口腔的解剖生理要求和美观要求。

(一)技工用微型电机

技工用微型电机又称微型技工打磨机,供牙科技工制作义齿时切削、研磨用。该机具有体积小、转速高、切削力强、噪声低、转动平稳、可靠、携带方便等优点。

(二)技工打磨机

技工打磨机是技工室最基本的设备之一。用于各种修复体的打磨和抛光。

(三)金属切割磨光机

金属切割磨光机是技工室的专用设备之一,主要用于铸件的切割和义齿的打磨、抛光等。良好的金属切割磨光机应具有性能稳定、噪声低、体积小、振动小、防尘好及操作简便等优点。

(四)喷砂抛光机

喷砂抛光机又称喷砂机,是用于清除金属铸件表面残留物和氧化物的设备。

(五)电解抛光机

电解抛光机由电解槽、阳极、阴极和仪表盘等部分组成。电解抛光仅用于金属铸件的抛光。此法既提高了铸件表面光洁度,又不损坏铸件的几何形状。该机具有效率高,加工时间短,加工后铸件表面光洁度好等优点。

(六)超声波清洗机

超声波清洗机是利用超声波产生振荡,对修复体表面进行清洗。主要用于烤瓷、烤塑金属冠等几何形状复杂且高精密度铸件的清洗。

(七)蒸汽清洗机

蒸汽清洗机是在高温高压的作用下,利用纯干燥气体饱和蒸汽自动捕捉和清洗修复体表面,溶解微小的油渍污物颗粒,并将其气化蒸发。使其表面始终干燥,不会有任何水渍存留,清洗后的表面不会生锈。

二、打磨和抛光工具

(一)打磨工具

1. 切削用磨具 主要指用于切割铸道用的切割砂片和用于切削的磨头,磨头是以碳素钢制成的不锈钢钻,一般是在钨、钛、钽等的碳化物粉末中加入钴,经高温烧结而成。钻针分为低速、高速钻针两种。切削端形状有圆柱形、球形、倒锥形和杯形等。

2. 研磨用磨头 打磨修复体的各类钻针、磨头、磨轮和磨片。

(1)普通钢钻针及磨头:材料为碳素工具钢,一般加工成裂钻、圆钻和倒锥钻,切削端的切刃按一定方向排列,可提高切削效率,有利于碎屑排出,避免刃部淤塞。这类钻针耐磨性差,主要用作低速车针,切削树脂类义齿和牙体组织。

(2)钨钢钻针及磨头:钨钢钻针的主要成分为碳化钨,它是一种硬质合金。为提高它的质量,还添加了其他合金。钨钢钻针有裂钻、圆钻和倒锥钻等,也有各种低速用的磨头。钨钢钻针可以用来切削义齿基托和牙体组织(图9-10,图9-11)。钨钢钻针中也有抛光用的钻针。

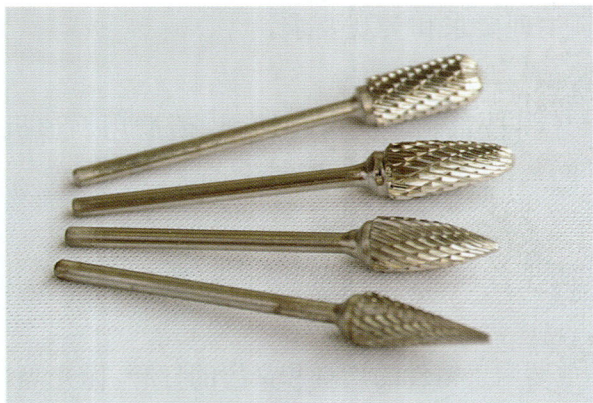

图 9-10 钨钢磨头(粗磨)

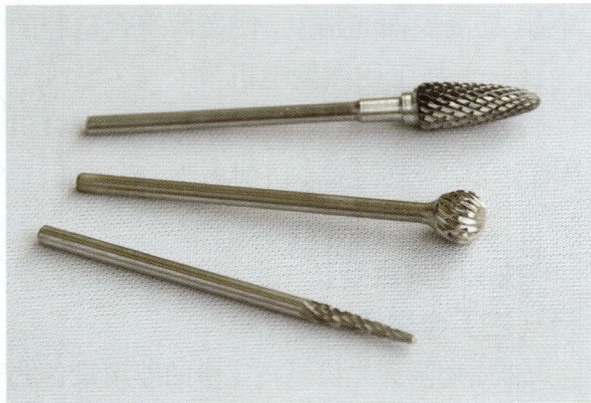

图 9-11 钨钢磨头(细磨)

(3)金刚砂钻针及磨头:金刚砂的成分为碳化硅,又称为人造金刚石,硬度仅次于天然金刚石。有用粘接剂制成不同颗粒大小和不同形态的钻针、磨轮、磨片,或粘接做成砂布、砂纸,有时和刚玉一起制成磨具使用。可用于切削牙体组织、金属及树脂类修复体。粘接程度影响其质量和使用寿命,研磨时发热过高或用力过大易折裂,使用时应避免施加弯曲力。磨片较薄,使用时横向力过大容易碎裂。也有用电镀法将表面活化处理后的金刚砂颗粒沉积在不锈钢车针、盘和头上,便于使用,质量较好,价格相对稍高(图9-12)。

(4)碳化硅磨头:主要用于金属和树脂的粗磨(图9-13)。

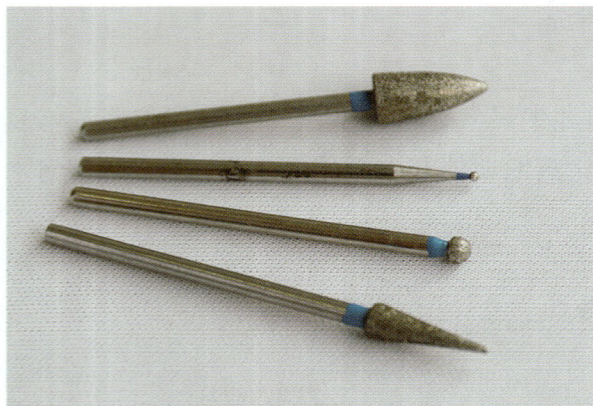

图 9-12 金刚砂磨头

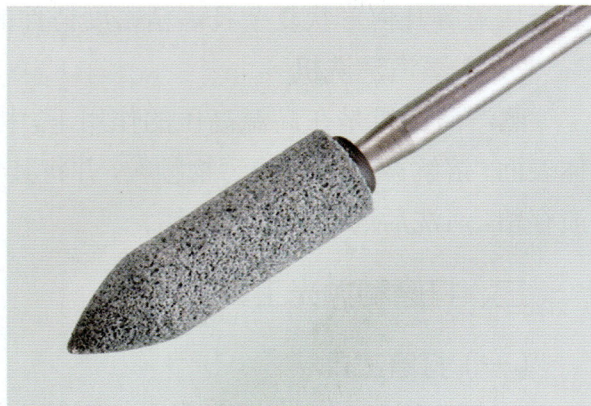

图 9-13 碳化硅磨头

另外,还有用碳化硼、刚玉等材料制成的各种磨头。

(二)抛光工具

在对牙体组织或修复体的磨光、抛光操作中,一般抛光材料不能直接使用,需要借助一些工具作为载体才能发挥作用。抛光工具有带柄和无柄之分,无柄的工具需配备夹针或配合抛光机使用。

1. 抛光轮　用布或皮革制成的圆盘,也称布轮或皮轮。常配用石英砂、浮石粉在湿润状态下抛光树脂,也可配合含有氧化铁、氧化铬的抛光膏抛光金属表面。

2. 毡轮　用毛毡制成的磨轮,也称绒轮,硬度大于抛光轮,有轮状和锥状及不同规格的制品,可以抛光义齿的各个部位,尤其是利用其圆锥外形,抛光上颌总义齿或复杂局部义齿的内表面。一般配合各类抛光膏使用(图9-14)。

3. 毛刷轮　用猪鬃或马鬃制成,有多种规格,可以配合各类抛光材料抛光金属和树脂,也可用专用的小毛刷配合抛光材料抛光牙面。常用于人工牙邻间隙及义齿表面的抛光(图9-15)。

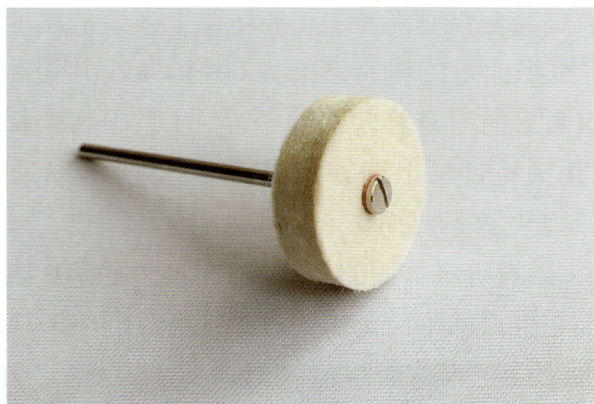

图 9-14　毡轮

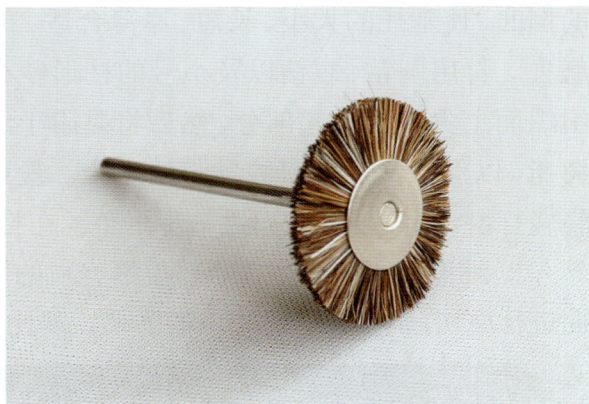

图 9-15　毛刷轮

还有金属刷(钢丝、铜丝),用于金属抛光。

4. 橡胶轮　是把原料混合后在模具内加压而成,分为粗抛光橡胶轮和细抛光橡胶轮两种类型。

(1)粗抛光橡胶轮:用于金属、烤瓷牙和复合树脂的抛光,抛光时容易产热(图9-16)。

(2)细抛光橡胶轮:一般配合抛光膏或糊剂使用,用于金属、烤瓷牙和复合树脂的抛光及其牙体组织的抛光(图9-17)。

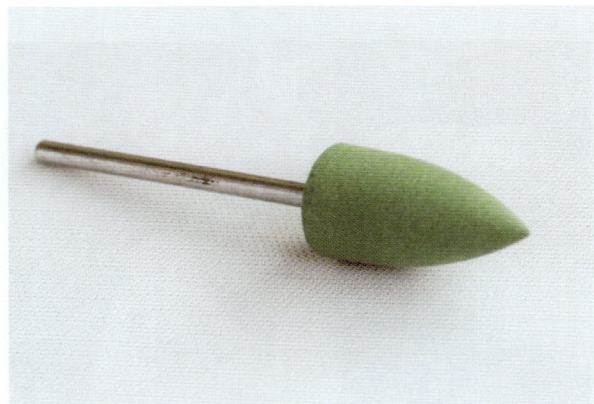

图 9-16　粗抛光橡胶轮

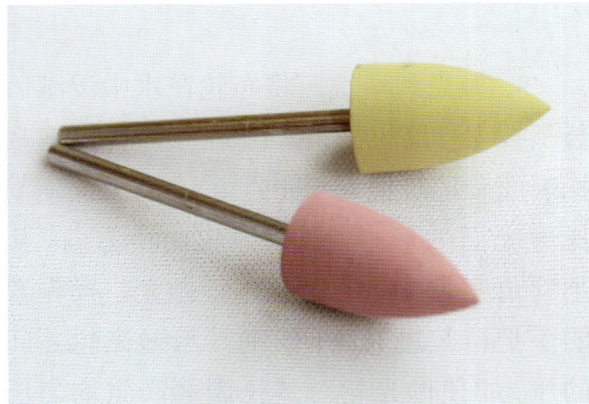

图 9-17　细抛光橡胶轮

第四节 磨光和抛光的基本程序及要求

一、树脂的磨光和抛光

树脂基托磨光、抛光的基本操作程序是：切削→粗磨→细磨及平整表面→抛光（机械抛光）。

树脂的磨光、抛光特点是磨光的量大、工序复杂。磨光的设备为微型电机。

（一）磨光、抛光具体操作

1. 粗磨　用大砂轮、砂石磨去较大的树脂菲边和基托过长、过厚部分以及妨碍就位的倒凹，使基托的大小、长短、厚薄合适。用裂钻将包绕在𬌗支托、卡环臂上多余的树脂磨去。再用圆钻、裂钻以及小号的柱形砂石将组织面上的树脂瘤磨去（图9-18），并缓冲组织面上尖锐的突起部分，然后将黏附于组织面上的石膏轻轻去除干净，注意不要磨损树脂，以保证义齿与口腔黏膜的密合。最后，用夹持针裹上细砂布或砂纸将整个磨光面轻轻打磨一遍，使磨光面进一步平整。在打磨时，注意不要损伤卡环和人工牙。

2. 细磨　用表面覆盖小粒度磨光料的砂轮、砂石等细磨用的磨头，对粗磨过的基托表面进行磨切，消除粗磨时形成的磨痕。基托表面粗磨过的部位都需要进行细磨（图9-19）。

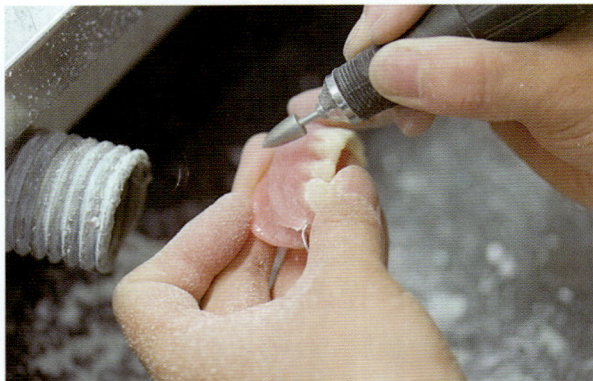

图9-18　树脂基托粗磨

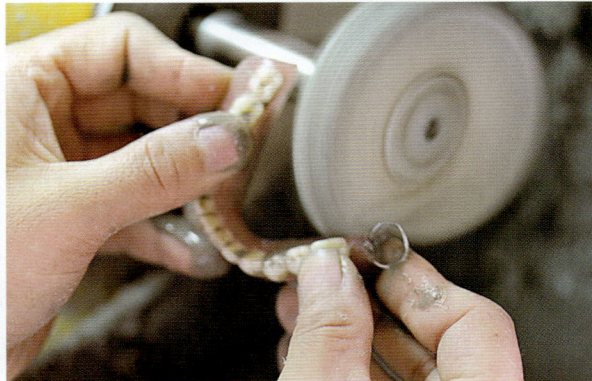

图9-19　树脂基托细磨

3. 抛光和清洗　将布轮在水中浸湿后装于技工打磨机上，蘸上湿的磨光粉，将基托表面和边缘抛光（图9-20）。为了保证基托磨光面的形态，抛光中应变换方向，从不同角度对被磨的部位进行抛光。操作者的手把持被抛光物，控制其与抛光轮之间的压力，使抛光轮对基托表面产生均匀压力。在抛光过程中要不断地加抛光粉糊剂

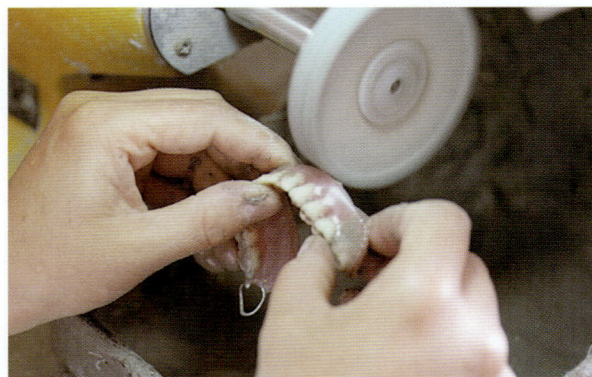

图9-20　树脂基托抛光

和水,使义齿表面保持一定的湿度,以免树脂因摩擦产热而变形。在抛光靠近支架部位的基托时,尽量让布轮转动方向和卡环臂走向一致,以防止卡环被旋转的布轮挂住,造成卡环变形和基托折断。最后用超声波清洗机或高压喷射清洗机洗涤去除修复体表面附着物。清洗后的基托应浸泡在清水中,防止树脂变色和树脂因失水变形。

(二)磨光、抛光的注意事项

1. 打磨使用的器械和磨光材料应遵循由粗到细、先磨平后磨光的原则。磨平时不能破坏基托外形,不可将基托唇、颊面牙根突度磨除。

2. 打磨时切勿伤及卡环,否则,使用中卡环易折断。

3. 打磨过程中应随时转换义齿角度和打磨部位,并使其表面均匀受力,避免打磨时产热,导致义齿树脂基托焦化或变形。

4. 采用石英砂、浮石粉糊剂抛光时,所用布轮、绒轮、毛刷均应浸湿,并应随时不断地添加磨光剂,以求达到最佳效果。

5. 在打磨机上抛光时,应把稳义齿,注意义齿与布轮的接触部位,勿使义齿卡环被布轮挂住导致变形,或义齿被弹飞、折断。

二、金属铸件的磨光和抛光

金属铸件的磨光、抛光是一项细致的工作,不能急于求成,要合理地使用磨光工具和材料,磨光、抛光必须遵循由粗到细、先平后光的原则。

(一)普通金属铸件的磨光、抛光

金属铸件打磨、抛光工艺流程(图 9-21):

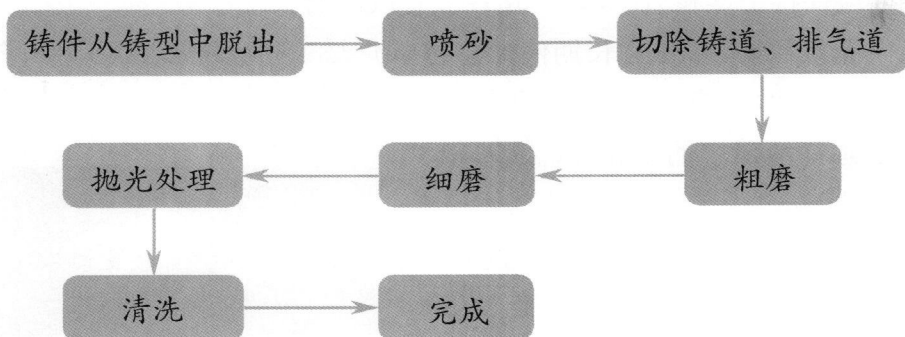

图 9-21 金属铸件打磨、抛光工艺流程图

金属磨光、抛光的特点是难度大,尤其是高熔合金的磨光。所以磨光、抛光需要配置较好的磨光、抛光设备和磨具,以减轻工作强度,提高磨光和抛光的效率。

1. 喷砂 用喷砂机产生的高压空气带动金刚砂砂粒喷射到铸件表面,以除去铸件表面包埋材料及氧化膜,达到磨光的效果。工作原理:空气压缩机为喷砂抛光机提供气源,经滤清器过滤,又经调压阀调定喷砂压力。接通电源后电磁阀工作,压缩空气从喷嘴喷出,并带动金刚砂一起从喷嘴射出,冲击掉铸件表面黏附的包埋料和氧化膜,对铸件表面进行抛光。

（1）具体操作步骤

1）接通气源，将空气压缩机的气管与喷砂抛光机管路接通。

2）接通电源，箱内照明灯亮。

3）将粒度为100～150目的金刚砂适量装入工作仓。

4）调整喷砂压力，喷砂时压缩空气的压力应视铸件的厚度而定，如铸件的厚度为0.5～1.5mm时，工作压力为0.15MPa；铸件的厚度1.5～4.0mm时，工作压力为0.25～0.35MPa。

5）放入铸件，喷砂时应从不同角度抛光铸件表面，使铸件的各面被均匀喷射，避免某处因冲刷过多而变薄，影响支架的强度；铸件距喷嘴的距离应在5mm以内。

手动喷砂机使用时应先将右手从套袖口伸入箱内，将铸件从机盖处传给右手，密封机盖，启动工作开关，将铸件对着喷嘴，从不同角度抛光铸件表面。抛光后关闭工作开关，关闭电源。

非贵金属高熔合金铸件，在无喷砂机的情况下，也可采用化学清理的方法处理铸件的表面。化学清理的方法是将铸件放入20%的氢氧化钠水溶液中煮沸，氢氧化钠与铸件表面的二氧化硅发生作用，生成硅酸盐而从铸件上脱落下来。或将铸件放入45%的氢氧化钾水溶液中煮沸，同样也可取得满意的效果。最后，用热水冲洗干净铸件。

贵金属铸件（如金合金），因其不能用喷砂机进行表面氧化层的清除，因此多采取酸处理法，最常用的方法是将铸件加热到300～350℃后，随即投入到浓盐酸中进行表面处理。

（2）注意事项

1）金刚砂应保持干燥和清净，以防堵住吸管或喷嘴。

2）喷嘴内孔直径为3.5mm，长期使用会磨损扩大，造成喷砂无力，效率降低，应及时更换喷嘴。更换喷嘴时应断开电源，以防触电。

3）经常清除滤清器中的水和油，定期清除过滤袋中的存留物。

4）经常保养空气压缩机，保证喷砂抛光机有正常的气源供应。

5）当观察窗玻璃被砂打磨模糊后应及时更换玻璃，保证有良好的观察效果。经常注意检查密封件的密封性，防止砂尘外扬。

6）换砂时将箱体下方的密封螺母旋开，放出金刚砂，然后旋紧螺母，从箱体上面放入新砂。

2. 切除铸道（图9-22）

（1）具体操作步骤

1）将金属切割机平放在工作台上。

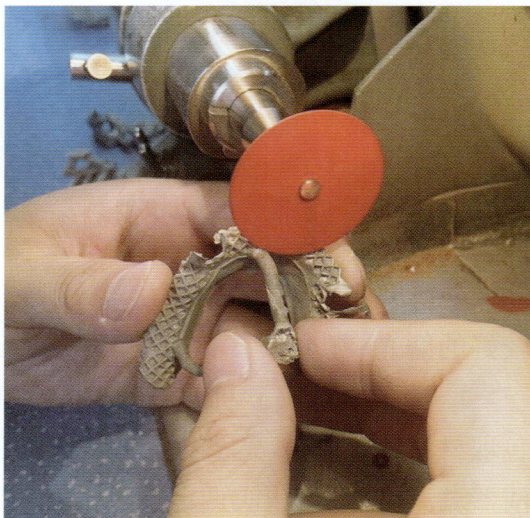

图9-22 切除铸道

2）扳动电源开关，接通电源。

3）检查切割砂片与防护罩及机器其他部位是否相互摩擦或碰撞，然后启动。

4）双手拿稳铸件，切割砂片对准铸道根部，尽量平齐铸件表面切断。

（2）注意事项

1）操作前检查砂片是否与防护罩等部件相互摩擦或碰撞。

2）切割金属时，必须注意砂片的圆周速度，防止因过快而发生砂片飞裂事故。

3）切割金属时，不要用力过猛或左右摆动，以防砂片折裂或破裂。

4）操作者不要面对旋转切割砂片操作，以免发生意外。

3．粗磨（图 9-23）

（1）技工打磨机应放在平稳牢固的工作台上，要有良好的接地保护。

（2）按工作需要正确选择和安装砂石轮等附件。特别注意，左旋螺栓应装载左轴，右旋螺栓应装载右轴，否则在使用过程中会自行脱落。

（3）根据金属种类准确选择磨具类型

1）钴铬合金、金合金等制作的支架可选用各种磨具进行打磨，没有特殊的要求和限制。

2）纯钛金属支架应使用产热小，不含氧化物的小磨具，如金刚砂磨具和钨钢磨具等。

3）非贵金属合金支架可采用碳化硅、金刚砂、氧化铝、钨钢等高切削率磨具。

4）贵金属合金支架应采用氧化铝、钨钢磨具，而不能使用碳化硅、金刚砂等磨具。

（4）要仔细检查砂轮有无破损和裂纹，如有破损和裂纹，应及时更换，以免发生危险。

（5）打磨时用力要均匀，且不宜过大，一般为50～100g 力。

4．细磨（图 9-24）

（1）具体操作步骤

1）接通技工用的微型电机电源。

2）选择电机的旋转方向、速度。

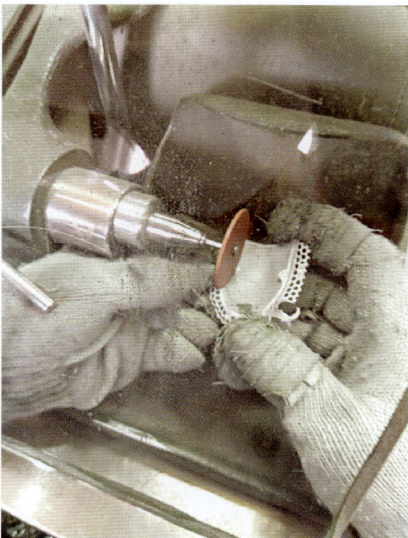

图 9-23 粗磨

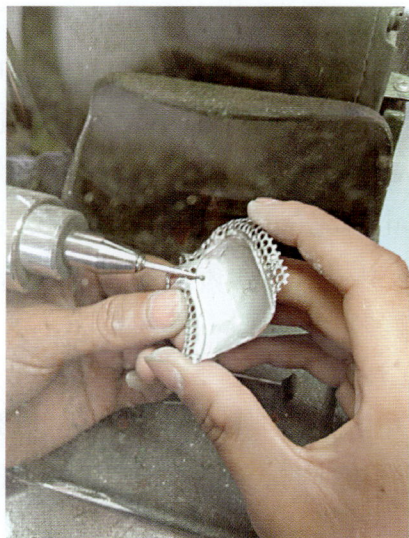

图 9-24 细磨

3）选择砂轮或磨头，并夹持到打磨夹头上。夹持柄直径的国际标准为 2.35mm。

4）用脚踏开关控制电机，并按要求逐一打磨。①用粒度较细的金属磨头（约 120～200 目）或白矾石等反复平整金属表面，从不同的角度轻轻打磨，使其逐渐平滑；②将纱布条卷在砂纸夹轴柄上，用快的转速、小的压力，并不断转动修复体，对铸件磨光面做进一步的细化磨平。对不易磨到的部位，可用各种不同的金刚砂橡皮轮进行磨光。

（2）注意事项

1）在修整研磨过程中，注意采取降温措施（如冷水降温等），避免研磨产热使铸件温度过高变形，对材料的性能造成影响。可冷水降温或使用不产热砂轮、砂石。

2）选择磨具的硬度应大于被磨物体的硬度，并根据不同的部位和用途选择不同形状的磨具，以免磨损不该研磨的部位，使铸件的外形受到破坏。

3）研磨时，要根据铸件材料的性质、磨料的特性等采取适当的研磨速度和压力，可先用粒度较粗的磨具，逐次更换粒度较细的磨具。

4）每次启动电机时，一定从最低速开始。

5）不要在夹头松开的状况下使用电机。

6）砂轮杆如有弯曲，切勿使用。使用大直径的砂轮时，一定要降低电机转速。

7）不同金属的修复体，应用专用的磨轮、砂石，防止污染。

8）研磨时要注意保护铸件细小的重要部位，用力要均匀得当，且不宜过大。

9）调磨铸件组织面，使其在模型或代型上就位时，注意找准障碍点位置，逐步调整，不能强行就位，以免损伤模型；或调磨过多造成铸件组织面与基牙及口腔组织不密合。

10）在研磨过程中应加强个人卫生防护，防止金属粉尘及打磨器材对工作人员造成危害。

5．电解抛光

（1）电解抛光的工艺

1）将铸件用肥皂水彻底清洗去脂，然后用清水洗净肥皂液。

2）将电解液加温预热至 60～70℃，倒入电解槽内（也可利用电解抛光机进行加热）。将铸件连接在正极上，并完全浸泡在电解液中。正负极之间相距 3～5mm。

3）接通电源，视铸件大小调整电流强度。小铸件 100～150mA/cm²；中铸件 150～250mA/cm²；大铸件 250～350mA/cm²。电解时间为 2～5 分钟。

4）电解完成后，关闭电源。取出铸件，热水冲洗干净，放入 10% 氢氧化钠溶液内 10 分钟，以中和残留在铸件表面上的电解液。最后，流水冲洗、干燥。若电解效果不好，可重复电解抛光程序。

（2）注意事项

1）电源电压要稳定并与抛光机要求的电压一致。

2）在工作时，随时注意铸件与阳极的连接是否良好。

3）铸件和电解液应匹配，不能混用，也不能将不同电解液混合。

4）铸件在电解磨光前应充分磨平，才能达到良好的电解效果。

5）经常检查电解槽有无破裂等现象。

6）注意电解时间和电解方法，以防止过度电解而造成铸件变薄，固位不良，甚至出现孔洞。对容易过度溶解的特殊部位，如卡环臂等细小部位的内外侧，可在电解前用电解阻隔涂料或耐高温保护蜡进行涂布，加以保护。

7）铸件在电解槽中不能碰到负极，以防短路。

8）在抛光过程中，注意随时搅拌电解液，防止形成气体绝缘层影响抛光效果。电解液若已变色，应更换新的电解液。电解液应定时补充或更换，长时间不用时应把电解液倒出，另外保存，不得乱倒，并彻底地清洗干净电解槽。

9）使用电解抛光时，应严格按操作规程进行操作，注意个人防护，房间通风要好。以防污染环境，或引起意外伤害。

10）有的铸件易形成电解死角，表面钝化，应改用移动式电解仪器。

6．机械抛光　是用中粒度和细粒度（200～300目）橡胶轮，依次抛光，要求消除所有磨痕，直至金属表面出现均匀的光泽（图9-25），再用布轮加抛光膏抛光。

（1）具体操作步骤和方法：机械摩擦抛光是利用抛光轮和抛光材料，对铸件表面进行快速的最后研磨。

常用的抛光轮有布轮、毡轮、毛刷轮、橡皮轮。常用的抛光材料为抛光膏。抛光膏是用氧化铬、氧化铁等粉末与蜡和硬脂酸等混合制成的。氧化铬抛光膏也称绿膏，适用于高熔合金的抛光，也适用于其他合金的抛光。氧化铁抛光膏也叫红膏，适用于金合金和铜合金的抛光。

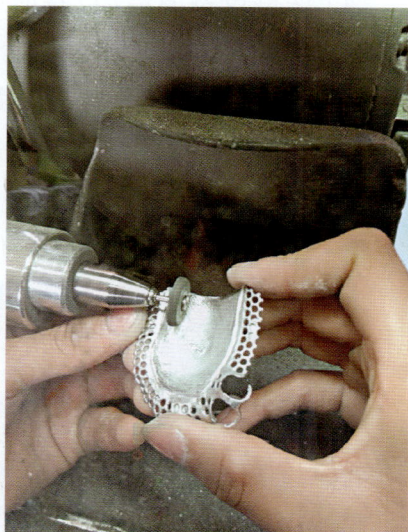

图9-25　机械抛光

将蘸有抛光膏的抛光轮在一定转速和压力下对铸件表面进行抛光处理，抛光时的压力由操作者凭手的感觉控制。抛光后的铸件再用蒸汽喷枪喷洗或用酒精棉球擦洗，以去除表面黏附的抛光膏。

（2）注意事项

1）铸件表面需反复仔细抛光。操作时要耐心细致，特别是对铸件细小部位抛光时应特别小心。

2）因为红膏会污染铸件导致不锈钢修复体的腐蚀，所以红膏不能用于不锈钢铸件的抛光。

3）抛光工具要干净，不能混入粗粒磨料，以免影响抛光效果。

4）操作时注意个人防护。

7．超声波清洗

（1）具体操作步骤和方法

1）在超声波清洗器的洗涤槽中加入清洗液或水，接通电源。

2）旋转定时开关至所需时间位置。

3）利用超声波振荡使污物与修复体分离，从而达到清洁铸件的目的。

4）时间到后，清洗机自动停机。

（2）注意事项

1）加入清洗液不宜过满，一般达清洗槽的2/3。

2）清洗完毕后，应将清洗液倒出并将清洗机清理干净，尤其使用有腐蚀性清洗液更应如此，以防损坏设备。

3）注意连续清洗时间不应超过6分钟。需要连续清洗时，应停机一段时间后才能再次启动清洗机，以便换能器有足够的时间降温。

4）保持设备清洁，设备应放在通风干燥处保存。

8. 高压蒸汽清洗机清洗　用高压蒸汽清洗机形成微粒或蒸汽，喷射到被研磨物的表面，清除机械研磨后的各种附着物。

磨光和抛光后的金属支架表面高度光洁，并且要在模型上就位（图9-26）。

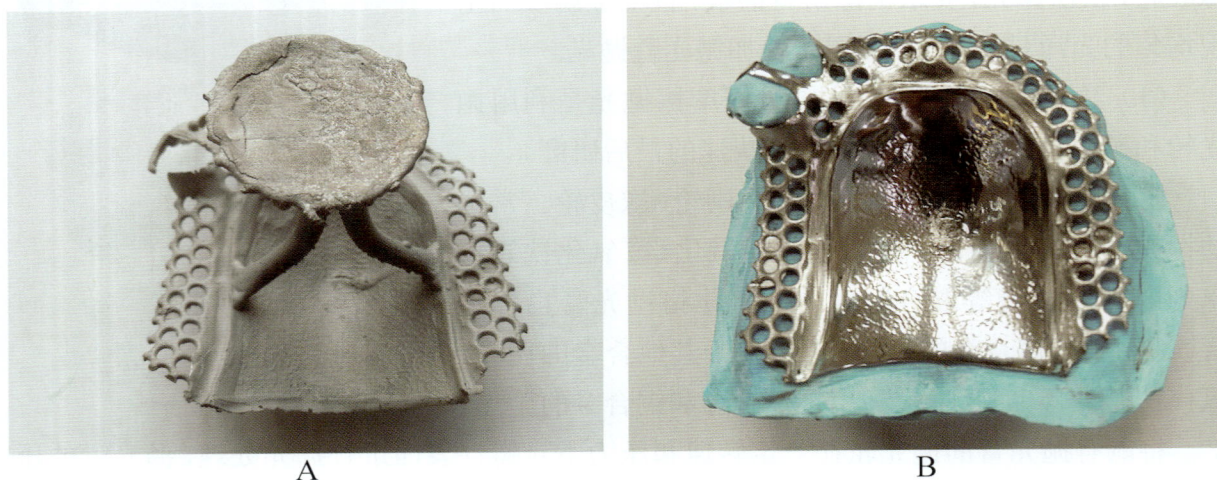

图9-26　金属支架

A. 磨光和抛光前的金属支架　B. 磨光和抛光后的金属支架

（二）钛及钛合金铸件的磨光、抛光

钛及钛合金因其性能与普通合金不同，磨光、抛光的方法也不同。钛及钛合金铸件表面的磨光、抛光是否得当，将直接影响铸件表面的光亮度、耐腐蚀性及机械强度。

钛及钛合金铸件打磨抛光工艺流程（图9-27）：

1. 喷砂处理　不论采用哪种包埋材料制作的铸型所铸造出的铸件，其表面均不同程度地存在着一定厚度的反应污染层。未去除干净时，其脆性明显增加，铸件也不能达到类似镜面的光洁度。钛及钛合金铸件表面喷砂时，不能使用石英砂，必须使用氧化铝砂。对铸件表面进行喷砂处理后，铸件表面露出银灰色。氧化铝砂为50～80目，最好是采用湿性喷砂，以降低其表面温度，以免喷砂时生成反应污染层。

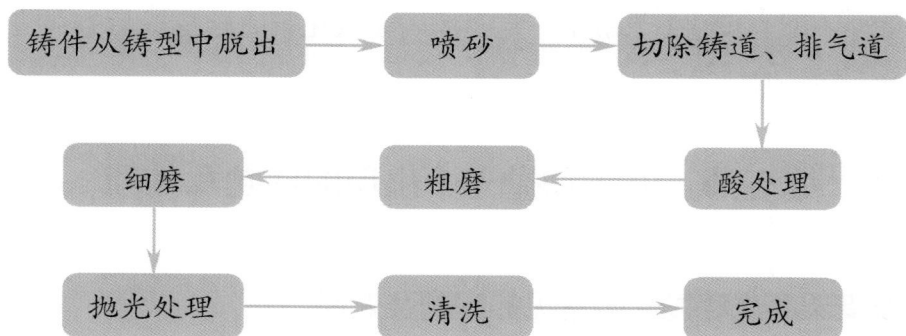

图 9-27 钛和钛合金铸件打磨、抛光工艺流程图

2. 化学酸处理 经过化学酸处理后的钛及钛合金铸件在后期研磨时，可明显缩短研磨时间，降低劳动强度。经过化学酸处理的铸件，再用直径小于 25μm 的玻璃珠喷砂后才可进行抛光处理。

目前作为钛及钛合金铸件的化学酸处理，常采用比较温和的酸处理方式。其中的氢氟酸酸洗法是最为有效的方法，常用的配方是：氢氟酸 10ml，硝酸 45ml，蒸馏水 45ml。酸处理的时间应控制在 30 秒内，避免因时间过长而影响铸件的精度。酸洗反应后用清水充分清洗铸件。

3. 粗磨 砂石研磨法是钛及钛合金铸件常用的粗研磨的方法。钛及钛合金铸件进行常规砂石研磨时，应注意尽量选用产热少或不产热、不易对铸件产生再次反应污染的砂石，如各类金属磨头、不产热砂石等。

研磨的方法与研磨普通钴铬合金不同，要求打磨面积要小，压力要轻，转速要高，使铸件不产生研磨性硬化现象，而且还要防止磨头的砂石嵌入铸件的表面。

4. 细磨 常用的方法有金刚砂橡胶轮研磨法和筒研磨法。

(1) 金刚砂橡胶轮研磨法：即采用常规的各类金刚砂橡胶轮对钛及钛合金铸件进行研磨。应注意勿使铸件产热，不能造成铸件表面的研磨伤，使整个表面达到平整光滑。

(2) 筒研磨法：所谓筒研磨法是将被加工铸件、研磨料、水及添加剂放入筒式研磨槽内，由于研磨筒在运动中产生转动和振动，使研磨料的混合物和被加工铸件之间产生摩擦，将铸件表面研磨光滑、平整。该方法的特点是不产生粉尘污染，劳动强度低，不会出现常规打磨过程中的产热现象，避免研磨高温引起铸件表面再次污染。

5. 抛光处理 常用的抛光方法为电解抛光法和机械抛光法。

(1) 电解抛光法：使用专用电解液，钛及钛合金铸件亦可采用电解抛光的方法，使其表面达到接近钴铬合金铸件一样的镜面效果。

(2) 机械抛光法：是采用不同规格的软布轮或黑毛刷，蘸以钛及钛合金专用抛光膏对钛及钛合金表面抛光的方法。在对钛铸件进行抛光时，必须做到完全清除铸件表面污染层且不发生新的研磨硬化层。因为一旦存在表面污染层，将无法达到理想的抛光效果。使用普通的抛光绿膏对钛及钛合金铸件进行抛光也可收到较为理想的效果。经抛光后的钛及钛合金铸件不能立即进行水洗，一定要使表面氧化膜完全形成后方可进行水洗，否则其表面会产生变暗的现象。

第五节 磨光和抛光中出现的问题及处理

一、金属支架磨光和抛光中常见的问题及处理

支架磨光和抛光过程中常见的问题主要有：金属支架变形、折断；抛光后的支架与模型不贴合；抛光后的支架表面光泽度不好、粗糙。

（一）金属支架变形、折断的原因及处理

支架在打磨时某一点打磨过多使该处过薄，在抛光时对支架的把持不稳或抛光方向不正确导致支架飞出均可引起支架折断；在抛光时用力过大，也可导致支架的断裂；在打磨过程中因没有及时冷却，使支架升温也可以引起支架的变形。对于折断的支架，如果断裂片在模型上能完全就位，可以采用焊接的方法来恢复支架的连接；如果断裂片已变形，在模型上不能完全就位则须重新铸造。

（二）支架与模型不贴合的原因及处理

支架磨光过程中引起的变形可使支架与模型不贴合；支架变形、为消除倒凹或过度磨光、抛光组织面都可引起支架与模型的不贴合。不管何种原因造成的支架与模型不贴合，均需要重新制作。

（三）支架表面还是较为粗糙的原因及处理

支架磨光、抛光后表面仍然较为粗糙，可能是磨光、抛光的顺序不对，没有按照磨光、抛光的原则来进行；也可能是选用的磨光、抛光工具不合适。出现这种情况时应按照磨光、抛光的原则重新进行磨光和抛光。

二、树脂基托磨光和抛光中常见的问题及处理

树脂基托在磨光和抛光中常见的问题主要有：基托折断、基托与模型不贴合、基托抛光不良及卡环、支托的损伤及变形等。

（一）基托折断的原因及处理

树脂基托在磨光、抛光时更容易出现折断的现象，因为树脂基托的强度远比金属支架差。基托折断的原因可能是磨光过程中打磨过多使基托过薄，强度降低；抛光时用力不当，使基托受力过大引起折断，也可能在磨光、抛光过程中基托飞出，摔在地上引起折断。树脂基托折断需要用自凝树脂或热凝树脂粘接固定。

（二）基托与模型不贴合的原因及处理

基托磨光和抛光后有时也会出现与模型不贴合的现象，可能是在树脂形成过程中施加压力不够所引起；也可能是组织面打磨过多而引起；基托的变形也可引起与模型的不

贴合。如果是施力不够或组织面打磨过多而引起与模型不贴合,可采用重衬的方法来恢复其与模型的贴合;若是因基托变形引起的,则只有重新制作基托。

(三)基托抛光不良的原因及处理

基托抛光不良也是基托磨光和抛光最常见的问题。其主要原因是打磨抛光方法不对,没有按照打磨抛光的原则进行;也可能因为采用的工具不对。这时只有按照磨光、抛光的原则及方法重新进行。

(四)卡环、支托的损伤及变形的原因及处理

树脂基托磨光和抛光后可能会出现卡环、支托的损伤及变形,主要原因是磨光、抛光过程中支点不稳而引起的这些部位的损伤;也可能在操作过程中没有保护好这些部件,在抛光过程中使这些部件变形。出现这些情况时要按照修理义齿的方法对这些部件进行修复。

练习题

A1 型题

1. 抛光最常采用的方法是

    A. 化学酸处理　　　B. 电解抛光　　　C. 砂纸抛光
    D. 机械抛光　　　E. 电抛光

2. 哪种物质用电解抛光

    A. 陶瓷　　　B. 树脂　　　C. 金属
    D. 烤瓷　　　E. 银汞合金

3. 下列哪一项是指对物体表面进行光亮处理过程

    A. 切削　　　B. 酸化　　　C. 抛光
    D. 打磨　　　E. 电解

4. 树脂义齿磨光时正确的操作是

    A. 打磨从粗到细　　　B. 持续打磨不能间断　　　C. 不可以修整基托外形
    D. 一个方向打磨　　　E. 压力由小到大

5. 喷砂处理铸件表面时,所使用的金刚砂粒度是

    A. 30~50 目　　　B. 50~80 目　　　C. 80~100 目
    D. 100~150 目　　　E. 150~200 目

6. 金属支架磨光、抛光的基本操作程序是

    A. 从铸型中脱出→切除铸道→喷砂→粗磨→细磨→抛光→清洗→完成
    B. 从铸型中脱出→喷砂→切除铸道→粗磨→细磨→抛光→清洗→完成
    C. 从铸型中脱出→喷砂→粗磨→切除铸道→细磨→抛光→清洗→完成
    D. 从铸型中脱出→喷砂→切除铸道→细磨→粗磨→抛光→清洗→完成

E. 从铸型中脱出→喷砂→切除铸道→粗磨→细磨→清洗→抛光→完成

7. 关于红膏的说法,错误的是

    A. 氧化铁抛光膏也称为红膏

    B. 红膏适用于金合金的抛光

    C. 红膏适用于普通合金的抛光

    D. 红膏适用于铜基合金的抛光

    E. 红膏是用氧化铁粉末与蜡和硬脂酸等混合后制成的抛光膏

8. 关于钛和钛合金铸件的磨光、抛光,说法错误的是

    A. 钛及钛合金铸件表面喷砂时,不能使用石英砂

    B. 目前作为钛及钛合金铸件清洗最为有效的酸洗法是氢氟酸酸洗法

    C. 纯钛金属支架粗磨时应使用产热小、不含氧化物的磨具

    D. 钛及钛合金铸件表面喷砂时用50~80目氧化铝砂,最好是采用湿性喷砂

    E. 钛及钛合金铸件表面喷砂时,既可以使用石英砂,也可以使用氧化铝砂

9. 小铸件电解抛光时电流强度是

    A. $100\sim150\text{mA/cm}^2$ B. $150\sim250\text{mA/cm}^2$ C. $250\sim350\text{mA/cm}^2$

    D. $350\sim450\text{mA/cm}^2$ E. $450\sim550\text{mA/cm}^2$

10. 喷砂时,喷嘴距铸件表面的距离是

    A. 5mm   B. 8mm   C. 5cm

    D. 10mm   E. 12mm

11. 应用超声波清洗机连续清洗时间不超过

    A. 5分钟   B. 6分钟   C. 7分钟

    D. 8分钟   E. 9分钟

(战文吉)

第十章　可摘义齿的修理

学习目标

1. 掌握：基托折裂、折断的修理方法；人工牙、𬌗支托及固位体的修理方法。
2. 熟悉：义齿低𬌗的处理方法；全口义齿的重衬方法。
3. 了解：基托折裂、折断的原因；人工牙折断或脱落的原因。

第一节　全口义齿的修理

一、基托折裂和折断的修理

（一）原因

1. 意外因素　由于不慎将义齿掉地或咬过硬的食物而造成义齿基托的折裂或折断。

2. 𬌗力不平衡　若后牙的功能尖排在牙槽嵴顶的颊侧，或有早接触点存在，都将导致义齿𬌗力的不平衡。咬合时，由于杠杆力的作用，基托会发生翘动而导致折裂或折断。

3. 基托过薄或厚薄不均　基托薄弱处是受力时容易发生折断的部位，尤其是下颌义齿的中线区、舌隆突等薄弱部位，更容易造成该处基托折断。

4. 基托与黏膜不密合　由于全口义齿修复后，牙槽嵴仍会有不同程度的吸收，使基托组织面与黏膜之间产生间隙，且各个部位吸收的程度不尽相同，当义齿受力时容易发生翘动而导致基托折裂或折断。

5. 制作不当　若填塞树脂时的某些环节操作不当，可使基托树脂产生气泡而降低其强度，在使用时会导致基托的折裂或折断。

（二）修理方法

1. 复位固定　洗净义齿基托折裂面或折断面并擦干，若裂缝或断面清晰，易复位，则将其准确对位后，用粘接剂（如 502 胶水）或熔蜡粘接即可。若有增力钢丝，且已变形，导致基托无法正确复位者，则可磨断增力钢丝，将其按磨光面和组织面外形复位后，先用熔蜡将其固定，然后在复位密合后的基托上方用火柴杆或牙签横贯裂缝，两端用蜡固定，但应注意不要在裂缝处加蜡（图 10-1）。还可以在复位密合的裂缝处，用烧红的蜡刀以垂直于裂缝的方向将裂缝两侧的基托表面烫熔，利用基托烫熔后的树脂重新结合，将折裂或折断的基托暂时固定。每隔 3～5mm 烫一下，以保证义齿的正确复位（图 10-2）。

2. 灌制模型 若复位后的义齿基托组织面有倒凹，则用蜡填好后涂布分离剂，调拌适当的石膏，按常规方法注入基托组织面形成修理模型（图 10-3）。

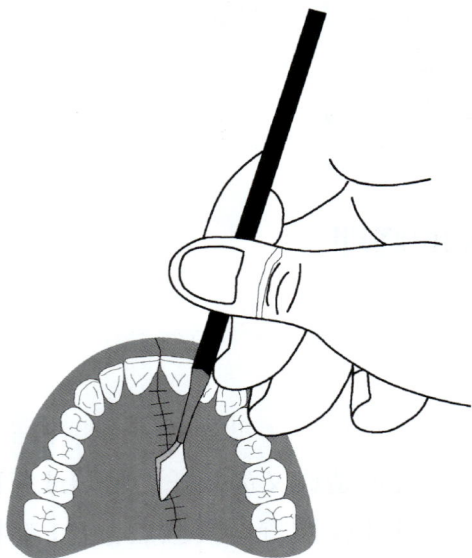

图 10-1 用竹签和蜡固定折裂的义齿

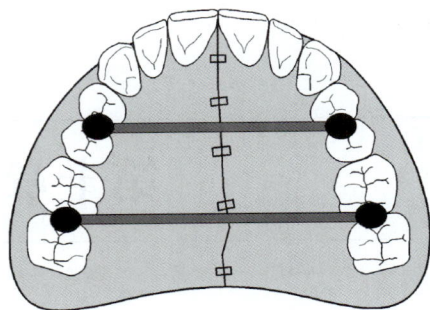

图 10-2 基托折裂的复位
蜡刀尖尽量垂直于折断义齿光滑面的裂缝处

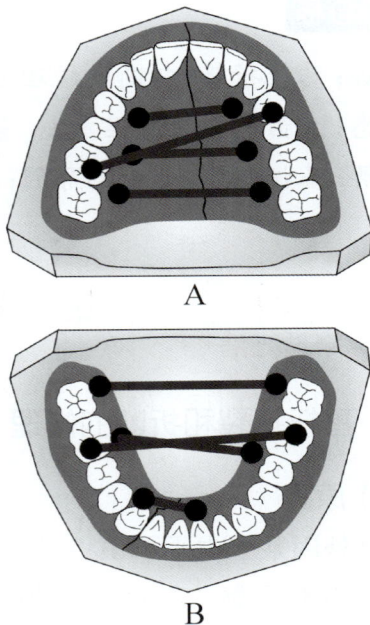

图 10-3 基托组织面灌制石膏模型
A. 灌制上颌修理模型 B. 灌制下颌修理模型

3. 预备基托断面 待石膏模型完全凝固后，谨慎地分段取下义齿，将断面处基托磨成一斜向基托光滑面的粗糙斜面，以增加新旧树脂的接触面积，并形成锯齿状（图 10-4）。如需要放置加强丝，则应按增力钢丝的走向在基托内磨出足够的沟槽，并弯制增力钢丝或金属网，放入其中。

4. 修补 基托断面预备好后，在石膏模型上涂布分离剂，将义齿在模型上准确复位。在义齿基托断面预备的粗糙斜面上涂少量的单体使其溶胀，再放入加强丝。按常规比例调拌自凝树脂，在黏丝期涂在

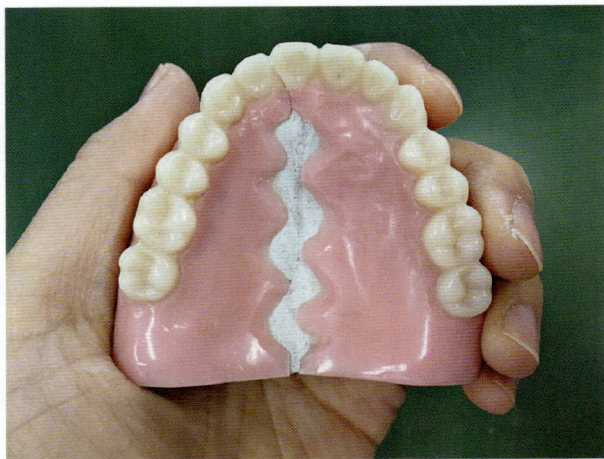

图 10-4 基托断面的预备
断面处磨成粗糙斜面，并形成锯齿状。

裂隙处和粗糙的基托表面，蘸单体将表面抹光并修补成型。待树脂凝固后，去除石膏，磨光。

5. 检查　义齿修理完成后，嘱患者戴入口内，检查基托是否合适、密贴。若不密贴，则按常规重衬法进行修理。如上颌纵形折断的全口义齿，常与牙槽骨吸收造成基托与黏膜不密合有关。因此，复位修理后，还要做树脂衬层处理。

唇、颊侧基托折断的修理同前，如果折断的部分丢失，可取印模，将义齿放入印模内的相应位置，灌注石膏，在戴有义齿的模型上直接用自凝树脂或热凝树脂修理。

二、人工牙折断或脱落的修理

（一）原因

1. 操作失误　人工牙的盖嵴部被涂上分离剂或填塑时蜡质未去净，或填塑过程中玻璃纸未去除；填塑过迟，表面干燥，材料充填不足。

2. 人工牙问题　人工牙牙尖斜度过大，出现咬合不平衡；人工瓷牙的前牙固位钉脱位，后牙的固位孔破损，失去固位作用。

3. 使用不当　患者使用不慎，以致摔断或咬断人工牙。

（二）修理方法

修理的方法有直接法（自凝树脂修理）和间接法（热凝树脂修理）两种方法，直接法较为常用。具体方法如下：

1. 将人工牙脱落处的舌侧或腭侧的基托磨去一部分，磨出粗糙面，以利于树脂的粘接，保留唇、颊侧基托的龈缘，防止出现热凝树脂和自凝树脂交界处的色差而影响美观。

2. 选择颜色、大小、形态合适的人工牙或利用原脱落的人工牙，调磨盖嵴部同时磨出粗糙面及固位倒凹（图10-5），用自凝牙托水溶胀人工牙盖嵴部和相应的基托部分。调拌自凝树脂后，根据对颌牙的𬌗关系，用自凝树脂固定人工牙并形成舌、腭侧的基托。

3. 待自凝树脂凝固后，做磨光处理。

4. 义齿修理完成后，戴入口内进行调𬌗处理。

另外，也可用间接法完成。将磨改后的人工牙置于原位，舌、腭侧用蜡恢复外形，按热凝树脂常规方法完成义齿制作。

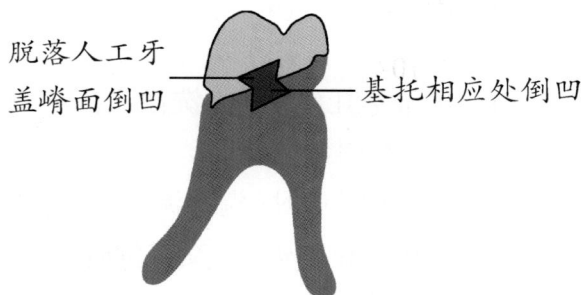

图 10-5　人工牙脱落

脱落人工牙的盖嵴面和基托相应部位磨出固位倒凹。

三、全口义齿的重衬

重衬是在全口义齿的组织面上添加一层树脂衬层，使其充满牙槽嵴及周围组织被吸收部分的间隙，使基托组织面与周围的组织紧密贴合，增加义齿的固位力。全口义齿使用一定时间后，由于骨组织的吸收造成基托与黏膜不密合，基托与黏膜之间常积存食物，不但影响固位，而且在咬合时，基托因翘动可造成折裂或折断。此时需要施以重衬加以解决，使基托与黏膜完全密合，以增加义齿的固位。

（一）重衬的原因

1. 牙槽嵴持续吸收　天然牙拔除后，前 3 个月内牙槽骨吸收较明显，以后则相对稳定，但仍有缓慢吸收。一般在拔牙 3 个月后制作全口义齿较为合适，但多数无牙颌患者希望提前修复，或要求制作即刻全口义齿，常在义齿戴用数月后，由于牙槽骨的吸收出现基托与黏膜不密合。还有患者因为义齿使用的时间过长，牙槽骨缓慢吸收，也可造成基托与黏膜的不密合（图 10-6）。

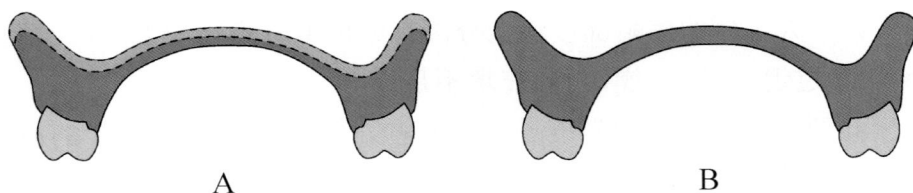

图 10-6　义齿重衬前后
A. 重衬前　B. 重衬后

2. 印模不准确而致基托变形、义齿固位不良。

3. 初戴时基托修改过多而影响义齿固位，造成基托与黏膜不密合。

（二）重衬的方法

1. 热凝树脂重衬法　此法重衬后，义齿颜色可与原来一致，不易变色，但此法费时，操作步骤如下：

（1）预备基托组织面：洗净义齿，用砂石磨头将基托组织面均匀磨去一层，厚度约 1mm，消除基托组织面倒凹。

（2）印模材料重衬：调拌流动性较好的弹性印模材料，均匀地灌注到义齿基托组织面上，放入口内让患者做牙尖交错位时的咬合，并做主动或被动的肌功能修整。待印模材料凝固后取出义齿洗净，修去边缘多余的印模材料，印模材料与基托的交界边缘用蜡密封。

（3）热凝树脂重衬：将带有印模材料的义齿基托组织面向上装入下层型盒，暴露组织面及边缘，再装上层型盒，开盒后去除印模材料，冲净蜡质。然后在基托组织面滴单体溶胀，按常规工艺填塞树脂、热处理、打磨及抛光，最后完成义齿重衬。

2. 自凝树脂重衬法　此法不必进行热处理。具有省时、精确、简便易行、效果好的特点，故临床常用。但由于自凝树脂对黏膜刺激性较大，会给患者造成一定痛苦，特别对有过敏史的患者应慎重。

此法是用自凝树脂直接在口内完成重衬。首先将需重衬的基托组织面磨去一层并滴上单体。用液状石蜡涂抹需重衬区域的黏膜表面，以防止自凝树脂对黏膜的刺激。调和自凝树脂至黏丝期时放到已涂单体的义齿基托组织面，均匀涂布一层，立即放入患者口内，嘱患者做牙尖交错位时的咬合，并做肌功能修整，此时，也可随肌功能修整的同时加长原来过短的基托（图 10-7）。当自凝树脂尚未完全固化时，取出义齿放入温水中浸泡，以加速其聚合，但取出时间不宜过早，以免正在聚合的重衬树脂变形，待自凝树脂硬固后即可打磨抛光，完成重衬。

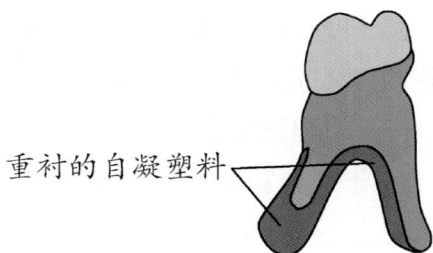

重衬的自凝塑料

图 10-7　义齿重衬同时延长过短的颊侧基托

第二节　可摘局部义齿的修理

一、人工牙、𬌗支托及固位体的修理

（一）人工牙折断、脱落的修理

1. 损坏的原因

（1）操作失误：人工牙盖嵴面不慎涂上分离剂且未擦拭干净或人工牙冲蜡时不彻底；填塞树脂时有玻璃纸碎屑残留在人工牙和树脂之间等，均可导致人工牙脱落。

（2）咬合不良：缺牙时间较久，对颌牙伸长，导致后牙咬合过紧，咬合时受力过大，造成人工后牙破裂；或前牙深覆𬌗，基托与人工牙接触面积太小，而致人工前牙脱落。

（3）材料问题：人工牙本身材料原因与基托结合不牢（尤其瓷牙），容易破损、脱落。

（4）使用不当：患者不慎坠落折断，突咬硬物或洗刷不当而导致人工前牙唇面严重磨损。

2. 修理方法　与全口义齿人工牙折断或脱落的修理方法基本相同，也有自凝树脂修理和热凝树脂修理两种方法。

（1）自凝树脂修理：与全口义齿人工牙折断或脱落的直接法修理基本相同。需要注意的是，如个别人工牙脱落或断裂，脱落断裂处的相邻牙也为人工牙时，则不需取模，直接依照相邻人工牙来修理脱落断裂的人工牙。若人工牙脱落断裂较多，脱落断裂牙两侧均无人工牙，与患者口内余留天然牙相邻，须先取印模、灌注模型，将义齿翻于模型上再修理。

（2）热凝树脂修理：方法和步骤与自凝树脂的修理基本相同。不同之处是，在经过磨除的人工牙舌侧以蜡恢复基托外形，按热凝树脂常规方法完成。

（二）𬌗支托折断的修理

1. 折断原因

（1）支托凹预备不足，经磨改致其过薄或厚薄不匀。

（2）患者使用不当，取戴用力过大或强行就位。

（3）铸造𬌗支托在铸造过程中产生缺陷，导致𬌗支托受力折断。

（4）𬌗支托与连接体交界部分进入基牙倒凹区，就位调磨时磨改过多。

2. 修理方法 与卡环臂折断修理方法基本相同。若需添加铸造验支托,则应先按要求在模型上完成蜡型,完成铸造后再按卡环臂折断的修理方法进行。

(三)固位体损坏的修理

1. 卡环臂折断(图10-8)的修理

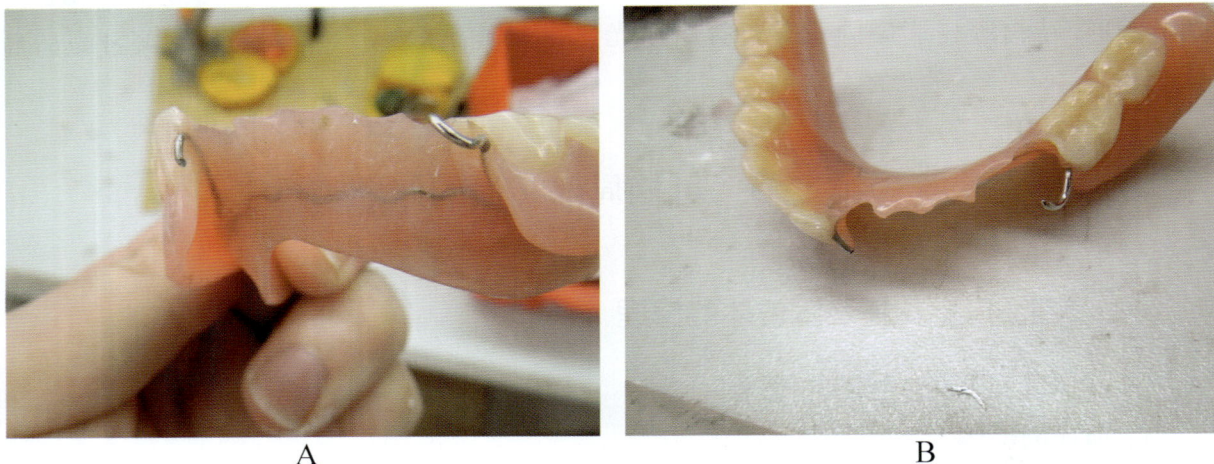

图 10-8 折断的卡环臂

A. 卡环臂折断断面观　B. 卡环臂折断验面观

(1)折断原因

1)使用的钢丝质量差或未达标准。

2)卡环铸造有缺陷。

3)弯制卡环时在同一部位反复修改,导致卡环受损。

4)隙卡沟预备间隙不足,在调验时将卡环磨改过细。

5)患者使用不当。

(2)修理方法

1)用裂钻将残留在基托和人工牙内的卡环残端磨除取出,使义齿形成一沟(但不要磨穿组织面)(图10-9),用蜡暂封以便取印模。

2)将义齿戴入口内,使其完全就位,然后制取印模。将义齿连同印模一并取出。若义齿和印模脱离,则应将义齿从口内取出,准确对位将其放回印模中,以备灌注石膏模型。

3)待石膏凝固后,取出模型。将义齿从模型上取下,用沸水冲去暂封蜡。在模

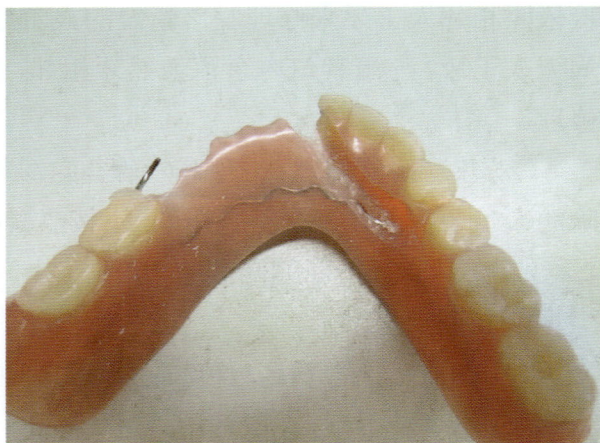

图 10-9 卡环臂折断处的处理

将卡环残端磨除取出,使义齿形成一沟。

型上按照设计要求重新弯制卡环,使连接体部分准确进入已经备好的沟槽内,用自凝或热凝树脂恢复义齿外形。

4）铸造卡环折断,可根据不同情况采用焊接或更换成锻丝卡环两种方法修理。

5）若为隙卡沟预备间隙不足而导致卡环臂折断,则应重新预备隙卡沟,取模重新制作;若是设计不合理,则应重新设计制作。

2．套筒冠、附着体损坏的修理

（1）损坏原因

1）套筒冠、附着体等固位体使用一段时间后发生磨损、变形、折断。

2）制作套筒冠、附着体使用的材料不理想,或质量未达标准。

3）套筒冠、附着体本身设计、制作存在缺陷。

4）附着体粘固于基托时粘固不良。

5）患者使用不当。

（2）修理方法

1）套筒冠损坏后通常要求重新设计制作套筒冠固位体。

2）附着体损坏后的修理:①焊接法:采用高温焊接法和激光点焊法对断裂部位进行焊接。焊接前应仔细检查金属支架在模型上的复位情况,修理附着体部件时,要去除包裹附着体部件的树脂,使需要焊接的部位完成暴露。②增加舌侧支撑臂:在口内制备基牙舌侧支撑臂肩台;将义齿戴入口内取印模,翻制带有义齿的超硬石膏模型;在模型的基牙上制作舌侧支撑臂蜡型,并与基托或支架连接;将蜡型包埋、铸造、打磨、抛光;将铸造完成的舌侧支撑臂在模型上就位,用自凝树脂将其连接部分包埋在基托中。③更换义齿附着体部件:取出义齿内附着体部件和金属支架;选择新的附着体部件,使之与基牙上附着体部件相匹配;采用专用工具调整附着体的固位力;将新的附着体部件戴入基牙附着体部件上后取模,将新的附着体部件复位到阴模上后灌模,完成工作模型的制作;用焊接或粘固的方法将附着体与支架连接。

二、基托折裂、折断的修理

（一）损坏的原因

1．制作过程中操作不当或基托材料质量差,导致树脂基托内产生气泡,造成强度不足。

2．可摘局部义齿使用时间过长,牙槽嵴吸收,基托与之不贴合产生翘动,咀嚼时致基托折裂、折断。

3．树脂基托厚度不足,或未放置加强丝;支架连接体、金属加强丝的放置位置不当,造成基托薄弱点。

4．排牙位置不当而致基托折裂、折断。如将人工牙排在牙槽嵴外,咀嚼时以牙槽嵴为支点形成不利的杠杆作用,使义齿发生翘动导致基托折裂、折断。

5. 患者使用不当而导致基托咬断、摔折。

6. 缺失牙间隙过窄，或因对颌牙伸长而导致缺牙部位殆龈距离过小，基托承受的殆力过大。

（二）修理方法

修理方法同全口义齿基托折裂、折断的修理。

但若基托破损严重，断片拼对困难或断片残缺，需要口内戴着义齿取印模、灌注模型，将破损义齿翻到修理模型上（图 10-10），在模型上完成蜡型，然后装盒，去蜡，充填热凝树脂，开盒后修理成形。

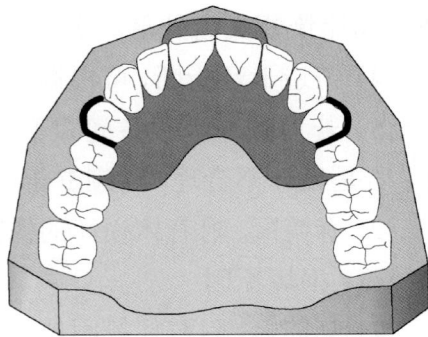

图 10-10 将破损义齿翻到修理模型上

三、义齿低殆的处理

（一）咬合过低的原因

义齿制作时殆面过低或填塞树脂时人工牙移位；调殆磨改过多；义齿使用过程中人工牙自然磨耗或义齿下沉等。

（二）修理方法

个别后牙低殆，可用自凝树脂在口内直接恢复，等树脂固化后，磨改雕刻面形态，修整外形；若涉及多个人工牙低殆，间隙较大，应在人工牙上咬蜡殆记录，然后雕刻殆面外形，按常规装盒、用热凝树脂恢复；若低殆超过 4mm，则需按人工牙脱落方法进行处理，但要注意恢复良好的咬合关系。

四、基托不密合的处理

可摘局部义齿使用一段时间后，由于牙槽骨吸收，导致义齿基托组织面与黏膜之间不密合，嵌塞食物，基托翘动，咬合不平衡，甚至造成基托折断。为恢复基托与黏膜的密合性，需在基托组织面衬垫一层树脂，称为重衬或垫底。可摘局部义齿基托不密合的修理，通常采用重衬或垫底。

重衬的方法包括直接重衬法（自凝树脂重衬法）和间接重衬法（热凝树脂重衬法），修理方法与全口义齿的重衬方法相同。应特别注意的是，若采用自凝树脂重衬，义齿必须在树脂未硬固前从患者口内取出，否则树脂进入倒凹区的部分凝固后，义齿将无法从口内取出。

练习题

A1 型题

1. 基托折断修理时，裂缝两边的树脂应磨成的最佳形状是

    A. 两边都是直形   B. 两边都是斜坡形

    C. 一边直形，一边倒凹形   D. 两边都是倒凹形

　　E. 一边直形,一边斜坡形

2. 基托折断修理时,裂缝拼对好粘接性强且不占空间的是

　　A. 502 胶　　　　　　　　　　B. 石膏

　　C. 黏蜡　　　　　　　　　　　D. 用蜡刀烧热烫

　　E. 放火柴棍再用蜡固定

3. 全口义齿人工牙折断、脱落的原因不包括

　　A. 树脂人工牙盖嵴部未磨粗糙面

　　B. 人工牙材质有缺陷

　　C. 瓷牙连接树脂装置不良

　　D. 义齿下沉

　　E. 树脂人工牙盖嵴部被污染

B 型题

(1~5 题共用备选答案)

　　A. 树脂基托与人工牙胶接不良

　　B. 前牙覆𬌗过深,咬合过紧

　　C. 铸件内部有缺陷

　　D. 弯制过程中在同一部位反复修改

　　E. 𬌗龈距离过低

1. 可摘局部义齿中,弯制卡环折断的常见原因是

2. 可摘局部义齿铸造支架折断的常见原因是

3. 可摘局部义齿中,前牙折断的常见原因是

4. 全口义齿后牙脱落的常见原因是

5. 可摘局部义齿中,人工后牙纵形折断的主要原因是

(牟　星)

第十一章　覆盖义齿修复技术

第一节　概　　述

覆盖义齿又称为上盖义齿，是指义齿的基托覆盖在天然牙或已经做过完善治疗的牙冠、牙根或种植体牙冠上，并由它们支持的一种可摘局部义齿或全口义齿（图 11-1）。被覆盖的牙或牙根称为覆盖基牙。覆盖义齿基托下保存的基牙能够有效减缓牙槽骨吸收，增强义齿的固位、稳定和支持。因此，覆盖义齿是一种符合现代口腔修复原则的理想修复方式。

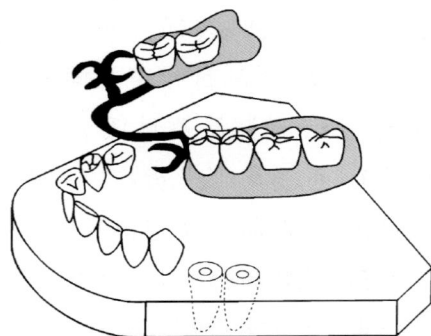

图 11-1　可摘局部覆盖义齿

根据覆盖义齿制作时机的不同，可将覆盖义齿分为以下三种类型：

1. 即刻覆盖义齿　某些特殊患者的余留牙的牙周状况较差且尚未拔除，或患者不愿拔牙后等待较长时间，或覆盖基牙的牙体尚未完成预备，希望早日配戴义齿者，可先行制作预成覆盖义齿，待覆盖基牙完成预备或拔除无法保留的患牙后，即可戴入的义齿。

2. 过渡性覆盖义齿　是指可摘局部义齿基牙出现了病变无法保留牙冠，可将该基牙进行牙体牙髓或牙周治疗后截冠，再将原义齿修改为覆盖义齿，继续使用。

3. 永久覆盖义齿　患者使用即刻覆盖义齿或过渡性覆盖义齿一段时间之后，已经能够适应义齿修复，或患者口腔状况已符合覆盖义齿修复要求，可重新进行设计、制作的新覆盖义齿。这种覆盖义齿更符合患者口腔状况及生理要求，可长期使用。

一、覆盖义齿修复的生理基础

覆盖义齿最大的特点是在义齿基托下方保留了天然牙、经过完善治疗的残冠残根或种植体,因此,覆盖义齿在功能状态下对外界刺激的感觉和反应能力有其特殊的生理学意义。

(一)牙根、牙周膜与精细感觉的关系

牙周膜是参与咀嚼活动的重要组织器官之一,牙周膜内有丰富的本体感受器(也称压力感受器),能接受机械刺激,形成感觉冲动,传入神经中枢后,神经中枢信号再反馈至牙周膜(图11-2),依此来辨别食物的大小、形状、硬度、负荷的大小及方向等,同时可反射性调节𬌗力大小,避免过大的𬌗力损伤覆盖基牙及其牙周组织。因此,覆盖义齿与常规全口义齿或可摘局部义齿相比,具有较强的辨别力,能感觉出力的方向、控制力的大小,更好地发挥咀嚼功能。

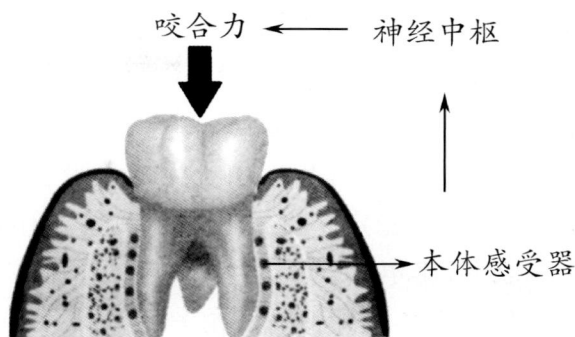

图 11-2 本体感受器与咬合力的调节反馈

(二)牙槽骨的吸收与保存

1. 牙与牙槽骨的相互依存关系 在导致牙槽骨吸收的众多因素中,牙齿的丧失对牙槽骨的影响最大。临床常见口内缺牙部位牙槽骨吸收明显,而残根和残冠部位牙槽骨丰满。这些现象说明,天然牙或牙根的保留能够有效地预防牙槽骨吸收。

2. 戴用常规全口义齿与牙槽骨的吸收 临床发现,牙列缺失患者配戴全口义齿后,牙槽骨仍在持续吸收,并随戴用年限增加,义齿的固位和稳定越来越差。究其原因,一是由于牙列缺失导致的牙槽骨不可逆转地持续吸收和改建;二是牙列缺失后因丧失本体感觉而无法调节𬌗力,加速了牙槽骨的吸收和萎缩。

3. 戴用覆盖义齿与牙槽骨的吸收 覆盖基牙的牙周膜纤维具有极好的黏弹性,缓冲了义齿传导到牙槽骨的力量,对其产生正常的功能性刺激,延缓其吸收速度,保护牙槽骨的健康。

(三)冠根比例与牙槽骨的吸收

冠根比例是指牙冠与牙根的长度之比。通常所指的是临床冠根比例,即 X 线片所示的牙根在牙槽骨内实际长度,1:2 最为理想。

覆盖义齿修复时,通过降低覆盖基牙临床牙冠的高度(即减小冠根比例),减轻基牙所受的扭力和侧向力,从而减小对基牙的创伤,减缓牙槽骨的吸收,改善牙周组织状况,甚至保留了原来认为不能保留的牙齿。

二、覆盖义齿的优缺点

(一)覆盖义齿的优点

1. 减轻患者痛苦 保存一些普通义齿难以利用而需拔除的牙及牙根,免除了患者拔牙的痛苦,缩短了等待义齿修复的时间。

2. 具有口腔生理功能 通过对牙或牙根的保留,保存了牙周膜本体感受器和神经传导途径,能辨别食物的大小、形状、硬度、负荷的大小及方向等,其神经反射方式无明显

改变,可反射性调节拾力大小,更好地发挥口腔生理功能。

3．保护口腔软硬组织健康 牙或牙根的保留,有效延缓了牙槽骨的吸收;通过截冠改变冠根比例,减少或免除基牙的侧向力和扭力,使牙周膜免受创伤,基牙得以保存较长时间;保留远中游离端牙作为覆盖义齿的基牙,可以减轻远中游离鞍基下沉,能有效降低牙槽骨所受的拾力,减缓牙槽骨的吸收。

4．修复效果理想 由于牙槽骨吸收延缓,剩余牙槽嵴丰满,以及覆盖基牙的存在,义齿的固位、稳定和支持都得到增强,咀嚼效率也随之提高。如果在覆盖基牙上安装附着体,则效果更好。

5．易于修理和调整 覆盖基牙因某种原因必须拔除时,只需在拔牙区做义齿衬垫处理,即可改成普通义齿,不需重新制作义齿。

（二）覆盖义齿的缺点

1．覆盖基牙易发生继发龋 义齿戴入 2～3 个月后,即可能产生龋坏,特别是口腔卫生状况不良者。龋坏多发生在无覆盖物的冠面和根面或金属顶盖边缘与牙根面交界处。尤以根管口充填物与周围牙本质交界处为好发部位。因此,从预备覆盖基牙起就应采取防龋措施。

2．覆盖基牙易患牙龈炎 口腔卫生状况不良时,保留基牙或牙根上覆盖物的边缘,可刺激龈缘,易导致牙龈炎的发生。若不及时处理,可进一步发展成牙周炎,最终可导致覆盖基牙丧失。

3．覆盖基牙的形态极易影响义齿制作 覆盖基牙的唇、颊侧常有明显突起,影响人工牙的排列和基托外形与美观。若有倒凹,可导致义齿戴入困难或戴入后基托组织面与黏膜不密合,破坏了义齿的边缘封闭,易存留食物残渣。

4．义齿制作相对困难 如果在覆盖基牙上制作金属顶盖或安放附着体等,往往需要花费较多的时间和费用。

三、覆盖基牙的选择

覆盖基牙能够起到支持覆盖义齿、传递和分散拾力的作用,其上还可安放各类附着体,增强义齿的固位力。所以选择覆盖基牙时,应同时考虑以下四个方面的条件:

（一）牙周情况

牙周情况是基牙选择的主要指标。选择标准是牙周组织无明显炎症,无牙周袋形成或牙周袋浅、有正常的龈附着,牙龈无出血、牙周无溢脓,牙齿松动不超过Ⅰ度,至少有 1/2 的骨组织支持,能够承受一定轴向拾力的牙或牙根作为覆盖基牙。若牙周情况较差,应进行牙周治疗,待获得最小的牙周袋深度和足够的附着龈时可选作覆盖基牙。对于一些系统性疾病患者不能拔牙,为避免拔牙而选择覆盖义齿者,覆盖基牙的选择条件可适当放宽。

（二）牙体、牙髓情况

牙体龋坏者应进行充填。牙龋坏、磨损或折断在牙龈缘下 1mm 以内,缺损和感染能被控制和治愈者,可选作覆盖基牙。根管已钙化,无法进行根管治疗,但无任何根尖症状者,可直接用作覆盖基牙。根尖有感染伴根管不通畅或已钙化,通过努力仍达不到临床治愈者,即使该牙在牙弓中占有重要位置,也不宜选作覆盖基牙。

(三)覆盖基牙的数目

覆盖基牙的数目不限,可为一个或多个,一般单颌保留2～4个覆盖基牙最为理想。若仅余留一个牙或牙根,且条件较好,也有保留价值。在先天性缺失、小牙畸形、严重磨耗,以及腭裂、颌骨裂等口腔畸形患者,基牙数量不限,原则上不主张再拔牙,除非这些牙不适合保留或影响修复效果。

(四)覆盖基牙的位置

确定覆盖基牙的位置应考虑:①基牙最好位于承受殆力较大,牙槽骨容易吸收的位置,如尖牙区、磨牙区(图11-3);②远中游离端缺失的患者,宜在缺牙区的远中或近中保留覆盖基牙(图11-4),以免造成义齿下沉,加剧牙槽骨吸收;③覆盖基牙宜分布于牙弓的两侧,如能形成三角或四边形支持,则会获得最好的支持效果。如只选两个基牙时,应避免两基牙过于集中,避免使基牙形成的支点线呈斜线(图11-5)。

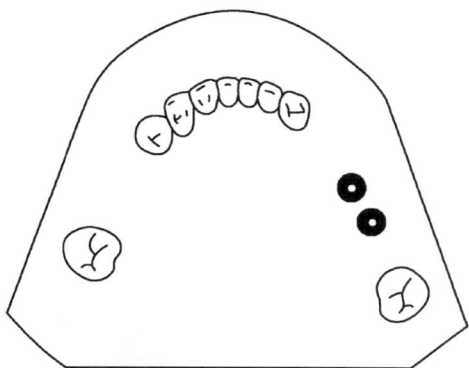

图11-3 基牙位于殆力较大的区域

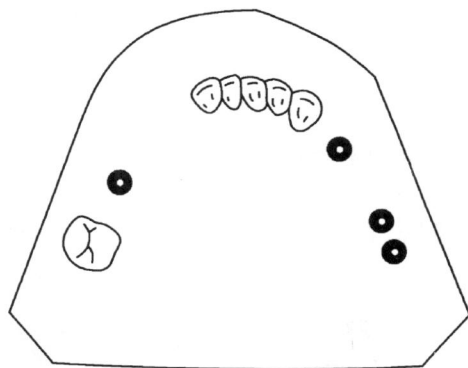

图11-4 基牙位于缺牙区的远中或近中

1. 局部覆盖义齿基牙的位置

(1)远中游离的局部义齿,若设计成混合支持式,那么牙弓后段则为软组织支持,此时可在远中尽可能接近磨牙后垫处选择一覆盖基牙。若磨牙无完善的牙根,可做半切术,保留健康牙根,该牙根可作为覆盖义齿的基牙。

(2)覆盖基牙最好位于牙弓上承受殆力较大的部位。如缺牙部位的对颌为天然牙,特别是下颌多个后牙缺失,而对颌为完整的天然牙列时,覆盖基牙通常选前磨牙。

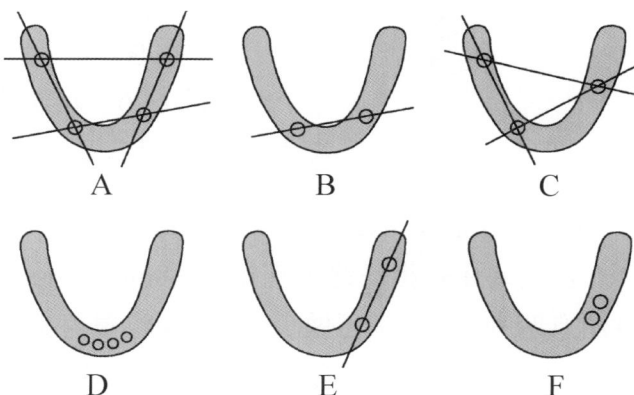

图11-5 覆盖基牙的分布与义齿的稳定性

A～C. 分布有利于义齿的支持和稳定

D～F. 分布不利于义齿的支持和稳定

2. 全口覆盖义齿基牙的位置

（1）前牙和后牙均可选用，但多选择前牙，特别是尖牙。这是因为前牙为单根，根管治疗比较容易，且疗效好。临床选用尖牙的原因是因为尖牙的牙根长且粗大，又往往为牙弓上最后脱落的牙，且在牙弓上占据重要位置。

（2）覆盖义齿的基牙最好分散在牙弓两侧，这样有利于义齿的支持，保持全口义齿的平衡与稳定。

第二节　覆盖义齿的制作

覆盖义齿与普通义齿相比较，其差别在于覆盖义齿保留和利用了部分覆盖基牙，而义齿的其他结构并无明显改变，因而覆盖义齿的基本设计和制作方法，与普通可摘局部义齿基本相似。

覆盖义齿的制作流程如下：

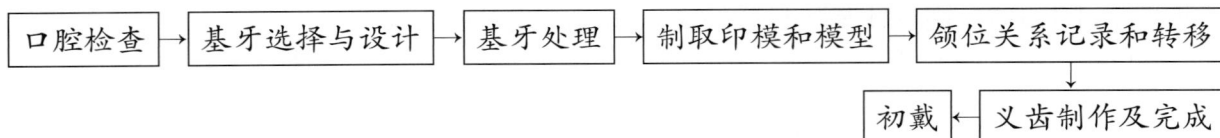

口腔检查 → 基牙选择与设计 → 基牙处理 → 制取印模和模型 → 颌位关系记录和转移 → 义齿制作及完成 → 初戴

一、基牙及顶盖的制备

根据患者余留牙的缺损程度和口内具体状况，可将覆盖基牙分为长冠基牙、短冠基牙、潜没基牙和带有附着体的基牙（图 11-6）。

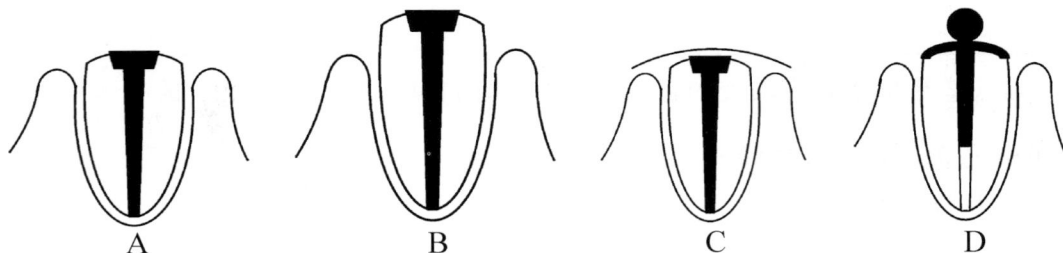

图 11-6　覆盖基牙的种类
A. 短冠基牙　B. 长冠基牙　C. 潜没基牙　D. 附着体基牙

（一）长冠基牙及长冠顶盖的制备

长冠基牙是指龈缘上保留 3～8mm 牙冠的基牙，能够兼顾支持和固位作用。其预备方法有两种：①对基牙做少量预备，将覆盖义齿直接制作在长冠基牙上；②对基牙进行预备后，在其上制作金属顶盖，然后再在金属顶盖上制作覆盖义齿。

1. 无金属顶盖的牙体预备　制作此类义齿时应做防龋和防过敏处理，以免因基托与基牙之间的间隙储存食物残渣，引起菌斑滞留，导致基牙出现龋病和牙龈炎。根据余留牙的实际情况又可分为两种：

（1）不需做牙体制备：对于某些患者保留多数天然牙，若其𬌗面有充足的修复空间，能够保证义齿厚度的基牙，临床上可以不做处理。可通过模型上画线、填倒凹后再制取终印模的方式获得共同就位道，方便义齿的戴入。

（2）需要做牙体制备：制备时只适当地修整牙冠外形，调磨轴面倒凹，不需要大量去除牙体组织。

1）适当调磨轴面突度：可适当保留颈部倒凹，尽量保存部分釉质，以求得覆盖义齿的共同就位道。

2）磨减覆盖基牙高度：根据口腔情况适量磨除𬌗面，原则上调磨后的𬌗间隙应保证覆盖义齿基托有足够的厚度而不致折断。

3）调磨：调磨各轴面角及𬌗面边缘嵴，使之圆滑。

2. 有金属顶盖的牙体制备　在长冠基牙上制作的金属顶盖称为长冠顶盖，即筒状顶盖。因其基牙颈部至𬌗面外形呈圆锥状帽形，故也称冠帽。

根据制备方法的不同有两种制备设计：

（1）单顶盖设计：单顶盖是覆盖并粘固在整个覆盖基牙牙冠表面上的金属帽状冠（图11-7）。

其牙体制备与金属全冠牙体制备基本相同，要求如下：

通常将牙冠磨短至龈缘以上3～5mm处。去除轴面倒凹，基牙轴面向𬌗方聚合度稍大于常规金属冠制备，常规制备肩台，𬌗面预备成圆钝形。若牙冠破坏较多，无法为金属顶盖提供充足的固位和抗力，需按铸造桩核牙体制备的方法制备桩道。

单顶盖可采用铸造或锤造两种方法制作，制作方法同金属全冠。铸造冠应做到较薄且与基牙密贴，以保证其固位力。冠的颈缘应与颈曲线完全一致，边缘处修整成移行斜面或刃状，并将其抛光，粘固在基牙上。

（2）双层顶盖设计：在覆盖基牙制备好的冠部制作两层金属顶盖，内层又称内冠或主顶盖，基牙制备同单顶盖；外层称为外顶盖或次顶盖，要与内冠轴面密贴，并固定在覆盖义齿基托相应部位的组织面里，这种结构称为双层顶盖（图11-8）。

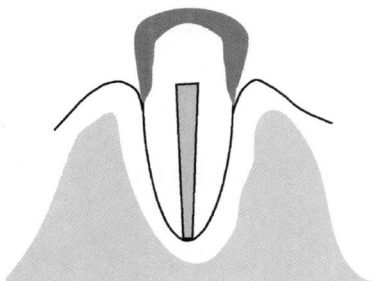

图11-7　单顶盖基牙	图11-8　双层顶盖基牙

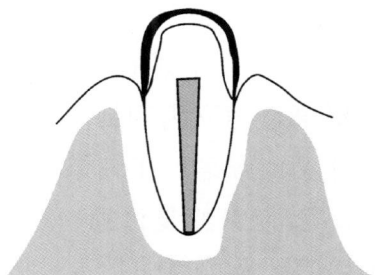

双层顶盖的设计和制作与单顶盖基本相同，区别在于：

1）由于需要制备出内、外顶盖金属厚度，故基牙制备量较单顶盖大。

2）为使外顶盖能牢固地固定在义齿基托组织面内，常需在外顶盖的近、远中面及舌面制作与其连成一体的固位装置。

3）为使覆盖义齿发挥最佳功能，真正使其成为黏膜覆盖基牙共同支持的义齿，在制作外顶盖时，应在内外顶盖𬌗面间留有 1mm 间隙，此时口内基托组织面与承托区黏膜轻微接触。此间隙能够缓冲基托对软硬组织的压力（图 11-9）。

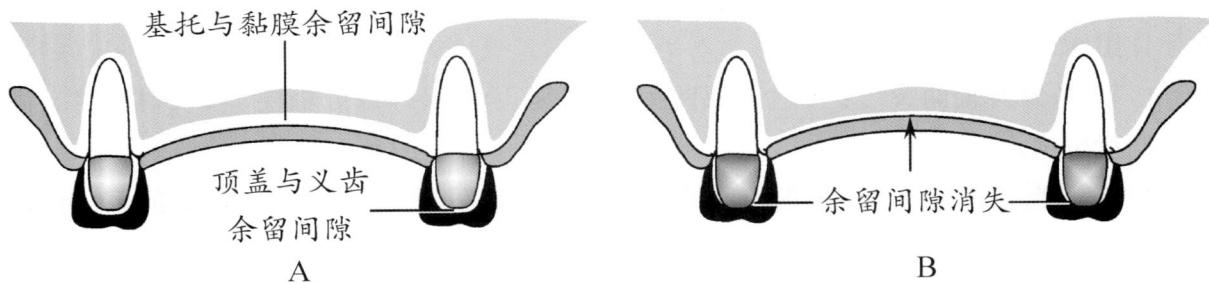

图 11-9　义齿承受𬌗力示意图
A. 承受𬌗力前　B. 承受𬌗力后

（二）短冠基牙及短冠顶盖的制备

短冠基牙是指截断牙根的位置在平齐龈缘或龈上 3mm 以内的基牙，因其减小了冠根比例，基牙所受侧向力极小甚至不受侧向力作用，能够有效保护覆盖基牙的健康。短冠基牙主要用银汞、树脂等封闭根管口，仅起支持作用。其预备方法是：

1. 截冠　将牙冠降至平齐龈缘或在龈上 1~3mm。

2. 修整外形　将根面修整成光滑的圆顶状，根管口的周围磨成小平面，以便𬌗力沿基牙长轴传递。

3. 将根面打磨圆钝、抛光。

4. 根据口腔具体情况对覆盖基牙根面进一步处理。如制作带桩的短顶盖、暴露根面做防龋处理等。

二、覆盖义齿的制作

覆盖义齿是在常规可摘义齿的基础上发展而来的一种方法，其制作方法可分为：普通覆盖义齿制作法、即刻覆盖义齿制作法和过渡性覆盖义齿制作法。

（一）普通覆盖义齿的制作工艺

1. 制订设计方案　在制作覆盖义齿之前，应对患者进行全面系统检查，根据每个患者的具体情况，制订修复计划。

2. 覆盖基牙及顶盖的制备　按设计要求对基牙进行预备，确定是用长冠基牙或短冠基牙，还是附着体固位。牙体制备时应注意共同就位道、牙体预备量及长冠顶盖制作时要为排牙留出空间。顶盖制作完毕后粘固于覆盖基牙上。

3. 制取印模、灌注模型　覆盖基牙处理完成后，按制作一般义齿的方法取印模、灌注模型和分离模型。

4. 颌位关系记录与转移　参照可摘局部义齿或全口义齿颌位关系记录与转移的方

法和要求,完成覆盖义齿的颌位关系记录与转移。

5. 义齿制作要求和注意事项 覆盖义齿制作的步骤和方法与制作常规可摘局部义齿基本相同,但在某些要求和注意事项方面有所区别。

(1) 保留间隙:基托组织面与覆盖基牙、长冠单顶盖、短冠带桩短顶盖间以及双层顶盖间保持 1mm 间隙。

保持间隙常用方法有:

1) 不需制作双层顶盖者,可在工作模型的基牙根面上填约 1mm 的硬质材料(如人造石等)。

2) 需制作双层顶盖者,在外顶盖固定之前,于内、外顶盖顶端之间放置厚度约 1mm 的衬垫物;在外顶盖固定后,去除衬垫物,则内、外顶盖之间保留 1mm 间隙。

3) 覆盖基牙相应处的基托组织面应做缓冲处理,或在覆盖基牙相对应的基托组织面衬垫弹性材料,如弹性树脂、硅橡胶等,使之有 1mm 的间隙。

(2) 组织倒凹的处理:以前牙牙弓区为例,若有明显骨组织倒凹,可采取下述方法:

1) 若设计为长冠基牙,则①牙体制备时应尽量多磨除唇侧牙体组织以利于排牙;②制作长冠顶盖熔模时,应在熔模近龈缘处恢复外形,形成有利的倒凹,以便安放钢丝卡环,增强固位,唇侧倒凹处不制作基托。采用这种制作方法,既增强了义齿的固位,又避免因倒凹过大而导致的制作困难。

2) 在义齿唇侧组织倒凹区内可设计弹性带翼基托。

(3) 基托设计:与全口义齿或可摘局部义齿基本相似,但也有差异。

1) 基本要求:①利于自洁和保持口腔卫生;②不对游离龈产生机械损伤;③不影响口唇黏膜正常生理运动;④符合美观和功能的要求;⑤易于修理。

2) 无牙颌区基托的设计要求:基托伸展范围和形状与全口义齿基本相似,但应注意:①基托不能过度伸展;②牙槽嵴较丰满时,前牙区人工牙直接排列在牙槽嵴上即可取得美观效果;③基托应止于牙槽嵴的观测线处,否则易形成倒凹,导致食物嵌塞。

3) 采取基托增力设计:使用高强度树脂基托或金属基托,根据需要,可设计为局部或全腭金属基托。

(4) 利用磁性附着体:若覆盖基牙牙冠缺损较大,可预备成短顶盖,在保留的牙根和与牙根相对应的基托内,放置永磁体,以利义齿固位。

6. 初戴义齿 将制作完成的义齿按常规进行试戴。缓冲基托边缘过度伸展部分,调磨牙尖交错𬌗、前伸𬌗和侧向𬌗,直至合适。

(二)即刻覆盖义齿的制作工艺

为了使患者早日配戴义齿,在一些特殊情况下,可以在未拔除无法保留的患牙,或覆盖基牙尚未完成预备时,将覆盖义齿预先完成,待覆盖基牙完成预备或拔除患牙后可立即戴入口内,这种覆盖义齿称为即刻覆盖义齿。

即刻覆盖义齿与一般即刻义齿的制作方法基本相同,但对于覆盖基牙的处理略有不同。制作方法如下：

1. 模型处理 先在模型上按短冠基牙的要求制备覆盖基牙，然后按常规方法预成即刻义齿备用。

2. 基牙预备及顶盖制作 口内预备覆盖基牙，按短冠基牙要求进行根面制备。其外形尽量与模型上已修整好的覆盖基牙一致。根管口用银汞合金充填或用带桩短顶盖覆盖根面。

3. 拔除无法保留的患牙。

4. 戴入即刻覆盖义齿。

即刻覆盖义齿戴入后的护理同一般即刻义齿。戴牙后追踪观察 2～3 个月并复诊。由于戴牙初期，拔牙处的牙槽嵴吸收迅速，使基托与黏膜之间出现间隙，行使功能时义齿发生翘动，可能使其下的覆盖基牙和支持组织受到创伤，有时导致义齿折裂。因此，待牙槽骨吸收基本稳定，应及时进行重衬处理和咬合调整，特别注意在覆盖基牙和义齿基托组织面间应保留 1mm 的间隙。

即刻覆盖义齿既具有一般义齿的优点，又具备覆盖义齿的优点，制作方法比较简单。但由于拔牙、预备覆盖基牙、修整牙槽骨和戴牙在同一时间内完成，操作时间较长。年老、体弱的患者在接受这种治疗时常感到疲惫。

（三）过渡性覆盖义齿的制作工艺

过渡性覆盖义齿是将患者口内已有的可摘局部义齿，改换成局部覆盖义齿或全口覆盖义齿，又称转换性覆盖义齿。即在旧义齿上添加人工牙以修复拔除的患牙，同时在旧义齿基托下覆盖经治疗的牙根。

在制作过渡性覆盖义齿时，应对患者口腔进行仔细检查，周密计划。因旧义齿往往在咬合接触、颌位关系、固位、强度、美观等方面存在不同程度的问题，这些问题能否在制作过渡覆盖义齿过程中加以纠正，余留牙中能否选出合适的覆盖基牙等，成为制作过渡性覆盖义齿的关键。过渡性覆盖义齿适用于具有较好的结构、并能行使正常功能的旧义齿，或仅需做适当处理，余留牙中可留 1～4 个基牙的病例。

过渡性覆盖义齿制作简便，覆盖基牙通常预备成短基牙覆盖于义齿基托下方，其他程序与一般可摘义齿添加人工牙、卡环、重衬基托等方法相同。这种修复体属于暂时性修复体，使用一段时间后需重新制作义齿，过渡期的长短视口内具体情况而定。

练习题

A1 型题

1. 下列各项中哪一项不是覆盖义齿修复的优点

    A. 能减轻患者痛苦   B. 修复效果理想   C. 制作简单省时

    D. 易为患者接受   E. 易于修理和调整

2. 关于覆盖基牙应具备的条件，错误的说法是

A. 无牙周袋或牙周袋较浅，无溢脓

B. 牙槽骨无吸收或吸收少于根长的 1/2

C. 牙的松动度一般不超过Ⅰ度

D. 必须是做过根管治疗后的死髓牙

E. 有牙髓病变者，做过完善的牙髓治疗

3. 覆盖基牙的数目比较理想的是

A. 单颌保留 1～2 颗   B. 单颌保留 2～4 颗   C. 单颌保留 4～6 颗

D. 单颌保留 5～7 颗   E. 单颌保留 4～8 颗

4. 覆盖基牙的位置取决于口内余留牙的位置和健康状况，最理想的位置是

A. 牙弓后部咬合力最大的位置

B. 牙弓前部咬合力最小的位置

C. 牙弓前后、左右均有基牙且位于咬合力最大的位置

D. 牙弓前后、左右均有基牙且位于咬合力最小的位置

E. 牙弓两侧咬合力最小的位置

5. 覆盖基牙可以采用无金属顶盖设计的是

A. 需要调节义齿固位力大小及获得侧向支持者

B. 根面缺损达到龈下者

C. 覆盖基牙已有龋坏者

D. 基牙为活髓伴有过敏症状者

E. 无龋坏病史者

6. 原则上长冠基牙的冠长不能超过根长的

A. 1 倍   B. 1/2   C. 1/3

D. 2/3   E. 1.5 倍

7. 短冠基牙一般在牙龈缘上保留多少的牙冠

A. 3mm 以上   B. 3mm 以下   C. 1～3mm

D. 1～5mm   E. 5mm 以下

（徐佳音）

第十二章　圆锥型套筒冠义齿修复技术

📖 **学习目标**

1. 掌握：圆锥型套筒冠义齿的制作。
2. 熟悉：套筒冠义齿的概念和种类；圆锥型套筒冠义齿的组成和优缺点。
3. 了解：圆锥型套筒冠义齿的适应证和非适应证及设计。

第一节　概　　述

套筒冠义齿是指以套筒冠为固位体的可摘义齿。套筒冠固位体由内冠与外冠组成，内冠粘固在基牙上，外冠与义齿其他组成部分连接成一个整体，义齿通过内冠、外冠之间的嵌合、摩擦作用产生固位力，使义齿获得良好的固位与稳定，义齿所承受的𬌗力由基牙或基牙与基托下组织共同来承担。

临床应用的各种套筒冠除内冠的形状有差异外，其基本结构相似。各种套筒冠固位体的义齿通常具有以下共同特性：

1. 套筒冠义齿在修复牙列缺损时，将基牙连接成整体，能获得良好的支持与稳定作用。
2. 套筒冠义齿具有牙周夹板作用，咀嚼时多基牙整体受力，𬌗力能得到合理分配。
3. 义齿受到垂直向或侧向外力时，整体基牙承受的𬌗力比单个基牙承受的𬌗力大。
4. 套筒冠义齿对基牙牙周组织的自洁及保护作用较其他可摘义齿好。

临床上根据内冠形态不同，可将套筒冠分为以下四种类型（图 12-1）：

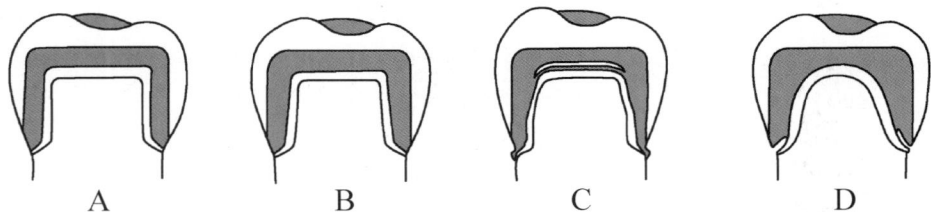

图 12-1　套筒冠固位体的四种常见类型

A. 圆柱型　B. 圆锥型　C. 缓冲型　D. 卵圆型

1. 圆柱型套筒冠。
2. 圆锥型套筒冠。

3. 缓冲型套筒冠。

4. 卵圆型套筒冠。

其中，圆锥型套筒冠被修复学界认可为较理想的固位体。该种套筒冠是由圆锥形的内冠与外冠组成的双重冠，以此为固位体的可摘义齿，称为圆锥型套筒冠义齿。圆锥形的内冠与外冠之间形成嵌合作用，可以调节固位力，采用该固位体的义齿稳固性好，能较好地恢复咀嚼效能。目前临床应用的圆锥型套筒冠义齿是固定 - 活动联合修复的主要方法之一。

一、圆锥型套筒冠义齿的组成

圆锥型套筒冠义齿一般由圆锥型套筒冠固位体、人工牙或桥体、基托、连接体等部分组成（图 12-2）。

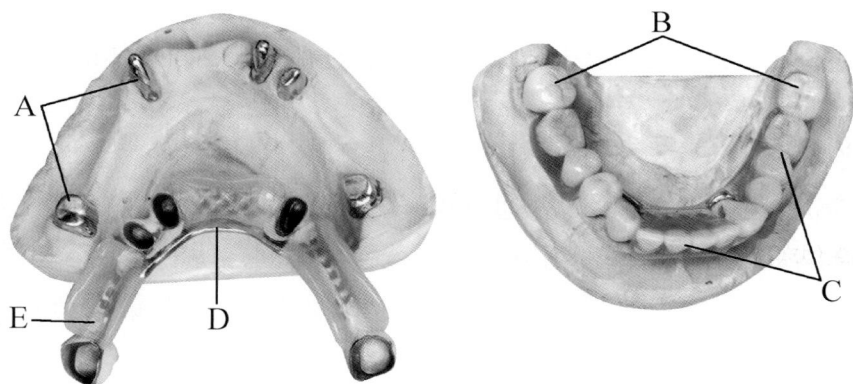

图 12-2 圆锥型套筒冠义齿的组成

A. 基牙与内冠 B. 外冠 C. 人工牙 D. 大连接体 E. 小连接体

（一）固位体

圆锥型套筒冠固位体由内冠与外冠组成。金属内冠粘固在基牙上，外冠与内冠之间嵌合形成固位力，为义齿提供固位作用。圆锥型套筒冠固位体可按内、外冠之间的接触形式分为两类（图 12-3）。

1. 非缓冲型圆锥型套筒冠固位体 此类固位体的内、外冠之间为密合嵌合。一般用于牙周支持组织条件好的基牙，可对义齿起到良好的支持与固位作用。

2. 缓冲型圆锥型套筒冠固位体 固位体的内外冠之间存在一定间隙，一般用于牙周支持组织条件略差的基牙，或为了减轻基牙承受𬌗力时采用。

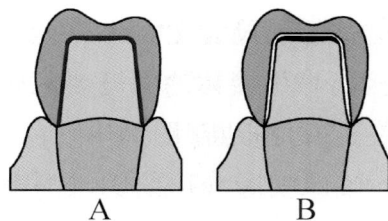

图 12-3 内外冠之间的接触形式

A. 非缓冲型（接触式） B. 缓冲型（非接触式）

（二）人工牙

人工牙或桥体在圆锥型套筒冠义齿中起恢复缺失牙的解剖形态和功能的作用。按制作工艺和材料不同可分为以下几种类型。

1. 树脂牙（成品牙） 一般采用复色层成品树脂牙，多用于天然牙缺失较多的缺失牙区的修复。

2. 金属烤瓷牙 用于缺失牙较少的牙列缺损修复，人工牙制作与固定义齿桥体的制作方法相同。

3. 金属树脂牙 在缺牙区的金属支架或金属桥体基底上，用与余留牙色泽相同的树脂按缺失牙的形态，根据与对颌牙的咬合关系，分层雕塑被修复的牙形态，然后在固化炉中固化形成树脂牙。此类人工牙色泽与天然牙接近，与义齿结合性能好，不易折断。用于缺失牙较多的牙列缺损修复或类似固定桥结构的修复。

（三）基托

圆锥型套筒冠义齿的基托与可摘局部义齿相同，根据设计要求，可选用金属基托或树脂基托。圆锥型套筒冠义齿基托部分的作用是：①连接义齿各个部分成一整体；②将𬌗力通过基托传递至基托下支持组织，分散𬌗力；③减轻安放固位体的基牙的负荷；④可以提供人工牙的排牙位置。

（四）连接体

圆锥型套筒冠义齿的连接体与普通可摘局部义齿的连接体相同，也分为大连接体和小连接体，但桥体结构的圆锥型套筒冠义齿的连接体与固定桥的连接体相同。

1. 大连接体 也称为连接杆，与普通可摘局部义齿一样，圆锥型套筒冠义齿的大连接体主要有腭板、腭杆、舌板、舌杆等。

其作用是：①连接义齿各组成部分成一整体，有利于义齿的固位和稳定；②在义齿使用时传递和分散𬌗力至基牙和其他邻近支持组织；③可增强义齿强度、缩小义齿体积、提高舒适和美观程度。

2. 小连接体 又称脚部。通过小连接体将固位体的外冠与义齿的其他组成部分形成牢固连接。小连接体的强度要求较高，应能防止义齿在此部位折断（图12-4）。

临床实际应用的圆锥型套筒冠义齿，不一定都具有上述圆锥型套筒冠义齿的各组成部分。如牙列无缺损的牙周病修复治疗，圆锥型套筒冠修复体起牙周夹板作用，其修复体仅由固位体与连接体组成，一般不包括人工牙及基托（图12-5）。又如少数牙缺失的牙列缺损修复，圆锥型套筒冠义齿也只由固位体、人工牙（桥体）和连接体组成，不一定需要基托。也可以在无牙颌颌骨上种植人工牙根，在人工牙根上进行圆锥型套筒冠义齿修复（图12-6）。

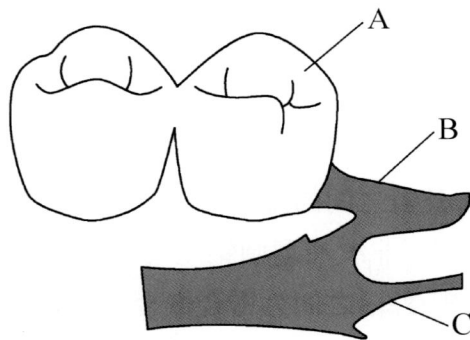

图 12-4 小连接体

A. 外冠 B. 小连接体 C. 金属支架

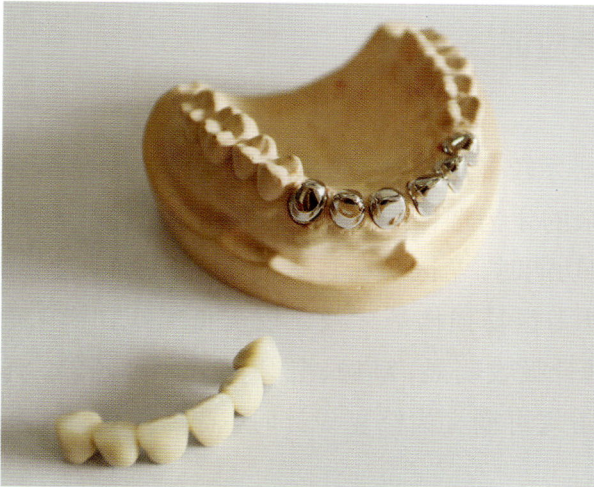
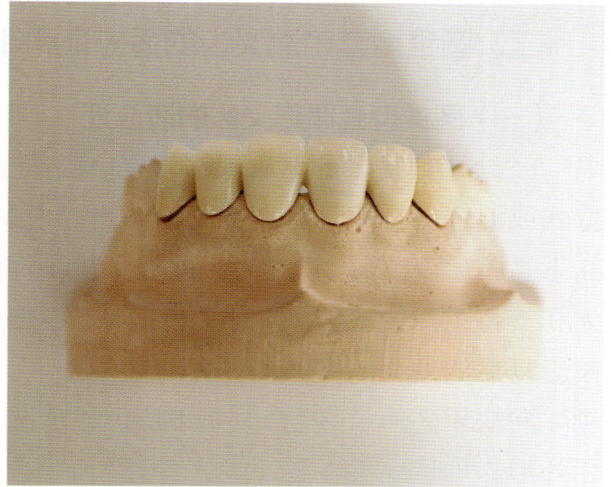

A   B

图 12-5　牙列无缺损的圆锥型套筒冠义齿修复

A. 圆锥型套筒冠义齿戴入前　B. 圆锥型套筒冠义齿戴入后

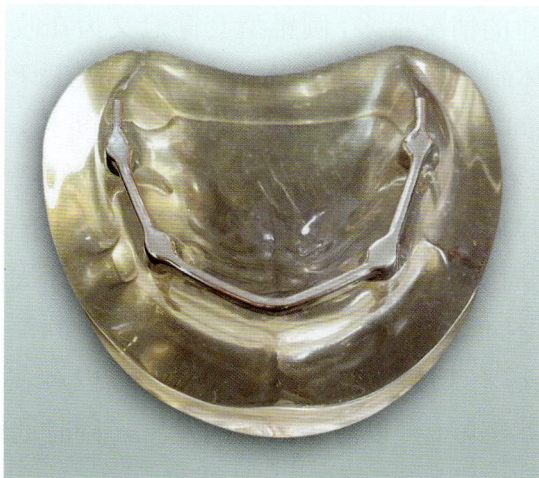
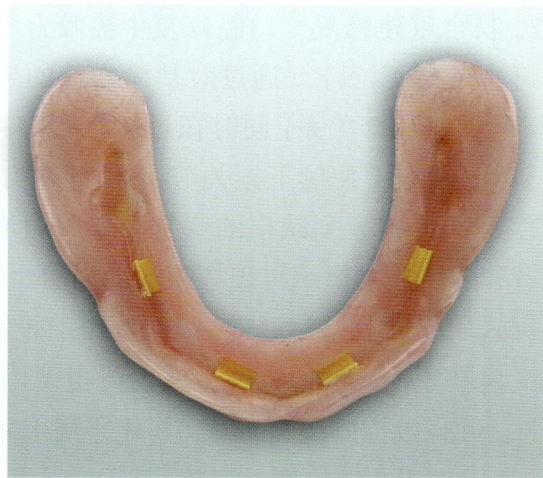

A   B

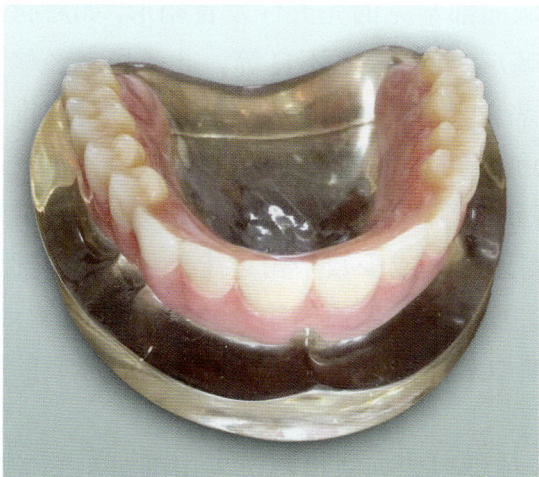

图 12-6　牙列缺失的圆锥型套筒
冠义齿修复

A. 圆锥型套筒冠全口义齿戴入前

B. 圆锥型套筒冠全口义齿组织面

C. 圆锥型套筒冠全口义齿戴入后

C

二、圆锥型套筒冠义齿的适应证和非适应证

(一)圆锥型套筒冠义齿的适应证

1. 缺牙数目多的牙列缺损修复 临床上缺牙较多的病例,通常将义齿设计成黏膜支持式或混合支持式可摘局部义齿。口腔内剩余的牙齿选作基牙,起固位作用。基牙和基托下黏膜、牙槽嵴承担𬌗力。此类义齿在行使功能时,常因负荷过大而下沉,进而增加基牙和支持组织的负担,同时义齿摘戴产生的外力也易损伤基牙及牙周支持组织,影响义齿修复后的效果。尤其是基牙有牙周病、牙槽骨吸收明显、龋病、邻牙向缺牙区倾斜、对颌牙向缺牙区伸长、咬合关系不协调等情况,常规可摘义齿修复设计时,需要大量调改基牙外形。

如果采用圆锥型套筒冠义齿修复,只需将固定和活动的两部分做整体设计,调改基牙,改善冠根比,制作内冠,然后再制作套筒冠义齿的活动部分,这样不仅能减轻余留牙的负担,同时对牙周组织有生理性刺激,纠正因余留牙倾斜、伸长等引起的咬合关系不协调,而且美观、义齿稳定性好,有利于牙列缺损的远期修复效果。

2. 咬合重建修复 口腔修复中需咬合重建的情况很多,圆锥型套筒冠义齿在咬合重建中可实现修复治疗。通过对基牙内冠的牙体制备与外冠的形态恢复,以及人工牙的排列,易于重建咬合关系,同时在过渡性治疗期间,圆锥型套筒冠义齿修复咬合重建,可不断调整咬合关系,使颞下颌关节、𬌗、咀嚼肌三者之间达到协调,充分恢复咀嚼效能。

3. 牙周病伴牙列缺损的修复 牙周病治疗后,远期治疗效果的好坏主要在于控制菌斑附着和防止牙周组织再破坏吸收。为防止牙周组织创伤,通常所采用的可摘式牙周夹板或固定式牙周夹板有治疗效果,但菌斑的控制困难较大,因此牙周病容易复发。圆锥型套筒冠义齿基牙由高度抛光的金属内冠覆盖,且基牙邻接面之间有较大的间隙,内冠表面容易清洁,可有效控制菌斑形成,基牙牙周卫生状态好,可以防止龈炎的发生。同时通过外冠的夹板固定作用,使颌弓完整,便于𬌗力传导和分散,可以防止基牙牙周组织受到损伤。

4. 先天畸形引起牙列缺损的修复 口腔颌面部常见的先天性发育畸形,如唇腭裂患者,常伴有上颌牙槽骨的发育不良、前牙牙列畸形、咬合关系不良等。此类患者经修复手术修复唇腭裂后,牙列畸形仍然存在,影响患者的咀嚼、美观和发音功能,采用圆锥型套筒冠义齿可使牙列畸形得到改善,各方面的功能也可达到比较满意的效果。

5. 颌骨缺损伴牙列缺损的修复 颌骨部分切除术后的缺损部修复可设计以卡环为固位体的赝复体,固位体常安放在余留的一侧牙弓上或少数余留牙上,由于缺损部修复后没有强有力的支持,固位体容易形成支点,影响余留牙的健康和修复后的咀嚼效能。此类病例可根据余留牙的数目、部位设计圆锥型套筒冠义齿,降低因支点而形成的赝复体翘动和摆动,可有效地提高咀嚼效能。

除上述圆锥型套筒冠义齿的适应证外,各种类型牙列缺损都可采用圆锥型套筒冠作为修复体的固位体。

（二）圆锥型套筒冠义齿的非适应证

1. 未控制的牙周病患者　牙周支持组织的慢性进行性破坏，会造成圆锥型套筒冠义齿基牙的松动、脱落，轻者可造成牙龈退缩、牙根暴露。因此，在进行套筒冠义齿修复前，必须控制好牙周病。

2. 活髓牙　一般修复类型中，应尽量考虑保存基牙牙髓活力，如有伸长、倾斜的活髓牙、年轻恒牙等，应首先考虑其他修复方法，例如种植义齿等。如必须采用圆锥型套筒冠义齿修复，应行根管治疗后，方能作为基牙。

三、圆锥型套筒冠义齿的优缺点

（一）圆锥型套筒冠义齿的优点

1. 固位力可调节　圆锥型套筒冠固位力可根据义齿的需要进行调节。特别在多基牙情况下，可通过改变内冠轴壁的角度而调整固位效果，不会因基牙数多，使修复体摘戴困难。

2. 固位好　可摘局部义齿卡环固位体随义齿摘戴次数增加，固位力会减弱，而圆锥型套筒冠固位体的固位力不会随义齿使用时间与摘戴次数的增加而降低。因为圆锥形内冠与外冠之间的嵌合，在反复摘戴摩擦后，仍不会降低密合度，因此能保持固位体的固位力。

3. 保护基牙　龋坏的基牙在去净龋坏组织后，或基牙牙体组织缺损范围大，经根管充填完整后制作桩核，然后用内层冠覆盖起来，可防止牙体折断或继发龋的发生。

4. 保护牙周组织　基牙由高度抛光的金属内冠覆盖，表面容易清洁，菌斑不易附着，使基牙牙周组织保持良好的卫生情况，防止龈炎的发生。当义齿取出的瞬间固位力迅速丧失，不对基牙产生任何不利的外力，可防止基牙牙周组织损伤，不同于卡环型固位体摘戴时对基牙产生的外力。

5. 利于牙槽骨的健康　圆锥型套筒冠义齿承受的𬌗力通过固位体传递至基牙，也通过基托传递至牙槽骨的黏膜。将𬌗力分散，不会使软硬组织受力过大，引起牙槽嵴的吸收和黏膜的萎缩或增生。这样的生理性刺激有利于保存牙槽骨的高度。

6. 可调整咬合关系　部分天然牙缺失若不及时修复，可引起缺牙区邻牙的倾斜，对颌牙伸长，有时会形成咀嚼运动障碍。圆锥型套筒冠义齿修复，可将倾斜牙、伸长牙进行调整，恢复符合患者自身的咬合关系。对𬌗面和切缘重度磨损的患者，通过该方法修复治疗，可恢复被磨损牙的牙冠高度以及牙尖交错位时的垂直距离，并能解除颞下颌关节出现的临床症状。

7. 具有牙周夹板的作用　圆锥型套筒冠义齿就位后，将基牙与基牙之间连接成整体，起牙周夹板的作用。义齿受力时，使修复前的单个牙运动转变成基牙的整体运动，增加了基牙承受𬌗力的能力。而且，作用于义齿上的外力可以迅速分散，从而保护基牙牙周组织的健康。

8. 异物感小，对味觉、发音影响小　圆锥型套筒冠义齿除在多数牙缺失、少数牙残存的牙列缺损修复中基托面积较大外，其他情况下义齿设计一般比较精巧，基托范围小，有些设计与固定义齿相似,因此异物感小。口腔内被覆盖组织的面积少,对味觉以及发音的影响较小。

9. 美观　与卡环固位体可摘局部义齿相比,金属暴露少。缺牙区牙的排列、人工牙的颜色等可根据面容、肤色进行调整。也可通过固位体制作调整牙的形态与色泽,得到自然美观的效果。

(二)圆锥型套筒冠义齿的缺点

1. 磨除牙体组织量大　圆锥型套筒冠固位体的内、外冠均需要预备出间隙,基牙牙体预备时磨除牙体组织量大。对活髓基牙进行牙体制备时,容易露髓,或者因磨切量大,剩余牙体组织量少,髓室接近金属内冠壁,在金属内冠粘固后,遇冷热刺激易引起牙本质过敏或牙髓病变。

2. 容易暴露内冠金属　将修复体取出清洁时,金属内冠暴露,影响美观。因此在制作修复体前,需要向患者解释,使其有心理准备。

3. 容易暴露颈缘金属线　由于圆锥型套筒冠义齿反复摘戴,容易造成固位体的唇颊面颈缘瓷层或树脂层的损坏。因此,为了避免固位体瓷层或树脂层的损坏,在固位体的唇颊面颈缘处设计有一条金属保护线,有时会暴露牙颈部的颈缘金属线。

4. 圆锥型套筒冠义齿取出后的影响　有些病例因取出义齿而失去咬合关系,出现垂直距离降低,可能失去部分或全部咀嚼功能,也会影响美观和发音。

圆锥型套筒冠义齿适用范围很广,一般固定义齿和可摘局部义齿的适用范围都可作为其适应证。但义齿制作的工艺要求较高,费用较贵。在采用该修复方法做修复设计时,应根据缺牙区基牙、牙周组织健康状况、患者对修复的具体要求,进行综合分析,慎重选择其适应证。

第二节　圆锥型套筒冠义齿的设计原则

一、基牙的选择

圆锥型套筒冠义齿的基牙选择十分关键,由于该修复方法一般采用多基牙的形式,故选择基牙时应视其自身的健康情况、分布以及彼此之间的位置关系而定,并且根据基牙的条件可选择不同类型的圆锥型套筒冠固位体。

1. 基牙的条件

(1)牙冠:圆锥型套筒冠固位体对基牙的牙冠要求不高,各种牙冠形态通过内冠的牙体预备,均能选作基牙。若龋病或大面积牙冠缺损,将龋去净或通过固位钉加树脂修复,把牙冠预备成内冠基牙所要求的形状,这类患牙也能选作基牙。若残冠或残根,符合桩核修复要求仍可作为基牙。

(2)牙髓:一般最好选择牙髓无活力,且已做过根管治疗的牙。如某些多数牙缺损病例需设计该修复方法者,或某些重度牙周病患者,需采用圆锥型套筒冠义齿进行夹板修复治疗者,应将活髓摘除,根管充填后才能作为基牙。老年患者牙髓髓室较小,有活力的牙也可作为基牙;而年轻患者活髓牙不能选作基牙。

(3)牙根:由于圆锥型套筒冠义齿一般为多基牙,义齿将各基牙连接成整体。因此,不管牙根的长短、粗细、形态、牙周膜面积的大小如何,牙列中的所有牙一般均能选作基牙。

(4)牙周组织:牙周组织健康的牙为圆锥型套筒冠义齿的理想基牙。若牙周组织破坏吸收,牙松动,经牙周病综合治疗后能保留的患牙,松动度小于Ⅱ度,仍可作为基牙。如牙周病患牙中的个别牙牙周组织破坏吸收不超过 3/5,经过牙周病治疗后,仍可保留作为基牙。若根尖周组织有炎症,经治疗炎症消除的牙也可作为基牙。

2. 基牙的类型 圆锥型套筒冠义齿根据牙列缺损类型、基牙的条件和义齿设计的要求,可将基牙分为两类。

(1)固位支持型基牙:此类基牙的牙周组织较健康,牙周膜面积较大,主要为义齿提供固位与支持作用。

(2)支持型基牙:此类基牙的主要作用是为义齿提供支持,一般多基牙的圆锥型套筒冠义齿除固位支持型基牙外,其余均属于支持型基牙。

二、固位体的选择

圆锥型套筒冠固位体的内冠粘固在基牙上,外冠根据内冠的内聚方向就位,当内外冠密合嵌合时即产生固位力,同时固位体外冠还应恢复该基牙的解剖形态,以达到完全修复的效果。

1. 固位体应具备的条件

(1)内冠轴面要求:内冠按设计要求,轴面必须有合适的𬌗方内聚度,保持义齿所需的固位力。内冠轴面和𬌗面应该平整光滑,轴面突度不能过大或过小,否则会影响固位体内外冠之间的密合,使固位力下降或丧失。轴面和𬌗面交角不能形成尖锐棱角,应呈钝角(图 12-7)。

(2)外冠形态要求:外冠应恢复该基牙的解剖形态,与邻牙之间形成正确接触关系,唇(颊)面和舌面突度与邻牙协调,外冠与邻牙之间有合适的外展隙、邻间隙,有良好的食物排溢功能和自洁作用(图 12-8)。𬌗面与对颌牙有正确的咬合接触关系。

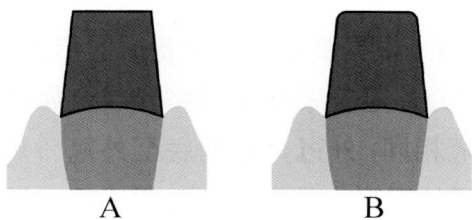

图 12-7 内冠轴面与𬌗面之间的形态
A. 错误 B. 正确

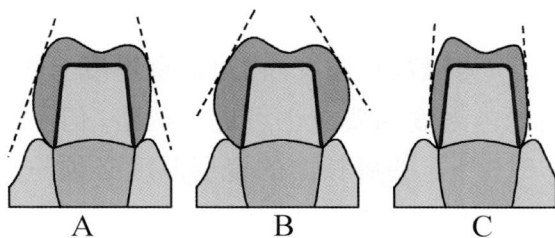

图 12-8 外冠轴面突度的恢复
A. 正确 B. 过大 C. 过小

（3）内、外冠接触要求：内、外冠之间的接触关系取决于设计。非缓冲型圆锥型套筒冠固位体的内、外冠之间应密合，以保证固位体的固位力；缓冲型套筒冠固位体的内、外冠应保持一定的间隙，保证固位体有缓冲作用，减小基牙牙周支持组织的负荷。

（4）内、外冠颈缘要求：圆锥型套筒冠固位体的内、外冠边缘应光滑，边缘位置正确，不宜过长而压迫牙龈组织，也不宜过短使颈部牙体组织暴露，不能形成悬突，影响自洁作用（图 12-9）。

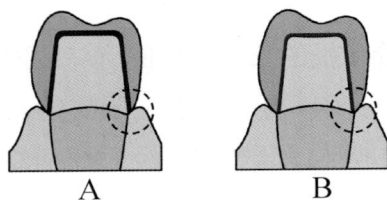

图 12-9　内、外冠颈缘的要求
A. 颈部（悬突）形态不正常
B. 颈部形态正常

（5）材料性能：固位体内、外冠所选用的材料应相同，生物相容性好。若选用贵合金材料制作内、外冠，则更易获得及保持良好的固位力，其固位力的大小和持久性均优于非贵金属。

2. 圆锥型套筒冠固位体的外冠　圆锥型套筒冠固位体外冠根据所选用的材料和制作工艺的不同分为以下几类：

（1）金属圆锥型套筒冠固位体：该固位体内、外冠均采用同类型金属材料制作，一般适用于磨牙区，对美观影响不大。

（2）金属烤瓷圆锥型套筒冠固位体：该固位体内冠用金属制作，外冠为烤瓷熔附金属全冠，适用于前牙与前磨牙区。

（3）金属树脂圆锥型套筒冠固位体：该固位体内冠为金属冠，外冠为金属基底冠上用树脂覆盖固化完成，适用于前牙区和前磨牙区。

上述 3 种固位体均为临床常采用的圆锥型套筒冠固位体。由于患者可自行摘戴圆锥型套筒冠义齿，在选用外冠时，因与固定桥的固位体粘固在基牙上的方式不同，必须考虑固位体外冠的强度。如一侧牙弓上的修复体有多个基牙时，在不影响美观前提下，后牙应选用金属固位体，以加强外冠的强度，而前牙则要考虑美观问题，选用烤瓷熔附金属全冠或金属树脂全冠。

3. 内冠设计时应注意的问题

（1）内冠𬌗向内聚度：内冠𬌗向内聚度的大小直接与固位力的大小有关，在内冠𬌗向内聚度设计时，根据义齿中固位体的作用决定。固位支持型固位体的内冠内聚度为 2°～6°，而支持型固位体的内冠内聚度为 8°。内冠制作时，内聚度必须严格控制，才能达到设计要求。

（2）内冠冠壁厚度：内冠冠壁厚度一般约为 0.3mm。根据基牙牙体预备后的形态，以及内冠内聚度的要求也可进行调整，但不宜过厚，因为外冠若采用金属烤瓷或金属树脂制作时，外冠的唇颊面的瓷层厚度必须与金属烤瓷冠相同，外冠金属基底至外冠唇颊面的表面应保留 1.5mm 的间隙，用于烤瓷瓷层或树脂层外冠形态的塑造。如果内冠内壁过厚，会影响固位体外冠唇颊面的形态。

（3）内、外冠的接触：内、外冠之间根据临床设计，非缓冲型圆锥型套筒冠固位体的内、外冠之间,内冠轴面和殆面应与外冠组织面密合,无间隙存在,从而保证固位体的固位力。缓冲型套筒冠固位体的内冠轴面和殆面与外冠组织面之间有一定的间隙,其间隙大小依患者牙槽嵴顶黏膜弹性而定,一般轴面为 0.03mm,殆面为 0.3mm。受力初期,内冠轴面与外冠有轻度接触,而殆面不接触,当殆力加大至基托下组织被压缩到一定程度后,内、外冠殆面才接触,达到缓冲效果(图 12-10)。

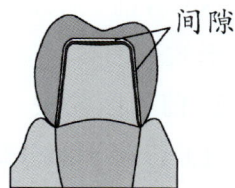

图 12-10 缓冲型套筒冠固位体内、外冠轴面和殆面之间的间隙。

(4)固位体颈缘:固位体内冠与外冠的颈缘有一定的要求。内冠颈缘与基牙颈部的斜面肩台密合接触,不能形成悬突。在牙体预备时,基牙颈部形成斜面型肩台,能保证内冠颈缘有一定厚度,铸造时颈缘完整。内冠粘固后颈缘应无悬突或覆盖不全,与基牙颈部结合处平整光滑。内冠的基牙肩台宽度一般为 0.3mm(图 12-11)。外冠颈缘除金属固位体外,金属烤瓷和金属树脂外冠唇颊侧都需要有金属颈缘保护线,使瓷层或树脂层不因义齿摘戴而引起瓷层或树脂层折裂。金属保护线宽度一般在 0.2～0.4mm(图 12-12)。

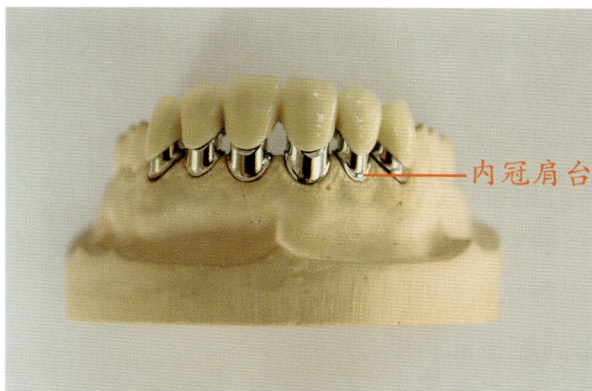

图 12-11 内冠肩台 0.3mm

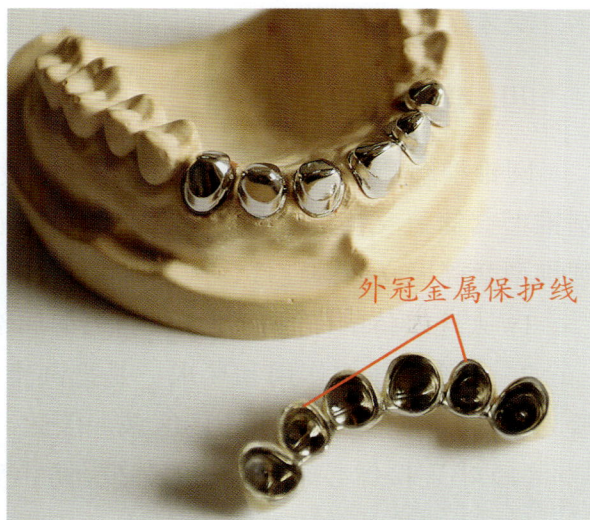

图 12-12 外冠金属保护线

三、人工牙的设计

圆锥型套筒冠义齿的人工牙设计,根据义齿设计的方案不同而不同。若缺牙数目少,基牙条件尚好,非牙列远中游离端缺损,义齿设计一般选用基牙支持式的圆锥型套筒冠义齿,缺牙区人工牙的设计同固定桥。若缺牙数较多,基牙条件不佳、义齿设计为基牙和黏膜混合支持式圆锥型套筒冠义齿,缺牙区人工牙视缺牙的部位、数目、患者的要求而定,一般有以下几种选择:

1. 前牙和后牙均有部分缺失

(1)若前牙缺牙数少,可采用桥体形式修复缺失牙,而后牙选用成品树脂人工牙。

（2）若前牙缺牙数多或前牙全部缺失，义齿所承受的殆力主要由基托下的组织承担，前牙区和后牙区的缺失牙一般选用成品树脂人工牙。

（3）若前、后牙的缺牙数目都少，义齿所承受的殆力主要由基牙承担，缺牙区可选用桥体形式修复。

2．前牙区缺失

（1）若前牙部分缺失，人工牙设计一般选用桥体形式。

（2）若前牙区全部缺失，根据义齿设计的支持形式而定：①如果圆锥型套筒冠义齿以基牙支持为主，缺失牙可设计成桥体形式；②如果圆锥型套筒冠义齿为黏膜和基牙混合支持式，缺失牙一般设计成成品树脂人工牙。

3．后牙区缺失

（1）后牙部分缺失，缺牙数目较少，义齿设计成基牙支持式圆锥型套筒冠义齿，缺失牙可选用桥体形式。

（2）若后牙缺牙数目较多，义齿设计为黏膜和基牙混合支持式圆锥型套筒冠义齿，缺失牙选用成品树脂人工牙。

缺牙区人工牙的排牙或桥体的制作及要求，与可摘局部义齿和固定义齿相同。

四、连接体的设计

圆锥型套筒冠义齿的连接体，按义齿设计的支持形式不同而有所区别。混合支持式圆锥型套筒冠义齿的连接体同可摘局部义齿，可分为大连接体和小连接体；基牙支持式圆锥型套筒冠义齿的连接体同固定义齿，桥体与固位体之间形成固定连接体。

1．大连接体的作用和要求　与可摘局部义齿相似，主要有腭杆、腭板、舌杆、舌板。

2．小连接体的作用和要求　是把圆锥型套筒冠固位体与义齿的其他部分牢固地连接为整体。属于应力最集中的区域。因此，小连接体设计时应具有以下要求：

（1）小连接体必须有足够的强度，防止受力后连接部折断。

（2）小连接体的连接区域，在外冠近中或远中邻面的中 1/3 处。

（3）小连接体的形态有多种，如工字形、柱形、三角形等。一般厚度在 1.5mm，宽度在 2mm 以上（图 12-13）。

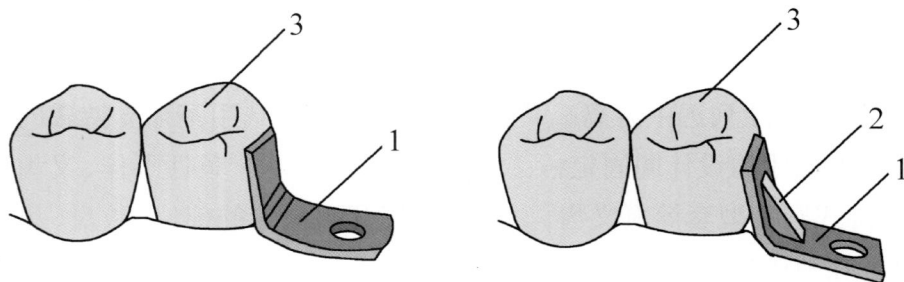

图 12-13　小连接体形态

1．小连接体；2．加强梁；3．外冠。

（4）小连接体的底部与黏膜之间应有 1.5mm 的间隙，以便于基托树脂的充填。牙列缺损不严重的基牙支持式圆锥型套筒冠义齿，连接体的设计和具体要求与固定义齿相同。

五、基托的设计

混合支持式圆锥型套筒冠义齿的基托分为两种，即树脂基托和金属基托。基托的伸展范围、厚度、与黏膜的关系、磨光面的外形与可摘局部义齿的设计要求基本相同。但在牙周病伴牙列缺损的病例中，缺失牙多、牙周组织破坏吸收较重者，在采用缓冲型圆锥型套筒冠义齿设计时，必须考虑扩大基托面积，减少患牙承受的𬌗力。若义齿的基牙多，牙周组织状况较好，基托的面积可小于普通可摘局部义齿。

第三节　圆锥型套筒冠义齿的制作

由于圆锥型套筒冠义齿的修复形式较多，制作工艺又极为精密，故圆锥型套筒冠义齿的制作方法与步骤亦有多种，如在工作模型上同时制作内冠、外冠和修复体，临床初戴时粘固内冠，再试戴整个修复体；又如在工作模型上先制作内冠，并粘固在基牙上，然后制作外冠和修复体等。本节以第一种制作方法为例，介绍混合支持式圆锥型套筒冠义齿的制作过程。

一、工作模型的准备

（一）圆锥型套筒冠义齿修复的临床准备

圆锥型套筒冠义齿制作前，根据每个病例的缺牙数目、缺牙原因、余留牙健康状况、咬合关系等制订修复方案。制订的每例修复设计方案有所差异，但临床准备与义齿制作步骤基本相同。

1. 修复前检查、诊断　修复前应对口腔的软、硬组织情况做仔细检查，分析该病例是否符合圆锥型套筒冠义齿修复的适应证，一般临床检查有以下内容：

（1）余留牙情况：牙列中余留牙的数目、位置，余留牙是否倾斜和伸长，缺牙区的𬌗龈距离大小等。

（2）基牙的牙周健康状况：基牙是否松动、是否有龈炎、牙周病等。X 线片诊断牙周组织吸收与破坏程度，根尖周有无炎症等。

（3）基牙牙体组织：有无龋病、是否为活髓牙、牙冠损坏的程度、X 线片诊断的死髓牙是否做过根管治疗等。

（4）软组织情况：缺牙区牙槽骨上覆盖的软组织黏膜有无炎症或黏膜组织的病变，软组织的质地如何，牙槽嵴顶有无活动性软组织形成。

（5）缺牙区牙槽骨：缺牙区牙槽骨的骨质致密程度，牙槽骨的吸收情况和是否有足够的高度以及牙槽骨的形态等。

（6）咬合情况：上下牙列的覆𬌗覆盖度，牙尖交错𬌗、前伸𬌗和侧向𬌗时有无早接触或咬合运动障碍等。

2．修复前准备

（1）口腔内准备：如果基牙龋坏，必须去净龋坏组织并做充填修复，必要时做根管治疗。对于伸长牙、明显倾斜牙和死髓牙，都需做根管治疗；有牙龈炎症、牙周病和根尖周病的患牙，应做局部治疗或牙周病综合治疗，消除炎症，控制病情；牙槽嵴顶有明显的活动性软组织，应手术切除该软组织，待伤口愈合后再行修复。

（2）取研究模型及颌位记录：取两副研究模型，分析各基牙倾斜和咬合状况，确定圆锥型套筒冠义齿的共同就位道，在各基牙上标记牙体预备量，画出义齿设计图。若口腔内余留牙不足以取得稳定的颌位关系，则应在口内用蜡𬌗堤记录准确的颌位关系。

（3）上𬌗架及制作暂时义齿：将有咬合记录的研究模型转移至𬌗架上，根据研究模型设计的共同就位道和牙体预备量做模型上的基牙预备，然后根据设计，按常规制作树脂暂时义齿。

（4）制作个别托盘：取另一副研究模型，根据要求在其上画出印模的范围，接着在印模范围内的软硬组织区域均匀覆盖一层红蜡片，基牙轴面倒凹处可多填补些蜡，以消除过大的倒凹。然后用自凝树脂涂布于红蜡片上，厚度约为 2mm，并在其前部制作一小手柄，待自凝树脂凝固后取下，磨除锐利边缘、棱角，作为个别托盘，抛光备用。若制作较复杂的圆锥型套筒冠义齿，可制作两个个别托盘备用。

3．基牙牙体预备 按两种类型基牙的内冠内聚度要求进行牙体预备，牙体预备量为内冠轴壁与金属烤瓷牙所需的厚度之和，但牙倾斜时根据就位道要求进行基牙预备，𬌗面磨削高度视冠根调整的比例而定。基牙颈缘预备成约 0.3mm 宽度的斜面肩台。原则上各基牙长轴应相互平行，各基牙轴面应有 2°～6°（固位支持型）或 8°（支持型）的内聚角。

4．制取印模，灌注模型 牙体预备完成后，取预先准备好的个别托盘，用硅橡胶印模材料，采用二次印模法，先取出初步印模，修整后对关键部分取精细终印模。印模要求准确、清晰、完整。对于既有内、外冠固位体，又有大支架、黏膜支持的义齿，应制取两副模型。一副用于圆锥型套筒冠固位体的制作；另一副用于支架及人工牙和树脂基托的成型。

印模完成后应立即用人造石或超硬石膏灌注模型。模型材料应严格按照其混水率加水，在真空调拌机上调和，然后沿模型一侧，轻轻振荡灌入，避免形成气泡。

5．确定颌位关系，上𬌗架 确定颌位关系是制作的重要步骤之一。由于圆锥型套筒冠义齿适用广泛，口腔内情况各异，天然的颌位关系因余留牙的数目与部位不同而不同，因而确定颌位关系的方法亦不同。

一旦确定颌位关系后，应准备上𬌗架。在上𬌗架前，应将模型上套筒冠义齿基牙的可卸式代型制作完成。然后再将上下颌模型按颌位记录固定在一起，调拌石膏将模型按要求固定在𬌗架上。另外还有一种较为精确的方法，是先获得蜡𬌗记录或蜡𬌗堤记录，然后用𬌗叉和面弓将上颌的位置关系转移到半可调𬌗架上，将上颌模型固定，再按蜡𬌗记录或蜡殆堤记录固定下颌模型。

6. 试戴暂时义齿 将修复前制作的暂时义齿的基牙牙冠组织面适当磨改，然后在口内试戴，如未就位，再磨改直至就位合适。取黏丝后期的自凝树脂，填入磨改牙冠的组织面内，基牙牙冠及周围组织上涂少许凡士林或液状石蜡，将暂时义齿立即放入口内就位，并做正中咬合。待自凝树脂固化后摘下临时义齿，修整基牙颈部多余树脂，义齿抛光，再将义齿戴入口内做正中咬合、侧向咬合，调整至合适，完成临时义齿初戴。临时义齿的初戴也起到检验共同就位道的作用。

（二）工作模型准备

工作模型的准备分为两部分，一部分是制作一副可卸式代型的模型，用以制作圆锥型套筒冠基牙的内、外冠；另一部分是复制一副磷酸盐耐高温模型，用以铸造黏膜支持的金属大支架。具体制作步骤如下：

1. 制作可卸式代型

（1）模型修整：将临床灌注的一副模型进行底座和颊舌侧边缘的修整，要求模型底座的底面应修整至距基牙颈缘 10mm，且底面应与基牙长轴大致垂直。颊侧边缘修整至黏膜转折处，舌侧修整至距基牙颈缘水平距离 2～3mm 处。

（2）模型种钉：根据所需活动代型的位置及模型其他部位的固定要求，在模型种钉机上对模型底部钻孔，并将固位钉粘固其上。基牙的活动代型必须用双钉固位，以保证活动代型复位的精确性。其余部分的底面可作固位槽。

（3）灌注模型基座：将适量的硬石膏调和后灌注在制作代型专用的橡胶基座内，将制作好固位钉的模型底面涂上薄薄一层分离剂，然后插入上述橡胶基座内，轻轻刮去多余石膏，待基座石膏硬固后，将模型整体取出。

（4）分割模型：根据基牙的位置情况，用 U 形锯分割基牙代型。注意锯片不要损伤基牙颈缘，分割应至模型基座，保证分割完全。模型分割完成后，将代型部分轻轻取下，然后复位，检查并确认代型复位的精确性。

（5）代型颈缘预备：将代型取下，用铅笔在基牙颈缘线轻轻画上标志，用球钻将基牙颈缘线以下部分的石膏做弧形内收磨除（图 12-14）。使基牙颈缘明显突出，颈缘线以下光滑内收，以便于蜡型的制作。

（6）上殆架：将临床取得的颌位记录复位于完成代型制作的上下颌模型上，按颌位记录将上下颌模型准确地对位后，将其转移至可分离复位的殆架上备用。

2. 复制磷酸盐耐高温模型

（1）模型准备：用另一副临床灌注的模型，根据修复设计的要求，在

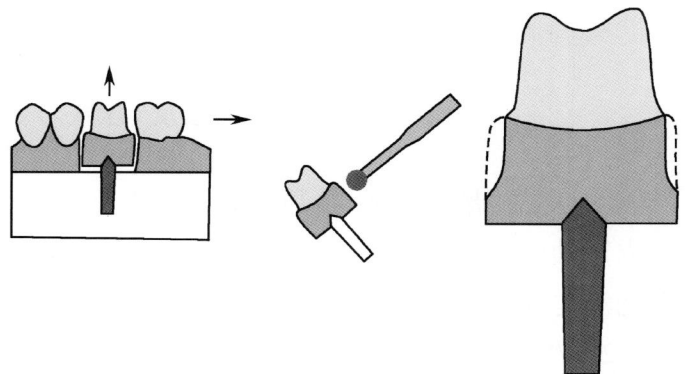

图 12-14 活动代型颈缘形成

模型上画出铸造支架的位置图形,对支架中连接树脂基托的部分用两层薄蜡片衬垫,预留树脂充填空间 0.5～1mm。

(2) 琼脂复模:将准备好的模型置于复模型盒中,将溶化的琼脂顺一侧缓慢灌入复模型盒中,待琼脂冷却后,取出石膏模型保存备用。在获取的琼脂阴模中灌注磷酸盐模型材料,待磷酸盐材料凝固后,取出磷酸盐耐高温模型备用。

二、内外冠的制作

(一) 内冠制作

圆锥型套筒冠义齿的内冠制作包括:内冠蜡型制作、内冠铸造、内冠研磨及内冠颈缘处理。具体操作步骤如下:

1. 内冠蜡型制作

(1) 观测模型:将制作好的可卸式模型从可分离复位架上取下,置于精密研磨仪的观测台上,用分析杆调节各基牙的长轴,使它们尽量与分析杆平行,并检查此时的基牙轴面是否都能取得 6°～8° 的内聚度。

(2) 内聚度调节:圆锥型套筒冠义齿一般有多个基牙,有时各基牙有不同的倾斜角度,较难获得共同就位道,经过临床基牙预备,此时基牙应大致获得与设计要求一致的内聚度。制作内冠蜡型时,可根据要求,在内冠蜡型上调整其𬌗向的内聚度(图 12-15),当固位支持型内冠的内聚度必须保持 6° 时,可以沿内冠中心的两面内聚度之和 12° 为准,来调节基牙两轴面的内聚度,以保持固位力,同时,还必须考虑各基牙内冠蜡型间的内聚度之和亦应保持在 8°～12°,以保证义齿整体固位力适当。

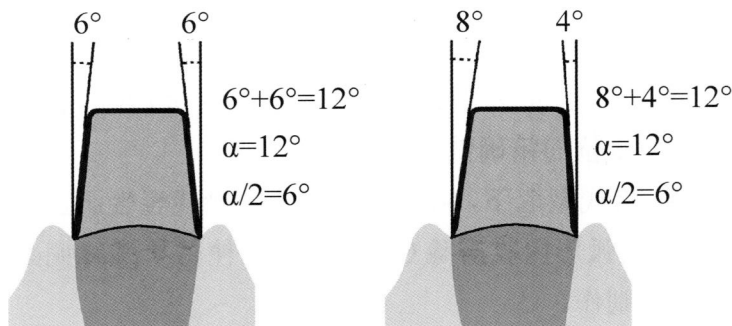

图 12-15 内冠内聚度的角度调节

α 为内冠内聚度(虚线与实线之间的夹角)。

(3) 内冠蜡型成型:各基牙调节适当后,在基牙代型上构筑蜡型,使用蜡型研磨刀研磨内冠轴面,使其轴面形成向𬌗方为 6° 的内聚度(图 12-16),修整颈缘𬌗面,最终形成表面光洁的内冠蜡型。

2. 内冠铸造 按常规在内冠蜡型上安插铸道、清洁蜡型、包埋、铸造。取出铸件后切割铸道、喷砂并初磨后在代型上准确就位。

3．内冠研磨及内冠颈缘处理

（1）轴面研磨：为精密且正确地修整内冠的轴面，应使用转移器正确地转移并固定内冠（图 12-17），然后选择正确角度的金属研磨刀具进行研磨操作。刀具应紧贴内冠的轴面，反复研磨后，金属表面呈镜面状，光照射后反射出直线（图 12-18）。若整个轴面均呈现出这种现象，即可结束研磨，改用硅橡胶车针等做最终研磨，完成轴面。

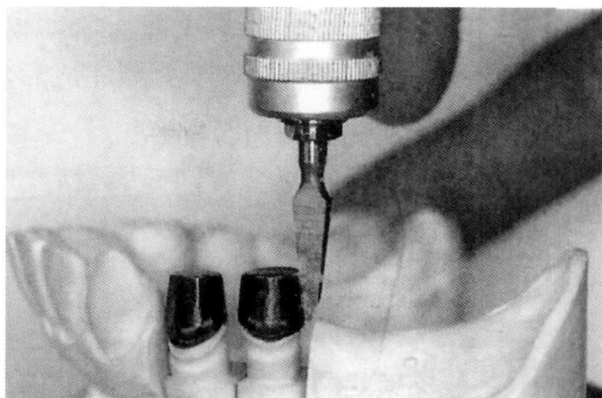

图 12-16　内冠轴面蜡型形成及要求

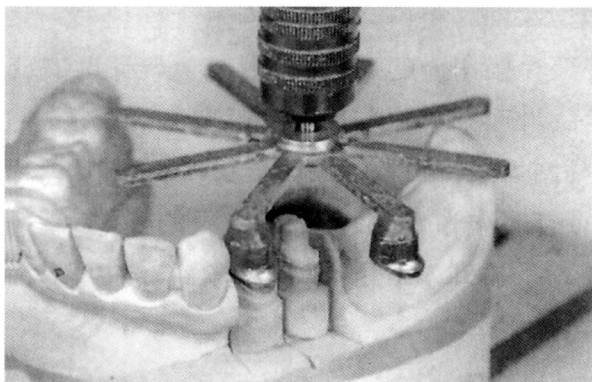

图 12-17　使用转移器转移并固定内冠

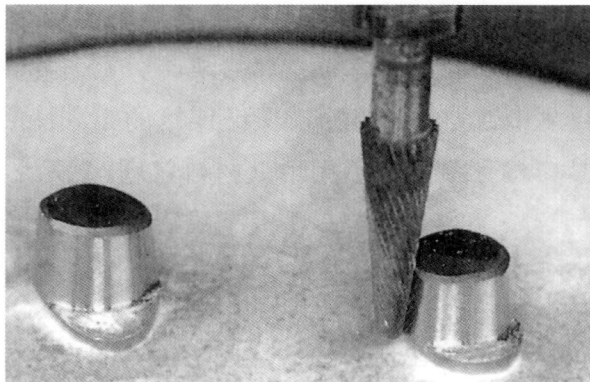

图 12-18　内冠轴面研磨呈镜面状

（2）𬌗面及颈缘研磨：将内冠放回代型上，再将模型复位至𬌗架上，根据颈缘的位置及咬合的关系，按常规修整内冠的颈缘及𬌗面，使两者与内冠的轴面光滑地移行。

（3）抛光：将内冠的非组织面进行均匀地抛光，并固定于基牙活动代型上备用（图 12-19）。

（二）外冠制作

将内冠、基牙代型均复位固定于模型

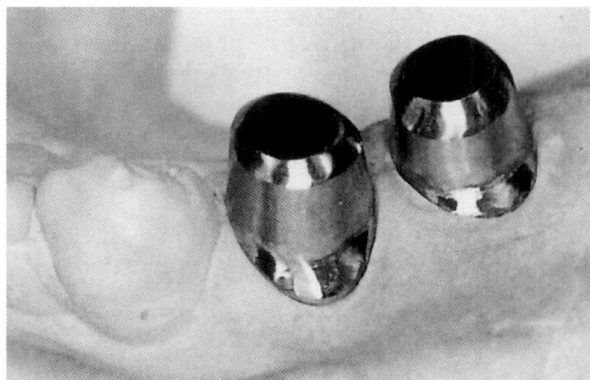

图 12-19　内冠完成后轴面形态

上，再复位于𬌗架上，准备外冠的制作。外冠制作包括外冠基底层蜡型制作、铸造及外冠完成。

1．基底层蜡型制作　可以先用高精度成型树脂等材料在内冠表面制作外冠基底层的内衬，然后在内衬的轴面及𬌗面上加蜡，根据修复要求形成外冠基底层的蜡型。

2．形成金属保护线　一般圆锥型套筒冠义齿外冠的颈缘要制作一条 0.2～0.4mm 宽的金属颈缘保护线，防止将来外冠上制作的烤瓷或烤塑树脂因取戴时的扭力而使瓷或树脂崩裂、脱落。故在外冠基底层的颈缘处应制作金属保护线。

3. 铸造完成外冠 基底层蜡型完成后，按常规包埋、铸造。外冠应具有较高的铸造精度以正常发挥其嵌合固位作用。

4. 外冠完成 外冠金属部分成型后，应根据需要在不影响支架与外冠焊接的前提下，适时完成外冠的烤瓷冠或烤塑冠等的制作。

三、金属支架的制作及连接

1. 制作支架蜡型 取预先复制好的磷酸盐耐高温模型，按预先设计好的形状，常规制作可摘义齿支架蜡型。在支架与外冠将要焊接的连接部分，预留适当的空隙，以便支架与外冠的顺利焊接。

2. 焊接 将制作好的支架准确固定于模型上，同时将内、外冠也固定于模型上。此时若有条件，可用激光焊接机将外冠与金属支架焊接在一起，并在外冠与金属支架的连接处添加加强装置，以保证连接的牢固；或者，对此时的外冠与铸造支架取集合模，并将其转移到模型上后用耐火材料包埋，然后通过高温焊接将两者焊接在一起。

3. 打磨、抛光 焊接完成后，将焊接处进行打磨抛光，然后复位到𬌗架的模型上，使内外冠对合紧密，金属支架完全贴合于模型，为最后排列人工牙及制作基托作准备。

四、义齿的完成

按照修复的设计要求，在上述内、外冠及金属支架均完全就位的模型上加蜡，并根据𬌗平面的要求在缺牙区排列人工牙，恢复牙龈形态，完成基托的蜡型。常规方法：装盒、去蜡、充填树脂、热处理、打磨抛光，最终完成圆锥型套筒冠义齿修复体。

练习题

A1 型题

1. 圆锥型套筒冠义齿的组成不包括

 A. 圆锥型套筒冠固位体   B. 人工牙或桥体

 C. 基托   D. 连接体

 E. 预备体

2. 套筒冠根据其内外冠形态不同，不包括的类型是

 A. 圆柱型   B. 圆锥型   C. 缓冲型

 D. 卵圆型   E. 梯型

3. 圆锥型套筒冠义齿外冠的金属颈缘保护线宽度是

 A. 0.2～0.4mm   B. 0.5～0.8mm   C. 1.0～1.5mm

 D. 0.8～1.0mm   E. 1.5～2.0mm

4. 圆锥型套筒冠义齿的优点不包括

    A. 固位好　　　　　　　　　　B. 保护基牙和牙周组织

    C. 可调整咬合关系　　　　　　D. 咀嚼效率高

    E. 异物感、味觉、发音影响小

5. 圆锥型套筒冠义齿的基牙要求牙周组织破坏吸收不超过根长的

    A. 1/3　　　　　　　　B. 1/2　　　　　　　　C. 3/5

    D. 2/3　　　　　　　　E. 3/4

6. 缓冲型套筒冠固位体的内、外冠应保持一定的间隙的作用是

    A. 减小摩擦力

    B. 增大摩擦力

    C. 保证固位体有缓冲作用，减小基牙牙周支持组织的负荷

    D. 保证固位体的固位力

    E. 预留粘接剂的间隙

7. 圆锥型套筒冠义齿固位支持型固位体的内冠内聚度为

    A. 1°～5°　　　　　　B. 2°～6°　　　　　　C. 7°

    D. 8°　　　　　　　　E. 8°～10°

8. 圆锥型套筒冠义齿支持型固位体的内冠内聚度为

    A. 1°～5°　　　　　　B. 2°～6°　　　　　　C. 7°

    D. 8°　　　　　　　　E. 8°～10°

9. 圆锥型套筒冠义齿内冠的基牙肩台宽度一般为

    A. 0.3mm　　　　　　B. 0.4～0.6mm　　　　C. 0.5～0.8mm

    D. 1.0mm　　　　　　E. 1.2mm

10. 圆锥型套筒冠义齿小连接体的厚度和宽度是

    A. 厚度在 1.5mm，宽度在 2mm 以下

    B. 厚度在 1.5mm，宽度在 2mm 以上

    C. 厚度在 1.5mm，宽度在 3mm 以上

    D. 厚度在 1.0mm，宽度在 2.5mm 以上

    E. 厚度在 1.0mm，宽度在 2mm 以上

（石　娟）

第十三章 种植义齿修复技术

第一节 概　　述

一、种植义齿的组成及结构

种植义齿是将替代天然牙根的种植体植入颌骨，获取类似于牙固位支持的修复体。主要由种植体、基台、上部结构三部分组成。种植体、基台及修复体共同承担固位、支持、𬌗力传导和恢复咀嚼的功能（图13-1）。

（一）种植体

种植体系植入骨组织内替代天然牙根的结构，具有支持、传导、分散𬌗力的作用。种植体主要以具有良好的生物相容性的钛金属材料为主，如纯钛、钛合金等。纯钛种植体具有良好的理化性能和生物相容性，比重小、强度高、无磁性、收缩性小，挠曲强度和抗疲劳强度均高，且由于钛表面坚固的氧化层使钛钝化，具备了非金属的特性，能与有生命的骨组织形成化学性结构的骨结合界面，保证了种植体在骨组织内的长期存留。

图 13-1　种植义齿的组成

固定螺丝

修复体

基台

种植体

（二）基台

基台是种植体穿过牙龈暴露在口腔的部分，它将上部结构与种植体相接，为上部结构提供连接、固位和支持（图13-2）。

基台通过其下端的内连接或外连接抗旋转结构与种植体上端通过中央螺丝固定连接，是可摘或固定种植义齿修复体的附着结构。基台的材质结构、被动适合性及连接结构的抗旋转力学性，对种植义齿的稳定性及功能效果十分重要。基台的种类繁多，可以

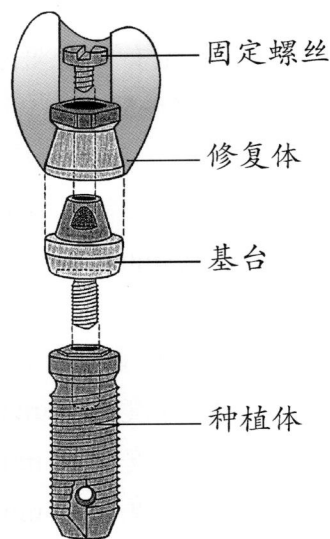

根据与种植体的连接方式、与上部结构的连接方式、基台长轴、基台的制作方式和材质等进行分类。

1. 按照基台与种植体的连接方式 可分为螺丝固位基台、摩擦力固位基台和螺丝-摩擦力共同固位基台。

2. 按照基台与上部结构的固位方式 可分为螺丝固位基台、粘接固位基台和附着体基台。

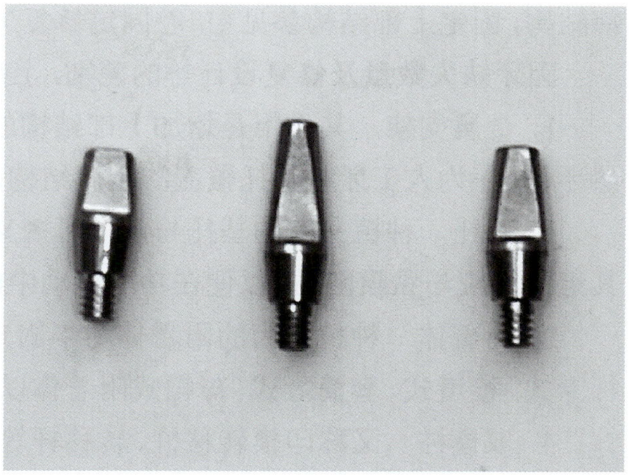

3. 按照基台长轴和种植体长轴的关系 可分为直基台和角度基台。直基台长

图 13-2 各种类型基台

轴与种植体长轴一致，是基台的常见形态。角度基台的长轴与种植体不一致，一般设计为 10°～25° 的角度倾斜，以改善美学效果或者取得共同就位道。

4. 按照基台的材质 可分为钛基台、瓷基台、金基台、钴铬合金基台。

5. 按照基台的制作方法 可分为预成基台、可铸基台、计算机辅助设计与辅助制作（CAD/CAM）基台等。

（三）种植体相关辅助部件

1. 愈合帽 又称覆盖螺丝或愈合螺丝，是利用螺纹旋入并固定于种植体体部的构件，起暂时覆盖体部与基台相衔接孔的作用（图 13-3）。

2. 愈合基台 亦称黏膜周围扩展器或牙龈成型器。在第二次手术中，暴露种植体，拆除愈合帽，安装愈合基台。愈合基台穿出黏膜进入口腔内，表面极度光滑，与种植体之间严密结合，有利于软组织愈合和形成种植体颈部周围软组织封闭（图 13-4）。

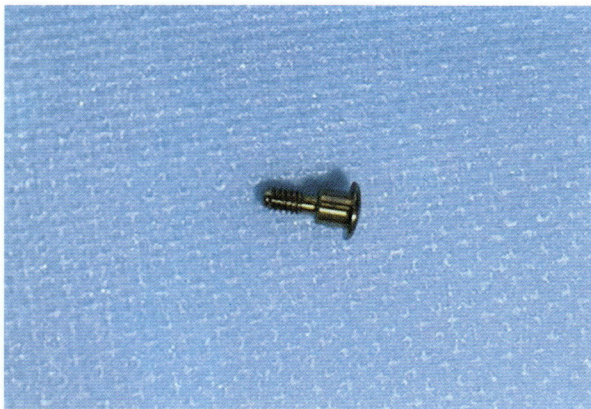

图 13-3 愈合帽

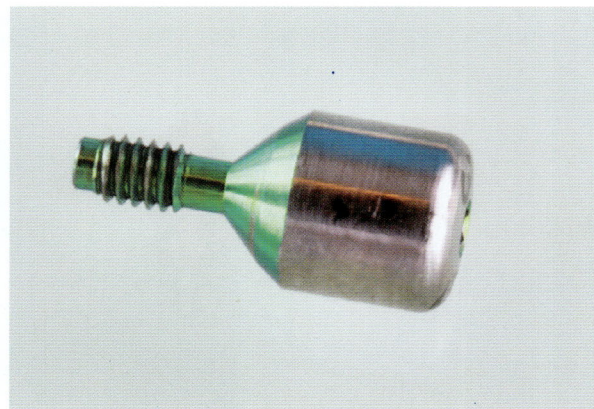

图 13-4 愈合基台

（四）上部结构及其制作辅件与材料

上部结构的种类较多，一般分为可摘上部结构和固定上部结构。本章仅介绍可摘上

部结构,固定上部结构参见《口腔固定修复工艺技术》相关章节。

因牙缺失数量及修复设计等的差别,上部结构组成包括以下一种或几种构件:

1. 金属支架　其作用是增加上部结构的强度、固位并分散殆力。该部分与基台或天然牙相连,为人工牙或基托覆盖的金属结构。

2. 基托　种植义齿的基托与常规可摘义齿的类似,但它的边缘伸展要少、范围较小,其组织面应与黏膜密贴,以便在功能运动中能与基桩较均匀地分散殆力。

3. 附着体　种植义齿的附着体与半固定或活动-固定联合桥的附着体相似,可分为杆卡式、栓道式、套筒冠式、球帽式附着体以及磁性附着体等。

4. 取模柱　又称印模转移桩、转移杆等,替代口腔中种植体和/或基台位置、方向的结构,并将其转移到工作模型上(图13-5)。取模柱下端模拟种植体,可与种植体基台完全吻合;其上段变化较多,分为两大类:

(1)闭合式取模柱:常为带螺丝的锥形帽状结构,表面较平滑。取模时螺丝旋进口内种植体上端或基台内,印模取出后,取模柱仍留在口内。将取模柱从口内取出,再与种植体替代体紧密相连,准确就位于印模的相应孔洞后灌制模型。用这种取模柱制取的印模,基台位置间接获得,其准确性易受影响,常用于开口度较小的患者的印模制取或初印模制取。

(2)开窗式取模柱:取模柱的上段有较大倒凹,长度大、中央空心,转移杆固定螺丝穿过其中与种植体上端相连。采用开窗托盘取印模,印模取出时先将外露于托盘外的转移杆螺丝放松,让取模柱脱离种植体,然后将取模柱与印模一同取出,直接与种植体替代体紧密连接后,灌注模型。这种方法制取的印模和模型比较准确,常用于开口度较大患者的终印模制取。

5. 种植体替代体　在工作模型上替代骨内段种植体,精确复制口内植入体的位置和方向,并固定取模柱,完成工作模型制备(图13-6)。

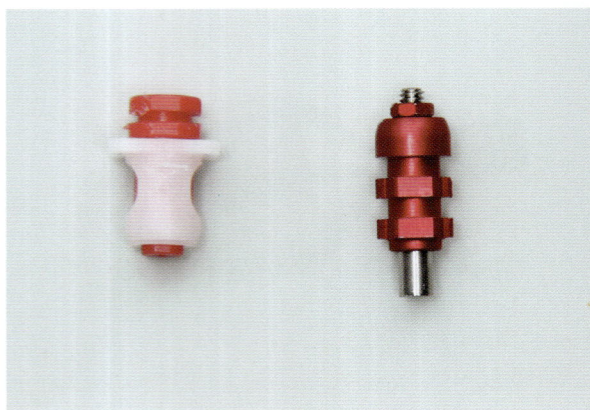

图13-5　取模柱

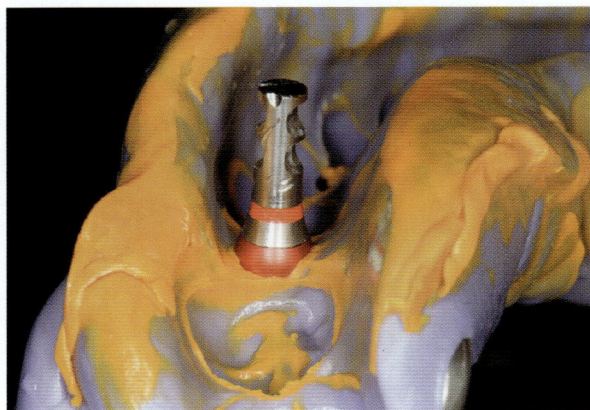

图13-6　种植体替代体

6. 硅橡胶牙龈形成材料　硫化聚乙烯硅橡胶牙龈形成材料主要用于在种植转移模型时制作形成的义龈,其抗撕裂强度高、塑形性较好(图13-7)。方法是:将取模柱直接与种植体替代体紧密连接复位于弹性硅橡胶印模后,在种植体替代体颈缘(印模工作区)打入硅橡胶牙龈形成材料,固化后灌注工作模型。由于硅橡胶牙龈形成材料在取下后可完全复位,便于种植体基台的磨改和熔模的准确制作。

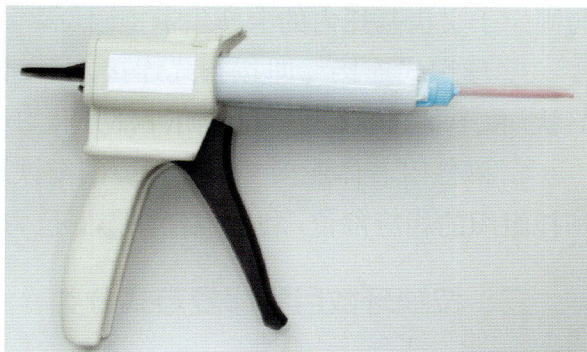

图 13-7 龈形成材料及注射枪

二、种植体的分类

(一)按形态结构分类

1. 一段式种植体 种植体与基台连为一体,一次手术完成后可行上部修复。

2. 两段式种植体 种植体和基台可以拆卸为两部分。

(二)按植入部位分类

1. 骨内种植体 包括根形种植体、柱状种植体。

2. 骨膜下种植体。

3. 穿下颌骨种植体。

(三)按种植体功能分类

1. 种植体 用于支持、固位和稳定不同种类的口腔修复体。

2. 支抗种植体 用于正畸治疗时起支抗作用的种植体,包括骨内种植体和骨膜下种植体。

3. 颅颌面种植体 用于支持和固定义颌、义齿、义耳、义鼻和义眼等。

第二节 种植义齿的种类

种植义齿的分类方法较多,一般按固位方式、缺牙及修复情况、植入部位和方法等进行分类。

一、按固位方式分类

(一)固定式种植义齿

固定式种植义齿是借助粘固剂或其他固定装置将上部结构固定于基桩上。该类义齿戴入后,患者不能自行取戴。

(二)可摘式种植义齿

可摘式种植义齿是依靠基台、牙槽嵴和黏膜共同支持的局部或全颌覆盖义齿,后者又称全颌覆盖式种植义齿。

1. 套筒冠式连接 是将内冠粘固在基台上,外冠固定于上部结构的相应组织面内。

2. 杆卡式连接 该连接与常规固定 - 活动联合义齿的杆卡结构相同,即通过水平杆与固定于义齿基托内的卡产生卡抱固位。

3. 球帽式连接 即按扣式连接，其阳性部分呈球形，位于基台顶部，阴性部分呈圆筒状，位于基托组织面，利用阴性部分和阳性部分的嵌合获得固位。

4. 磁性附着体连接 磁性固位的衔铁设置在基台顶端或者在连接杆上，永磁体埋入基托组织的相应部位，利用磁性获得固位力。

二、按缺牙数目和修复方式分类

按组成牙数目和修复方式，可将种植义齿分为单个牙种植义齿、多个牙种植义齿和全颌种植义齿。

（一）单个牙种植义齿

单个牙种植义齿又称种植单冠，即在基桩上直接制作全冠，可粘固固位，亦可用螺丝固定。

（二）多个牙种植义齿

按固位方式分为可摘式和固定式局部种植义齿，单纯可摘式局部种植义齿应用极少。

（三）全颌种植义齿

按照固位方式将全颌种植义齿分为：全颌固定式种植义齿和全颌覆盖式种植义齿。按照上部结构与基桩的连接形式，全颌覆盖式种植义齿又分为杆卡附着式种植义齿、套筒冠附着式种植义齿、球形附着式种植义齿、磁性固位种植义齿等（图13-8～图13-14）。

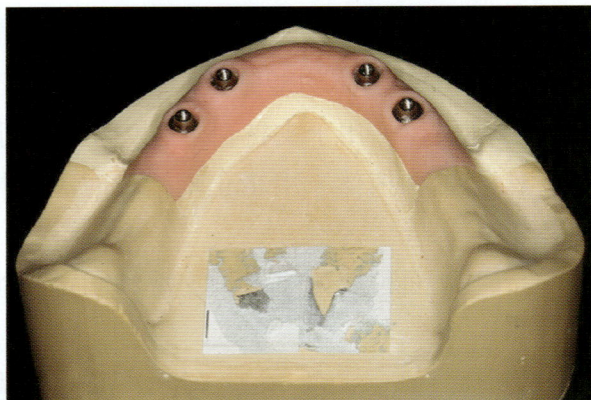

图13-8 制作全颌种植义齿的钛基

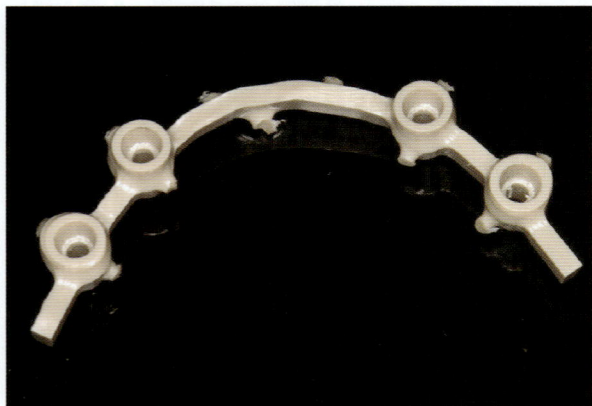

图13-9 制作全颌种植义齿的杆卡式附着体

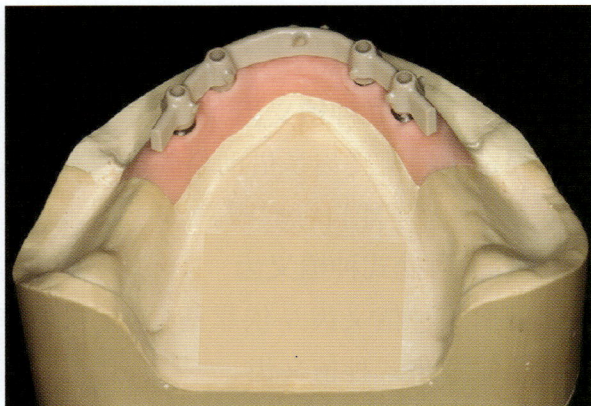

图13-10 杆卡式附着体

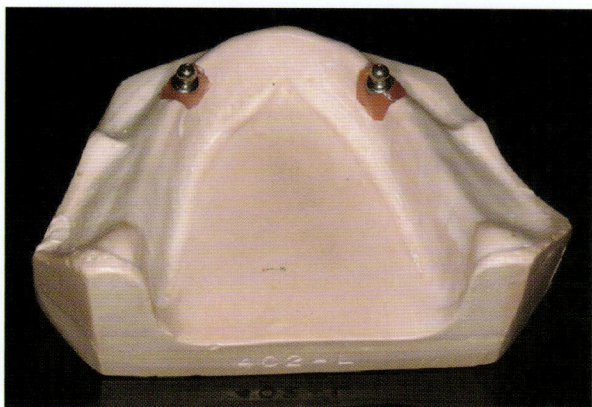

图 13-11　球形固位体

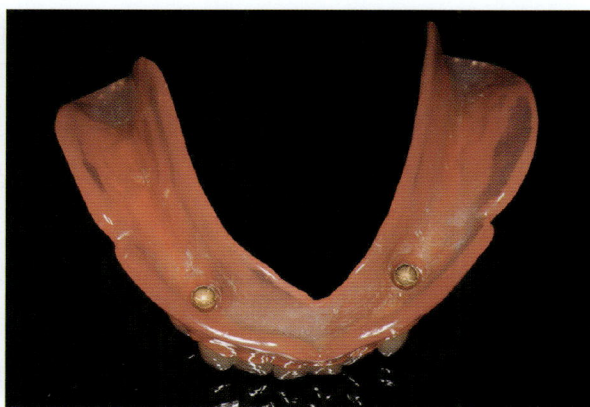

图 13-12　在全口覆盖义齿组织面安放球帽固位体

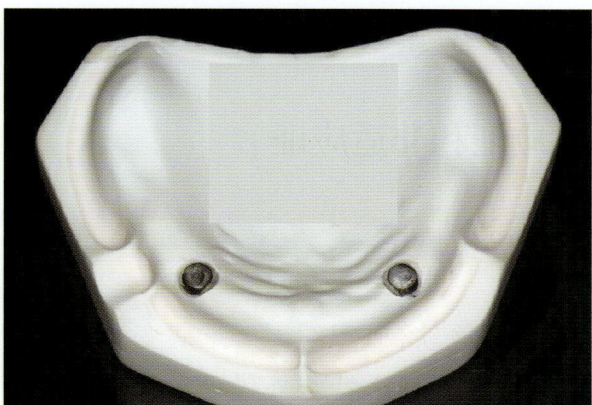

图 13-13　在种植体上安放磁性附着体的衔铁

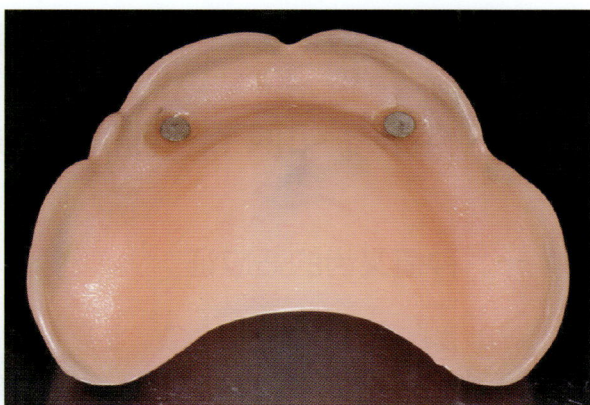

图 13-14　在全口覆盖义齿组织面安放磁铁

第三节　种植义齿的修复原则

（一）正确恢复牙的形态和功能

1. 种植义齿上部结构的修复设计，通常要遵循常规义齿的设计原则，恢复牙齿正确的外形，有效地分散种植体所受的𬌗力，消除侧向力。

2. 牙种植体植入的位置在建立稳定协调的咬合关系前提下，其加载的𬌗力方向应尽量接近种植体的长轴。

3. 要求考虑种植义齿龈缘的美观问题，并且上部结构的咬合设计要求也很高，应使其𬌗面与对颌牙的𬌗面形态协调，建立稳定协调的咬合关系。可摘局部种植义齿的咬合应设计为组牙功能𬌗或尖牙保护𬌗。对全颌覆盖式种植义齿，应该按照单颌全口义齿的原则设计咬合。

（二）良好的固位、支持和稳定

1. **良好的固位力**　可摘种植义齿固位力的获得主要靠连接义齿和种植体的附着体。在修复体设计时应根据具体情况选用不同类型的附着体，以获得足够的固位力。

2. 足够的支持力　取决于种植体骨结合界面、种植体的数目、植入位置、分布及骨内段的尺寸和表面积等，应根据不同修复体类型、耠力大小、骨组织条件等因素设计种植体。

3. 良好的稳定性　稳定性与种植体在承受耠力时是否产生较大的杠杆作用有关。修复设计时应使附着体尽量分散并选择合适的固位方式。

（三）保护口腔组织健康

口腔种植治疗应在不损伤口腔余留牙及口腔软、硬组织的前提下，恢复缺失牙的形态及功能，重建口颌系统功能。修复缺失牙的功能尖应尽量位于或者靠近种植体，减少非轴向力的影响。口内余留牙应健康或者经过彻底治疗，与种植义齿形成相互协调的完整牙列。

（四）美观耐用

良好的功能与自然逼真的外形是种植义齿修复的目标，应根据患者的要求及牙、软硬组织的缺损情况，客观分析，制订治疗计划，预测治疗效果。种植义齿应选择有较高机械强度的修复材料，以保证种植义齿能够长期在口腔内行使功能。

第四节　种植义齿的适应证和非适应证

一、种植义齿的适应证

在患者自愿，并能按期复查，全身条件良好，缺牙区软、硬组织无严重病变和无不良咬合习惯的前提下，只要缺牙区骨量和骨密度正常，或者通过特殊外科手术解决了骨量不足的问题，可考虑种植义齿修复。主要适用于：

1. 游离端缺失不能制作固定义齿者。

2. 多个牙缺失不愿接受可摘义齿者。

3. 由于牙槽嵴严重吸收以致过分低平或呈刀刃状，肌附着位置过高，舌体过大或者活动度过大等，影响全口义齿固位的牙列缺失者。

4. 伴颌骨缺损后用常规修复方法不能获得良好的固位者。

5. 余留自然牙不足以支持缺失牙固定修复者。

二、种植义齿的非适应证

1. 患有全身性疾病，如心脏病、血液病、糖尿病、高血压、肾病、代谢障碍等，并且未得到有效控制者；不能忍受手术创伤、不能与医生合作者。

2. 缺牙区有颌骨囊肿、骨髓炎、鼻窦炎及较严重的软组织病变的患者和有严重牙周病并未做系统治疗的患者。

3. 严重错耠畸形、紧咬合、夜磨牙症、偏侧咀嚼等不良咬合习惯并且未做治疗者。

4. 缺牙区骨量不足和骨密度低，并通过特殊种植外科手术仍不能满足种植体植入要求的患者。

第五节 可摘种植义齿的制作工艺

可摘种植义齿上部结构的制作遵循义齿制作的一般原则，除了种植手术外科导板、制取印模和模型、上部结构与种植体的连接结构等较为特殊外，其他步骤与传统义齿的制作步骤类似。

一、种植手术外科导板的制作

种植体植入的方向、角度决定着上部冠修复的位置和咬合关系，如何在术前、术中把握种植体的植入位点、深度以及三维方向是种植成功的关键。种植外科手术导板是术前制作的装置，根据将来义齿人工牙的排列位置、殆力大小及方向、上部结构特点等因素，确定种植体植入部位、角度和深度等，将信息传递给种植手术医师，使种植体能够满足义齿修复在咀嚼、美观、发音等方面的功能需求。

种植外科导板的制作方法包括由技师根据模型手工制作和利用 CAD/CAM 技术制作。由于采用 CAD/CAM 技术制作的种植外科导板采用 CT 结合计算机图像处理软件技术，对种植区及其周边重要结构进行三维重建，提高了种植体修复的精确性。因此，目前种植外科导板多采用 CAD/CAM 技术制作（图 13-15）。

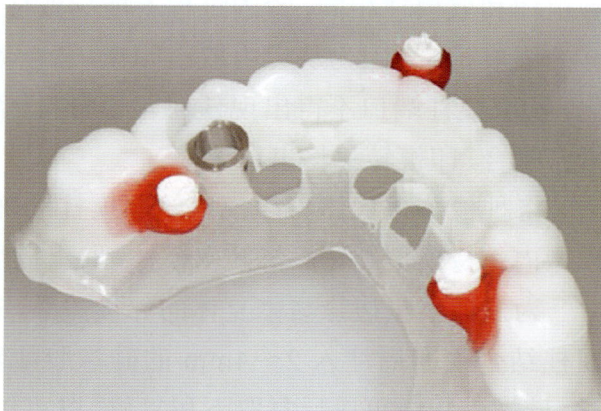

图 13-15　种植导板

技师手工制作步骤：取印模灌注模型，根据咬合关系用人工牙或者蜡雕刻成型牙将牙列恢复完整，再次用石膏翻制已经修复完成的模型。然后用透明的薄塑胶板在热压成型机上烤软后以负压吸附到石膏牙列模型上，冷却后修整成型。在导板的相应部位，设定并制作植入孔、隧道或者金属管等装置以确定位置，模板上孔、隧道或金属管的直径相当于导向钻的直径。

CAD/CAM 技术制作步骤：首先制作一副临时的修复体用于 CT 扫描，患者配戴修复体进行 CT 扫描。如果患者缺牙不多，也可以不制作临时修复体而直接在软件中进行修复体的设计，具体操作如下：扫描数据利用相关软件读取数据进行三维重建，在此基础上结合修复体与骨组织两者的信息，制订最佳种植设计方案，包括种植体的数目、位置、角度、深度的设计，进而完成种植手术导板的设计，将导板模型数据经处理后输入计算机辅助制作设备，并加工制作导板。

二、种植基台位置关系的转移

可摘种植义齿种植基桩位置关系的转移同固定种植义齿一样，都需要把种植基桩的

位置、形态、方向从口内准确转移到模型上。这是上部结构制作的关键,具体操作分两步:

(一)取模

选用或自制拾方开窗的托盘,其开窗的部位与种植基牙相对应,以便拆卸取模柱。取模前用螺丝刀将愈合帽从种植体顶部卸下,将取模柱固定于植入体上,以判断其正确的角度、种植体的轴向负荷和最终的修复体轮廓。转移帽除与植入体连接部位的模拟基桩外,还应有较大倒凹,便于与印模材料嵌合。托盘拾方开窗处盖上一层蜡片,蜡片正好覆盖取模柱上端。用硅橡胶类印模材料取模,待印模材料变硬后,在口内去除托盘上覆盖的蜡片,松开取模柱螺丝,取出带有转移帽的印模。

(二)灌模

灌制模型前,应仔细检查印模,义齿加工中心从临床接收到印模后,须仔细检查转移体的状态。为保证种植体在制取印模和模型的过程中位置、方向不改变,应注意:①取模柱的连接结构应该与口内基台完全一致;②口外种植体替代体和取模柱的吻合度与口内种植体和取模柱相同,紧固过程不能导致任何偏移;③选用的硅橡胶印模材料应该有足够的强度,不会因为从口内取出印模、松解或紧固固定螺丝而引起取模柱位置的轻微变化;④取模柱端口不得出现任何印模材料,否则说明种植体替代体和取模柱之间未达到紧密吻合,印模转移将出现误差。

将种植体替代体与印模内的取模柱准确连接固定,灌制模型,使种植体替代体埋入模型内。待模型硬化后拆卸取模柱,取出托盘,便获得了有种植体替代体的工作模型。

为保证牙龈边缘与修复体的邻接关系,在灌注模型时需要首先在种植体替代体和取模柱结合处四周注入 2~4mm 的硅橡胶牙龈形成材料,待其固化后再灌注硬石膏。这样,硅橡胶龈缘可以反复取下和复位,既可以显示牙龈边缘位置,又不妨碍技师对修复体龈下部分的操作。

三、上拾架

要用暂基托承载蜡堤获得颌位关系记录。利用已安装的永久基台或者愈合基台支持固定暂基托,提高咬合记录的准确性。按照传统全口义齿颌位关系记录原则确定垂直颌位关系和水平颌位关系,并将取得的颌位关系转移到拾架上。

四、杆卡式连接体可摘种植义齿的制作

(一)连接杆的制作

连接杆是固定在种植体基台上的。一般根据患者口内种植体的部位及其间距,选择长度合适的杆附着体,也可根据具体情况修改其长度。然后在工作模型上将杆与金属接圈焊接在一起。制作支架熔模,若连接杆是通过全冠固位体粘固在基台上,其制作则是将固位体和成品连接杆的熔模整体铸造。不论用哪种方法制作连接杆,都应根据牙槽嵴的形态和基桩的位置决定其形态、长度及位置。遵循杆与牙槽嵴关系及与下颌铰链轴平

行的设计原则制作连接杆，且要求杆与牙槽嵴顶有适当距离，以保证连接杆的清洁和人工牙的顺利排列。

杆的位置和方向的确定：①杆的位置距牙槽嵴顶至少 2mm，以保证牙龈黏膜的健康；②在中线两侧，杆的走行方向应与双侧颞下颌关节铰链轴连线平行；③杆的颊舌向位置居中，以免影响舌的运动或者影响排牙及美观效果，事先做预排牙可以指导固位杆的位置（图 13-16）。

（二）制取带连接杆的印模和模型

将连接杆固定后，在其下方用软蜡填塞空隙，消除倒凹，用二次印模法完成全颌印模，灌制石膏工作模型。

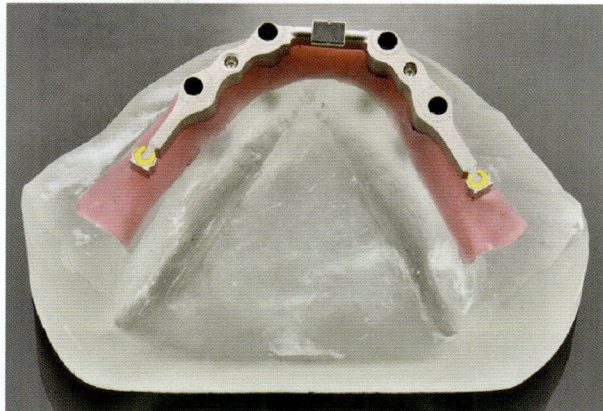

图 13-16 杆卡式附着体

（三）完成杆附着体阴性部分及上部结构

完成杆附着体阴性部分及上部结构主要有以下两种制作方法：

1．方法一 先选择预成杆附着体的阴性配套部分（曲槽套筒），将其被动就位于连接杆上。要求曲槽套筒与连接杆之间留有约 1mm 间隙，以达到种植基牙与黏膜共同均匀承担咬合力的目的。然后制作基托、𬌗堤，按常规制作全口义齿的步骤完成上部结构。

2．方法二 先按全口义齿的常规制作步骤完成全口义齿，然后在义齿组织面内安放附着体的阴性部分。先在基托组织面相应部位磨除能充分容纳附着体阴性部分的位置，或在全口义齿制作过程中在基托组织面填塞石膏以留出其位置。然后将附着体阴性部分套合在阳性连接杆上，调拌自凝树脂置于备好的基托组织面凹陷内，将义齿放入口腔内就位，待自凝树脂固化后取下义齿，此时的附着体阴性部分即固定于与连接杆相对应的义齿组织面。

（四）初戴上部结构

要求戴入时应完全就位，无翘动，种植体受力均匀，支持固位良好，自洁、被动清洁效果良好。游离端的基托与黏膜轻微接触，附着体的杆卡之间存在 0.3～1.0mm 的间隙，当后牙咬合时，杆卡均匀接触，后段基托与黏膜紧密接触，种植体与黏膜均匀受力；当咬合力消除后，上部结构又恢复到刚戴入时的位置，达到种植体保护𬌗的目的（图 13-17～图 13-25）。

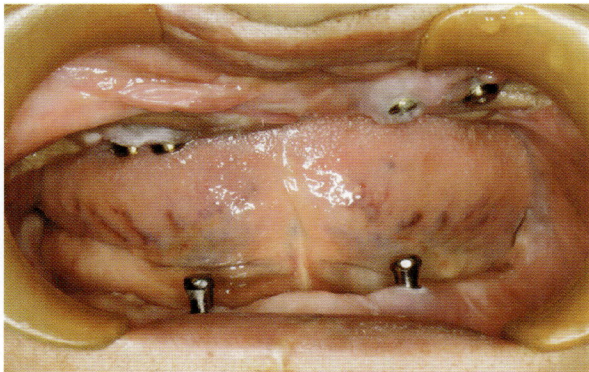

图 13-17 将转移杆固定于种植体上

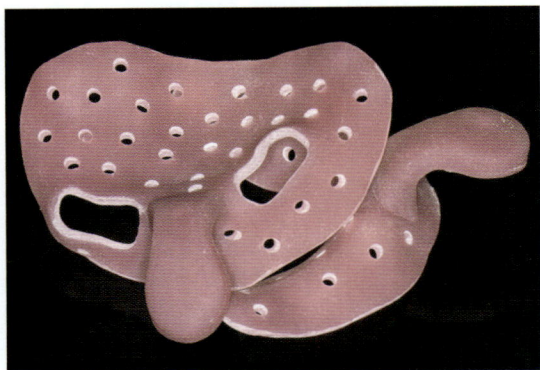

图 13-18　用个别托盘制取印模

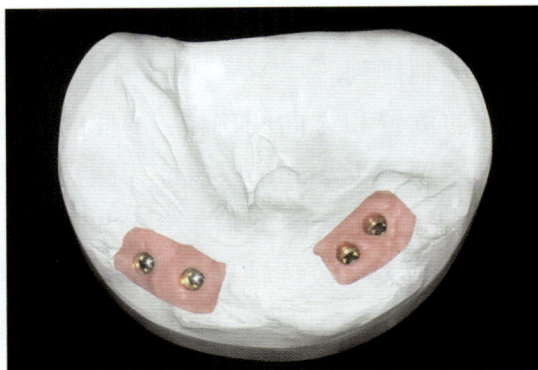

图 13-19　工作模型

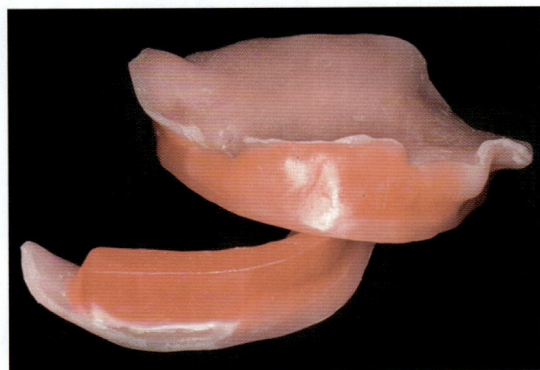

图 13-20　制作蜡𬌗堤

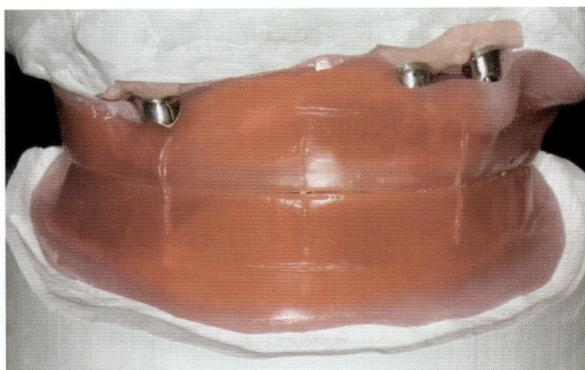

图 13-21　记录颌位关系和上𬌗架

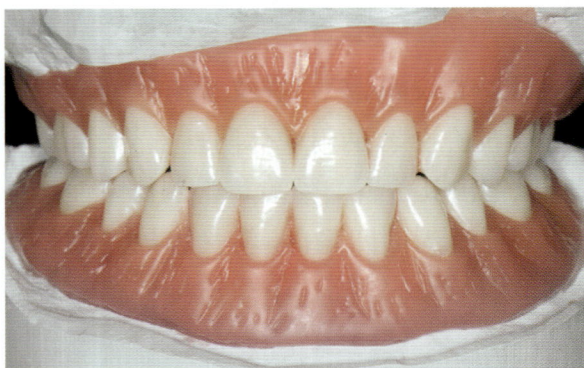

图 13-22　排牙

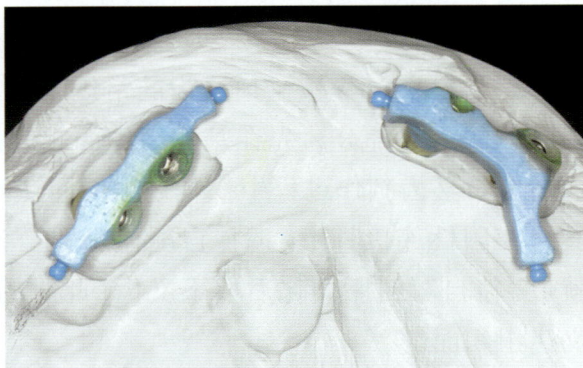

图 13-23　用蜡将杆与接圈相连

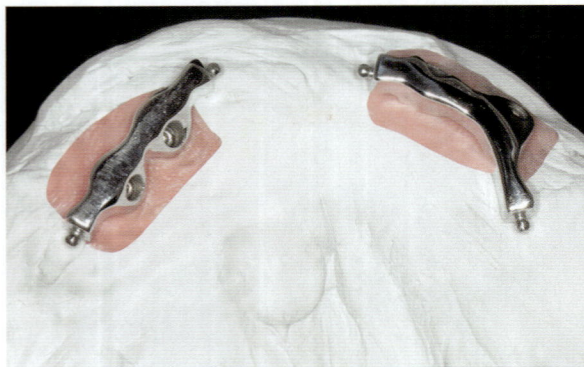

图 13-24　完成的杆

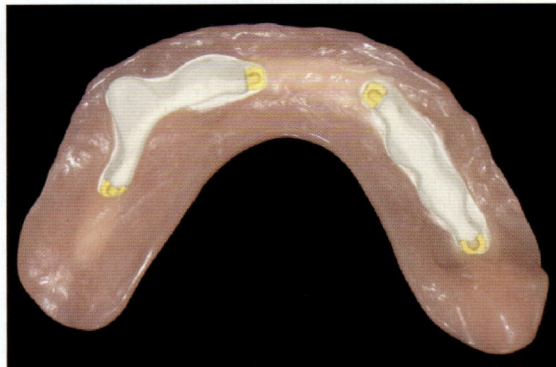

图 13-25　在基托的组织面放置卡

五、球帽式连接体可摘种植义齿的制作

球帽式连接体为机械固位，球形固位体与基台穿龈部分相连，材质一般为金属，也可以是高强度树脂，不同的球帽式附着体系统所设计的固位力也不尽相同。与球形结构配套的帽状结构粘固于义齿内，两者相互嵌合产生固位力。球帽式连接体适用于颌间距离较小者，不适合杆卡式连接的尖圆形牙弓患者。球帽式附着体对种植体的共同就位道不太严格，可允许有15°之内的倾斜。如果倾斜角度过大，将产生应力集中，则球形结构的颈部会折断，起到应力中断作用，保护种植体。

（一）球形结构蜡型的制作

在基桩代型上制作球形结构，用基准版校正球形结构的位置，并用蜡包裹球形结构的基底，常规包埋、铸造；或者将球形结构用蜡固定在金属基桩上，然后焊接在一起。两个以上种植体基桩同时安放球帽式附着体时，应彼此平行，以取得共同就位道。严禁对球形结构进行喷砂和打磨处理，只对表面进行抛光处理。

（二）安放球帽

在患者口内试戴有球形结构的基桩后，再将球帽戴入球形结构上，同时将树脂圈戴入到球帽上，然后取印模，翻制工作模型，制作可摘义齿。将带有球形结构的基桩固定在种植体上后，首先试戴义齿，义齿调试完成后，在义齿组织面上的球帽处打直径2～4mm的小孔，直至磨光面。放置间隙纸后，将球帽连同树脂圈戴入到球形结构上，在义齿的组织面上的球帽处填塞自凝树脂，并将义齿戴入就位，待自凝树脂凝固后，取出义齿，并从其组织面取出树脂圈，再戴入义齿。

（三）调节固位力

在某些情况下，必须对球帽式附着体的固位力加以调节。初戴球帽式附着体义齿时，有必要将固位力调小，待患者逐步适应义齿后，再将固位力调大。在经过长时间使用后，由于磨损等原因，义齿的固位力变小，应将固位力调大。义齿固位力的调节应使用专用工具——固位力调节器。

六、套筒冠式可摘种植义齿的制作

对于颌间距离较大者，套筒冠的内冠粘接于种植基台上，外冠固定于基托组织面；而颌间距离太小时，可将种植体基台或者基底作为内冠。制作套筒冠的内、外冠可用同种材料或异种材料，在可能的情况下尽量选择同种材料，以减少微电流的产生。套筒冠的固位力与内冠的内聚度有关，内聚度越大固位力越小。内聚度在8°以上时主要起到支持作用，称为支持型固位体；内聚度在8°以下时有固位作用，称为固位支持型固位体。

套筒冠式可摘种植义齿的制作基本步骤与传统套筒冠义齿相似，基本步骤如下：

1. 在工作模型上连接套筒用基桩，在平行研磨仪的工作头上安装刻度器，按照固位

力的需求调整内聚度（通常为 2°～6°），对基桩牙龈以上部分进行研磨，制作内冠。

2．用金沉积或者失蜡铸造法制作外冠。

3．将调整合适的外冠套叠到套筒式基桩上，按金属树脂牙冠的操作步骤和要求，分层塑形固位体外冠的形态，其桥体也可完成人工牙的外形堆塑。如按烤瓷外冠的操作步骤，应先完成烤瓷外冠及其桥体的制作。若缺牙区以成品树脂人工牙修复，则根据殆关系排列人工牙、完成人工牙外形及基托蜡型的整塑。

4．戴义齿时，外层冠套叠在套筒冠基桩上，将基桩固定在种植体上，依靠内、外冠之间的摩擦力固位。

七、磁性附着体式可摘种植义齿的制作

磁性附着体的固位能力通常不及机械固位和摩擦固位，但是磁性附着体可以很好地保护种植体，当过大殆力作用于义齿时，磁体和衔铁的接触面在侧向力的作用下可以发生少量移动，减少了施加于种植体的有害应力。磁性附着体通常用于种植体数目较少或者骨质条件较差的患者。

（一）带衔铁的基桩

目前，一般每个种植体公司均有配套的嵌有衔铁的基桩，不需要在技工室制作。如果临床确有需要制作带衔铁的基桩。其制作步骤如下：在工作模型上连接基桩，将成品顶盖衔铁用蜡固定在基桩顶端，常规包埋。采用金合金或钴铬合金铸造后，即形成一个顶端嵌有软磁合金衔铁的基桩。

（二）制作义齿

将闭路磁体和缓冲垫片吸附于顶盖衔铁上，常规制取模型，上殆架，完成义齿制作。注意适当加厚放置磁性固位体的舌侧基托，必要时应设计铸造金属基托或支架，以防基托在此折裂。

（三）戴牙及粘固磁体

义齿试戴合适后，于基托中预留的磁体窝舌侧基托上开直径为 2～3mm 的小孔，将闭路磁体与缓冲垫片准确吸附在衔铁上，调少许自凝树脂置于义齿基托的磁体窝中，戴入义齿，嘱患者做正中咬合，待自凝树脂凝固后，消除由小孔中溢出的多余的自凝树脂并修整。

练习题

A1 型题

1．常见的全颌覆盖种植体义齿采用的固位体不包括

    A．杆式固位装置   B．球帽固位装置   C．磁性固位体

    D．套筒冠   E．卡环类固位体

2. 下列各种材料最适合制作种植体的是
    A. 钴铬合金　　　　　　B. 镍铬合金　　　　　　C. 金钯合金
    D. 纯钛合金　　　　　　E. 银钯合金

3. 套筒冠附着式种植义齿的内冠内聚度是
    A. ≥15°　　　　　　　　B. <15°　　　　　　　　C. ≥8°
    D. <8°　　　　　　　　E. 6°

4. 牙种植体的组成部件不包括
    A. 体部　　　　　　　　B. 基台　　　　　　　　C. 小连接体
    D. 愈合帽　　　　　　　E. 中央螺栓

5. 种植系统制取印模的辅助工具不包括
    A. 柱状转移体　　　　　B. 中央固位螺丝　　　　C. 植入体代型
    D. 基台代型　　　　　　E. 印模帽

（徐　曼）

第十四章　附着体可摘义齿修复技术

第一节　概　　述

　　附着体是通过阴性部件和阳性部件的嵌锁作用结合在一起的义齿固位装置。以附着体作为固位方式的可摘义齿即为附着体可摘义齿。附着体可摘义齿从不同的角度弥补和完善了传统可摘义齿的不足，在形态、功能、生理等方面满足了患者的要求，扩大了可摘义齿的运用范围。

　　附着体可摘义齿修复技术经历了一个较长的发展过程。19 世纪末，Carr、Pesseo 等人就开始使用附着体作为固位装置制作义齿。1906 年 Chayes 设计的插销式冠内附着体已相当完善，至今临床上仍在使用（图 14-1）。到 20 世纪后期，随着种植技术的逐渐成熟和广泛应用，附着体被广泛应用于种植体的上部结构。

　　附着体一般由阳性部件和阴性部件两个部分组成，固位部分为凸形结构的附着体部件为阳性部件。阳性部件常由两个部分组成：①固位部分：与阴性部件嵌锁连接，产生固位力；不同类型的附着体固位部分的形态各异，如球形、圆柱形、圆锥形、翼形等。②固定部分：与义齿连接，使阳性部件固定在义齿上；常见的形态有锯齿形、凹槽形等（图 14-2）。

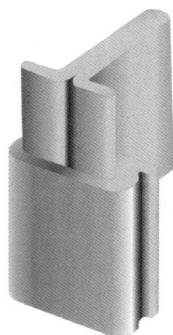

图 14-1　Chayes 设计的冠内附着体

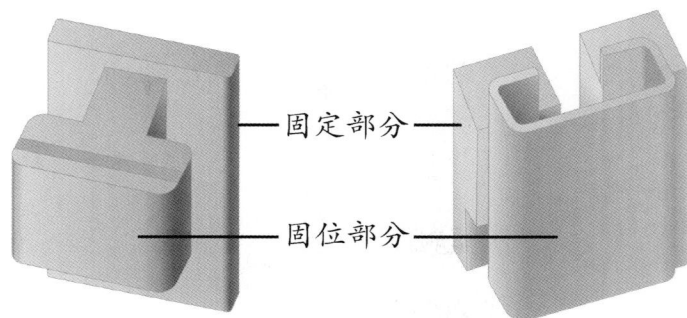

图 14-2　尾翼型 G-A 附着体

附着体固位部分为凹形结构的附着体部件称为阴性部件。阴性部件也由两个部分组成：①固位部分，与阳性部件嵌锁连接，产生固位力。常见形态有：凹槽形、锥筒形等。②固定部分，同阳性部件。

一、附着体可摘义齿的分类

临床应用的附着体分类方法较多，常见有以下几种分类方法：

（一）根据附着体精密程度分类

1. 精密附着体　即采用精密加工工艺制作而成的附着体，常为金属预成品，由金、铂、钯等贵金属制作而成，附着体两部件能密切吻合。

2. 半精密附着体　半精密附着体由于采用预成的树脂、蜡型直接铸造而成，其精密程度较金属预成品差，可用普通合金铸造，价格较低廉且制作加工较容易。

（二）根据附着体放置于基牙上的部位分类

1. 冠内附着体　附着体的固位部分被置于牙冠外形高点以内的称为冠内附着体。

2. 冠外附着体　附着体的固位部分完全或部分置于牙冠之外的称为冠外附着体。

3. 根面（内）附着体　附着体的固位部分置于牙根面（内）的称为根面（内）附着体，而根面（内）附着体又可分为：

（1）按扣式附着体

（2）杆式附着体

（3）磁性附着体

（三）根据附着体移动的方式分类

1. 弹性式附着体

（1）垂直弹性附着体

（2）铰链弹性附着体

（3）垂直 - 铰链弹性附着体

（4）垂直 - 旋转弹性附着体

2. 非弹性附着体　即固定式附着体。

（四）根据固位的方式分类

1. 机械式附着体

2. 摩擦式附着体

3. 摩擦 - 机械混合式附着体

4. 磁性附着体

5. 吸力式附着体

二、附着体可摘义齿的优缺点

（一）附着体可摘义齿的优点

1. 符合口腔生物学原则　附着体的应用，可使作用于基牙上的𬌗力有较好的应力分布,尤其冠内附着体的位置接近基牙的中轴时,能使咬合力沿着垂直于牙根的方向传导,减少了对基牙的扭力。同时,采用不同的附着体,可起到保护基牙,控制咬合力,提高抗转动力的作用,从而有效地提高咀嚼效率。

2. 符合美观要求 因为附着体取代了暴露的卡环等固位装置,隐蔽了固位体,减少了金属的暴露,缩小了固位体的体积,所以有效提高了义齿的美观程度,尤其冠内附着体有利于恢复牙齿的自然外形。

3. 符合卫生要求 采用附着体制作的可摘义齿,由于减少了基托的面积,减少了菌斑及食物残渣的堆积,可以预防龋病的发生。

4. 应用范围广,修复设计多样化 采用附着体可摘义齿进行修复,可根据临床不同的基牙、牙周及缺牙区牙槽嵴等情况酌情选择和应用不同的附着体,使修复设计多样化。

(二)附着体可摘义齿的缺点

1. 基牙预备时磨除的牙体组织较多,容易损伤基牙,尤其是冠内附着体,有可能导致牙折裂。

2. 临床操作和技工制作过程复杂,治疗时间较长,同时费用较高。

3. 附着体可摘义齿的设计应用常受患者口腔条件的限制,有一定的局限性。

4. 制作设备要求较高,需用特殊仪器才能开展此项修复。

第二节 常见附着体的类型

临床常见的附着体有三类,包括:冠内附着体、冠外附着体、根面附着体。现将其特点分述如下。

一、冠内附着体

1. 定义 阴性部件位于基牙解剖外形之内,阳性部件与基托或支架连接的附着体称为冠内附着体。

2. 组成 冠内附着体由两个部件组成:与基牙相连的凹槽结构为阴性部件;与义齿支架和基托相连的翼状凸型结构为阳性部件。

3. 横截面形态 临床常见的冠内附着体的水平横截面可为"H""T""O"等形状(图14-3),其中以H形者接触面积最大,固位力最强,其对抗侧向力的能力则与附着体的𬌗龈向高度有关。一般要求附着体的𬌗龈向高度至少达4mm以上,否则固位力和对抗侧向力的作用明显降低。

4. 常见冠内附着体 常见的冠内附着体大多为精密附着体,如Crismani冠内附着体(图14-4)、Snap冠内附着体(图14-5)、Mc Collum冠内附着体(图14-6)等。

5. 冠内附着体的适应证

(1)基牙的条件:𬌗龈径大于4mm,有足够的颊舌径。

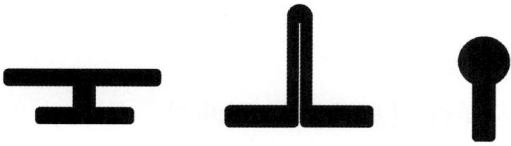

图 14-3 三种附着体的横截面形状

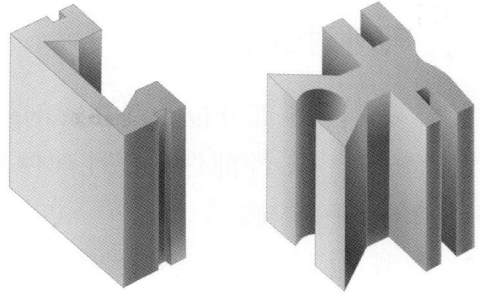

图 14-4 Crismani 冠内附着体

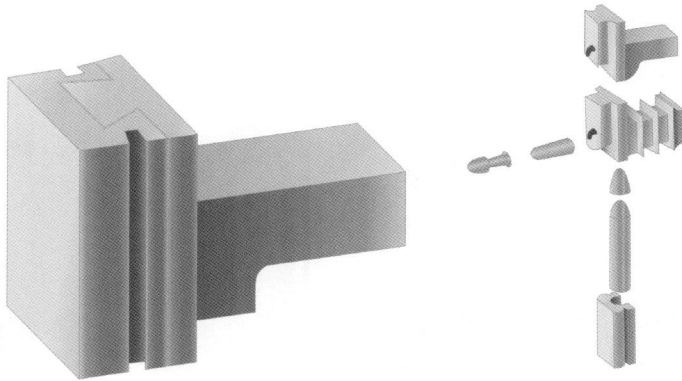

图 14-5 Snap 冠内附着体

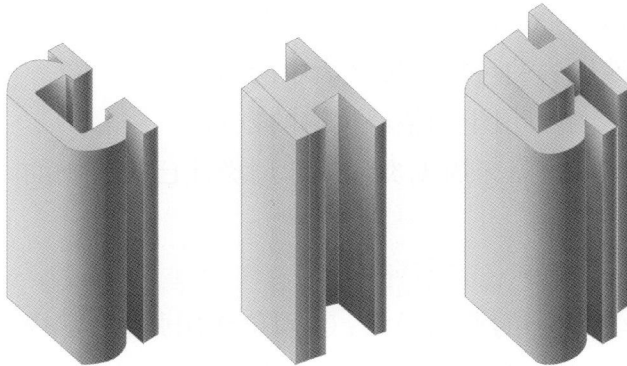

图 14-6 Mc Collum 冠内附着体

（2）作为牙列缺损修复体的固位体。

（3）作为固定修复体的连接体。

（4）牙列缺损修复时，修复体难以取得共同就位道，可作为活动-固定义齿的连接体。

6. 冠内附着体的优缺点

（1）优点：①通过附着体将咬合力经过桥基牙的牙体长轴传递到根尖，可保护基牙；②附着体义齿的口腔卫生较容易保持。

（2）缺点：①受到牙冠和髓腔大小的制约；②制作工艺复杂，费用高；③长期使用发生磨损后，不易修理和更换；④体积小，机械强度低，设计时必须增加辅助性间接固位体。

二、冠外附着体

1. 定义 固位部分位于基牙解剖外形之外的附着体称为冠外附着体。

2. 组成 由阳性部件和阴性部件两个部分组成：阳性部件与基牙牙冠连接，阴性部件与义齿的基托连接。

3. 类型及固位力 冠外附着体的基本类型为弹性型和非弹性型两种。固位力靠两部件之间的摩擦产生。密合度好，体积大的附着体固位与稳定效果好。由于阳性部件突出于基牙牙冠之外，应用时会受牙槽嵴高度与宽度的制约。

4. 常见冠外附着体 常见的冠外附着体大多为精密附着体，如 Dalbo 冠外附着体（图 14-7）和 Ceka 冠外附着体（图 14-8）等。

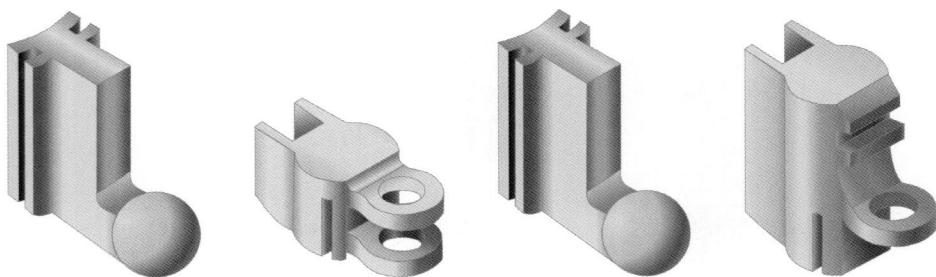

图 14-7 Dalbo 冠外附着体

5. 冠外附着体的适应证

（1）要求颌间距离大于 5mm，基牙牙冠颊舌径大于 4mm。

（2）单、双侧游离端缺失的可摘局部义齿中的固位体。

（3）在固定义齿修复中可用于调整就位道的方向。

（4）牙松动度在 I 度以内，牙周无炎症或牙周炎症已被控制的患者。

6. 冠外附着体的优缺点

（1）优点：①对基牙大小的要求较低；②固位作用强大，常用于游离端缺失的可摘局部义齿中；③由于其结构、设计较为灵活，易于设计应力中断、扣锁等装置。

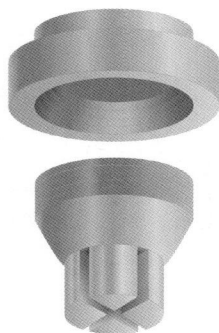

图 14-8 Ceka 冠外附着体

（2）缺点：①不易控制菌斑附着；②不能用于缺隙过小的病例。

三、根面附着体

根面附着体由固定在根管桩上的结构和安置在义齿基托组织面内的结构组成。其固位力产生原理根据附着体结构而定。常用的有：杆式附着体、按扣式附着体和磁性附着体。

1. 杆式附着体

（1）定义：用杆将多个牙根或种植体连接在一起，卡则安装在覆盖义齿组织面的基托内，通过杆与卡之间的卡抱作用产生摩擦力而固位，这种形式的附着体称为杆式附着体。

（2）组成：杆式附着体由杆和卡组成。杆可根据牙槽嵴的形状适当弯曲，使杆与牙槽嵴保持平行。卡由固定翼和弹性翼组成，固定翼埋在义齿组织面的基托中，而弹性翼则通过与金属杆产生的卡抱作用而产生固位力（图14-9）。卡常用弹性较高的金属片或尼龙材料制成。

（3）类型及固位力：杆式附着体可分为杆关节和杆单元两种类型（图14-10）。

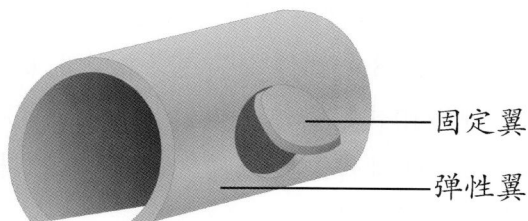

图 14-9 卡的固定翼和弹性翼

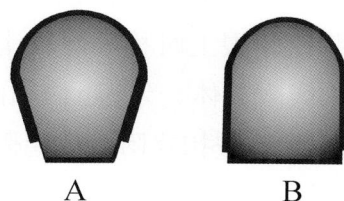

图 14-10 杆的类型
A. 关节型 B. 单元型

1）关节型：杆的截面通常为圆形或椭圆形，杆和卡之间有一定间隙，因而能够产生一定的动度，为义齿提供旋转或轴向运动，有利于支持组织缓冲咬合力。

2）单元型：杆的两个侧壁是相互平行的，通过杆和卡之间的非弹性摩擦，产生摩擦固位力。与杆连接的卡常为预成品，杆与卡之间没有间隙，固位力较强。

（4）常见的杆式附着体：有 Dolder 杆式附着体（图14-11）、Hader 杆式附着体（图14-12）等。

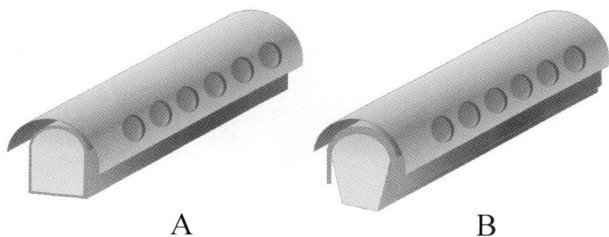

图 14-11 Dolder 杆式附着体
A. 非弹性型 B. 弹性型

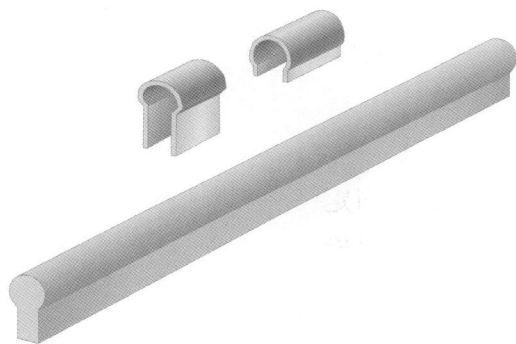

图 14-12 Hader 杆式附着体

（5）杆式附着体的适应证

1）主要是作为覆盖义齿的固位体。

2）余留牙数量较少，采用常规的卡环固位体往往对基牙的损害较大，且义齿的固位和稳定效果也不理想。

3）余留牙的牙周健康差，适宜牙周夹板固位。

（6）杆式附着体的优缺点

1）优点：①可通过增减卡的数量来调节固位力的大小；②具有牙周夹板的作用；③降低基牙牙冠高度，减小基牙受到的侧向力；④可作为种植体的上部结构；⑤义齿具有良好的固位和稳定作用，且摘戴方便。

2）缺点：①杆与义齿之间留有空隙，易造成食物残渣滞留；②弧形杆易产生游离力矩，轻则引起杆松动，重则造成基牙损伤；③对共同就位道要求比较严格。

2. 按扣式附着体

（1）定义：将一个部件安装在牙根上或牙根内，另一个部件则安装在义齿的基托内，通过两个部件之间的弹性锁扣作用产生的摩擦力固位，这种附着体称为按扣式附着体。部件安装在牙根上时称为牙根上按扣式附着体（图 14-13）；部件安装在牙根内时称为牙根内按扣式附着体。牙根上按扣式附着体较牙根内按扣式附着体多见。

（2）组成：按扣式附着体由阳性和阴性部件组成，两部件之间以弹性锁扣方式结构。

（3）类型：按扣式附着体可分为两型，即弹性型和非弹性型。

1）弹性型：其阳性部件和阴性部件之间有微小间隙，因而能够产生一定的动度，有利于缓冲咬合力。

2）非弹性型：其阳性部件和阴性部件之间没有微小间隙，不利于缓冲咬合力，但由于其体积小，常用于修复颌间距离小的病例。

（4）常见的按扣式附着体：有 Ceka 按扣式附着体（图 14-14）、Rother-mann 按扣式附着体（图 14-15）、Dalla Bona 按扣式附着体（图 14-16）等。

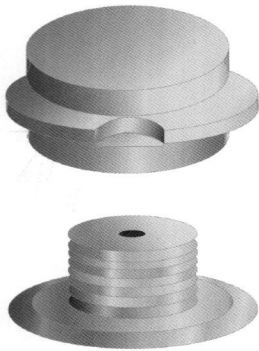

图 14-13 Micro-Fix 按扣式附着体

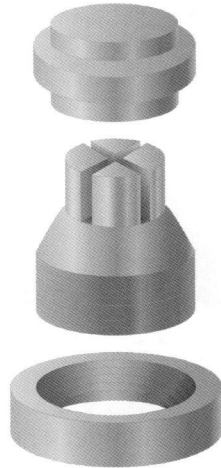

图 14-14 Ceka 按扣式附着体

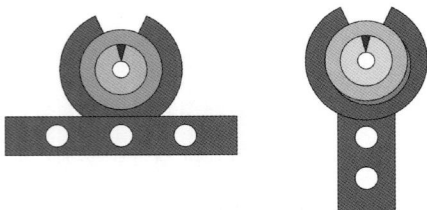

图 14-15 Rother-mann 按扣式附着体

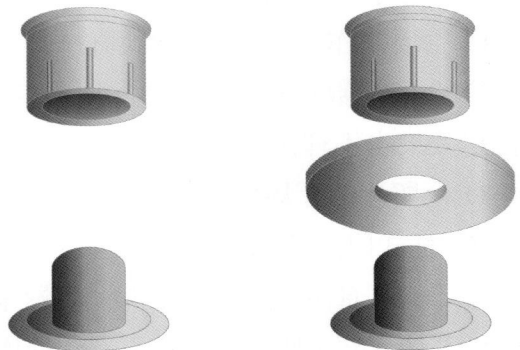

图 14-16 Dalla Bona 按扣式附着体

（5）按扣式附着体的适应证

1）作为覆盖义齿的固位体。

2）残留牙根的牙周健康是首要的条件。当牙周袋的深度超过 4mm，牙根无松动，或牙根轻度松动，牙槽骨水平吸收不超过牙根长度的 1/3 时，也可以考虑使用该附着体。

3）当缺失牙较多，残留牙健康状况较差，无法采用固定修复时，可将残留牙进行适当处理后，放置球帽型附着体，即使残留牙无法保留，也可以在原附着体义齿的基础上，方便地增加修复体，而不必重新制作义齿。

4）在杆式附着体的杆上放置球帽型附着体，替代杆卡的固位形式。

（6）按扣式附着体的优缺点

1）优点：①附着体高度低，对基牙牙根的扭力较小，对保护基牙有利；②附着体的结构简单，制作方法容易掌握，费用低，并且能够提供较好的固位力。

2）缺点：①摘下义齿后，附着体的阳性部件暴露在口腔之中，患者有不适感；②阳性部件损坏后不易取出修理。

3. 磁性附着体

（1）定义：由一对异极磁体所组成的辅助修复体固位的装置称为磁性附着体（图 14-17）。

（2）组成：磁性附着体由固位体和衔铁组成。嵌入义齿内的一极称为固位体；另一极则固定于牙根上，称为衔铁。当义齿戴入口腔内时，因磁体的吸力而使义齿固位，并产生固位力（图 14-18）。

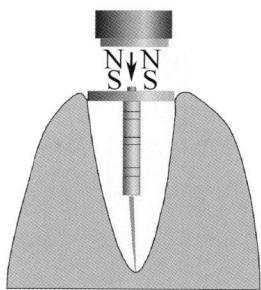

图 14-17　磁性附着体

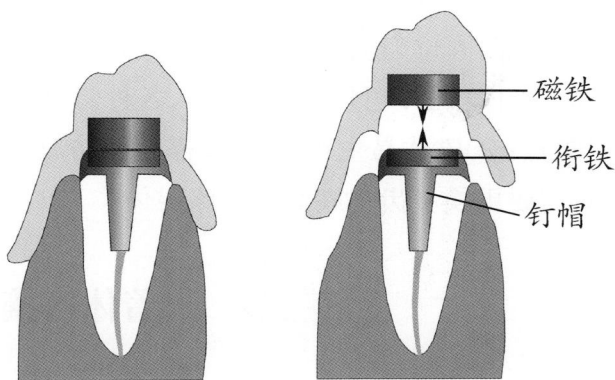

图 14-18　磁性附着体的磁铁、衔铁、钉帽

（3）类型

1）按磁路设计分类：开放性磁路磁性附着体和闭合性磁路磁性附着体。就闭合性磁路设计而言，还可分为帽状型、夹极型、三明治型等多种形式（图 14-19）。

2）按磁性材料分类：全部由永磁体组成的磁性附着体和由永磁体、软磁合金组成的磁性附着体。

（4）常见磁性附着体：有 Keystone 磁性附着体、Indedent 磁性附着体、Hitach 磁性附着体、Magfit 磁性附着体、Gillings 磁性附着体等。

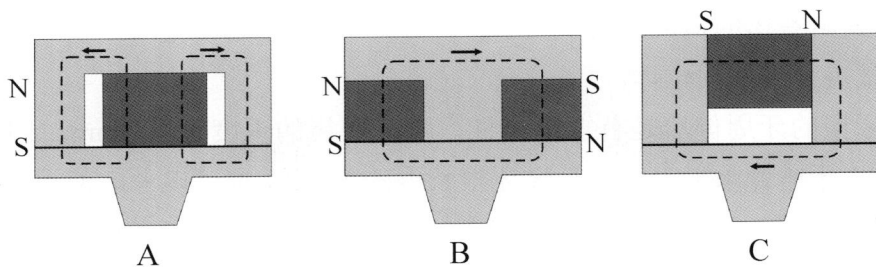

图 14-19　三种闭合磁路

A．帽状型　B．夹极型　C．三明治型

（5）磁性附着体的适应证

1）单颌义齿的颌间距离不低于 6mm，有足够的空隙放置磁性附着体及有一定厚度的树脂覆盖磁性附着体。

2）磁性附着体全口覆盖义齿。

3）磁性附着体可摘局部义齿。

4）颌面缺损修复。

5）种植义齿。

6）磁性附着体套筒冠。

（6）磁性附着体的优缺点

1）优点：①固位力大：单颌覆盖全口义齿通常使用 2 个磁性附着体即可；②操作简单：磁性附着体的操作较为简单；③保护基牙：磁体和衔铁为平面式接触，因而具有轴向固位力强，侧向固位力弱的特点，使过大的侧向力不全部作用于覆盖基牙上，从而有利于基牙健康；④体积小：可以方便地置入各种修复体中。

2）缺点：①磁体易生锈、腐蚀，需要做防腐处理；②由于腐蚀作用可使磁力减退，故 2 年左右需要更换义齿基底面的闭路磁体。

第三节　附着体可摘义齿的制作

一、附着体的安放

附着体义齿根据临床不同的设计有很多类型，其临床技术与制作工艺也各不相同。以下介绍几种临床常见不同类型的附着体义齿的制作方法。

（一）冠内和冠外附着体可摘局部义齿

1．模型设计　在基牙预备、制取印模后，灌注超硬石膏模型。模型通常要经过修整，才能进行模型设计。模型设计的主要内容有：①在平行研磨仪的观测平台上，确定最佳共同就位道；②根据基牙牙冠的大小、基牙预备的情况确定附着体的类型；③确定间接固位体和大、小连接体；④在模型上划出支架和基托的范围。

2. 附着体牙冠金属冠部的制作

（1）附着体牙冠蜡型的制作：附着体牙冠蜡型是指牙冠蜡型以及其上的附着体部件。附着体牙冠蜡型既可完全采用蜡的手工雕刻，也可采用蜡和预成的树脂或树脂附着体部件制作。

1）附着体牙冠蜡型的制作：首先用蜡恢复牙冠外形，然后在牙冠蜡型上雕刻附着体部件的箱形放置空间（图14-20）。

2）舌侧支撑臂蜡型的制作：如果附着体义齿的设计中带有舌侧支撑臂，则需在基牙上制作舌侧支撑臂蜡型（图14-21），并与附着体蜡型连接。保持舌侧支撑臂与附着体的就位道一致。

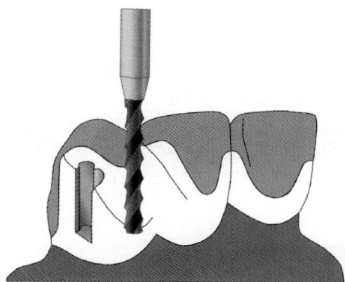

图 14-20　在牙冠蜡型上雕刻放置附着体的空间　　图 14-21　冠内附着体的舌侧支撑臂

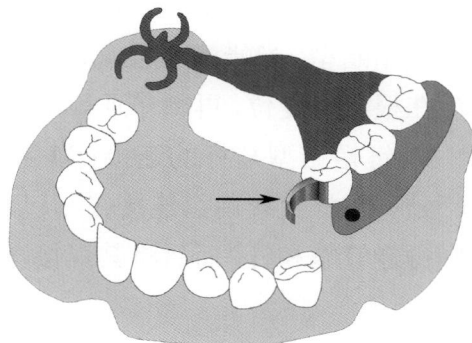

（2）附着体金属冠的完成

1）包埋和铸造：安插铸道和包埋，完成附着体牙冠蜡型的铸造。如果附着体的一个部件是金属预成品，则必须采用贵金属或半贵金属铸造。

2）打磨和抛光：禁止采用常规喷砂技术处理铸件表面，以免损伤附着体。可采用喷玻璃珠的方法处理铸件表面。但对于附着体的组织面，可以采用常规喷砂和抛光技术。

（3）附着体金属冠的试戴。

3. 附着体金属冠模型的制作和检查。

4. 金属支架和连接体的制作与完成　制作前必须首先在附着体金属冠模型上安装附着体，以便确定金属支架和连接体的位置。

5. 义齿的完成与编号

（1）义齿的完成：将金属支架就位于模型上，排列人工牙，装盒，充填树脂，完成义齿。

（2）义齿的编号：将完成后的附着体可摘义齿进行编号，并提供附着体的名称和型号，以便今后对其进行修理和更换。

6. 附着体金属冠的粘固与义齿的试戴　义齿就位后，应让患者试戴几天再行附着体金属冠的粘固。如果试戴过程中就位困难，应仔细查找原因，切不可轻易磨改附着体。

（二）杆式附着体可摘义齿

1. 模型设计　在根管预备、制取印模、灌注模型并修整后，进行模型设计。

（1）检查根管预备是否到位。

（2）在平行仪的观测平台上，检查各根管是否具有共同就位道。

（3）设计钉帽与杆的连接固位体和大、小连接体。

（4）在模型上画出杆、支架和基托的范围。

2．钉帽的制作与完成

（1）钉帽蜡型的制作

1）成品桩钉帽蜡型的制作：代型表面涂分离剂，选择适合的成品桩，经磨改后将其插入根管内，在根面上制作钉帽蜡型，使成品桩末端暴露在钉帽蜡型之外（图14-22）。

2）铸造桩钉帽蜡型的制作：根管内涂分离剂，滴蜡法制作铸造桩钉帽蜡型，当蜡滴至根管口时，用黏蜡团将蜡型黏住后取出，然后在根管内复位，再制作顶盖部分的蜡型。

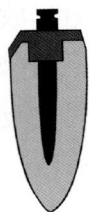

图14-22　将成品桩末端暴露在钉帽蜡型之外

3）钉帽蜡型与杆的连接：当各根管具有共同就位道时，可将钉帽蜡型与杆直接用蜡连接在一起，采用整体铸造（图14-23，图14-24）。此外，也可采用分别铸造钉帽和杆，而后将其焊接在一起的方法。

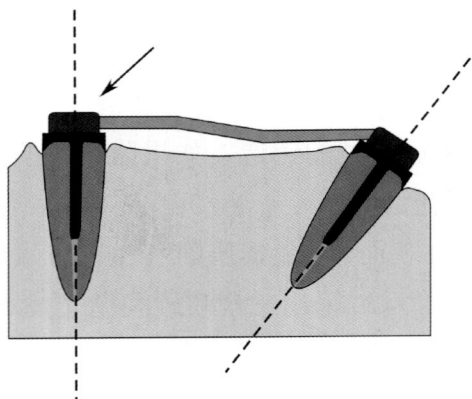

图14-23　根管不平行时的杆的安装

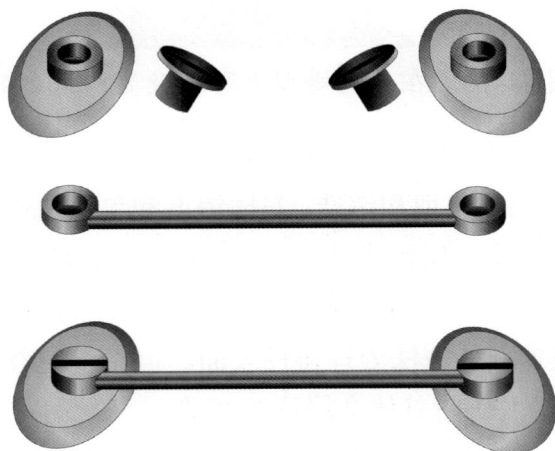

图14-24　采用螺钉固定杆与顶盖

（2）钉帽的完成：常规包埋、铸造、打磨、抛光，完成钉帽的制作。

3．蜡义齿的制作与试戴

（1）钉帽模型的制作：将钉帽插入根管内，检查钉帽边缘是否密合。常规取模，将钉帽复位到阴模上，灌制带有钉帽或杆的工作模型。

（2）蜡义齿的制作与试戴：常规颌位记录，上𬌗架，排牙，试戴蜡义齿。

4．制作石膏基准板

（1）在患者口腔内检查颌位记录是否正确，排牙是否美观。在模型上画出杆放置的部位。

（2）在模型的牙槽嵴下方唇侧磨出一道槽，将排好的牙托放置在石膏模型上，涂分离剂，再将调拌好的石膏堆在模型的唇侧，待石膏凝固后冲蜡，然后取下带有前牙的石膏基准板。

（3）安装杆，并用基准板校对其位置（图14-25）。

5. 杆的放置原则

（1）前牙杆应与双侧髁突中心连线平行（图14-26）。如果不平行，义齿在行使功能活动中，有向低的一方移动的趋势，从而加重该侧基牙的负荷（图14-27）。

（2）杆与牙槽嵴保持平行。如果两侧基牙高度不一致，可将杆弯成一定的角度，使杆的受力段与牙槽嵴保持平行（图14-28，图14-29）。

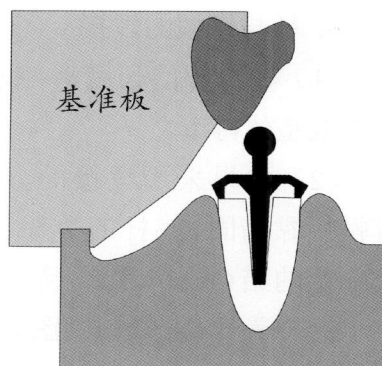

图14-25 利用基准板校对杆的位置

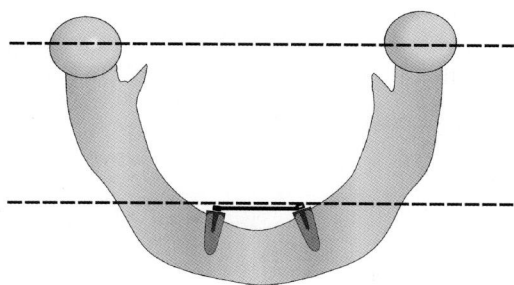

图14-26 前牙杆必须与两侧髁突中心连线平行

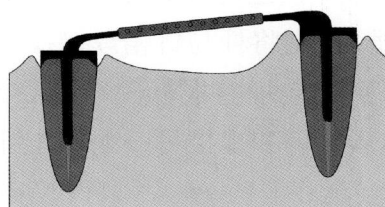

图14-27 两侧基牙高度不一致，杆与牙槽嵴不平行

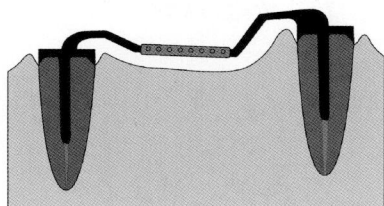

图14-28 侧基牙高度不一致，杆与牙槽嵴平行

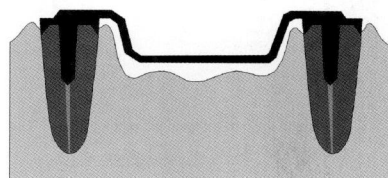

图14-29 两侧基牙高度一致，杆与牙槽嵴保持平行

（3）杆应位于牙槽嵴顶上。如果两侧基牙为尖牙，既可采用直杆，也可采用弯杆；如果两侧基牙为后牙或不对称排列，则可将杆弯成一定的角度，但杆必须位于牙槽嵴顶上（图14-30）。

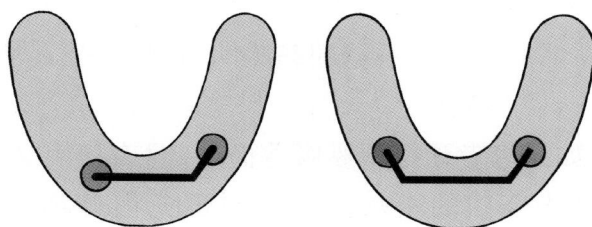

图14-30 两侧基牙为后牙或不对称排列，可将杆弯成一定的角度

（4）杆与双侧牙槽嵴顶连线的角平分线垂直（图14-31）。

（5）杆的底部与牙龈黏膜保持2mm以上的间隙。

6. 杆与钉帽的焊接

（1）确定杆的长度后，锯断杆，并与钉帽焊接或整体铸造。

（2）如果采用焊接的方法，首先将杆与钉帽用黏蜡固定，杆的中部包裹 3～4mm 厚，1cm 宽的蜡（图 14-32），将调拌好的石膏倒在其上的覆盖杆与钉帽上（图 14-33）。

（3）待石膏凝固后取出杆和钉帽，去蜡，再将杆和钉帽就位于石膏印模上，并灌注焊接包埋材料。

（4）待焊接包埋材料凝固后，去除石膏印模和黏蜡，分别将杆与钉帽焊接在一起。如果杆太短，可先包埋整根杆，仅显露一端钉帽焊接面，然后包埋和焊接另一端杆与钉帽。

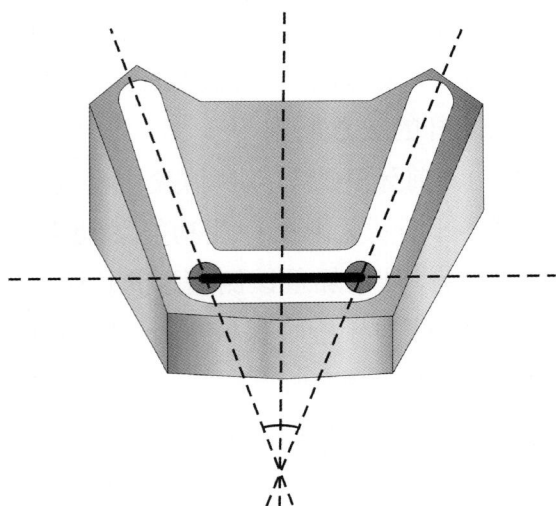

图 14-31 前牙杆与双侧牙槽嵴顶连线夹角平分线的关系

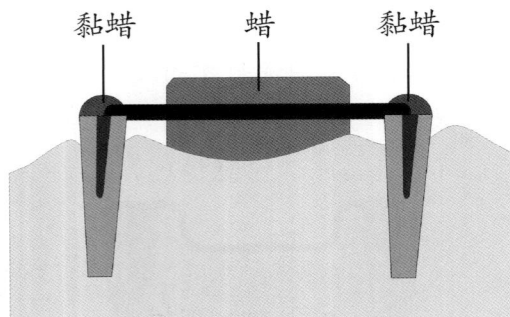

黏蜡　　蜡　　黏蜡

图 14-32 将杆与钉帽用黏蜡固定

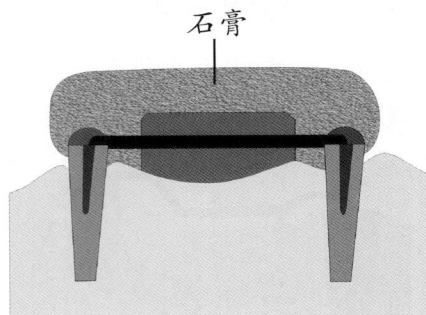

石膏

图 14-33 灌注石膏

（5）将杆与钉帽焊接在一起。

7. 完成义齿

（1）将带有钉帽的杆在患者口内试戴。

（2）选择卡，使其与杆的水平部分同长度，也可以采用若干个卡。注意卡的两端不应压迫近中牙龈乳突。

（3）将卡插入杆中，然后根据患者口腔黏膜的情况，决定是否在杆与卡之间插入间隙器。

1）不使用间隙器：如果患者牙槽嵴黏膜薄而硬，且有使用义齿的经历，表明患者牙槽嵴黏膜具有抵抗义齿基托下沉的能力，因此不需要使用间隙器。

2）使用间隙器：如果患者牙槽嵴黏膜厚而软，且没有使用义齿的经历，表明患者的牙槽嵴黏膜不具有抵抗义齿基托下沉的能力，因此需要使用间隙器。

（4）用石膏将卡固定在杆上，填塞部位上至卡的弹性翼，下至牙槽嵴两侧的底，目的是使卡与义齿之间有足够的空间。

（5）在下颌义齿基托部位设计舌侧增力支架。

（6）将石膏基准板充分地浸泡于水中，以避免蜡的黏附，然后在模型上复位，并在其上的前牙的舌侧面上开小孔，以增加前牙的机械固位作用。

（7）在基托覆盖的组织面覆盖一层薄的锡箔纸，完成蜡基托的制作后，将石膏基准板去除，前牙重新复位到蜡基托上，检查颌位关系。

（8）常规完成义齿制作。

（9）将带有钉帽的杆在口内粘固到根管上。如果根管之间不平行，则应对根管的平行度做适当地调整，以获得共同就位道。

8. 试戴和调整固位力　试戴前，首先将卡的弹性翼与基托组织面的突出的树脂磨除。杆式附着体部位的唇侧基托边缘磨短一些，以免义齿受力时下沉压迫该处组织。义齿就位后检查固位力，固位力的大小以患者能够自由摘戴义齿为原则。如果固位力太小，可用刀具插入弹性翼与基托组织面之间，轻微地撬动弹性翼，即可达到增加固位力的目的（图14-34）。

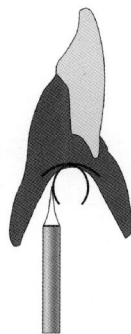

图 14-34　撬动弹性翼，增加固位力

（三）按扣式附着体可摘义齿

按扣式附着体的种类较多，现以最常见的球帽型为例，简述其制作方法。

1. 球形结构钉帽蜡型制作　在模型上常规制作钉帽蜡型后，将球形结构置于根面上，用基准板校对球形结构的位置，并用蜡包裹球形结构的基底。常规包埋、铸造。严禁对球形结构的球头进行喷砂和打磨处理，只能对其表面进行抛光处理。

2. 义齿的制作　在患者口内试戴带有球形结构的钉帽后，再将球帽戴入球形结构上，同时将树脂圈戴入到球帽上，然后取印模，翻制工作模型，常规制作覆盖义齿。

3. 安装球帽　将带有球形结构的钉帽粘固在患者口内的牙根上后，首先试戴义齿，如无问题，在义齿组织面上的球帽处打小孔，使之洞穿。放置间隙纸后，将球帽连同树脂圈戴入到球形结构上，在义齿组织面上的球帽处填塞自凝树脂，并将义齿戴入口中，待自凝树脂凝固后，取出义齿，并从其组织面取出树脂圈，再戴入义齿（图14-35，图14-36）。

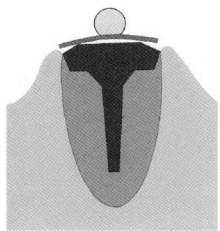

图 14-35　放置间隙纸

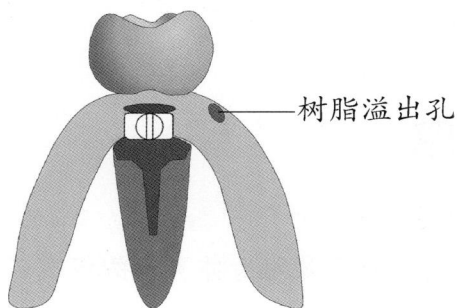

树脂溢出孔

图 14-36　用自凝树脂固定阴性结构

4. 调节固位力　在一些情况下，必须对球帽型附着体的固位力加以调节（图14-37）。初戴球帽型附着体义齿时，有必要将附着体的固位力调小，待患者逐步适应义齿后，再将固位力调大。在经过较长时间使用球帽型附着体义齿后，由于磨损等原因，义齿的固位力变小，此时，应将固位力调大。一般情况下，义齿戴用半年后，应调整固位力一次。

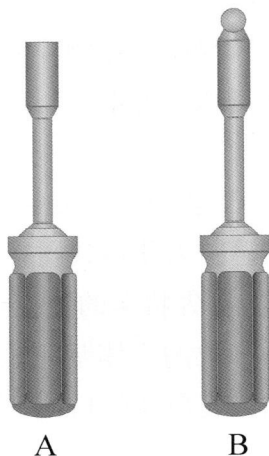

图 14-37　固位力调节器

A. 增加固位力调节器　B. 减小固位力调节器

二、附着体可摘义齿制作时的注意事项

1. 正确放置和制作附着体结构　附着体结构放置和自行研磨的附着体结构制作时，必须在观测平行研磨仪上完成，成品附着体结构安放时采用平行转移杆末端引导放置附着体结构，平行转移杆垂直方向与研磨仪工作台上的工作模型就位道一致，保证放置的附着体结构有共同就位道。

2. 正确制作辅助固位栓道和固位壁　辅助固位栓道和固位壁制作必须注意与附着体结构的就位方向一致。固位壁的形态也应该与选择的弹性或刚性附着体相适应，不能丧失原弹性附着体的缓冲作用。

3. 选择稳固的模型固位钉　精密附着体的制作要求较高，可卸式模型一般选择颊舌侧双固位钉。以免修复体制作过程中可能产生颊舌向和近远中向的轻微动度，影响代型复位后的精确性。

练习题

A1 型题

1. 下列哪项不是附着体义齿的组成部分

　A. 附着体　　　　　　　B. 栓道　　　　　　　　C. 人工牙

　D. 连接体　　　　　　　E. 基托

2. 冠内附着体修复时，基牙的𬌗龈高度要求最少达到

　A. 1mm　　　　　　　　B. 2mm　　　　　　　　C. 3mm

D. 4mm   E. 5mm

3. 附着体根据放置部位分类不包括

A. 冠内附着体   B. 冠外附着体   C. 根面附着体

D. 根内附着体   E. 套筒冠

4. 下列哪一项不属于附着体可摘义齿的优点

A. 符合美观要求   B. 应用范围广,修复设计多样化

C. 临床制作简单,费用较低   D. 符合卫生要求

E. 符合口腔生物学原则

5. 冠外附着体的适应证中,要求颌间距离大于

A. 1mm   B. 2mm   C. 3mm

D. 4mm   E. 5mm

（万国民）

第十五章　牙周夹板及𬌗垫

第一节　牙周夹板

牙周夹板是一种治疗、固定松动牙的矫治器，是牙周病修复治疗方法之一。它将两颗或多颗因牙周病松动的患牙连接在一起，或将松动牙固定在另外牢固的健康牙上，使之成为一个新的咀嚼单位，提高患者的咀嚼功能。

一、牙周夹板修复治疗的适应证

按照使用时间的长短，牙周夹板可以分为暂时性夹板和恒久性夹板两类。

1．暂时性夹板　暂时固定牙周病松动牙，待患牙的牙周组织逐步修复和愈合，可拆除夹板。

（1）固定因外伤或咬合创伤引起的急性牙周炎及牙松动，使患牙得到固定，有利于牙周组织修复和愈合。

（2）牙周炎松动牙经牙周手术治疗后，牙松动仍较明显且有咀嚼不适，如牙列完整，可做牙齿结扎以利于牙周组织的修复再生。

（3）牙周手术前，可减轻手术中的创伤，有利于术后的组织修复。

2．恒久性夹板　是长期夹板固定在牙周病患者的患牙上，控制因牙周病而病理性松动患牙的松动度，有助于患牙的牙周组织修复，维持牙周病基础治疗的远期疗效。

（1）牙周组织破坏吸收严重的中重度牙周病，经牙周病基础治疗及暂时性夹板固定，牙周炎基本消失，病情得到控制，可以用恒久性夹板进行牙周病最终修复治疗。

（2）牙周病伴牙列缺损，经牙周病基础治疗后，牙周炎基本消失，病情得到控制，选择恒久性夹板方式修复缺失牙，同时固定松动牙。

二、牙周夹板的生物力学原理

牙周病是发生在牙周组织的一种口腔慢性疾病,是一种牙周组织遭到破坏,患牙出现松动、移位、咀嚼无力,进一步发展可导致患牙自行脱落或拔除的进行性口腔疾病。牙周病常常给患者造成牙列缺损或缺失的巨大痛苦。临床证明牙周病患者经过及时、有效的治疗后,有些患牙可以长期保留,延长了患牙的使用时间,这对于保护牙槽骨和保持牙列的完整起到了积极的作用。要取得预期效果,避免在治疗中对其他牙产生损伤,必须了解夹板固定治疗的生物力学原理,以便正确设计和选择夹板类型。

(一)牙对殆力的反应

1. **垂直向力** 当牙受到与牙长轴方向一致的垂直向力时,牙向牙槽窝根尖方向位移,悬吊牙的牙周膜纤维中除根尖纤维外都受到牵引,根尖区牙周膜也得到缓冲,此时牙周膜能承担较大殆力,有助于牙周组织的健康。

2. **侧向力** 当牙受到侧向力时,牙周纤维对这种力量的适应性差,可使受压侧牙槽嵴顶及根尖部骨质发生吸收。而受牵拉侧牙颈部及根尖部骨质增生,并使牙齿向咬合力方向倾斜移位,又引起了新的创伤殆,因此,水平向力对牙周组织损害较大。

3. **旋转力或扭力** 这种方向的力对牙周组织损害最大,可使牙周膜纤维撕裂及牙槽骨吸收,牙齿松动。

(二)牙周夹板的生物力学原理

牙周夹板的基本原理是将多个松动牙,通过夹板连接成一个新的咀嚼单位。当受到不同方向殆力作用时,牙齿不会再像原来单个牙那样各自受力而发生倾斜移位,而是由多个牙的牙周膜纤维共同负担咬合力量,且能承受各个方向的外力,因而分散了殆力,减轻了每个患牙的负担,有利于牙周组织恢复健康。

三、牙周夹板的制作

(一)各类牙周夹板的制作

1. 暂时性牙周夹板

(1)结扎固定:常用于前牙区的结扎固定,固定效果略差,只能用于短暂性固定松动牙,一般12周需重新结扎固定。结扎固定材料采用牙线、外科丝线、结扎用不锈钢丝、尼龙丝等,用连续结扎固定方法将松动牙与邻近的健康牙固定在一起(图15-1)。

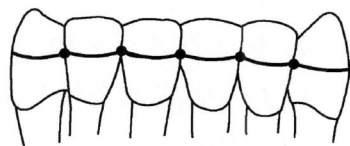

图15-1 不锈钢丝8字结扎

(2)光固化树脂夹板:适用于外伤性松动牙,或做牙周治疗前的临时性固定,不需要做牙体预备,固定数周即可拆除,损坏时再加修补。夹板固定时,先将牙面彻底清洁,对需固定的松动牙和邻牙的舌面及邻面,复合树脂覆盖粘接部位的牙釉质进行酸蚀处理、冲洗、吹干,涂上牙釉质粘接剂,覆盖0.5~1mm厚度的复合树脂,用雕刻刀塑形后,光固化处理,调磨抛光(图 15-2)。

(3)尼龙丝加复合树脂夹板:适用范围同前两种夹板固定。固定方法是采用尼龙丝将松动牙与相邻的牙逐个结扎在一起,再用复合树脂将尼龙丝固定形成夹板。树脂固定牙体时未做酸蚀处理,夹板应在 3 个月内拆除。牙体经过酸蚀处理可保持 1 年,但夹板固定时间不宜过长。

(4)纤维加复合树脂夹板:适用于选择恒久性固定夹板或套筒冠牙周夹板治疗的病例,在进行牙周基础治疗阶段,对松动的上颌前牙和后牙做暂时性固定,固定周期在 6 个月～1 年以内。夹板固定时先进行牙的清洁,对需固定的上颌前牙舌隆突或后牙𬌗面颊舌径中线处预备一条横形沟槽,沟宽度约为 1.5mm,深度在 1mm 以内。然后对牙体预备沟做酸蚀处理、冲洗、吹干,先将少量光固化树脂置入沟底。剪一段与固定沟相同长度的纤维丝放置在沟内,再用光固化树脂充填预备沟,光照固化后再调𬌗抛光,消除早接触点与𬌗干扰点(图 15-3)。

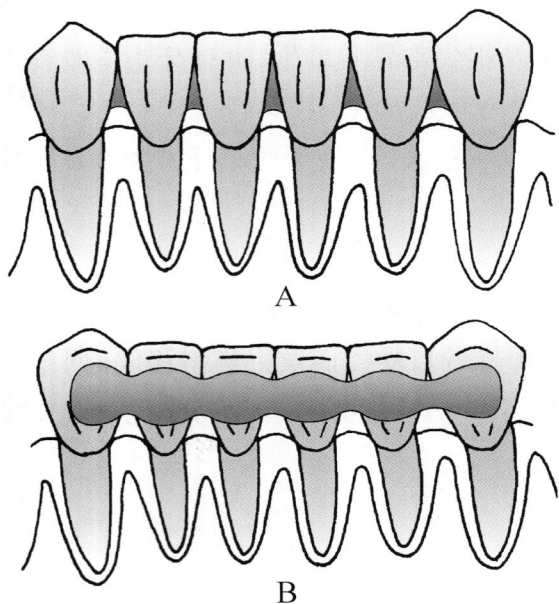

图 15-2 下前牙光固化树脂夹板

A. 唇面观 B. 舌面观

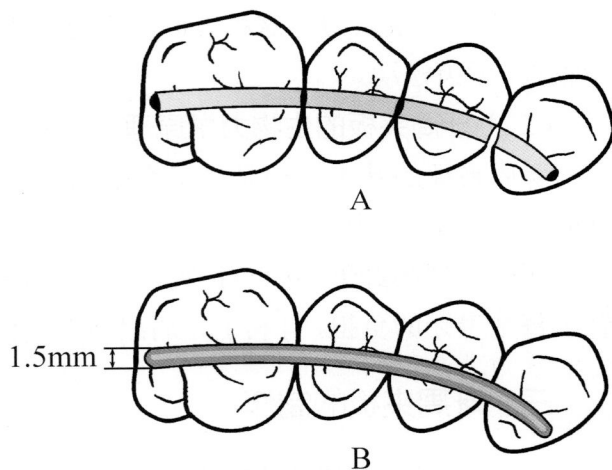

图 15-3 纤维加光固化树脂夹板

A. 预备沟 B. 充填后夹板

2. 恒久性牙周夹板

(1)可摘式恒久性牙周夹板:有两种类型,即金属支架可摘式牙周夹板和金属支架𬌗垫式牙周夹板。此类夹板患者可以自行摘戴,易于保持口腔卫生,制作时切割的牙体组织少,不会影响牙周基础治疗的维护,但一般体积较大,松动牙固定效果不如固定式夹板。可摘式夹板对完整牙列和牙列缺损的牙周病修复治疗病例均可采用。

金属支架可摘式牙周夹板与金属支架可摘局部义齿的组成及修复体的制作方法基本相同,在牙周夹板固定修复治疗设计中,对松动患牙的固定,常采用各类卡环、间隙卡环、切端邻间钩、唇弓等。牙周夹板修复体的设计应考虑在牙列中选择牙周组织健康与相对健康的基牙或某一组牙上放置起主要固位作用的固位体，而牙周组织破坏吸收的患牙上放置固定松动牙的固位结构。牙周夹板修复体中联合卡环、长臂卡环、连续卡环、间隙钩、切端邻间钩都能起到固定松动牙，防止食物嵌塞和分散殆力的作用（图15-4）。修复体基托伸展范围和可摘局部义齿基本相同，基托与牙接触区应位于牙的外形高点线处并接触密合，在龈缘处的基托组织面则要有足够缓冲（图15-5）。

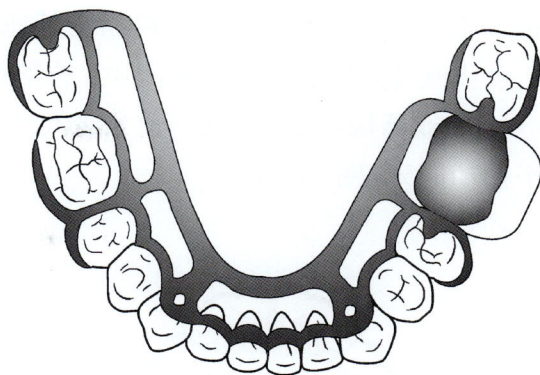

图 15-4　金属支架可摘式牙周夹板

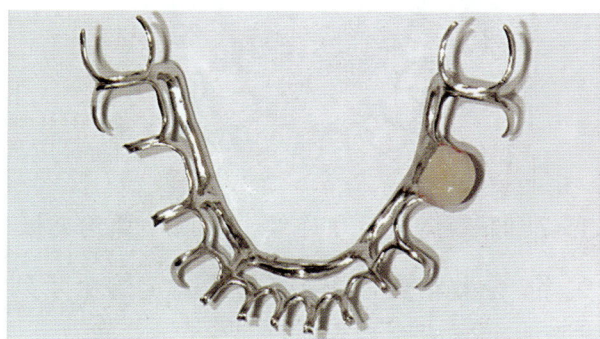

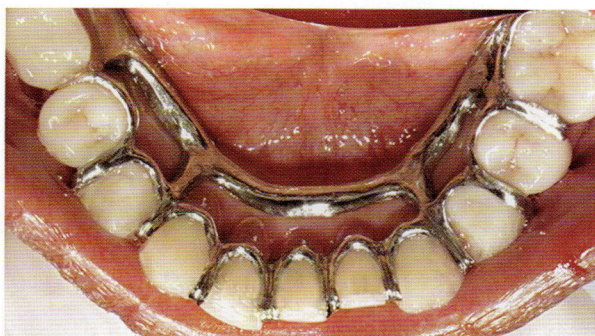

A   B

图 15-5　可摘式牙周固定夹板

A. 戴入口内前的可摘式牙周固定夹板　B. 戴入口内的可摘式牙周固定夹板

金属支架殆垫式牙周夹板修复体组成结构与金属支架可摘式殆垫基本相同，修复体与对颌咬合接触部位，用金属或树脂覆盖牙列的后牙殆面和前牙切端，形态与牙体殆面与切端相同。咀嚼可以分散殆力，减轻患牙受力，减少患牙牙周组织的破坏和吸收，避免咬合创伤，恢复牙尖交错位时的垂直距离。临床常用于牙列后牙殆面和前牙切端磨损伴牙周创伤，息止殆间隙增大的患者。

现将其各部分结构及制作方法简单介绍如下：

1）固定卡环：可由锻丝弯制或金属铸造。与固位卡环的不同要求是卡环臂不进入倒凹区而是置于导线之上。双臂卡环颊舌两臂相互作用，单臂卡环需要对侧高基托来对抗，基托边缘置于导线之上，环抱外形高点区，才能达到固定松动牙的目的。固定卡环能有效地控制患牙近中、远中和颊舌方向的松动，而对殆、龈方向松动的控制力差。

2）长臂卡环：即延伸卡环，常应用于邻缺牙区基牙松动、相邻牙健康的情况下。

3）连续卡环：可用锻丝弯制或金属铸造而成，用于固定相邻的数个松动患牙，卡环位于患牙外形高点线处，不进入倒凹区，无游离臂端。弯制连续卡环需与舌侧高基托共同使用（图15-6）。铸造者两侧均可为连续卡环，相互作用之下，起固定松动牙的作用。

4）颊钩：金属铸造制成，用于两相邻后牙之间，钩端置于颊侧外展隙近殆部位，体部越过𬌗面进入舌（腭）侧，与树脂高基托相连接，起固定松动牙的作用。其越𬌗部分有防止食物嵌塞、恢复咬合和分散𬌗力的作用。

5）双翼钩：用于相邻两前牙之间切 1/3 外展隙处，金属铸造制成，一个双翼钩固定两个松动前牙（图 15-7）。

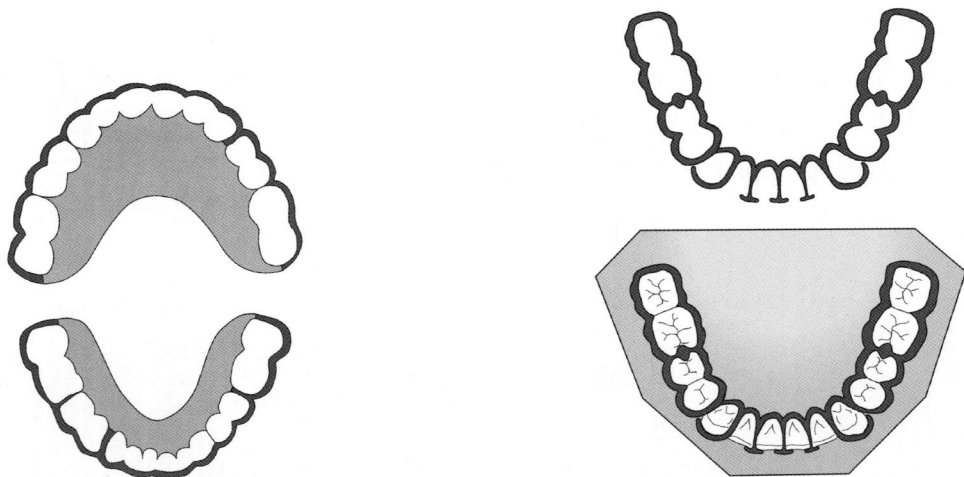

图 15-6　上下颌全口锻丝连续卡环夹板　　图 15-7　下颌铸造后牙连续卡环前牙翼钩夹板

6）𬌗垫：用于需加高咬合高度，恢复咬合关系，分散𬌗力，多个松动牙固定的全牙列修复体。根据其𬌗间隙大小，𬌗垫可用金属、树脂或金属树脂混合制作。

（2）固定式恒久性牙周夹板：能有效地固定牙周病的松动牙，把牙周组织破坏和吸收的个别或一组松动牙与牙列上牙周组织健康或较健康的牙连成整体，起到分散𬌗力、避免咬合创伤的作用，但对牙体组织磨削量较多，与全冠修复相似。临床适用于牙周病经牙周基础治疗，牙周炎症得到消除，牙周病病情得到控制，患者掌握口腔牙周清洁和维护方法的病例。固定式恒久性牙周夹板与全冠联冠修复体的组成结构基本相似，牙周夹板的固位体可选择全冠、部分冠等，如有缺牙区可用桥体修复（图 15-8）。

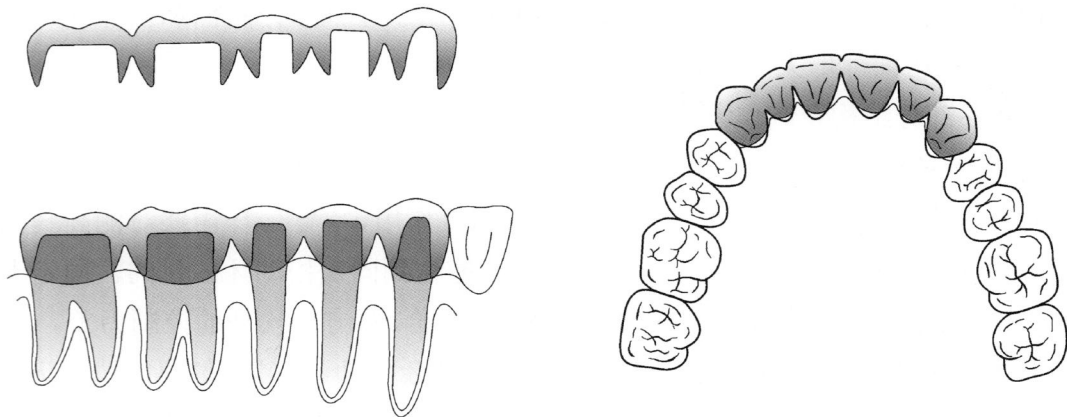

图 15-8　固定式恒久性夹板

（3）固定 - 可摘式牙周夹板：结合了可摘式和固定式恒久性牙周夹板的特点。如以套筒冠为固位体的夹板，其内冠为圆锥形，内冠金属表面高度抛光，相邻内冠之间有较大间隙，患者容易清洗基牙，能有效控制菌斑的形成。夹板的固定效果与固定式恒久性夹板相似。此类夹板的制作关键在于：固定与可摘两部分的连接装置，同时又要求它有固位和缓冲的作用。此类装置即为精密或半精密附着体，常用的有栓体栓道、套筒冠、杆卡式附着体、磁体附着体等。

（二）牙周夹板制作注意事项

恒久性牙周夹板的制作与可摘局部义齿、固定义齿的制作方法基本相同，但因口腔情况和夹板要求不同，在制作过程中应注意以下几点：

1．取研究模型作为进一步检查、设计和选择托盘等用，记存模型还可用作观察、对比疗效研究之用。

2．牙周病松动牙的取模，要防止因托盘选择不当，将患牙推移而变形；要正确调拌、使用印模材料，保持良好的弹性。

3．可摘式恒久性夹板的支架制作，要求按共同就位道正确描画导线，倒凹区和非倒凹区界限分明，设计明确具体。

4．固定式恒久性夹板的各种人造冠的制作，严格要求达到共同就位道，防止夹板对患牙产生不应有的推拉力量，损伤牙周组织。人造冠和桥体外形应符合降低𬌗力、避免扭力，有利于保护牙龈组织和自洁作用的要求。

5．戴夹板后应定期复查，第3个月、半年随访，了解患者的适应及使用情况。

第二节　𬌗　垫

𬌗垫又称咬合板、𬌗夹板、𬌗间装置，是治疗颞下颌关节紊乱病的一种有效方法，它可使颞下颌关节及颌面部肌的症状得到缓解，对消除弹响、减轻疼痛、治疗夜磨牙及其他关节和肌肉疾病大多有较好的疗效。𬌗垫有很多种，如软垫、前伸定位𬌗垫、稳定型𬌗垫、松弛型𬌗垫、枢轴式𬌗垫等，医师会根据患者的情况选择合适的𬌗垫。

一、𬌗垫修复治疗的适应证和非适应证

（一）𬌗垫修复治疗的适应证

1．颞下颌关节紊乱病。

2．夜磨牙、紧咬牙等。

3．由咬合创伤导致的牙体、牙周、牙髓病变。

4．阶段性地应用于咬合重建。

5．辅助性地应用于正畸。

（二）𬌗垫修复治疗的非适应证

1．预后差的进行性牙周病患者。

2．进展迅速的颞下颌关节器质性病变患者。

3．精神病、心理障碍患者。

4．无法按期复诊的患者应避免采用。

二、牙合垫修复治疗的生理基础

颞下颌关节紊乱病多因牙合、咀嚼肌、颞下颌关节受到急、慢性损伤，相互之间不协调而导致出现各种症状。在严重的颞下颌关节紊乱病患者中，关节盘双板区组织会损坏或穿孔。因此在关节盘移位后，能否使移位的关节盘复位；能否使双板区得到保护、避免损伤，创造出有利于其改建的良好环境，是防止发生严重颞下颌关节紊乱病的关键所在。

牙合垫具有生物机械调节作用，能恒定地调整髁突在关节窝内的位置及调整颌、咀嚼肌和牙合之间的关系。从而有利于减轻颞下颌关节区应力，稳定关节，协调髁突与关节盘的位置关系，抑制升颌肌收缩以缓解肌紧张，使颌面部双侧肌力与颞下颌关节运动平衡协调。从而改善咀嚼系统的功能状态，促进其生理性改建，避免其病理性继发损伤。

三、牙合垫的制作

1．稳定牙合垫 又称稳定咬合板、平面板、肌松弛咬合板，一般用牙色或透明色树脂制作。覆盖全牙列，多用在上颌，也可戴在下颌。其牙合平面平滑，在牙尖交错位时只与对颌牙的功能尖呈点状接触，而无尖窝交错关系；为减轻关节区压力，前牙只在前伸时轻接触，以便于维持牙尖交错位时的关系，并便于下颌调整位置，这有利于肌功能的恢复和颞下颌关节结构的调整。牙合垫的厚度在第二磨牙中央窝处应保持在 2mm 左右，一般不得大于息止牙合间隙。牙合垫的平面一定要延伸约 2mm 至唇颊侧，以保证整个牙列的稳定，同时起到固位作用。也可制作钢丝隙卡帮助固位，但牙合垫的前部也一定要延伸少许至唇侧，保证整个牙列的稳定。适时复诊检查牙合垫的平面，直至上下颌骨关系稳定为止。

牙合垫的戴用时间：疗程通常为 6~8 周，更长时间戴用也不致有明显的副作用，但要注意保持口腔卫生，进食后取下牙合垫清洗并有效刷牙。在使用牙合垫治疗期间，还应配合一些辅助治疗措施。

2．再定位牙合垫 也称为复位牙合垫或下颌矫治性再定位牙合垫，覆盖于全牙列，多用于上颌。具体修复方法：嘱患者下颌稍前伸后再张口，确定张口过程中无弹响出现的下颌最少前伸的位置，用 3~4mm 厚的烤软蜡片，也可用硅橡胶印模材料置于牙弓牙合面，记录下颌前伸位，上牙合架，完成定位牙合垫。要求牙合垫与对颌牙有明显的尖窝锁结关系。戴入后能诱导下颌闭合在该特定的前伸颌位，如此使髁突前移到与前移位的关节盘重新获得正常的盘、突关系，避免关节盘双板区受损伤，有利于双板区的恢复。因戴用后下颌处于前伸的位置上，不能咀嚼食物，故吃饭时不能戴用。此类牙合垫可能导致咬合关系的不可逆紊乱，因此临床上首先应考虑使用稳定牙合垫。

3．枢轴牙合垫 适用于颞下颌关节盘不可复性移位，开口受限的患者。枢轴牙合垫的修复方法与稳定骀垫相似。不同之处只是在牙列的最后,如第二磨牙或第三磨牙区加高,使其与对颌牙有尖窝接触关系,而其余区域均无咬合接触。使此接触点起到杠杆支点(枢轴)作用,形成一类杠杆,使杠杆支点后方的髁突下降。要达到此目的,最好戴头帽使杠杆支点的前方受向上的力,因此,头帽上松紧带的力量应拉下颌颏部向上;否则,如构不成一类杠杆会失去治疗意义,甚至可有副作用。也可在肌肉放松的情况下用手推颏部向上,利用一类杠杆原理使髁突下降,从而使关节间隙宽松、关节内压降低,以利于关节盘的复位与改建。通常2周为一个疗程,如果不到5天时患者主诉后牙疼痛等不适,应及时换戴稳定骀垫。

4. 软弹性骀垫　是用弹性软硅橡胶片在患者牙列的石膏模型上热压而成形的覆盖全牙列的骀垫。一般用于治疗夜磨牙或紧咬牙。其独特的优点是:软弹性骀垫接触对牙、牙周支持组织、咀嚼肌和颞下颌关节在受到很大骀力的情况下,有很好的保护作用,另外戴用后若发现咬合面有穿孔处时,则可明确诊断出该处是早接触点。所以戴用的过程也是一种诊断的过程,长期戴用可能会造成无法控制的牙移位。因此只在夜间睡眠时戴用,另外此种材料遇热易变形,无法调磨修改,且光洁度欠佳。

5. 骀调位性骀垫　适用于垂直距离过低,需要做咬合升高的患者,设计在上颌或下颌均可。可先做成稳定骀垫,戴用数周使咀嚼系统功能得以调整后,再加改咬合面,使其成为与义齿类似的咬合关系。经调改合适后再试用3个月左右,如患者感到舒服适用,则确定其为最佳适合高度,依此高度及颌位关系作为恒久性咬合重建的依据。

6. 前牙骀垫　又称松弛骀垫,适用于上颌,仅下颌前牙与此骀垫均匀接触,而从第一前磨牙起向远中均无咬合接触。此设计可消除对咀嚼系统功能的影响,特别是降低了升颌肌群的肌活动。然而,此种骀垫可能会增加颞下颌关节的机械负重,导致后牙移位或前牙内倾,因而必须严密观察其治疗效果,禁忌经常或长期戴用。

练习题

A1型题

1. 牙周夹板固定松动牙的松动度不应超过

　　A. 牙松动0度　　　　B. 牙松动Ⅰ度　　　　C. 牙松动Ⅱ度

　　D. 牙松动Ⅲ度　　　　E. 牙松动Ⅳ度

2. 固定结扎前牙时,结扎材料的正确的位置是

　　A. 位于牙根部和邻接点之间　　　B. 位于牙切端和邻接点之间

　　C. 位于牙颈部和邻接点之间　　　D. 位于舌面隆突和邻接点之间

　　E. 位于舌面窝和邻接点之间

3. 后牙骀面预备放置纤维丝和光固化树脂沟的宽度为

　　A. 约0.5mm　　　　B. 约1.5mm　　　　C. 约2mm

D. 约 2.5mm　　　　　E. 约 3mm

4. 固定式牙周夹板修复必须符合的要求中,除外

A. 牙周炎症能得到控制　　　B. 能保持口腔清洁

C. 能不刺激龈组织　　　　　D. 已行根管治疗

E. 牙周病病情得到控制

（宋　歌）

第十六章 平行研磨工艺技术

📝 **学习目标**

1. 掌握：平行研磨的方法及注意事项。
2. 熟悉：平行研磨仪的组成、功能及性能；平行研磨的器械。
3. 了解：平行研磨技术的概念及适用范围。

第一节 概　　述

一、研磨的概念

平行研磨技术是制作精密义齿必不可少的一项工艺技术，在我国起步较晚，近年来随着精密义齿临床需求的不断增加，与平行研磨技术的不断推广，水平也不断提高。平行研磨技术可以通过精密的研磨设备、研磨器械和严格的研磨程序，取得高度精确的研磨质量，使得义齿各部件既有精确一致的就位道，衔接处又准确密合，从而最大限度地发挥义齿的支持、稳定和固位的功能。由于平行研磨技术的使用，使义齿部件的制作更加精密、准确和快捷，从而提高了技工的工作效率。

精密义齿包括附着体义齿、圆锥型套筒冠义齿等，主要部件精细小巧，对共同就位道和部件之间的衔接要求非常精确，使用平行研磨仪对套筒冠的内冠和附着体上的沟、槽、支托凹等精细结构进行研磨，既能获得共同就位道，又能使各部件准确密合衔接，充分发挥义齿的支持、稳定和固位的功能。

二、研磨的适用范围

1. 套筒冠内冠的蜡型切削和铸件的研磨抛光（图 16-1）。

2. 附着体阴性部件的蜡型切削和铸件的研磨抛光。

3. 半精密部件，如舌侧支撑臂肩台的

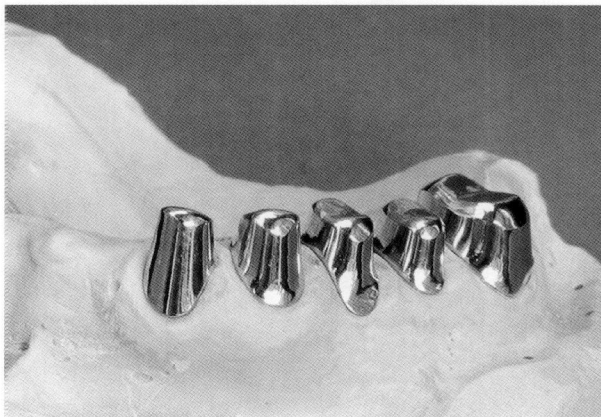

图 16-1　研磨完成的套筒冠内冠

蜡型切削和铸件的研磨抛光（图16-2）。

4. 制备螺钉式附着体的平台或钉管。

5. 研磨覆盖义齿的根面结构。

6. 在金属或金属烤瓷全冠上研磨支托凹（图16-3）。

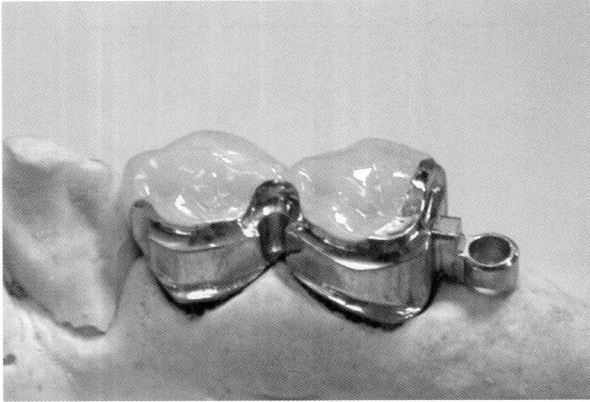

图16-2 研磨完成的舌侧支撑臂肩台　　图16-3 金属烤瓷全冠上研磨完成的支托凹

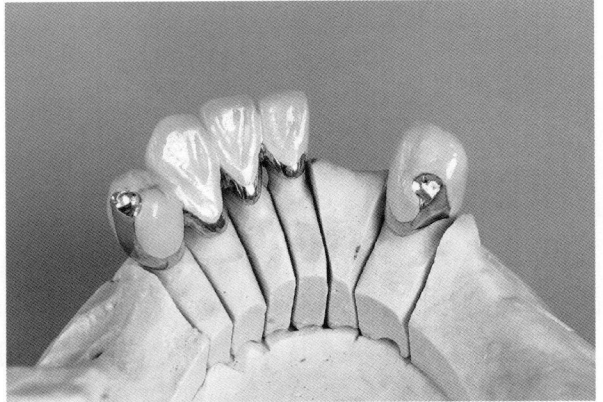

第二节 平行研磨仪

平行研磨仪是利用平行或有一定聚合度的研磨器械，对修复体和附着体的蜡型或铸件进行平行切削和研磨的仪器，是精密义齿制作不可或缺的仪器。

各种品牌的平行研磨仪虽各有特点，但基本功能都是切削蜡型和研磨金属铸件，可以根据其摆动臂的配置分为两种类型，即单臂机（图16-4）和双臂机（图16-5）。单臂机只有单个摆动臂，进行蜡型切削和金属研磨需要更换研磨刀具；双臂机则有两个摆动臂，可分别进行蜡型切削和金属研磨，不需更换研磨刀具就能完成切削与研磨功能，有的双臂机型的蜡型切削臂还具有加温功能。

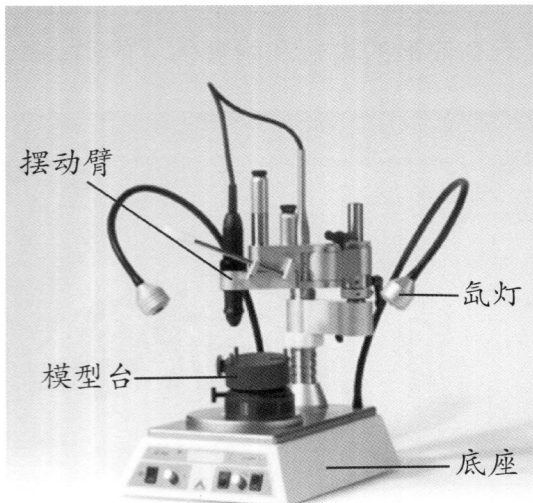

图16-4 平行研磨仪单臂机　　图16-5 平行研磨仪双臂机

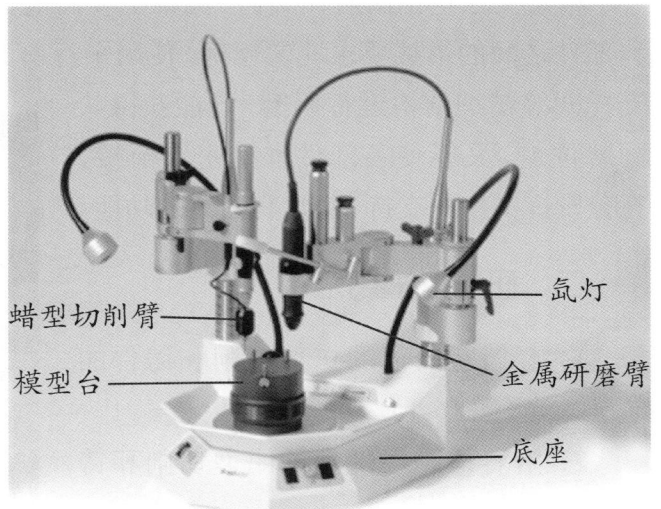

一、平行研磨仪的组成

1．底座 含电机集中控制器，是操作部件及开关的控制处，还可以显示电机负荷和实际转速，并起承重和稳定作用。

2．摆动臂 包括纺锤体、钻孔摇杆、垂直调节架及夹头等，是实施切削研磨的部件，有许多调节和控制部件，可调节高度和水平动度。单臂机通过更换研磨刀具可以进行蜡型切削和金属研磨；双臂机的摆动臂功能则相对固定，一侧为金属研磨臂，另一侧为蜡型切削臂。蜡型切削臂往往还配有特殊的电路为刀具加温，提高蜡型切削的质量。

3．模型台 即工作台，包括电磁板、模型紧固装置，是固定模型及工件的工作平台，也可作为观测台。模型台可自由移动，当接通电磁板电源时可使模型台完全稳定地固定在任何倾斜位，关闭电磁板电源，模型台又可自由移动。模型台下有切割盘，收集切削废物。

4．附件 包括铰刀、钻头、电蜡刀以及标尺、氙灯、夹子等。

二、平行研磨仪的功能

平行研磨仪具有以下四个方面的功能：

1．观测台功能 通过对固定在模型台上的模型进行观测，确定共同就位道，完成相关设计。

2．平行转移功能 能将各类附着体准确转移，平行地安放于义齿合适的位置，确保各附着体就位方向严格一致。

3．切削研磨功能 借助各类研磨刀具切削蜡型或对金属铸件进行研磨，使被切削研磨物件的轴线相互平行。

4．机械钻孔功能 借助各类研磨刀具进行研磨钻孔，使各孔之间相互平行。

三、平行研磨仪的性能

1．动力系统性能优良，电动马达不带轴承，保持研磨精度的恒久稳定。
2．研磨器械简单而锋利，硬度高，不易磨损。
3．研磨器械的更换及夹持准确、牢固和安全。
4．磁性工作台能灵活地升降和倾斜，能牢靠地固定模型。
5．各移动关节灵活耐用，移动精确度高，容易控制。

第三节 研磨程序及工具

一、研磨程序

1．确定共同就位道 将工作模型正确地放置在平行研磨仪的模型台上，用分析杆对基牙进行观测分析,确定共同就位道。

2．转移附着体　利用转移杆将附着体部件准确地转移至义齿上的适当位置。

3．切削和研磨　选择合适的研磨刀具(研磨刀、研磨钻头),对已初步制作的义齿蜡型进行切削,或对金属部件进行研磨。

4．金属表面处理　金属研磨完成后在研磨刀具上缠绕麻纱,抛光研磨面。

二、研磨工具

在平行研磨仪上完成整个平行研磨程序所使用的器械的总称为平行研磨器械,包括转移杆和平行研磨刀具两大类。不同齿形的平行研磨刀具适用于不同要求的研磨,而铰刀的工作角度与研磨功能直接相关,分述如下:

(一)转移杆

转移杆是将附着体准确转移放置到工作模型上义齿适当位置的重要结构,一端可被平行研磨仪摆动臂夹持,另一端用于附着体转移(图16-6)。

1．转移杆的种类　每一类附着体有专用的转移杆,通常不能相互交叉使用。有些附着体的转移杆是和树脂预成件连接在一起的。

转移杆按材质可分为两类,即金属转移杆及树脂转移杆,树脂转移杆的转移精确度比金属转移杆要低一些。

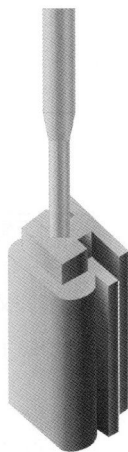

图 16-6　用转移杆转移附着体

2．使用转移杆的注意事项

(1)转移杆必须与附着体相匹配,尽量使用配有专用转移杆的附着体。

(2)发现转移杆变形时应禁用,以免出现误差。

(3)转移杆使用后要仔细检查,保持表面清洁干燥。

(4)各种转移杆应分类放置,避免混用。

(二)平行研磨工具

根据具体作用的不同可将平行研磨工具分为三种类型:铰刀、打孔钻和锪钻。

1．铰刀　是一类多刃的刀具,主要用于义齿孔或面的精密和半精密研磨。根据铰刀刀刃的形态可分为棘皮齿铰刀、直齿铰刀和螺旋齿铰刀(图16-7);根据铰刀头的形状可将铰刀分为圆头、平头和角度三种形态类型(图16-8)。

2．打孔钻　是在金属物件上打孔的粗加工工具,呈麻花状,故也称麻花钻(图16-9)。

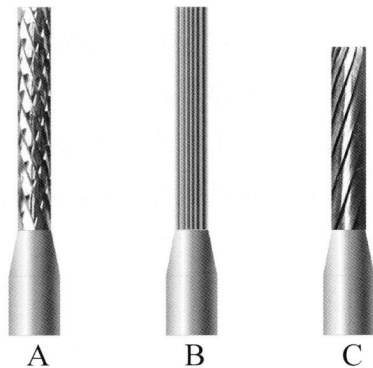

图 16-7　铰刀的刀刃形态分类
A．棘皮齿铰刀　B．直齿铰刀
C．螺旋齿铰刀

3．锪钻　是将金属物件上已经打好的孔研磨成圆锥、圆柱等特定的形状的研磨刀具，其工作部为锪钻的头部。锪钻有倒角锪钻及平面锪钻两种（图16-10）。

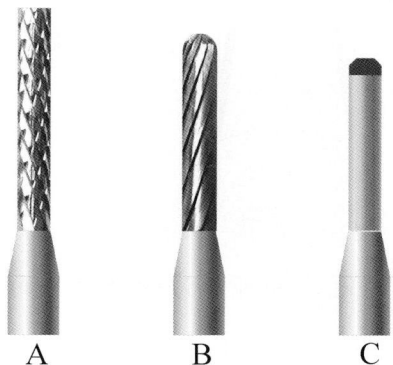

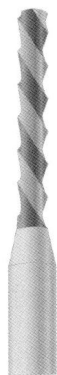

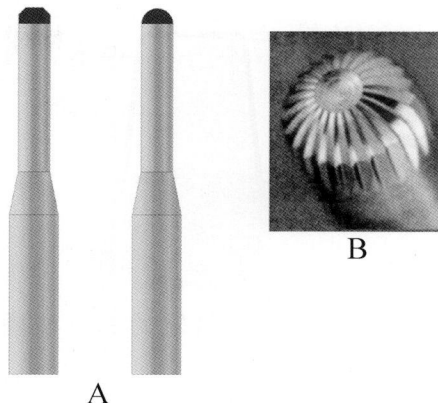

图 16-8　铰刀头的形状分类　　　图 16-9　打孔钻　　　图 16-10　锪钻
A．平头　B．圆头　C．角度　　　　　　　　　　　A．锥度倒角锪钻　B．圆弧倒角

第四节　研磨的方法

一、研磨的方法

（一）平行研磨的步骤

1．固定模型　研磨操作之前将工作模型准确地转移至研磨仪的模型台上并加以固定，选择合适的研磨工具并安装固定。

2．检测刀具　安装开启研磨仪并用千分表测量切削刀是否摆动，如有摆动，应重新安装研磨刀具。

3．调整转速　通常切削蜡型时转速在 3 000r/min 以内；研磨金属铸件转速在 5 000～15 000r/min，应根据研磨仪的性能调整到合适的转速。

4．研磨　研磨时施加的力量应根据研磨材料和转速而定，不应过大。研磨必须顺着同一方向进行，反复多次直至达到设计要求。修整肩台、颈部、边缘及表面抛光。

研磨套筒冠时研磨面的上限在轴面缘，下限应设在组织面上方约 0.5mm 处。应将研磨面三等分（图16-11）：颈部、体部和缘。颈部研磨成为 45° 倒角肩台或圆弧倒角肩台。体部按设计要求研磨成有一定内聚度的研磨面，非缓冲型套筒内冠体部只有一个研磨面，某些缓冲型套筒内冠体部有两个内聚度 A 和 B（图16-12），相对应为两个研磨面——颈 1/3 面和 2/3 面，分别用角度为 A 和 B 的刀具研磨。缘研磨成环形斜面。

（二）研磨刀具的使用方法

棘皮齿铰刀、直齿铰刀是最常用的研磨工具。通常先用棘皮齿铰刀进行粗加工，再用直齿铰刀或螺旋齿铰刀进行精加工。根据不同的需求，辅助使用其他特殊工具。

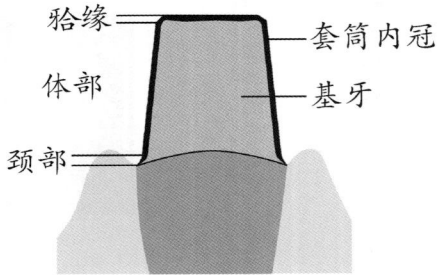

图 16-11 套筒冠的三个研磨面

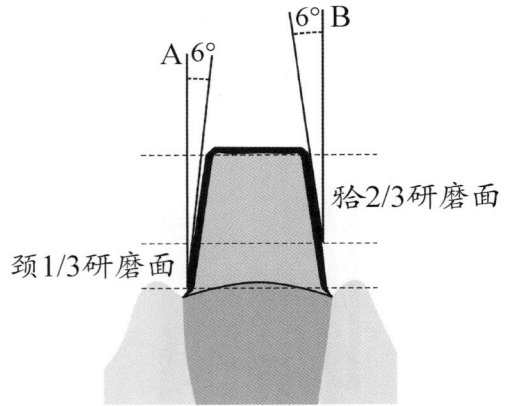

图 16-12 套筒冠体部可分为两个研磨面

1. 制备颈部为 45° 倒角肩台的套筒冠的内冠 宜用棘皮齿铰刀、直齿铰刀及锥度倒角锪钻（图 16-13）。

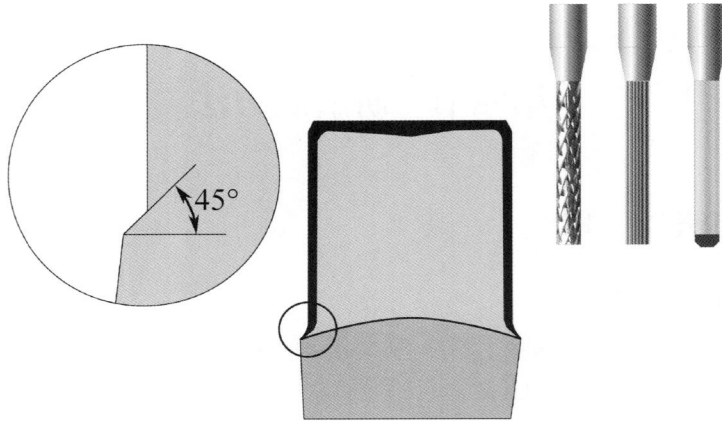

图 16-13 制备颈部为 45° 倒角肩台的套筒冠的内冠

2. 制备颈部为圆弧倒角肩台的套筒冠的内冠 宜用棘皮齿铰刀、直齿铰刀及圆弧倒角锪钻（图 16-14）。

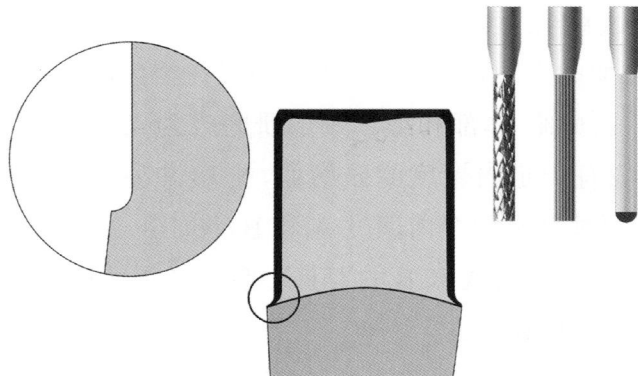

图 16-14 制备颈部为圆弧倒角肩台的套筒冠的内冠

3．制备附着体双筒槽结构　宜用打孔钻、棘皮齿铰刀以及直齿铰刀（图16-15）。

4．制备舌侧支撑臂肩台　宜用棘皮齿铰刀、直齿铰刀和圆头锥度直齿铰刀（图16-16）。

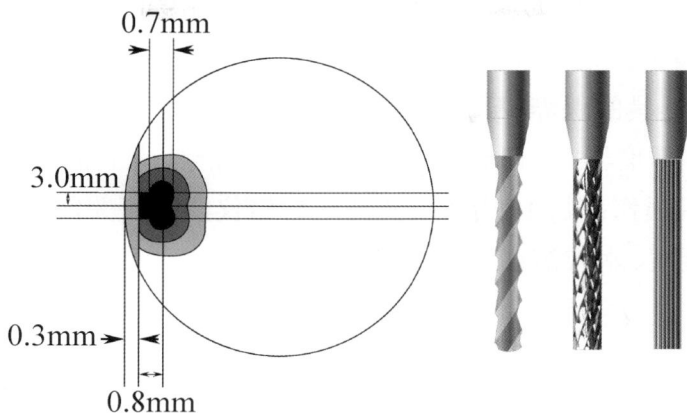

图 16-15　制备附着体双筒槽结构

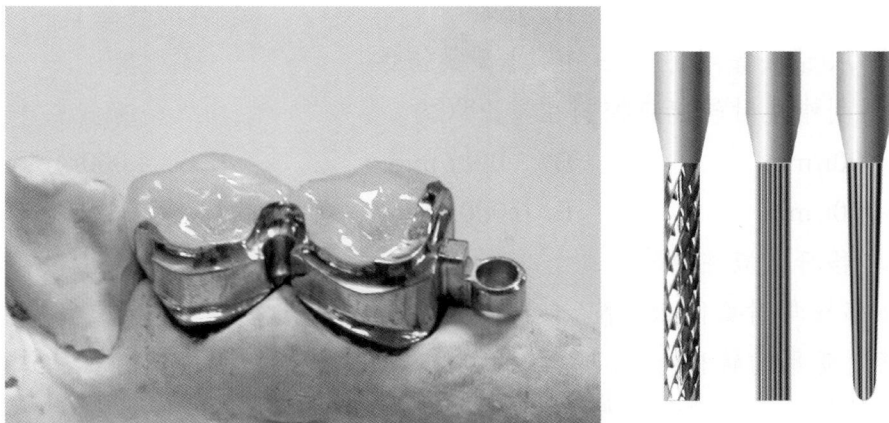

图 16-16　制备舌侧支撑臂肩台

二、研磨时的注意事项

1．初学者最好在实际研磨前先在铜制牙冠上练习，熟悉研磨仪的使用程序，对研磨仪的性能以及刀具的强度有一定的感性认识。

2．如熟练程度不高，研磨时可将平行研磨仪的水平和垂直移动关节锁定，通过移动模型进行研磨；待操作熟练后，再将模型固定，通过水平和垂直移动摆动臂进行研磨。

3．研磨过程应连续、完整，不要在研磨程序中停顿过长时间，工件不要搁置一段时间后再继续研磨完成。

4．在研磨刀具顺时针转动的情况下，切削蜡型时摆动臂的移动方向应为从左向右，从蜡型最厚处开始；研磨金属时摆动臂的移动方向应为从右向左。

5．研磨必须沿同一方向进行，如来回研磨容易在金属表面形成设计之外的沟或槽。

6．使用直齿铰刀或螺旋齿铰刀研磨时阻力较大，铰刀易折断，因此加力应适当，避免损伤或折断,且研磨过程中操作者应将手指放置于铸件上的适当位置,以防止工件在加力时脱落。

7. 注意操作者的个人防护,当研磨金属、树脂或蜡型时应戴上防护镜,电蜡刀若使用最大温度时要注意防止皮肤烧伤。

8. 注意仪器和器具的保养,研磨金属铸件过程中,应不断将研磨油涂布于加工工件上,以冷却加工件和研磨器具;研磨仪上各关节固定螺丝,尤其高度调节的固定螺丝要旋紧,避免摆动臂脱落损伤;使用完毕后,清洁或检修仪器时应关闭电源;清洁时应用干布擦拭污处,不可用蒸汽、水或溶剂清洗。

练习题

A1 型题

1. 平行研磨仪是对下列哪项进行平行切削和研磨的仪器

    A. 底座   B. 摆动臂   C. 模型台

    D. 铰刀、钻头等附件   E. 蜡型或铸件

2. 通常切削蜡型时转速应控制在多少以内

    A. 2 000r/min   B. 3 000r/min   C. 4 000r/min

    D. 5 000r/min   E. 6 000r/min

3. 使用转移杆时应注意

    A. 转移杆与附着体相匹配,使用专用的转移杆

    B. 禁用变形的转移杆

    C. 转移杆使用后要仔细检查,保持表面清洁干燥

    D. 各种转移杆应分类放置,避免混用

    E. 转移杆通常可以交叉使用

4. 研磨套筒冠时研磨面的上限在轴面缘,下限应设在组织面上方约

    A. 0.1mm 处   B. 0.2mm 处   C. 0.5mm 处

    D. 1.0mm 处   E. 1.5mm 处

5. 研磨时应将研磨面

    A. 二等分   B. 三等分   C. 四等分

    D. 五等分   E. 六等分

(周　璟)

参 考 文 献

1. 米新峰,农一浪. 可摘义齿修复工艺技术. 2版. 北京:人民卫生出版社,2008

2. 杜士民,黄呈森. 全口义齿工艺技术. 北京:科学出版社,2014

3. 赵铱民. 口腔修复学. 7版. 北京:人民卫生出版社,2012

4. 吕广辉,岳莉. 口腔工艺管理. 北京:人民卫生出版社,2015

5. 姚江武. 口腔技工工艺学. 北京:北京科学技术出版社,2006

6. 黄强生. 口腔固定修复工艺技术. 2版. 北京:人民卫生出版社,2008

7. 于海洋. 口腔修复工. 北京:人民军医出版社,2007

8. 张亚丽. 口腔工艺技术概论. 北京:高等教育出版社,2005

9. 林雪峰,潘灏. 可摘局部义齿修复工艺技术. 3版. 北京:人民卫生出版社,2015

10. 胡山力. 可摘义齿修复工艺技术. 北京:科学出版社,2005

11. 王忠义,李东,雷德林. 实用口腔科技术新编. 北京:人民军医出版社,2004

12. 潘可风. 口腔医学美学. 2版. 北京:人民卫生出版社,2009

13. 巢永烈. 口腔修复学. 北京:人民卫生出版社,2006

14. 姚江武,麻健丰. 口腔修复学. 3版. 北京:人民卫生出版社,2015

15. 孟焕新. 牙周病学. 4版. 北京:人民卫生出版社,2012

附录：实训指导

实训一　制取印模和灌注模型

【实训目的】

1. 掌握制取印模和灌注模型的方法。

2. 熟悉印模材料和模型材料的性能特点。

3. 了解制取印模时医师和患者的体位。

【实训内容】

1. 讨论印模材料和模型材料的性能特点。

2. 学习如何选择托盘。

3. 学生互相制取印模。

4. 灌注模型的方法。

【实训学时】 4学时。

【实训器材】

一次性口腔器械盘、口杯、有孔托盘、藻酸盐印模材料、石膏粉、橡皮碗、调拌刀、技工钳、模型修整机等。

【方法和步骤】

1. 讨论印模材料和模型材料的性能特点。

2. 学生两人一组进行口腔检查，选取托盘，互取印模。

（1）操作前准备

1）调整体位：医师站立于患者的右前方或右后方。调整口腔科治疗椅靠背和头靠，使患者头部直立，同时让医师肘部与患者口腔基本等高，张口时使下颌𬌗平面与地平面平行。

2）选择托盘：选择大小和形状合适的有孔托盘，要求与患者牙弓内外侧间均有3～4mm间隙，以容纳模型材料；翼缘不超过黏膜皱襞，以免影响软组织活动；上颌托盘后缘应覆盖上颌结节和颤动线，下颌则盖过磨牙后垫。如果托盘形状与牙弓局部不符，可用技工钳修改局部；边缘不足，可用蜡片加长。

（2）制取印模

1）取上颌印模：取适量印模材料于橡皮碗内，加适量水后，用调拌刀快速搅拌均匀，置于托盘内；操作者位于右后方，左手持口镜牵拉患者左侧口角，右手将托盘自左侧旋转放入口内，托盘手柄对准牙列中线，均匀轻压，使托盘就位，做肌功能修整，医师以手指固定托盘：取上颌印模时，右手示指、中指置于前磨牙区，拇指托住托盘柄。待印模材料凝固后，取出托盘，检查印模是否清晰，边缘是否完整，有无气泡，边缘是否伸展足够以及是否与托盘分离等情况。以流动的清水冲净阴模，轻轻甩干备用。

2）取下颌印模：同法调拌印模材料，置于托盘内，操作者位于右前方，放入口内，托盘就位后，右手拇指、示指置于前磨牙区，其余手指托住下颌下缘。待印模材料凝固后，取出托盘，检查印模方法同上。

3. 灌注模型

（1）调拌石膏：取适量水于橡皮碗内，缓慢加入模型石膏粉，粉、水比例约为2:1[即100g:（45～50ml）]，用石膏调拌刀搅拌均匀，振动橡皮碗以便排出气泡。

（2）灌模：用调拌刀取少量调好的石膏置于印模的腭顶或舌侧高处，左手持托盘轻轻振动，使石膏缓慢流入印模牙冠处，继续注满石膏。多出的石膏堆于玻璃板上，翻转印模于石膏堆上，轻压，并且使托盘底部与玻璃板平行，修去周边多余的石膏，静置半小时。

（3）脱模：石膏初步凝固后，以调拌刀修去多余的石膏和下颌舌侧突出部分；轻敲托盘边缘，顺牙长轴方向脱膜，使模型与印模分离。

（4）修整模型：修去模型上多余的石膏小瘤，再将模型置于模型修整机上，按要求磨除周围多余石膏，按咬合关系对好上、下颌。

【注意事项】

1. 取印模前应嘱患者漱口、清洗口腔，以保证印模的清晰。

2. 体位须正确，尤其是患者的体位，以免取上颌印模时多余的印模材料刺激软腭，引起患者恶心。

3. 取模过程中须稳定，以免影响印模的准确性。

4. 脱模时要防止石膏模型牙冠折断。

【结果评定】

印模（40分）	伸展范围不全	有气泡	与托盘分离
扣分	−8	−3	−5
模型（60分）	厚度不够	有气泡	牙齿折断
扣分	−10	−5	−3

实训二　可摘局部义齿的模型观测与填塞倒凹

【实训目的】

1. 掌握模型观测仪的使用方法，填塞倒凹的方法。

2. 熟悉模型设计原则。

3. 了解观测仪的结构、功能。

【实训内容】

1. 认识观测仪各个组成部件及特点。

2. 用模型观测仪在石膏工作模型上画出义齿设计范围内的导线，并根据导线填塞倒凹。

【实训学时】　10学时。

【实训器材】

模型观测仪及其附件、石膏工作模型、红蓝铅笔、雕刻刀、粘固粉调拌刀、加色人造石（或磷酸锌粘固粉）、小排笔、毛巾、小橡皮碗等。

【方法和步骤】

1．认识观测仪的结构。

2．使用观测仪，测绘导线。

（1）检查模型：要求模型完整、无气泡、咬合关系好；如有石膏小瘤，则应修除。对好上、下颌模型，做出咬合标志线。

（2）测绘导线：将修好的各种模型固定在观测仪上，采用平均倒凹法，根据选择就位道的原则，调整观测台，使基牙长轴与分析杆接近平行（垂直向就位），固定工作台，转动分析杆，在基牙上画出导线。

（3）度量基牙倒凹，确定卡环位置。

（4）画出设计图：根据导线，用红蓝铅笔画出各类标志线：蓝线表示金属支架，红线表示基托边缘线。

3．填塞倒凹　用石膏或倒凹蜡填补余留牙颈部附近及黏膜组织上妨碍义齿就位的倒凹。模型设计完成后，应对基牙和口腔其他组织上的不利倒凹进行处理，以防义齿的坚硬部分进入倒凹区，影响义齿的摘戴。

（1）填塞倒凹的部位

1）靠近缺隙基牙邻面的倒凹，颊侧不应超出颊轴面角。

2）基牙覆盖区内所有余留牙舌（腭）侧的倒凹及龈缘区。

3）妨碍义齿就位的软组织倒凹。

4）基托覆盖区的骨尖处、硬区及未愈合的伤口。

5）义齿设计范围内小气泡造成的模型缺损处。

6）高拱的腭皱襞。

7）必要时还可填塞基牙颊侧部分倒凹，如 RPI 卡环中的 I 杆接触点下方的倒凹。

（2）填塞倒凹具体方法：模型浸泡于水中，充分吸水；然后取出模型并用干毛巾轻轻吸干表面水分。用粘固粉调拌刀在小橡皮碗内调拌着色的人造石膏粉，调拌均匀后，用调拌刀挑起适量人造石糊剂填入牙冠轴面与牙龈的两条观测线之间，从龈缘向𬌗方进行填补。填塞牙冠轴面倒凹时，应注意刀面与就位道保持一致。待石膏初凝后，用小排笔刷洗多余的石膏，并用雕刻刀修去过多的填补料，同时补上不足之处。观测线以上的非倒凹区，尤其是𬌗支托凹内，若有填塞的人造石粉，需清除干净。

人造石初步凝固后进行精修。将模型放回到观测仪的观测台上，按模型的设计原则，顺着就位道方向，用带刃的分析杆去除多余的填凹材料，但要求适量、适度。也可使用锥度规修整填塞处，牙冠长的基牙采用 2° 锥度规，牙冠短的基牙采用 6° 锥度规。

【注意事项】

1．注意模型的完整性。

2．填塞倒凹前模型要充分吸水。

3．填凹材料稠稀度要适当。

4. 填补石膏不宜过多，严格按照设计要求进行。

【结果评定】

模型观测（50分）	不能说出观测仪结构	不会使用观测仪	未画基牙舌面导线	未画基牙邻面导线
扣分	-5	-8	-3	-3
填塞倒凹（50分）	填塞颊侧有利倒凹	填塞𬌗支托、隙卡沟等区域	填塞过厚或不够	基牙舌侧或邻面未填
扣分	-8	-5	-3	-5

实训三 无牙颌个别托盘的制作

【实训目的】

掌握个别托盘的制作要求及制作方法。

【实训内容】

在上、下无牙颌初模型上制作个别托盘。

【实训学时】 4学时。

【实训器材】

上、下无牙颌初模型一副，自凝牙托粉／液，红蓝铅笔，基托蜡片，酒精灯，蜡刀，调杯，玻璃板，技工微型马达，金刚砂磨头等。

【方法和步骤】

（一）示教

1. 确定全口义齿基托范围 在上、下无牙颌初模型上用红笔画出全口义齿基托应该伸展的范围。

2. 确定个别托盘基托范围。

3. 模型的处理

（1）缓冲：对需要进行缓冲的部位，如上颌隆突、软组织增生和倒凹区等，通过在这些部位贴蜡片等来缓冲。

（2）预留空间。

4. 自凝树脂的调拌与压制模型 涂布分离剂，调拌自凝树脂至面团期，将捏制成上、下颌初步形状的树脂置于一块玻璃板上，用另一块玻璃板加压形成厚约2mm的平面状，铺在模型上，按照边缘线位置裁切。随后，在形成的个别托盘前部中线牙槽嵴顶区，用剩余的树脂形成手柄，注意不能妨碍唇、颊、舌的运动。另外，在上颌的腭中央部，下颌的第二前磨牙附近设置固定印模的手支托。

5. 打磨与完成 树脂固化后，按照划定的边缘线打磨抛光个别托盘。

（二）学生操作

学生按上述示教进行操作。

【注意事项】

1. 缓冲部位的厚度应依据骨突和倒凹的大小而定，大的应厚些，小的应薄些。

2. 个别托盘的打磨主要是边缘，其他部位只要一般光滑即可。

【结果评定】

个别托盘（100分）	未做缓冲	厚度不均	范围不够	未打磨
扣分	-5	-4	-5	-3

实训四 全口义齿蜡𬌗托的制作

【实训目的】

1. 掌握蜡基托的制作要求及制作方法；蜡𬌗堤的制作方法。

2. 熟悉蜡𬌗堤的作用与要求。

【实训内容】

在上、下无牙颌工作模型上制作蜡（或树脂）基托及蜡𬌗堤。

【实训学时】 4学时。

【实训器材】

无牙颌仿头模，上、下无牙颌模型一副，基托蜡片，蜡条，酒精灯，蜡刀，金属丝，技工钳等。

【方法和步骤】

（一）示教

1. 确定基托范围 在上、下无牙颌模型上用红笔画出基托伸展范围。

2. 制作后堤区 对后堤区的要求：在模型上做一条凹陷的后堤沟。后堤沟各段宽窄、深浅不同，在腭中缝及两侧翼上颌切迹区浅而窄，从腭中缝区向两侧及从翼上颌切迹向腭中缝区逐渐加宽、加深。

3. 制作基托（蜡或树脂）

（1）要求

1）基托必须与模型完全贴合，表面光滑平整，厚度约2mm。

2）边缘长短要求与将来完成的义齿基托要求相同，边缘区形态应圆滑而略厚。

3）蜡基托容易变形，应埋入加强金属丝。上颌加强金属丝横跨腭中缝，位于第一磨牙间；下颌位于牙弓舌侧止于双侧第二磨牙。

（2）制作蜡基托方法

1）画好基托线，制备好上颌后堤区后，将上、下无牙颌模型放入水中，浸透后取出，用纸巾吸去浮水。

2）将烘烤软的蜡片放在模型上，轻压使之与模型完全贴合。上颌应从腭侧开始，下颌应从舌侧开始压向唇、颊侧。

3）用蜡刀或剪刀沿基托线修去多余部分，用蜡匙烫光边缘。

4）取金属丝用平钳弯制加强丝。上颌加强丝横跨腭中部，两末端超出牙槽嵴顶；下颌放在牙槽嵴的舌侧。

5）将弯好的加强丝烘热后按上述要求压入蜡基托内，喷光蜡基托表面。

4. 制作蜡𬌗堤

（1）要求

1）宽度约5～10mm，前部可略窄；高度根据颌间距离及牙槽嵴宽度适当增减。

2）位置应在牙槽嵴顶，与牙槽嵴形状一致，牢固黏着在蜡基托上，表面应平整光滑。

3）长度：上颌止于上颌结节区，下颌应在磨牙后垫之前。

4）上、下颌殆堤形状应相互协调，在咬合时应均匀广泛接触，上、下颌殆堤平分颌间距离。

（2）制作方法

1）上颌蜡殆堤：将酒精灯烘软的蜡条，根据牙槽嵴形态弯成马蹄形，并置于上颌基托上，用蜡匙将蜡殆堤与基托粘牢。

2）下颌蜡殆堤：亦可在确定记录颌位关系时同时制作。

（二）学生操作

学生按上述示教进行操作。

【注意事项】

1. 操作中不应损伤石膏模型。

2. 在修整蜡基托边缘时勿使蜡流入基托组织面，以免造成基托与模型的不贴合。

3. 蜡殆堤的高度、宽度适中，尽量对称，殆堤不可过低，以免影响排牙。

【结果评定】

蜡基托（40分）	厚度不够	范围不够	系带处未做切迹
扣分	-3	-4	-4
殆堤（60分）	不在牙槽嵴顶	殆堤弓形与颌弓不符	殆平面不平
扣分	-4	-3	-8

实训五 上 殆 架

【实训目的】

掌握上半可调式殆架的步骤和方法。

【实习内容】

上半可调式殆架（无面弓转移颌位关系）。

【实训学时】 6学时。

【实训器材】

Hanau H 型殆架、橡皮碗、调拌刀、石膏、抗膨胀液（4%K_2SO_4 和少量硼砂的溶液）、带殆托的上、下无牙颌模型一副、蜡刀等。

【方法和步骤】

（一）示教

1. 检查殆架 检查 Hanau H 型殆架：①正中锁能锁紧。锁紧后，髁轴在髁导中央，上颌体不得前后左右移动。②切导针应在切导盘中央。当切导盘转动时，切针应不受影响，针的上刻线应与上颌体的上缘平齐。③拧紧架环固定螺钉后，上下架环与上下颌体密合，无松动现象。④打开正中锁后可做侧向和前伸运动。⑤髁导斜度固定在25°，侧向髁导固定在15°。

2. 上殆架

（1）将殆架平放于台面上，手持带殆托的模型，置于殆架上比试，估计用于固定模型的石膏用量。

然后用水浸湿石膏模型，打开上颌体。

（2）取适量抗膨胀液，加入石膏粉，调匀后，先取少量充满下𬌗架环孔，并适量堆放于其上。继而将固定好的上、下颌模型放在石膏上。

（3）闭合上颌体，调整模型的位置，使𬌗堤平面的前缘与切针的下刻线平齐。中线对准切针，𬌗堤平面左右对称，后部微向后上倾斜。

（4）将多余的石膏涂抹于下颌模型边缘与架环之间，加以固定，并用水抹光。

（5）打开上颌体，再调拌适量石膏，置于上颌模型的底座上，闭合上颌体，将石膏从架环孔挤出并刮平。将多余石膏涂抹于上颌模型底座侧面与架环之间，固定模型于上颌架环上。

（6）在石膏初凝前，除去多余的石膏。石膏凝固后，将𬌗架洗干净。

（二）学生操作

学生按上述示教进行操作。

【注意事项】

1. 石膏一定要用抗膨胀液调拌，调拌不宜过快、过久，以免石膏凝固过快，只要水将石膏浸透、略调拌即可。石膏的量不可过多，稠稀度要合适。上𬌗架固定下颌模型时要略稠，以便于操作。

2. 模型上𬌗架前务必浸水，取出后要固定于𬌗架的正确位置，如中线不能偏斜；两侧𬌗平面应在同一水平面上，不得左右倾斜；前后左右位置应以架环为中心。

3. 保持工作台面与𬌗架的整洁。

【结果评定】

上𬌗架（100分）	未提前检查、调整𬌗架	上、下颌反着上𬌗架	𬌗平面倾斜	𬌗堤上有石膏
扣分	−5	−15	−8	−3

实训六　下颌6缺失可摘局部义齿𬌗支托的弯制

【实训目的】

1. 掌握𬌗支托的弯制方法。

2. 熟悉弯制卡环的各种器械，初步掌握它们的使用方法。

【实训内容】

在工作模型上按设计线弯制𬌗支托。

【实训学时】　4学时。

【实训器材】

下颌6缺失的教学石膏模型一副、弯丝钳、日月钳、平钳、切断钳、蜡匙、蜡片、酒精灯、火柴、成品𬌗支托扁钢丝（1.2mm不锈钢丝）、台式电钻等。

【方法和步骤】

（一）示教

1. 目测缺牙间隙的大小，将扁钢丝弯曲成与缺隙相适应的弧形，取稍短于缺牙间隙的一段钢丝，两端向上弯曲约60°，形成𬌗支托连接体的水平段。

2. 将弯制成的弧形扁钢丝放在模型上比试，调整钢丝，使连接体的水平段离开牙槽嵴0.5～1.0mm，同时两端与两侧基牙𬌗支托凹边缘处轻轻接触，形成𬌗支托连接体的垂直段。

3．用铅笔在钢丝上与支托凹平齐处做标记，使钢丝向下弯曲形成𬌗支托，再次放在模型上比试、调整，使𬌗支托与支托凹贴合。切断钢丝的多余部分。

4．将𬌗支托末端磨成圆三角形，且逐渐变薄。调整使之与支托凹进一步贴合。

5．滴蜡固定𬌗支托于模型上，滴蜡位置应在连接体的垂直段。

（二）学生操作

同学按示教内容进行操作。

【注意事项】

1．𬌗支托连接体的水平段距离牙槽嵴顶不宜太远，以免影响排牙。

2．𬌗支托与支托凹完全密合，根部不可与支托凹接触而末端翘起，或末端与支托凹接触而根部不贴合。

【结果评定】

𬌗部（60分）	形态错误	与支托凹不密合	咬合高点
扣分	-5	-8	-4
连接体（40分）	与牙槽嵴顶距离不合适	降部与邻牙接触	水平段接触模型
扣分	-5	-5	-5

实训七　下颌6缺失可摘局部义齿卡环颊、舌臂的弯制

【实训目的】

1．掌握卡环颊、舌臂的弯制方法。

2．熟悉弯制卡环的各种器械，初步掌握它们的使用方法。

【实训内容】

1．在工作模型上按设计线弯制卡环颊、舌臂。

2．支架的焊接。

【实训学时】　10学时。

【实训器材】

下颌6缺失的教学石膏模型一副、弯丝钳、日月钳、平钳、切断钳、三喙钳、蜡匙、蜡片、酒精灯、火柴、0.9mm不锈钢丝、台式电钻、20～30W电烙铁、焊锡、焊媒（正磷酸）等。

【方法和步骤】

1．剪断钢丝，尖端磨圆钝，目测基牙牙冠形态，弯制下颌5的颊侧固位臂。要求：卡环臂紧贴牙面，进入倒凹区，但不能过长顶靠邻牙，与龈缘距离约1mm，卡环体位于非倒凹区，但不可过高而阻挡咬合，小连接体位于缺隙区，不能进入倒凹区，水平段离开黏膜0.5～1.0mm，交叉段搭在𬌗支托水平部上。卡环体部尽量向𬌗支托靠拢。

2．同法、同要求弯制下颌7的颊侧固位臂，需要注意的是卡环臂应抱绕基牙的3个面和4个轴面角，所以远颊轴角应一并抱住。

3．舌侧对抗臂的弯制　对抗臂的作用是与颊侧固位臂形成交互对抗，保护基牙防止受水平向力量。对抗臂位置比固位臂更接近𬌗面，位于基牙非倒凹区。其余部分要求同固位臂。

4．蜡固定。

5．支架的焊接　检查𬌗支托、卡环颊臂和舌臂的弯制是否符合要求，检查各支架连接体的分布是否影响排牙和树脂基托的强度，是否有利于焊接。在支架连接体需焊接处滴焊媒（正磷酸）少许，用20～30W 电烙铁将低熔焊锡熔化，薄薄涂布于支架连接处，焊接完成。

【注意事项】

1．卡环与模型轻轻接触，不能损坏模型。

2．金属丝最好一次弯制完成，勿反复弯折扭转钢丝的同一部位，以免钢丝受损而易折断。

3．尽量选用对钢丝损伤小的器械，减少钳夹的痕迹。

4．卡环各部分不能影响咬合。

【结果评定】

卡环臂（60分）	不贴牙面	压迫牙龈	太长或太短	弧度不顺	其他
扣分	−5	−5	−4	−3	−3
体部、小连接体（40分）	体部过高	体部进入倒凹区	与牙槽嵴顶间的距离不适	连接体未向中间靠拢	
扣分	−5	−5	−4	−3	

实训八　21|12 缺失可摘局部义齿间隙卡环的弯制

【实训目的】

1．掌握间隙卡环的弯制方法。

2．熟悉弯制卡环的各种器械，掌握它们的使用方法。

【实训内容】

在工作模型上按设计线弯制 45|45 间的间隙卡环。

【实训学时】　8学时。

【实训器材】

21|12 缺失的教学石膏模型一副、弯丝钳、日月钳、平钳、切断钳、三喙钳、蜡匙、蜡片、酒精灯、火柴、0.9mm 不锈钢丝、台式电钻等。

【方法和步骤】

（一）示教

1．弯制卡环臂　将钢丝弯制成与基牙牙冠颊面一致的弧形，方法与Ⅰ型卡环相同。然后放在模型上比试，在卡环的近体处做标记，并稍做弯曲，使卡环臂贴靠颊外展隙。

2．弯制卡环体　卡环臂形成后放回模型上比试，在颊外展隙与𬌗外展隙的交界处做记号，用钳夹紧记号稍下方，调整钢丝使其与𬌗面隙卡沟的方向一致。然后，压钢丝向𬌗方弯曲，并使其与隙卡沟密合。

3．弯制连接体　在卡环体位于基牙舌侧边缘嵴处做记号，钳夹记号稍下方，使钢丝沿舌外展隙下降，目测转弯处到舌侧龈乳头的距离，将钢丝向上翘起，放回模型上比试，调整钢丝的走向，沿连接体的设计线逐渐延伸，并使其与模型组织面的形态大体一致，且保持约 0.5mm 的距离。为了加强树脂基托的强度,隙卡的连接体通常较长,起到加强丝的作用。

（二）学生操作

同学按示教内容进行操作。

【注意事项】

1. 隙卡的卡环体一定要与隙卡沟密合,以免影响咬合。

2. 连接体不能进入基牙舌侧和牙槽嵴的倒凹区内,以免影响义齿的摘戴。

3. 隙卡多用于前磨牙间,可将卡环臂靠近颊侧牙龈,既有利于美观,又可减少对颊黏膜的摩擦。

4. 弯制过程中只修改弯制不当的部分,切勿修改已弯制合适的部分。

5. 连接体转弯处要为钝角,走向尽量与基托的易折线垂直。

6. 连接体埋于树脂基托宽度和厚度的中间,组织面和磨光面均不能外露。

【结果评定】

卡环臂（50分）	未贴合牙面	压迫牙龈	顶靠邻牙	弧度欠佳
扣分	-8	-5	-4	-3
体部、连接体（50分）	体部过高	连接体与模型距离不合适	连接体走行不合理	其他
扣分	-6	-4	-3	-3

实训九　下颌6缺失铸造法可摘局部义齿的支架制作

【实训目的】

1. 掌握模型的设计原则及观测仪的使用方法；填塞倒凹的方法和步骤；带模整体铸造的铸模复制方法。

2. 熟悉带模铸造的焙烧和铸造方法；铸模浸蜡及带模铸造支架蜡型的制作方法。

3. 了解铸件的打磨与抛光。

【实训内容】

1. 示教模型设计、填塞倒凹。

2. 示教应用耐火材料复制铸模。

3. 示教蜡型的制作与包埋。

4. 示教铸型的焙烧、铸造。

5. 同学按示教内容完成操作。

【实训学时】 20学时。

【实训器材】

观测仪、高频感应电熔离心铸造机、钴铬合金、烤箱、打磨机、喷砂机、电解仪、电解液、电炉、琼脂复模型盒、振荡器、浇铸口形成器、温度计、黑、红、蓝色铅笔、工作刀、蜡刀、水门汀调拌刀、小排笔、橡皮碗、搪瓷碗、琼脂、正硅酸乙酯高熔包埋材料（或磷酸盐包埋料）、薄蜡片、网状蜡、各型蜡线、酒精灯、小毛巾、加色人造石（或石膏）、砂片、各种类型的砂石针、布轮或绒轮、抛光粉、下颌6缺失的石膏工作模型及对颌模型等。

【方法和步骤】

（一）示教

1. 模型设计、填塞倒凹。

2. 复制耐火材料铸模及表面处理。

3. 蜡型制作与包埋 制作支架蜡型操作如下：

（1）根据工作模型上的设计，用有色铅笔将设计方案复绘在耐火材料模型上。

（2）选择一厚度适宜的薄蜡片（或皱纹蜡片）烘软，在划定的基托范围内，用手指压蜡片使之与模型贴合，用蜡刀切除多余部分，并封闭其边缘。

（3）在缺隙区牙槽嵴顶部铺置网状连接体。

（4）制作与树脂基托连接的台阶。

（5）选用成品卡环蜡条形成卡环臂、连接体、支托，滴蜡使之连成整体。

（6）卡环臂、连接体等部位用喷灯喷光，安插铸道。

（7）蜡型的包埋。

4. 焙烧、铸造与打磨、抛光

（二）学生操作

学生按示教内容进行操作（填塞倒凹、模型准备、复制模型、蜡型制作、包埋）。

【注意事项】

1. 熔化琼脂印模材料时，可加少量水，以补偿蒸发的水分。

2. 灌注模型时须防止气泡的产生。

3. 复制过程中要避免损伤模型。

4. 蜡型应与模型密合。

5. 注意铸道安插的部位。

6. 包埋时须防止气泡的产生。

7. 焙烧铸圈时避免升温过快，以防铸圈爆裂。

8. 打磨时要由粗到细，加压适当，避免破坏铸件。

9. 试戴时用力轻柔，不能损伤模型。

【结果评定】

填倒凹（20分）	填错位置	其他
扣分	-5	-3
模型准备（20分）	边缘未封闭	其他
扣分	-5	-3
复制模型（20分）	琼脂温度不正确	其他
扣分	-5	-3
蜡型制作（30分）	蜡型各部分连接欠佳	未按设计制作
扣分	-5	-5
包埋（10分）	调拌材料水、粉失调	其他
扣分	-5	-3

（李斯日古楞）

实训十　全口义齿的排牙

【实训目的】

1. 掌握全口义齿排牙的基本原则及方法与步骤。

2. 熟悉选择人工牙的原则和要求。

3. 了解平衡𬌗的调整。

【实训内容】

1. 选择、排列人工牙。

2. 调整平衡𬌗。

【实训学时】 22学时。

【实训器材】

电机、蜡刀、酒精灯、喷灯、人工牙、蜡片、咬合纸、玻璃板等。

【方法和步骤】

1. 选择人工牙　选择形态、大小、颜色合适的人工牙进行排牙。

2. 排牙

（1）排列前牙：削去前牙区部分蜡𬌗堤，预留空间，根据前牙常规排列的位置及具体要求，先排上颌前牙，再排下颌前牙。先排列中切牙，依次排列切牙、尖牙，并使切缘成一连续弧线，同时与颌弓弧形一致；上下前牙呈浅的覆𬌗、覆盖关系，牙尖交错𬌗时前牙不接触。

（2）排列后牙：在上𬌗堤𬌗面刻出后牙区牙槽嵴顶线，根据后牙常规排列的位置及具体要求和咬合关系，削去部分蜡𬌗堤，预留空间，先排上颌后牙，再排下颌后牙。

3. 平衡𬌗的调整　排牙完成后，依次调整正中平衡𬌗、前伸平衡𬌗、侧方平衡𬌗。

【注意事项】

1. 排牙过程中注意牙的位置关系，务必使排列后的牙美观，同时又能行使咀嚼功能。

2. 平衡𬌗必须达到生理要求。

【结果评定】

前牙 （50分）	中线 未对齐	覆𬌗覆盖 不正确	唇舌向倾斜 不正确	近远中向倾 斜不正确	与𬌗平面的 关系不正确	前牙弓形 不对称
扣分	-2	-3	-3	-2	-3	-2
后牙 （50分）	咬合不紧	后牙弓形 不对称	人工牙牙面 有蜡	唇舌向倾斜 不正确	近远中向倾 斜不正确	与𬌗平面的 关系不正确
扣分	-5	-2	-2	-3	-2	-3

实训十一　全口义齿的牙龈雕刻

【实训目的】

1. 掌握全口义齿牙龈雕刻的方法和步骤。

2. 熟悉全口义齿牙龈雕刻的目的和要求。

【实训内容】

全口义齿牙龈雕刻。

【实训学时】 8学时。

【实训器材】

蜡刀、酒精灯、喷灯、蜡片或软蜡条、软布或纸巾等。

【方法和步骤】

1. 加蜡 在人工牙唇、颊、舌侧的牙颈处上蜡，唇侧蜡基托应兼顾外观与固位，恢复颌位关系记录时的突度。

2. 雕刻唇颊侧牙颈线 用锐利的雕刻刀雕刻牙颈线，不要在牙颈线上做出沟，完成后的牙颈线呈现出光滑的曲线。

3. 雕刻唇颊侧 V 字状凹陷与牙根突度 在基托的唇、颊侧相当于人工牙的牙根之间的位置，顺着各个牙的自然生长方向和余留牙牙根的方向，用雕刻刀轻刮形成浅的 V 字状凹陷，使根部基托微微隆起。

4. 雕刻舌腭侧 先在腭侧形成与发音相关的 S 状隆突，然后在人工牙舌面与牙龈缘的衔接部位，形成浅凹形状的牙颈线。在下颌后牙区的舌侧基托形成凹面。

5. 基托边缘和磨光面的修整成形 切除多余的蜡，使基托边缘避开唇、颊、舌系带，将基托的边缘修整圆钝。用雕刻刀修整基托的厚薄与形状，磨光面呈凹形，基托厚度一般约2.0mm。

6. 精修、喷光与完成 牙龈外形形成后，用软刷或布轻拭蜡型表面，然后使用酒精喷灯，轻微地熔解蜡型表面，使之光滑且具有自然感。

【注意事项】

1. 制作过程中，不得使牙位移动，保持正常的咬合关系。

2. 边缘封闭前，检查蜡基托是否与模型贴合。

3. 喷光时避免烧灼人工牙。

【结果评定】

蜡型雕刻 （100分）	龈缘位置 不正确	无牙根 突度	牙根突度 不正确	磨光面形态差	基托边缘伸展 不足或太长	人工牙牙 面有蜡
扣分	−2	−2	−2	−3	−3	−2

实训十二 <u>21|1256</u> 可摘局部义齿的排牙及蜡型制作

【实训目的】

掌握局部排牙的基本技能；可摘局部义齿蜡基托的制作方法和要求。

【实训内容】

1. 排列人工牙。

2. 制作基托蜡型。

【实训学时】 8学时。

【实训器材】

石膏工作模型、电机、蜡刀、雕刻刀、蜡片、酒精灯、树脂人工牙、喷灯、咬合纸等。

【方法和步骤】

1. 21|12 人工前牙的排列　根据缺牙间隙的大小，选择合适的成品树脂牙。将人工前牙盖嵴部打磨合适后，把牙对准位置排入，使排好的 21|12 前牙与邻牙、同名牙协调一致。并与对颌模型校对咬合关系。

2. |56 人工后牙的排列　根据缺牙间隙的大小，选择合适的成品树脂牙，要求近远中径与缺失牙大小适中，颊舌径则略小于原天然牙。将人工牙放入缺隙内比试，调磨盖嵴部的阻碍部分，使人工牙能完全就位。取一小块蜡片烤软后放在缺隙处，将人工牙对准位置后压入，迅速与对颌模型做正中咬合，用热蜡刀烫蜡，将人工牙固定。以咬合纸检查正中咬合及侧方咬合，反复多次调磨高点，直至人工牙及邻牙与对颌牙均有广泛接触。

3. 蜡基托的制作　分别取蜡片烤软后置于基托范围内，使蜡基托表面平整，必要时可加蜡，使基托厚度保持在 1.5～2.0mm，以热蜡刀封闭基托边缘，并修去多余蜡片，使基托边缘整齐。参考邻牙颈缘线，用雕刻刀修整颈曲线，并在唇颊侧形成微隆起的牙根突度。再以雕刻刀修整蜡基托表面，使之形成凹面。用喷灯吹光蜡基托表面，最后用软布或纸巾擦至光亮。再次检查咬合关系。

【注意事项】

1. 调𬌗时不能破坏人工牙的𬌗面正常解剖外形。

2. 排牙时不能使支架移位。

3. 使用喷灯时，要注意与蜡基托保持一定的角度和距离，以免蜡过度熔化。

【结果评定】

排牙（50分）	前牙与邻牙无邻接	前牙中线未对齐	前牙左右不对称	前牙牙弓弧度不协调	后牙咬合不紧
扣分	−3	−4	−3	−3	−3
蜡型制作（50分）	龈缘位置不正确	无牙根突度	磨光面形态差	基托边缘伸展不足或太长	人工牙牙面有蜡
扣分	−3	−2	−2	−3	−3

实训十三　|1 缺失间隙稍小的可摘局部义齿的排牙及蜡型制作

【实训目的】

掌握前牙缺隙稍小情况下排牙的基本技能。

【实训内容】

1. 排列人工前牙。

2. 制作基托蜡型。

【实训学时】　2学时。

【实训器材】

石膏工作模型（⌐1 缺失间隙稍小、牙槽嵴丰满）、电机、蜡刀、雕刻刀、蜡片、酒精灯、树脂人工牙、喷灯、咬合纸等。

【方法和步骤】

1. 模型修整　先用小刀修去缺隙处及邻牙上的石膏小结节，再适当修去缺隙侧邻牙近远中面的石膏少许（0.1mm），以便使人工牙与天然牙紧密接触而无缝隙。缺隙区唇侧模型的石膏刮去一薄层（约 0.2mm）。

2. ⌐1 人工牙的排列　可选略小于原天然牙的⌐1 人工牙在模型上比试，若人工牙略宽，主要磨改人工牙的远中面；若人工牙略长，则主要磨改人工牙的盖嵴面；若人工牙唇、舌向过厚，则主要磨改人工牙的舌面。若人工牙唇面突度不协调，也可磨改其唇面，但要边磨边调整人工牙的外形。

或选与 1⌐一样大小的⌐1 人工牙，主要磨改人工牙的盖嵴面，使之与牙槽嵴贴合，在排牙时略与邻牙重叠，以弥补间隙的不足。

最后将预备好的人工牙用蜡固定在模型的缺牙区，并按上、下颌的咬合关系及与邻牙的关系，调整人工牙至合适的位置。

3. 蜡基托的制作　取蜡片烤软后置于腭侧的基托范围内，使蜡基托表面平整，必要时可加蜡，使基托厚度保持在 1.5～2.0mm，以热蜡刀封闭基托边缘，并修去多余蜡片，使基托边缘整齐。用喷灯吹光蜡基托表面，最后用软布或纸巾擦至光亮。再次检查咬合关系。

【注意事项】

1. 调改人工牙时不能破坏人工牙唇面的正常解剖外形。

2. 采用何种排牙方法，应征求患者的意见。

【结果评定】

排牙（50分）	人工牙调改失去解剖形态	人工前牙与邻牙无邻接	与邻牙牙弓弧度不协调
扣分	−6	−3	−5
蜡型制作（50分）	龈缘位置不正确	磨光面形态差	人工牙牙面有蜡
扣分	−3	−2	−3

（韦振飞）

实训十四　21|1256缺失可摘局部义齿的装盒工艺技术

【实训目的】

1. 掌握混装法装盒的方法和步骤，熟悉正装法和反装法。

2. 通过混装法装盒，掌握装盒的注意事项。

【实训内容】

1. 模型的准备。

2. 混装法装盒。

【实训学时】　12 学时。

【实训器材】

工作模型、型盒、石膏剪、橡皮碗、石膏调拌刀、石膏、雕刻刀、毛笔、藻酸盐分离剂或肥皂水、模型修整机、酒精灯等。

【方法和步骤】

（一）示教

1. 模型的准备

（1）检查模型：检查模型基托的形态、范围及边缘封闭性，如有问题，应及时修整。

（2）修整模型：将完成蜡型的工作模型浸入水中约 10 分钟，使之充分吸水；用石膏剪修去义齿范围外的部分，用雕刻刀修去余留石膏牙牙尖；将模型放在模型修整机上修整，如有必要可将模型底部磨薄。

2. 装盒

（1）准备型盒：根据修整后的模型大小，选择合适的型盒，将模型平放在型盒内后，要求模型周缘与型盒之间有 5～10mm 以上的距离，人工牙的𬌗面或切端与上层型盒顶盖之间，至少应留有 10mm 以上的距离。为防止石膏与型盒粘连，可预先在型盒内壁涂薄层凡士林作为分离剂。

（2）装下层型盒：调拌适量的石膏置于下层型盒，轻轻振荡型盒，排出气泡，将模型压入石膏中，包埋余留牙及卡环，并将人工牙及蜡基托暴露；抹平石膏表面，注意消除倒凹，形成驼峰，并使石膏边缘与下层型盒边缘平齐。用雕刻刀去除多余石膏并洗净。

（3）完成装盒：下层型盒石膏完全凝固后（约 30 分钟），用毛笔在石膏表面涂布藻酸盐分离剂或肥皂水，将上、下层型盒对位，并压紧，使上、下型盒边缘紧密接触；调拌石膏从模型高点注入，边振动模型边注入石膏，至灌满整个上层型盒，略有溢出为宜，压上上层顶盖，去除型盒周围的石膏。

（二）学生操作

学生按示教内容进行操作。

【注意事项】

1. 进行模型修整时，不能损伤和破坏义齿支架和蜡型。

2. 装盒时石膏调拌稠稀度应合适，过稠不易操作，且易产生气泡。

3. 装下层型盒时，石膏不能形成倒凹，宜形成缓的斜面，且应保证上层型盒石膏有足够空间，以保证强度。

4. 装盒时，应使上层型盒完全就位，上、下型盒间不能留有缝隙。

【结果评定】

装盒（100 分）	模型未浸水	模型未修整	暴露部分未完全暴露	形成倒凹	未涂分离剂
扣分	-2	-3	-5	-4	-4

实训十五　21|1256 缺失可摘局部义齿的去蜡、充填树脂及热处理工艺技术

【实训目的】

1. 掌握除蜡的方法；调和树脂和充填树脂的方法；热处理的方法。

2．加深对丙烯酸树脂性状的理解。

【实训内容】

1．除蜡。

2．调和树脂、充填树脂。

3．加压及热处理。

【实训学时】 12 学时。

【实训器材】

煮盒锅、漏网、水壶、沸水、压榨器、型盒夹、雕刻刀、蜡刀、石膏调拌刀、热凝牙托水、热凝牙托粉、粘固粉调拌刀、调杯、毛笔、藻酸盐石膏分离剂、玻璃纸等。

【方法和步骤】

（一）示教

1．去蜡

（1）烫盒：装盒待型盒内石膏完全凝固后，将型盒置于沸水中浸泡 5～8 分钟，使蜡型软化。避免烫盒时间过长，使蜡熔化为蜡水，浸入石膏，影响分离剂的附着；烫盒时间也不宜过短，蜡未完全软化，开盒时易致支架移位和包埋石膏的损坏。

（2）冲蜡：取出型盒，用蜡刀分开型盒，挑出大块软蜡，修除型腔边缘的薄壁锐缘。将型盒置于漏网上，用装干净沸水的水壶以小而细的水流冲净余蜡，注意不能使义齿支架移位和丢失人工牙。

（3）涂布分离剂：待型盒冷却干燥后，用毛笔在上、下型盒石膏表面涂布分离剂，用棉球将支架及人工牙盖嵴部的分离剂擦净。

2．填塞树脂

（1）调和树脂：根据基托大小取适量热凝牙托粉置于调杯中，缓慢加入热凝牙托水，直至牙托粉被完全浸没，且没有多余的牙脱水析出（或按厂家给出的粉液比调拌），用调拌刀搅拌均匀，并加盖以防止牙托水的挥发。

（2）充填树脂：将手洗净后，取适量已达面团期的树脂，揉捏均匀后压入下层型盒的型腔内，在其表面盖上一层浸湿的玻璃纸，合上上层型盒，在压榨器上缓慢加压，直至上、下型盒间没有缝隙。取出型盒，打开，揭除玻璃纸，用雕刻刀修去溢出的多余树脂，若填塞量不足，则继续加补。检查分离剂薄膜，如有破损需重新涂布。在人工牙盖嵴部处涂布单体，关闭型盒，在压榨器上压紧，转移到型盒夹中，拧紧螺丝。

3．热处理 将型盒放入煮锅中，倒入室温水浸没，缓慢加热，于 1.5～2 小时内煮沸，维持 15 分钟，自然冷却。

（二）学生操作

学生按示教内容进行操作。

【注意事项】

1．注意把握烫盒时间，时间不能过长或过短。

2．型盒石膏型腔边缘的薄壁锐缘要去除干净。

3．在面团期填塞树脂。

4．热处理时不能升温过快；热处理后，应待型盒自然冷却后，再行开盒。

【结果评定】

去蜡（30分）	热水温度不够	浸泡时间过长	浸泡时间过短	开盒冲蜡不彻底	冲蜡时人工牙或卡环丢失
扣分	−2	−2	−2	−3	−4
充胶（40分）	热凝树脂粉水比不当	分离剂涂到人工牙、支架上	充胶过早	充胶过晚	加压不紧
扣分	−3	−2	−3	−3	−3
热处理（30分）	加热过快	无恒温过程	骤冷	水高度未盖过整个型盒	
扣分	−3	−4	−4	−3	

（付　力）

实训十六　21|1256缺失可摘局部义齿基托的磨光、抛光工艺技术

【实训目的】

1. 掌握可摘局部义齿树脂基托打磨与抛光的方法和步骤。

2. 熟练掌握技工打磨机、微型电机的使用。

【实训内容】

1. 示教可摘局部义齿树脂基托磨光、抛光的方法和步骤。

2. 同学按示教内容完成操作。

【实训学时】　4学时。

【实训器材】

各种类型的砂石、磨头、各类直车针、纱布条、纸砂片、持针夹、各类布轮、各类绒轮、抛光刷、细石英砂、氧化锌粉末、技工打磨机、微型电机等。

【方法和步骤】

（一）示教

1. 先使用大号磨头，去除义齿基托边缘多余树脂菲边及过厚、过长边缘，使边缘圆钝。再用柱状砂石，磨去基托影响就位的障碍点及组织面小瘤。

2. 用刀边石或裂钻修整人工牙的颈缘及靠近卡环体、𬌗支托处附着的树脂。

3. 用小号磨头或各种轮形石磨平基托磨光面，使基托大小及厚度适中。

4. 以细砂纸卷打磨基托磨光面，去除表面磨痕，直至表面光滑。

5. 在抛光机上，用湿布轮、绒轮、毛刷等蘸石英砂、浮石粉糊剂或专用抛光膏等磨光材料，仔细抛光，并用细软毛刷抛光整个义齿表面。

（二）学生操作

同学按示教内容进行操作。

【注意事项】

1. 磨光时注意先粗后细的顺序。

2．不能损伤人工牙及牙根突度。

3．磨头由粗到细，循序渐进。

4．打磨的力量要恰当，防止精细部位变形。

【结果评定】

基托打磨抛光（100分）	未按"由粗到细、先平后光"的原则	组织面打磨过多	基托变形	抛光不良	人工牙、卡环等折断
扣分	−5	−3	−3	−3	−4

实训十七 ⌐6缺失普通合金支架的磨光、抛光工艺技术

【实训目的】

1．初步掌握喷砂机、金属切割机、超声波清洗机、电解抛光机、蒸汽清洗机的使用方法。

2．掌握金属支架打磨与抛光的步骤和方法。

【实训内容】

1．示教喷砂机、金属切割机、超声波清洗机、电解抛光机、蒸汽清洗机的使用。

2．示教金属支架磨光、抛光的步骤和方法。

3．同学按示教内容完成操作。

【实训学时】 8学时。

【实训器材】

砂片、各种类型的砂石针、砂片、布轮或绒轮、抛光膏、喷砂机、技工打磨机、微型电机、金属切割机、超声波清洗机、电解抛光机、蒸汽清洗机等。

【方法和步骤】

（一）示教

1．清除包埋料 用小木锤轻轻敲打铸圈，取出铸件，再用适当器械初步去除铸件上的包埋料。

2．喷砂

（1）用自动喷砂机喷砂：将铸件和喷砂磨料放入转篮，关好密封机盖。启动工作开关。

（2）用手动喷砂机喷砂：把粒度为100～150目的金刚砂适量装入工作仓，喷砂速度调至50～70m/s。先将右手从套袖口伸入箱内，把铸件从机盖处传给右手，密封机盖，启动工作开关，将铸件对着喷嘴，从不同角度喷射铸件表面，除去铸件表面上的残留包埋料和氧化膜。抛光后关闭工作开关，关闭电源。

3．切除铸道 用金属切割机、技工打磨机或微型电机等驱动高速马达带动金刚砂片或刀边石，切除铸道和排气道内金属。

4．打磨铸件 用技工打磨机或微型电机安装砂轮和各种形状的长柄砂石针，由粗到细磨除铸件过厚和表面不平整部分、粗糙边缘及组织面小结节，使支架各部分达到设计要求的厚度和外形。打磨时要有适当的压力和速度，仔细去除组织面小结节，然后将铸件放回到模型上试戴，如不能就位则找出原因加以磨改，直至支架与模型完全贴合后，用细砂纸卷或橡皮砂轮做进一步磨光。

5．电解抛光　将电解液配制好后，倒入电解槽内，先加温预热至 60～70℃（室温低时温度应稍高些），再把铸件挂在正极上放入电解槽内，正负极相距 3～5mm。电流密度的调节：小铸件为 100～150mA/cm²；中铸件为 150～250mA/cm²；大铸件为 250～400mA/cm²。电解时间为 2～5 分钟，一般不宜过分延长时间。从槽内取出铸件，放入 70～80℃的 10% 氢氧化钠溶液中，处理 10 分钟，以中和铸件上残存的电解液，然后用流水冲洗后干燥。

6．机械抛光　用抛光机或微型电机安装干绒轮或橡皮轮，蘸高熔合金抛光剂（氧化铬）从不同的角度进行最后抛光。

7．清洗　用超声波清洗机、高压蒸汽机或酒精清除金属支架表面的污物及其表面的抛光膏。

（二）学生操作

同学按示教内容进行操作。

【注意事项】

1．磨头由粗到细，循序渐进。

2．在喷砂时应注意不断改变铸件的位置，使铸件的各面被均匀喷射，避免某处因冲刷过多而变薄，影响支架的强度。铸件距离喷嘴应在 5mm 以内。

3．打磨的力量要恰当，防止精细部位变形。

4．打磨时应注意保护卡环等突起部分，打磨头旋转方向与卡环、支托的走向一致，避免折断。

5．对皱纹型基托表面，一般不用砂石、砂轮等打磨，以免纹路消失，影响美观。

6．打磨工具应专用，避免相互污染。

【结果评定】

支架打磨抛光 （100 分）	未按"由粗到细、 先平后光"的原则	卡环、小连接体 等部位打磨过多	夹持不稳导致 铸件飞出	皱纹型表面 纹路消失	抛光不良
扣分	−5	−4	−3	−4	−3

（战文吉）

实训十八　可摘局部义齿的修理

【实训目的】

掌握可摘局部义齿的各种修理方法。

【实训内容】

1．人工牙脱落或折断的修理。

2．基托折断或折裂的修理。

3．𬌗支托或卡环折断的修理。

4．增加𬌗支托或卡环。

【实训学时】　4 学时。

【实训器材】

台式电钻、砂石、雕刻刀、蜡刀、蜡片、牙托粉、牙托水、瓷杯、酒精灯、火柴、粘固粉调拌刀、各式技工钳等。

【方法和步骤】

（一）示教

1. 人工牙脱落或折断的修理　仔细磨除人工牙残留部分，磨除部分舌侧基托和盖嵴部基托；选择合适的人工牙重新排列（注意咬合关系），以蜡固定并恢复基托形态；完成装盒等后续步骤。

2. 基托折断或折裂的修理　洗净义齿，仔细对位；选取合适的短竹签横过折线，两端用蜡固定；用蜡填补义齿组织面倒凹，调拌适量石膏灌注于义齿组织面，多余的石膏堆于玻璃板上，翻转义齿于石膏堆上，暴露磨光面（如果义齿不易对位，则须戴入患者口内，重取印模，灌注模型）；石膏凝固后，去掉固定竹签，磨除折线两端基托，注意不能磨穿而伤及石膏；截取一至两段扁平钢丝置于已磨基托内，加蜡恢复基托外形，装盒完成。

3. 𬌗支托或卡环折断的修理　将破损𬌗支托或卡环周围基托磨除，取出破损部件，义齿戴回患者口内，制取上下颌印模，灌注模型；重新弯制𬌗支托或卡环，在模型上对位，连接体与义齿支架焊接（也可使其连接体末端弯成一定的固位形），用蜡恢复基托外形，装盒。

4. 增加𬌗支托或卡环　义齿戴入患者口腔内，制取上、下颌印模，灌注模型；切除多余的𬌗支托或卡环，与新基托连接的原基托表面需磨粗糙；弯制需增加的𬌗支托或卡环，对位固定，用蜡型形成基托外形，完成装盒。此外，也可用自凝树脂完成，但增加部件必须对好位，同时注意咬合关系的调整；用自凝树脂修理时，模型石膏上要涂布分离剂。

（二）学生操作

学生按示教内容进行操作。

【注意事项】

1. 折断的咬合关系对位要准确。

2. 树脂正确的使用时机。

3. 自凝树脂修理时，模型石膏上要涂布分离剂。

【结果评定】

义齿修理（100分）	人工牙咬合关系不准确	损伤基托唇侧龈缘	磨光面不平整	增加的卡环、𬌗皮托对位不准确
扣分	-3	-3	-3	-6

（牟　星）

实训十九　圆锥型套筒冠内冠的蜡型制作

【实训目的】

掌握平行研磨仪的使用方法；圆锥型套筒冠内冠的蜡型制作方法及步骤。

【实训内容】

1. 学习使用平行研磨仪。

2. 圆锥型套筒冠内冠的蜡型制作。

【实训学时】　6学时。

【实训器材】

拟作套筒冠修复的石膏模型、平行研磨仪、雕刻刀、蜡刀、铸造蜡、液状石蜡等。

【方法和步骤】

1. 回顾复习平行研磨仪的结构与功能。

2. 示教

（1）模型观测：将已做牙体预备的模型固定于平行研磨仪的工作台上，调整平台角度，以分析杆观测基牙，使分析杆到基牙各轴面的距离基本一致，锁定工作台。

（2）涂液状石蜡：从工作台上取下模型，在基牙表面均匀涂布一薄层液状石蜡备用。

（3）制作蜡型：用滴蜡法制作内冠蜡型。要求各轴面厚度一致，并保持在 0.3～0.4mm；表面应尽可能光滑。小心取下蜡型检查各面的厚度，基本符合要求后复位到模型上。

（4）修整蜡型：将模型放回到平行研磨仪工作台上，在原确定的位置上固定。研磨仪的工作头换上电蜡刀，通电预热；电蜡刀轻触内冠蜡型，并围绕基牙一圈，修整蜡型表面，使蜡型表面光滑、连续。再次取下蜡型，检查其厚度，如有过薄处可加蜡后重新修整，直到符合要求为止。

3. 学生操作　学生按上述示教进行操作。

4. 点评交流。

【注意事项】

1. 平行研磨仪的工作台一旦固定，角度则不能再改变，直至完成内冠的制作过程。

2. 制作完成的蜡型必须与基牙密贴，以便获得足够的固位力。

3. 完成的内冠蜡型表面必须光滑、连续，否则铸造难以成功，并影响外冠的完成。

【结果评定】

套筒冠内冠蜡型 （100分）	蜡型与模型 不密贴	蜡型表面不光滑， 颈缘不连续	蜡型厚度不一致	蜡型与模型 不能分离
扣分	-4	-3	-4	-6

（周　璟）

教　学　大　纲

一、课程任务

可摘义齿修复工艺技术是中等卫生职业教育口腔修复工艺专业的一门重要的专业课程。本课程的主要内容包括可摘局部义齿、全口义齿修复工艺技术的基本理论及支架制作、排牙、蜡型雕刻和打磨抛光等技术。本课程的任务是运用义齿修复工艺的理论和技能，培养学生具有从事口腔修复工艺技术的职业能力，较为熟练地掌握义齿加工和制作技能。

二、教学目标

1. 了解该课程的基本概念和基础理论知识。
2. 熟悉可摘义齿修复工艺的类型和基本组成。
3. 掌握各类可摘义齿修复工艺的基本原则和设计制作方法。
4. 熟练掌握临床各类可摘义齿修复体的设计与制作。
5. 能解决口腔可摘修复体制作中的常见问题。
6. 能读懂义齿制作单，并按照规定标准检测可摘修复体制作质量。
7. 培养学生实事求是、尊重科学及爱岗敬业、刻苦进取的工作态度。

三、教学时间分配（234 学时）

教学内容	学时		
	理论	实训	合计
一、绪论	2	0	2
二、牙列缺失全口义齿修复的相关理论	8	0	8
三、牙列缺损可摘局部义齿修复的相关理论	10	0	10
四、技师与医师的合作交流	4	0	4
五、口腔印模及模型技术	8	28	36
六、支架制作工艺技术	10	42	52
七、排牙与牙龈雕刻技术	10	40	50
八、树脂成型技术	6	24	30
九、磨光和抛光技术	4	12	16

续表

教学内容	学时		
	理论	实训	合计
十、可摘义齿的修理	4	4	8
十一、覆盖义齿修复技术	2	0	2
十二、圆锥型套筒冠义齿修复技术	2	0	2
十三、种植义齿修复技术	2	0	2
十四、附着体可摘义齿修复技术	2	0	2
十五、牙周夹板及𬌗垫	2	0	2
十六、平行研磨工艺技术	2	6	8

四、教学内容与要求

单元	教学内容	教学要求	教学活动（参考）	参考学时	
				理论	实训
一、绪论	（一）可摘义齿修复工艺技术的概况	了解	理论讲述 多媒体演示	2	
	1. 可摘义齿修复工艺技术的定义与任务				
	2. 可摘义齿修复工艺技术的工作内容				
	3. 可摘义齿修复工艺技术工作的意义				
	（二）口腔修复工艺技术的起源和发展	了解			
	1. 口腔修复工艺技术的起源				
	2. 口腔修复工艺技术的发展				
二、牙列缺失全口义齿修复的相关理论	（一）概述	了解	理论讲述 多媒体演示 案例分析 实践技能	8	
	1. 牙列缺失的病因及影响				
	2. 牙列缺失后无牙颌组织的改变				
	（二）无牙颌的解剖标志及其临床意义	掌握			
	1. 无牙上下颌的解剖标志				
	2. 无牙颌组织结构的特点与全口义齿修复的关系				
	（三）全口义齿的固位和稳定	熟悉			
	1. 全口义齿的固位原理				
	2. 影响全口义齿固位的有关因素				
	3. 影响全口义齿稳定的相关因素				
三、牙列缺损可摘局部义齿修复的相关理论	（一）概述	了解	理论讲述 多媒体演示 案例分析 实践技能	10	
	1. 可摘局部义齿的优点和缺点				
	2. 可摘局部义齿的类型及支持方式				
	（二）牙列缺损及可摘局部义齿的分类	熟悉			
	1. Kennedy 牙列缺损分类				

续表

单元	教学内容	教学要求	教学活动（参考）	参考学时	
				理论	实训
三、牙列缺损可摘局部义齿修复的相关理论	2.可摘局部义齿的 Cummer 分类 （三）可摘局部义齿的组成及其作用 1.人工牙 2.基托 3.支托 4.固位体 5.连接体	熟悉			
	（四）可摘局部义齿的设计 1.可摘局部义齿设计的基本要求 2.可摘局部义齿的固位与稳定 3.人工牙的设计 4.固位体的设计 5.连接体的设计 6.基托的设计 7.就位道的设计	掌握			
	（五）可摘局部义齿的分类设计 1.Kennedy 第一类牙列缺损的设计 2.Kennedy 第二类牙列缺损的设计 3.Kennedy 第三类牙列缺损的设计 4.Kennedy 第四类牙列缺损的设计	掌握			
四、技师与医师的合作交流	（一）概述 1.技师与医师交流的意义 2.口腔技师应具备的素质 3.技师与医师交流的方式	了解	理论讲述 多媒体演示 案例分析	4	
	（二）技师与医师之间的信息传递 1.模型 2.义齿制作设计单	掌握			
	（三）技师与医师信息交流与合作 1.临床环节 2.技术工艺环节	掌握			
	（四）定制式可摘义齿的基本要求 1.常规要求 2.质量要求	掌握			

单元	教学内容	教学要求	教学活动（参考）	参考学时 理论	参考学时 实训
五、口腔印模及模型技术	（一）印模技术 1. 印模的制取 2. 印模的分类 3. 全口义齿印模 4. 印模的检查	熟悉	理论讲述 多媒体演示 案例分析 实践技能	8	
	（二）模型技术 1. 模型材料及灌注方法 2. 模型的要求 3. 模型的修整 4. 制备模型时注意事项	掌握			
	（三）印模与模型的消毒 1. 印模的消毒 2. 模型的消毒	了解			
	（四）模型的设计 1. 全口义齿模型处理及𬌗堤的制作 2. 可摘局部义齿模型观测及填倒凹	掌握			
	（五）颌位关系记录 1. 全口义齿的颌位关系记录 2. 可摘局部义齿的颌位关系记录	了解			
	（六）上𬌗架 1. 𬌗架的种类和用途 2. 半可调式𬌗架的结构 3. 上半可调式𬌗架的方法	熟悉			
	实训一：制取印模和灌注模型	熟悉			28
	实训二：可摘局部义齿的模型观测与填塞倒凹	掌握			
	实训三：无牙颌个别托盘的制作	熟悉			
	实训四：全口义齿蜡𬌗托的制作	熟悉			
	实训五：上𬌗架	熟悉			
六、支架制作工艺技术	（一）概述 1. 支架设计的基本要求 2. 支架设计的基本原则	熟悉	理论讲述 多媒体演示 案例分析 实践技能	10	
	（二）可摘局部义齿弯制支架的制作 1. 材料和器械 2. 弯制方法及注意事项 3. 弯制支架的连接	掌握			

续表

单元	教学内容	教学要求	教学活动（参考）	参考学时 理论	参考学时 实训
六、支架制作工艺技术	（三）可摘局部义齿铸造支架的制作 1．铸造支架的优缺点 2．铸造支架的种类、组成及要求 3．铸造支架的制作 4．铸造支架制作中出现的问题和预防措施	熟悉			
	（四）全口义齿金属支架的制作 1．全口义齿普通金属基托的制作 2．全口义齿钛基托的制作 3．全口义齿金属加强网的制作	熟悉			
	实训六：下颌6缺失可摘局部义齿𬌗支托的弯制 实训七：下颌6缺失可摘局部义齿卡环颊、舌臂的弯制 实训八：21│12缺失可摘局部义齿间隙卡环的弯制 实训九：下颌6缺失铸造法可摘局部义齿的支架制作	掌握 掌握 掌握 掌握			42
七、排牙与牙龈雕刻技术	（一）全口义齿的排牙及牙龈雕刻技术 1．人工牙的选择 2．排牙的基本原则 3．排牙的方法 4．异常情况的排牙 5．平衡𬌗的调整 6．牙龈的雕刻	掌握	理论讲述 多媒体演示 案例分析 实践技能	10	
	（二）可摘局部义齿的排牙与牙龈外形形成 1．选择人工牙 2．前牙的排列 3．后牙的排列 4．几种异常情况的排牙 5．牙龈外形的形成	掌握			
	实训十：全口义齿的排牙 实训十一：全口义齿的牙龈雕刻 实训十二：21│1256可摘局部义齿的排牙及蜡型制作 实训十三：│1缺失间隙稍小的可摘局部义齿的排牙及蜡型制作	掌握 掌握 掌握 掌握			40

续表

单元	教学内容	教学要求	教学活动（参考）	参考学时 理论	参考学时 实训
八、树脂成型技术	（一）装盒及除蜡 1. 装盒 2. 除蜡	掌握	理论讲述 多媒体演示 案例分析 实践技能	6	
	（二）充填树脂及热处理 1. 充填树脂 2. 热处理	熟悉			
	（三）树脂成型中出现的问题及预防措施 1. 基托内气泡 2. 支架移位 3. 咬合增高 4. 人工牙与基托结合不牢固 5. 基托树脂颜色不均一 6. 树脂未凝固 7. 义齿基托变形	熟悉			
	实训十四：21|1256 缺失可摘局部义齿的装盒工艺技术	掌握			24
	实训十五：21|1256 缺失可摘局部义齿的去蜡、充填树脂及热处理工艺技术	掌握			
九、磨光和抛光技术	（一）磨光和抛光的原理及意义 1. 磨光和抛光的原理 2. 磨光和抛光的意义	了解	理论讲述 多媒体演示 案例分析 实践技能	4	
	（二）磨光和抛光的类型 1. 机械磨光和抛光 2. 电解抛光 3. 化学抛光	了解			
	（三）磨光和抛光工具 1. 常用器械 2. 打磨和抛光工具	掌握			
	（四）磨光和抛光的基本程序及要求 1. 树脂的磨光和抛光 2. 金属铸件的磨光和抛光	掌握			
	（五）磨光和抛光中出现的问题及处理 1. 金属支架磨光抛光中常见的问题及处理 2. 树脂基托磨光抛光中常见的问题及处理	熟悉			

续表

单元	教学内容	教学要求	教学活动（参考）	参考学时 理论	参考学时 实训
九、磨光和抛光技术	实训十六：21|1256 缺失可摘局部义齿基托的磨光、抛光工艺技术	掌握			12
	实训十七：|6 缺失普通合金支架的磨光、抛光工艺技术	熟悉			
十、可摘义齿的修理	（一）全口义齿的修理	熟悉	理论讲述 多媒体演示 案例分析 实践技能	4	
	1. 基托折裂和折断的修理				
	2. 人工牙折断或脱落的修理				
	3. 全口义齿的重衬				
	（二）可摘局部义齿的修理	掌握			
	1. 人工牙、𬌗支托及固位体的修理				
	2. 基托折裂、折断的修理				
	3. 义齿低𬌗的处理				
	4. 基托不密合的处理				
	实训十八：可摘局部义齿的修理	熟悉			4
十一、覆盖义齿修复技术	（一）概述	了解	理论讲述 多媒体演示 案例分析	2	
	1. 覆盖义齿修复的生理基础				
	2. 覆盖义齿的优缺点				
	3. 覆盖的基牙选择				
	（二）覆盖义齿的制作	了解			
	1. 基牙及顶盖的制备				
	2. 覆盖义齿的制作				
十二、圆锥型套筒冠义齿修复技术	（一）概述	了解	理论讲述 多媒体演示 案例分析	2	
	1. 圆锥型套筒冠义齿的组成				
	2. 圆锥型套筒冠义齿的适应证和非适应证				
	3. 圆锥型套筒冠义齿的优缺点				
	（二）圆锥型套筒冠义齿的设计原则	熟悉			
	1. 基牙的选择				
	2. 固位体的选择				
	3. 人工牙的设计				
	4. 连接体的设计				
	5. 基托的设计				
	（三）圆锥型套筒冠义齿的制作	熟悉			
	1. 工作模型的准备				
	2. 内外冠的制作				
	3. 金属支架的制作及连接				
	4. 义齿的完成				

单元	教学内容	教学要求	教学活动（参考）	参考学时	
				理论	实训
十三、种植义齿修复技术	（一）概述 1. 种植义齿的组成及结构 2. 种植体的分类	了解	理论讲述 多媒体演示 案例分析	2	
	（二）种植义齿的种类 1. 按固位方式分类 2. 按缺牙数目和修复方式分类	了解			
	（三）种植义齿的修复原则	熟悉			
	（四）种植义齿的适应证和非适应证 1. 种植义齿的适应证 2. 种植义齿的非适应证	了解			
	（五）可摘种植义齿的制作工艺 1. 种植手术前外科导板的制作 2. 种植基台位置关系的转移 3. 上𬌗架 4. 杆卡式连接体可摘种植义齿的制作 5. 球帽式连接体可摘种植义齿的制作 6. 套筒冠式种植可摘义齿的制作 7. 磁性附着体式种植可摘义齿的制作	熟悉			
十四、附着体可摘义齿修复技术	（一）概述 1. 附着体可摘义齿的分类 2. 附着体可摘义齿的优缺点	了解	理论讲述 多媒体演示 案例分析	2	
	（二）常见附着体的类型 1. 冠内附着体 2. 冠外附着体 3. 根面附着体	了解			
	（三）附着体可摘义齿的制作 1. 附着体的安放 2. 附着体可摘义齿制作时的注意事项	熟悉			
十五、牙周夹板及𬌗垫	（一）牙周夹板 1. 牙周夹板修复治疗的适应证 2. 牙周夹板的生物力学原理 3. 牙周夹板的制作	了解	理论讲述 多媒体演示 案例分析	2	
	（二）𬌗垫 1. 𬌗垫修复治疗的适应证和非适应证 2. 𬌗垫修复治疗的生理基础 3. 𬌗垫的制作	了解			

续表

单元	教学内容	教学要求	教学活动（参考）	参考学时	
				理论	实训
十六、平行研磨工艺技术	（一）概述 1．研磨的概念 2．研磨的适用范围	了解	理论讲述 多媒体演示	2	
	（二）平行研磨仪 1．平行研磨仪的组成 2．平行研磨仪的功能 3．平行研磨仪的性能	熟悉			
	（三）研磨程序及工具 1．研磨程序 2．研磨工具	熟悉			
	（四）研磨的方法 1．研磨的方法 2．研磨时的注意事项	熟悉			
	实训十九：圆锥型套筒冠内冠的蜡型制作	熟悉			6